gliomas.edicionesjournal.com

EDICIONES
journal
libro electrónico

Gliomas

Aspectos biológicos, clínicos y terapéuticos

Gliomas

Aspectos biológicos, clínicos y terapéuticos

Roberto S. Zaninovich
Neurocirujano. Jefe de la Sección Neurocirugía Oncológica,
División Neurocirugía, Hospital de Clínicas José de San Martín,
Facultad de Medicina (UBA). Argentina.

Pablo G. Jalón
Especialista en Cirugía de Columna. Jefe de la Sección de Cirugía de Columna,
División Neurocirugía, Hospital de Clínicas José de San Martín,
Facultad de Medicina (UBA). Argentina.

Javier N. Goland
Neurocirujano. Jefe de la Sección Vascular,
División Neurocirugía, Hospital de Clínicas José de San Martín,
Facultad de Medicina (UBA).
Médico de Planta, Neurocirugía Endovascular,
Hospital El Cruce, Florencio Varela. Argentina.

BRAIN TUMOR FOUNDATION
BRINGING TOMORROWS OF HOPE

EDICIONES Journal

Zaninovich, Roberto S.
Gliomas: Aspectos biológicos, clínicos y terapéuticos /
Roberto S. Zaninovich; Pablo G. Jalón; Javier N. Goland.
1ª ed. - Ciudad Autónoma de Buenos Aires: Journal, 2017.
294 p.; 28 x 21 cm.

ISBN 978-987-3954-36-8

1. Medicina. 2. Neurología. I. Jalón, Pablo G. II. Goland, Javier N. III. Título
CDD 616.8

Viamonte 2146 1 "A" (C1056ABH) CABA, Argentina
ediciones@journal.com.ar | www.edicionesjournal.com

Producción editorial: Ediciones Journal S.A.
Diagramación: Flavio Maddalena
Diseño de tapa: Le Voyer

Importante: se ha puesto especial cuidado en confirmar la exactitud de la información brindada y en describir las prácticas aceptadas por la mayoría de la comunidad médica. No obstante, los autores, traductores, correctores y editores no son responsables por errores u omisiones ni por las consecuencias que puedan derivar de poner en práctica la información contenida en esta obra y, por lo tanto, no garantizan de ningún modo, ni expresa ni tácitamente, que ésta sea vigente, íntegra o exacta. La puesta en práctica de dicha información en situaciones particulares queda bajo la responsabilidad profesional de cada médico.

Los autores, traductores, correctores y editores han hecho todo lo que está a su alcance para asegurarse de que los fármacos recomendados en esta obra, al igual que la pauta posológica de cada uno de ellos, coinciden con las recomendaciones y prácticas vigentes al momento de publicación. Sin embargo, puesto que la investigación sigue en constante avance, las normas gubernamentales cambian y hay un constante flujo de información respecto de tratamientos farmacológicos y reacciones adversas, se insta al lector a verificar el prospecto que acompaña a cada fármaco a fin de verificar cambios en las indicaciones y la pauta posológica y nuevas advertencias y precauciones. Esta precaución es particularmente importante en los casos de fárma cos que se utilizan con muy poca frecuencia o de aquéllos de reciente lanzamiento al mercado.

Libro de edición argentina
Impreso en India - Printed in India, 01/2017
Replika Press Pvt Ltd, Haryana, 131028

Queda hecho el depósito que establece la Ley 11.723
Se imprimieron 1000 ejemplares

A mi esposa, María de los Ángeles;
a mis hijos Santiago, Tomás, Bautista y Juan Ignacio;
a mis padres, Jorge y Claudia; y a mis suegros Omar y Eloína.
Pablo Jalón

A mis padres, María y Ángel; a mis hermanos, Tito y Gerry;
a mis ahijados Milu, Lupe, Juan Ignacio y Tobia, y a sus padres;
a Lucas, Juani, Tomas, Julia, Freddie, Olga, Zuzu, Veronique, Patrick
y al resto de mis amigos.
Roberto S. Zaninovich

A la inteligencia de Mireya, el optimismo de Ariel,
la transparencia de Camila y la ternura de Malena,
que me guían día a día.
Javier Goland

Queremos agradecer en forma muy especial al Dr. Ángel Zaninovich,
quien colaboró con el libro desde el inicio del proyecto,
realizó la traducción de todos los capítulos y siempre nos brindó su sabio consejo.

Índice

Colaboradores XV

Prefacio XIX

Prólogo XXI

1 Gliomas, una perspectiva histórica 1
Martín Gagliardi • Ana Carolina Lovaglio Rivas
Introducción 1
Antecedentes históricos de la neurocirugía 1
Conclusiones 7

2 Epidemiología de los gliomas 9
Flavia Clar • Francisco Nahuel Fuertes
Introducción 9
Generalidades 9
Variaciones en incidencia y mortalidad 10
Sobrevida y factores pronósticos 10
Factores de riesgo 11
Conclusiones 15

3 Biología molecular y genética de los gliomas 17
Alan Chalil • Hirokazu Nakatogawa • Sameer Agnihotri • Christian A. Smith • James T. Rutka
Introducción 17
Subtipos moleculares de GBM 17
Micro-ARN en GBM 21
Metabolismo de GBM y heterogenicidad 21
Líneas celulares de GBM y xenoinjertos 24
Modelos animales 24
Tratamientos actuales 25

4 Las clasificaciones de los tumores del sistema nervioso central: Logros y problemas ... 31
Gustavo Sevlever
Introducción ... 31
Tumores gliales y sus subtipos ... 33

5 Imágenes en gliomas ... 45
Otto Rapalino • Gilberto González
Introducción ... 45
Epidemiología ... 45
Consideraciones moleculares ... 45
Técnicas de imágenes ... 45
Glioblastoma (OMS grado IV) ... 46
Astrocitoma difuso (OMS grado II) ... 50
Astrocitoma anaplásico (OMS grado III) ... 50
Gliomatosis cerebral (OMS grado I-III) ... 51
Astrocitoma pilocítico y pilomixoide (OMS grados I y II, respectivamente) ... 51
Astrocitoma subependimal de células gigantes (OMS grado I) ... 52
Xantoastrocitoma pleomórfico (OMS grado II) ... 53
Tumores oligodendrogliales y oligoastrocíticos (OMS grado II-III) ... 53
Conclusiones ... 54

6 Gliomas de bajo grado de malignidad en adultos ... 57
Shawn L. Hervey-Jumper • Mitchel S. Berger
Introducción ... 57
Epidemiología ... 57
Clasificación de gliomas de bajo grado y caracterización molecular ... 57
Síntomas de presentación ... 59
Pronóstico del paciente ... 59
Diagnóstico anatómico e imagen molecular ... 59
El valor de la extensión de la resección ... 60
Mapeo cortical y subcortical de las vías funcionales ... 60
Transformación maligna ... 61
Terapia adyuvante de los gliomas de bajo grado ... 61
Conclusiones ... 62

7 Gliomas de alto grado de malignidad ... 65
Roberto Steven Zaninovich • Rodolfo José Recalde
Introducción ... 65
Epidemiología ... 65
Clasificación molecular ... 66
Presentación clínica ... 66
Diagnóstico por imágenes ... 67
Manejo quirúrgico de los gliomas malignos ... 69
Radioterapia ... 73
Terapia de tumores con campos eléctricos ... 75
Conclusiones ... 75

8 Oligodendrogliomas ... 79
John G. Golfinos • Travis Hill
Introducción ... 79
Epidemiología ... 79
Histopatología ... 79
Biología molecular ... 80
Manejo clínico de los oligodendrogliomas ... 83
Resección ... 84
Radioterapia ... 85
Quimioterapia ... 85
Pronóstico ... 85
Caso ilustrativo ... 85
Conclusiones ... 87

9 Ependimomas intracraneales 89

Andrew P. Morokoff • Mohammed Awad

Introducción 89
Presentación de un caso 89
Epidemiología 90
Signos y síntomas 91
Patología 91
Histopatología 91
Neuroimagen y diagnóstico diferencial 92
Factores de pronóstico 92
Gradación de los tumores y subtipos 93
Ependimomas y genética molecular 93
Células madres del ependimoma 93
Alteraciones epigenéticas 94
Tratamiento 94
Recurrencia 96
Pronóstico 96
Ependimomas del adulto 97

10 Gliomatosis cerebral 101

Fabiana Lubiniecki • Paula Ypa • Federico Luis Fernández Molina • Javier Goland

Introducción 101
Epidemiología 101
Clínica 101
Diagnóstico por imágenes 101
Patología 103
Factores pronósticos 105
Tratamiento 106
Conclusiones 106

11 Gliomas del tronco encefálico 109

Leonardo Rangel-Castilla • Robert F. Spetzler

Introducción 109
Presentación clínica 109
Neuroimágenes y clasificación 109
Tumores focales 110
Tumores difusos 110
Tumores exofíticos 111
Localización 111
Patrones de refuerzo en las imágenes 111
Histopatología 112
Manejo del paciente 112
Consideraciones sobre cirugía del tronco cerebral 113
Abordajes quirúrgicos 113
Manejo posoperatorio 114
Terapia adyuvante 114
Pronóstico 114
Conclusiones 114

12 Gliomas poco frecuentes 117

Pablo Marcelo Ajler • Gustavo Lucas Garategu • Ezequiel Goldschmidt • Álvaro Campero

Introducción 117
Clasificación histológica 120

13 Gliomas espinales 131

Pablo Jalón • Alfredo Guiroy • Juan José Mezzadri

Introducción 131
Epidemiología y clasificación 131
Presentación clínica 133
Métodos diagnósticos 133

Diagnóstico diferencial ... 134
Tratamiento ... 135
Conclusiones ... 138

14 Gliomas ópticos ... 141
Leonardo Rangel-Castilla • Robert F. Spetzler
Introducción ... 141
Presentación clínica ... 141
Neuroimágenes y clasificación ... 141
Histopatología ... 143
Tratamiento ... 143
Pronóstico ... 144
Conclusiones ... 145

15 Gliomas talámicos ... 147
Zoe Z. Zhang • Stephen J. Haines • Matthew A. Hunt
Introducción ... 147
Incidencia ... 147
Manifestaciones clínicas ... 147
Imágenes ... 147
Clasificación de gliomas ... 148
Origen celular y grados tumorales ... 148
Variaciones moleculares y pruebas genéticas ... 148
Tratamiento ... 150
Conclusiones ... 152

16 Gliomas insulares ... 155
Francesco Signorelli • Rodolfo Maduri • Domenico Chirchiglia • Isabelle Pelissou-Guyotat • Jacques Guyotat • Afif Afif
Introducción ... 155
Anatomía quirúrgica y funciones de la ínsula ... 155
Presentación clínica ... 157
Evaluación radiológica ... 157
Procedimiento quirúrgico ... 159
Consideraciones oncológicas ... 161
Consideraciones funcionales ... 162
Conclusiones ... 162

17 Astrocitomas en niños ... 165
Derek L. Martínez • Julian Lin • Anthony M. Avellino
Introducción ... 165
Astrocitoma pilocítico juvenil ... 165
Xantoastrocitoma pleomórfico ... 166
Astrocitoma subependimario de células gigantes ... 167
Astrocitomas fibrilares difusos de bajo grado ... 167
Oligodendroglioma y oligoastrocitoma mixto ... 168
Gliomas del tronco cerebral ... 168
Astrocitomas de alto grado ... 169
Conclusiones ... 170

18 Gliomas y epilepsia ... 173
Federico Sánchez González • Daniel Noli • Hugo Blas Pomata
Introducción ... 173
Estrategia quirúrgica ... 175
Estudios diagnósticos ... 177
Manejo farmacológico ... 177
Conclusiones ... 178

19 Resección máxima segura de gliomas ... 181
Shawn L. Hervey-Jumper • Mitchel S. Berger
Introducción ... 181

Criterio basado en evidencia sobre el papel de la extensión de la resección en la cirugía del glioma 181
Métodos para conseguir la resección máxima segura 182
Conclusiones 185

20 Gliomas recurrentes: Desafíos y tratamiento actual 189
Pablo A. Valdez • Muhammad M. Abd-El-Barr • Alexandra J. Golby
Introducción 189
Biología 189
Diagnóstico 192
Opciones terapéuticas: cirugía, quimioterapia, radiación, nuevas terapias 195
Conclusiones 200

21 Trastornos clínicos frecuentes en pacientes neuroquirúrgicos 205
Cintia Lorena Giménez • Damián E. Zopatti
Introducción 205
Trastornos de la osmolalidad, agua y sodio 205
Corticosteroides 208
Alteraciones de la glucemia 209
Trombosis venosa profunda (TVP) y uso de heparinas 210

22 Inmunología del sistema nervioso central e inmunoterapia de los gliomas 213
Joseph P. Antonios • Richard G. Everson • Carol A. Kruse † • Linda M. Liau
Mecanismos inmunológicos 213
Inmunología de los tumores de cerebro 216
Inmunoterapia 217
Inmunoterapia adyuvante 221

23 Quimioterapia para gliomas 231
Vyshak Alva Venur • Andres Maldonado Naranjo • Manmeet S. Ahluwalia • Michael A. Vogelbaum
Introducción 231
Obstáculos de la quimioterapia para gliomas 231
Métodos para eludir la barrera hematoencefálica 232
Quimioterapia para tipos de glioma específicos 232
Conclusiones 237

24 Radioterapia en gliomas 241
Goldie A. Kurtz • Michelle Alonso Basanta • Robert A. Lustig
Introducción 241
Glioblastoma multiforme (GBM) - OMS grado IV 241
Gliomas de alto grado (OMS grado III) 245
Gliomas de bajo grado (OMS grado II) 246
Gliomas de bajo grado (OMS grado I) 248
Monitoreo de la radioterapia y temozolamida concurrente 249

25 Radiocirugía en gliomas 253
Georges Sinclair Guionneau • Mariana Condomí Alcorta • Julio Antico • Ernest Dodoo
Introducción 253
Generalidades 253
Radiocirugía de gliomas de bajo grado 254
Radiocirugía de gliomas de alto grado 255
Complicaciones 256
Conclusiones 257

26 Gliomas: Otras terapias y perspectivas para el futuro 259
Oscar Rafael De Cristófaro • Silvia Beatriz Agusto
Introducción 259
Factores indicadores de pronóstico 259
Ensayos clínicos 262
Tratamiento en investigación 263
Conclusiones 267

27 Cuidados paliativos en gliomas 271
Isabel M. Pincemin
Introducción 271
Evaluación de las necesidades del paciente 272
Control de síntomas específicos 272
La experiencia humana de la enfermedad 275
Atención en los últimos días de vida 276

28 Gliomas y calidad de vida 283
Silvana García Rivera
Introducción 283
Gliomas y CVRS 283
Factores significativos en la CVRS y gliomas 284
Evaluación de la CVRS 285
Conclusiones 286

29 Psicoprofilaxis quirúrgica en neurocirugía: Una experiencia hospitalaria 287
Silvana García Rivera
Introducción 287
El paciente con un glioma 287
Metodología 292
Conclusiones 292

Índice de términos 293

Colaboradores

Abd-El-Barr, Muhammad M., MD, PhD
Neurosurgery Fellow. Harvard Medical School, Department of Neurosurgery, Brigham and Women's/ Boston Children's Hospitals. Estados Unidos

Afif, Afif, MD, PhD
Service de Neurochirurgie A, Hospices Civils de Lyon. Francia.

Agnihotri, Sameer, PhD
Assistant Professor, Children's Hospital of Pittsburgh. Estados Unidos.

Agusto, Silvia Beatriz
Directora general de salud y asistencia social, UBA. Coordinadora general del Banco Nacional de Drogas Oncológicas, Ministerio de Salud, Argentina. Ex Directora General de Administración, Instituto de Oncología Angel H Roffo (UBA). Argentina.

Ahluwalia, Manmeet S.
Rose Ella Burkhardt Brain Tumor and NeuroOncology Center, Cleveland Clinic. Estados Unidos.

Ajler, Pablo Marcelo
Neurocirujano. Jefe de Sección de Cirugía de Base de Cráneo, Hospital Italiano de Buenos Aires. Profesor Adjunto, Insituto Universitario del Hospital Italiano de Buenos Aires. Viceprecidente del Capítulo de Neurooncología, Federación Lationamericana de Sociedades de Neurocirugía (FLANC). Argentina.

Alonso Basanta, Michelle, MD, PhD
Helene Blum Assistant Professor. Associate Chief of Clinical Operations. Director of Quality Assurance. Chief, Central Nervous System Section. Department of Radiation Oncology, University of Pennsylvania. Estados Unidos.

Antico, Julio
Jefe de Servicio de Neurocirugía funcional y Radiocirugía Gamma Knife, FLENI. Argentina.

Antonios, Joseph P., PhD
Neurosurgery. UCLA Department of Neurosurgery, UCLA-Caltech Medical Scientist Training Program, UCLA School of Medicine. Resercher. Estados Unidos.

Avellino, Anthony M., MD, MBA
Pediatric neurosurgery. University of Illinois College of Medicine at Peoria, Illinois. Neurological Institute. Profesor of Neurosurgery and Pediatrics. Estados Unidos.

Awad, Mohammed, MBChB, FACS
Neurosurgeon. Department of Neurosurgery, Royal Melbourne Hospital. Australia.

Berger, Mitchel S., MD, FACS, FAANS
Professor and Chair, Department of Neurological Surgery. Director, Brain Tumor Research Center, University of California, San Francisco. Estados Unidos.

Campero, Álvaro
Jefe del Servicio de Neurocirugía, Hospital Padilla, Tucumán. Argentina.

Chalil, Alan, MD, MSc
Medical student, Neurosurgery University of Toronto, The Hospital for Sick Children. Canadá.

Chirchiglia, Domenico, MD
Dipartimento di Scienze Mediche e Chirurgiche, Università Magna Græcia. Italia.

Clar, Flavia
Neurocirujana, Centro de Fibromatosis, División Neurocirugía, Hospital de Clinicas José de San Martín, Facultad de Medicina (UBA). Argentina.

Condomí Alcorta, Mariana
Neurocirujana. Fellow de Radiocirugía Gamma Knife, Fundación para la Lucha contra las Enfermedades Neurológicas de la Infancia, FLENI. Argentina.

De Cristófaro, Oscar Rafael
Doctor en Medicina. Profesor Adjunto, Facultad de Medicina (UBA). Jefe de Departamento, Clinica Oncológica, Instituto de Oncológia Angel H Roffo (UBA). Argentina.

Dodoo, Ernest
Radiation and Medical Oncology, Neuro-Oncology, Brain Radiosurgery. Director, Gamma Knife Unit, Karolinska University Hospital, Department of Neurosurgery. Suecia.

Everson, Richard G., MD
Neurosurgery. UCLA Department of Neurosurgery, UCLA School of Medicine, Resident Physician. Estados Unidos.

Fernández Molina, Federico Luis
Neurocirujano. Hospital de Clínicas José de San Marín. Instituto de Neurocirugía, Columna Vertebral y Dolor. Hospital Zonal General de Agudos Simplemente Evita. Argentina.

Fuertes, Francisco Nahuel
Neurocirujano. Jefe de residentes de Neurocirugía, Hospital de Clínicas José de San Martín. Ayudante de primera en la cátedra de Neurocirugía, UBA. Argentina.

Gagliardi, Martín
Médico. Residente de Neurocirugía, Hospital de Clínicas José de San Martín. Argentina.

Garategu, Gustavo Lucas
Neurocirujano. Fellowship Neurocirugía Funcional, Hospital Italiano de Buenos Aires. Jefe de Trabajos Prácticos de Anatomía (UBA). Director de la Morgue, Facultad de Medicina (UBA). Argentina.

García Rivera, Silvana
Licenciada en Psicología. División Neurocirugía y Centro de Neurofibromatosis, Hospital de Clínicas (UBA). Argentina.

Giménez, Cintia Lorena
Bioquímica, especialista en Citología (UBA). Bioquímica de planta de la división Urgencias, Hospital Zubizarreta. Argentina.

Goland, Javier N.
Neurocirujano. Jefe de la Sección Vascular, División Neurocirugía, Hospital de Clínicas José de San Martín, Facultad de Medicina (UBA). Médico de Planta, Neurocirugía Endovascular, Hospital El Cruce, Florencio Varela. Argentina.

Golby, Alexandra J. MD
Neurosurgeon. Harvard Medical School, Brigham and Women's Hospital, Neurosurgery. Profesor of Neurosurgery, Associate Professor of Radiology, Haley Distinguished Chair in Neurosciences. Estados Unidos.

Goldschmidt, Ezequiel, MD, PhD
Neurological Surgery Resident, University of Pittsburgh Medical Center, Pittsburgh, Pennsylvania. Estados Unidos.

Golfinos, John G., MD
Associate Professor and Chairman, Deparment of Neurosurgery, NYU School of Medicine, New York. Estados Unidos.

González, Gilberto, MD, PhD
Massachusetts General Hospital, Harvard Medical School. Professor of Radiology, Harvard Medical School, Chief of Neuroradiology, Massachusetts General Hospital. Estados Unidos.

Guiroy, Alfredo
Unidad de Patología Espinal, Hospital Español de Mendoza. Médico asociado en cirugía de deformidades espinales, Hospital de Clínicas José de San Martín (UBA). Argentina.

Guyotat, Jacques, MD, PhD
Service de Neurochirurgie D, Hospices Civils de Lyon. Francia.

Haines, Stephen J., MD
Neurosurgery. Professor an Chair, University of Minnesota Department of Neurosurgery. Estados Unidos.

Hervey-Jumper, Shawn L., MD
Assistant professor of Neurosurgery, University of Michigan, Department of Neurological Surgery. Estados Unidos.

Hill, Travis, MD, PhD
Resident. Department of Neurosurgery, NYU School of Medicine, New York. Estados Unidos.

Hunt, Matthew A., MD
Neurosurgery. University of Minnesota Department of Neurosurgery. Associate Professor, Residency Program Director. Estados Unidos.

Jalón, Pablo G.
Especialista en Cirugía de Columna. Jefe de la Sección de Cirugía de Columna, División Neurocirugía, Hospital de Clínicas José de San Martín, Facultad de Medicina (UBA). Argentina.

Kruse, Carol A., PhD †
Neuroscience. UCla Deparment of Neurosurgery, UCLA School of Medicine. Adjunct Professor. Estados Unidos.

Kurtz, Goldie A., MD
Radiation Oncology. University of Pennsylvania, Department of Radiation Oncology. Assistant Professor of Clinical Radiation Oncology. Estados Unidos.

Lin, Julian, MD
Pediatric Neurosurgeon. University of Illinois, College of Medicine at Peoria. Neurological Institute. Clinical Associate Professor of Neurosurgery, Program Director. Estados Unidos.

Liau, Linda M., MD, PhD, MBA
Neurosurgery. UCLA Department of Neurosurgery, UCLA School of Medicine. Vice Chair of Academic Affair and Professor, Department of Neurosurgety. Director, Brain Tumor Research Program. Estados Unidos.

Lovaglio Rivas, Ana Carolina
Residente de Neurocirugía. Argentina.

Lubiniecki, Fabiana
Patología Pediátrica y Neuropatología. Jefa del Servicio de Patología, Directora del Banco de Tumores Pediátricos, Hospital de Pediatría Dr. Prof. J.P. Garrahan. Argentina.

Lustig, Robert A., MD
Radiation Oncology. Department of Radiaton Oncology, University of Pennsylvania. Profesor of Clinical Radiation Oncology. Estados Unidos.

Maduri, Rodolfo
Service de Neurochirurgie, Centre Hospitalier Universitaire Vaudois. Suiza.

Maldonado Naranjo, Andres
Rose Ella Burkhardt Brain Tumor and NeuroOncology, Center, Cleveland Clinic. Estados Unidos.

Martínez, Derek L., MD, MS
Neurosurgeon. University of Illinois College of Medicine at Peoria, Illinois. Neurological Institute, Chief Resident of Neurosurgery. Estados Unidos.

Mezzadri, Juan José
Doctor de la Universidad de Buenos Aires. Especialista en Neurocirugía. Docente Autorizado, Cátedra de Neurocirugía, Facultad de Medicina (UBA). Miembro del Colegio Argentino de Neurocirujanos. Jefe de la División de Neurocirugía y la Sección Cirugía de Columna, Hospital de Clínicas José de San Martín (UBA). Argentina.

Morokoff, Andrew P., MBBS, PhD, FRACS
Neurosurgeon. Department of Surgery, University of Melbourne, Australia and Department of Neurosurgery, Royal Melbourne Hospital. Australia.

Nakatogawa, Hirokazu, MD
Neurosurgeon Seirei Hamamatsu, General Hospital. Japón.

Noli, Daniel Ernesto
Pediatra, neurólogo pediátrico, epileptólogo. Neurólogo pediátrico, Hospital Alexander Fleming, Mendoza. Neurofisiólogo, Unidad de EEG, Hospital El Carmen, Mendoza. Neurólogo pediátrico, Grupo de Epilepsia, Neuroinfant, Mendoza. Fellow de Epilepsia, Hospital Prof. Dr. Juan P. Garrahan. Argentina.

Pelissou-Guyotat, Isabelle, MD, PhD
Service de Neurochirurgie D, Hospices Civils de Lyon. Francia.

Pincemin, Isabel M.
Cuidados paliativos. Coordinadora del Programa de Cuidados Paliativos, Hospital de Clínicas José de San Martín. Directora Médica, Hospice San Camilo. Miembro de la Comisión Directa de la Asociación Argentina de Medicina y Cuidados Paliativos. Argentina.

Pomata, Hugo Blas
Neurocirujano, epileptólogo. Jefe de Sección de Cirugía de la Epilepsia, Isntituto FLENI. Ex jefe de Sección de Cirugía de la Epilepsia, Hospital de Pediatría J.P. Garrahan. Argentina.

Rangel-Castilla, Leonardo, MD
Neurosurgery. Department of Neurosurgery, Barrow Neurological Institute, ST. Joseph's Hospital and Medical Center. Estados Unidos.

Rapalino, Otto
Neuroradiologist, Massachusetts General Hospital. Associate Professor of Radiology, Harvard Medical School, Massachusetts. Estados Unidos.

Recalde, Rodolfo José
Neurocirujano Honorario, Hospital de Clínicas (UBA). Neurocirujano, Hospital Nacional Prof. A. Posadas. Argentina.

Rutka, James T., MD, PhD. FRCSC
Neurosurgeon. Hospital for Sick Children, Division of Neururgery, University of Toronto. Chairman, Department of Surgery. Canadá.

Sánchez González, Federico
Neurocirujano. Cirugía de epilepsia, funcional y estereotáxica. Neurocirujano Asociado, Sección Neurocirugía Funcional y de Epilepsia. División Neurocirugía, Hospital de Clínicas José de San Martín (UBA). Neurocirujano de Planta, Clínica de Cuyo, Mendoza. Neurocirujano de Planta, Hospital Español, Mendoza. Argentina.

Sevlever, Gustavo
Patólogo. Jefe de Departamento de Neuropatología, FLENI. Director Docencia e Investigación, FLENI. Docente Autorizado Patología, Facultad de Medicina (UBA). Argentina.

Signorelli, Francesco, MD, Msc
Service de Neurochirurgie D, Hospices Civils de Lyon, Francia. Dipartimento di Medicina Sperimentale e Clinica, Università Magna Græcia. Italia.

Sinclair Guionneau, Georges, MD
Radiation and Medical Oncology, Neuro-Oncology/ Branin Radiosurgery. Karalinska University Hospital, Department of Neurosurgery, Gamma Knife Unit. Deputy Director, Gamma Knife Unit. Suecia.

Smith, Christian A, PhD
Hospital for Sick Children. Canadá.

Spetzler, Robert F., ME
Department of Neurosurgery, Barrow Neurological Institute, St. Joseph's Hospital and Medical Center. President and CEO. J.N. Harber Chair of Neurological Surgery. Barrow Neurological Institute. Professor and Executive Chair, Neurosurgery, Universitty of Arizona College of Medicine-Phoenix Campus, Arizona. Estados Unidos.

Valdez, Pablo A., MD, PhD
Neurosurgery Resident, PGY-3. Harvard Medical School, Department of Neurosurgery. Brigham and Women's/Boston Children's Hospitals. Estados Unidos.

Venur, Vyshak Alva
Rose Ella Burkhardt Brain Tumor and NeuroOncology Center, Cleveland Clinic. Estados Unidos.

Vogelbaum, Michael A., MD, PhD, FAANS, FACS
Professor of Surgery (Neurosurgery). The Robert W. And Kathryn B. Lamborn Chair for Neuro-Oncology, Cleveland Clinic, Lerner College of Medicine of Case Western Reserve University. Associate Director, Rose Ella Burkhardt Brain Tumor and NeuroOncology Center. Estados Unidos.

Ypa, Paula
Neurocirujana. Médica de planta, Sección Neurocirugía vascular, División Neurocirugía, Hospital de Clinicas José de San Martin, Facultad de Medicina (UBA). Argentina.

Zaninovich, Roberto S.
Neurocirujano. Jefe de la Sección Neurocirugía Oncológica, División Neurocirugía, Hospital de Clínicas José de San Martín, Facultad de Medicina (UBA). Argentina.

Zhang, Zoe Z., MD
Neurosurgeon. University of Minnesota, Neurosurgery Department, Resident. Estados Unidos.

Zopatti, Damián E.
Especialista en Medicina interna (UBA). Médico de planta, Hospital de Clínicas de San Martín. Médico interno de guardia, División de Urgencias, Hospital de Clínicas José de San Martín. Argentina.

Prefacio

La decisión de escribir un libro sobre gliomas constituye un desafío que excede los límites de la neurocirugía.

El conocimiento sobre esta enfermedad creció en forma exponencial en los últimos años, en particular en relación con la biología molecular, la inmunohistoquímica, la farmacología y las neuroimágenes.

Durante el último año se modificó la clasificación de tumores del sistema nervioso central de la Organización Mundial de la Salud, que varió de una descripción puramente histológica a una caracterización de aspectos moleculares.

Como neurocirujanos sabemos que, si bien el inicio del tratamiento de los gliomas es quirúrgico, es esencial y necesario comprender su biología para encarar un abordaje completo.

Creemos que *Gliomas: Aspectos biológicos, clínicos y terapéuticos* constituye una completa actualización del conocimiento sobre las causas, la evolución, la forma de presentación y los diversos abordajes terapéuticos: clínicos, quirúrgicos, farmacológicos y de terapia radiante. También hace hincapié en el aspecto psicosocial del paciente y sus relaciones con el fin de optimizar la terapéutica.

Hemos convocado a investigadores prestigiosos de todo el mundo y profesionales con gran experiencia en cada tema, con el fin de que compartan los últimos avances con la población médica de habla castellana. Agradecemos la desinteresada colaboración de todos los colaboradores y esperamos brindar en este libro un compendio de información útil y actualizada sobre los gliomas, para todos aquellos profesionales interesados en este tema apasionante.

Los autores

Prólogo

La ciencia y la práctica en el manejo de los gliomas evolucionan en forma continua y es evidente que el desarrollo del conocimiento en ambas disciplinas es más rápido y acumulativo que lo que hemos visto en el pasado. Es por ello que este libro sobre gliomas es de vital importancia para todos los clínicos y personal asociado, que deben enfrentar a diario este problema ya sea desde un laboratorio de investigación o junto a la cama del enfermo.

El Dr. Zaninovich ha realizado un magnífico trabajo al compendiar en forma muy instructiva un libro completo sobre el tema. Aprecio en esta obra su practicidad y, a la vez, el ser marcadamente detallada y proveer una enorme cantidad de información para los profesionales interesados en aprender más sobre los diversos tópicos que aquí se encaran. También destaco el hecho de que el autor ha reunido todos los temas con un estilo claro y pedagógico comenzando con una historia detallada de la cirugía de los gliomas seguida de una extensa revisión de la epidemiología, la biología molecular y la clasificación e imágenes de estos variados tumores que, como todos sabemos, son típicamente muy heterogéneos. Subsecuentemente, hay capítulos con tipos específicos de gliomas, desde los tumores gliales hasta los oligodendriogliomas, ependimomas y otros. Le sigue luego una detallada descripción de los gliomas basada en su localización y en la caracterización específica que estos presentan en la población pediátrica, lo cual es importante, debido a que el tratamiento de estos tumores tendrá diferentes enfoques, que obedecen no solo a su histología, sino también a su localización anatómica. El capítulo de epilepsia asociada a los gliomas es de importancia crítica para el médico tratante; a este le siguen capítulos sobre la extensión de la resección quirúrgica y el resultado del manejo de pacientes con gliomas recién diagnosticados o con gliomas recurrentes. Finalmente, hay varios capítulos que se dedican a los tratamientos actuales paradigmáticos de los gliomas, que incluyen inmunoterapia, quimioterapia, radiación y otros tipos de terapia. Ningún libro sería completo si no presentara, como en este caso, capítulos sobre cuidados paliativos y calidad de vida de los pacientes con esta enfermedad.

Cabe considerar, en consecuencia, que este es un trabajo de vanguardia que ha logrado reunir en un mismo libro a prestigiosos investigadores para exponer todos los conocimientos de última generación para el manejo de esta patología. Fuera de toda duda, puedo decir que esta es una obra de imprescindible lectura para todos los profesionales en este campo y pienso que concordarán conmigo en que realiza una magnífica contribución a la bibliografía científica.

Mitchel S. Berger, MD, FACS, FAANS
Berthold and Belle N. Guggenheim Professor
Chairman, Department of Neurological Surgery
Director, Brain Tumor Research Center
University of California, San Francisco

1

Gliomas, una perspectiva histórica

Martín Gagliardi • Ana Carolina Lovaglio Rivas

Introducción

La capacidad de realizar procedimientos quirúrgicos cerebrales constituye uno de los logros más formidables de la humanidad, y es un testimonio de su creatividad, inteligencia y carácter. En cierta forma, la neurocirugía representa una de las profesiones más antiguas que existen, como lo evidencian los restos de cráneos con trepanaciones exitosas de más de 10 000 años de antigüedad.

Desde sus inicios en África, hace más de diez mil años antes de Cristo hasta la actualidad, la neurocirugía avanza a medida que los cirujanos que la practican comprenden mejor la anatomía y la fisiología del sistema nervioso central. Sin duda alguna, hubiera sido imposible adquirir la habilidad y la destreza para tratar los tumores cerebrales más desafiantes sin los aportes de las neuroimágenes y la neuronavegación, la neuroanestesia y la neuropatología y de los más sofisticados sistemas de magnificación, de los cuales depende la microcirugía.

El siguiente capítulo intenta resaltar aquellos eventos claves dentro de esta especialidad que han permitido alcanzar el grado de desarrollo actual.

Antecedentes históricos de la neurocirugía

La evidencia histórica sugiere que los primeros indicios de procedimientos neuroquirúrgicos datan de la edad de piedra, dentro del período neolítico. Las primeras descripciones de cráneos con orificios por trepanación surgieron en Francia en el 1800. La evidencia arqueológica sugiere que tales trepanaciones fueron realizadas en personas que sobrevivieron a dicho procedimiento, dado que los agujeros observados en el hueso presentaban tejido óseo de neoformación. Los especímenes más antiguos encontrados datan del año 10 000 a. C., provenientes de África del Norte. Posteriormente, se realizaron descubrimientos análogos en distintas partes de Europa y Oriente. En Sudamérica, principalmente en Perú, los restos encontrados corresponden a una época más reciente, la de la civilización incaica, aproximadamente en el año 500 a. C.

El propósito de las trepanaciones en la antigüedad se asociaba fundamentalmente con dos situaciones. En primera instancia, correspondían a un significado ritual o religioso, tal como describía Osler: "La operación se realizaba en la epilepsia, convulsiones infantiles, dolores de cabeza y varias enfermedades cerebrales que se creía eran causadas por demonios confinados a los que un orificio les procuraba un método fácil de huir". En segundo lugar, se realizaban como procedimiento terapéutico en fracturas de cráneo y otras patologías.

Los historiadores en Medicina aseguran que el origen de la evolución intelectual en la neurocirugía fue principalmente impulsado por los antiguos griegos y, dentro de estos, uno de los personajes de mayor relevancia fue Hipócrates (460-370 a. C.). Fue él quien realizó los primeros escritos de este período, con descripciones detalladas acerca del trauma cerebral, la hemorragia subaracnoidea y las suturas craneales. Hipócrates practicaba la trepanación en diversas situaciones, como traumatismos craneales, epilepsia, cefaleas y ceguera, y realizó aportes importantes para el mejoramiento del instrumental necesario. Asimismo, introdujo el concepto de contralateralidad en los síntomas asociados con traumatismos craneales.

Posteriormente, Galeno de Pérgamo (130-201 d. C.), quien fue discípulo de Hipócrates, se convirtió en el primer fisiólogo experimental y logró importantes avances para el conocimiento dentro de la neuroanatomía y la neurocirugía. Sus trabajos sentaron las bases para el estudio del sistema nervioso, que permanecieron vigentes hasta el inicio del Renacimiento.

Durante el Renacimiento, en el siglo XVI, Leonardo Botallo (1530-1588) realizó su aporte describiendo un método para conectar los agujeros de trépano entre sí y creando una plaqueta ósea que permitió la realización de craneotomías. Durante el siglo XVII, las mejoras en las características de los instrumentos quirúrgicos continuaron avanzando, sin embargo, en este período, los cirujanos dedicados al sistema nervioso carecían de conocimientos básicos sobre la fisiología cerebral, anestesia y el control de infecciones. Asimismo, el concepto de localización cerebral, noción básica para la cirugía de los tumores cerebrales, continuó siendo controversial hasta mediados del siglo XIX.

El siglo XVIII marcó la aparición de los cirujanos propiamente dichos, dado que en épocas previas eran los barberos quienes realizaban muchos de los procedimientos, principalmente en Inglaterra y Francia. Aunque un hecho más importante dentro de este período fue que comenzó a considerarse el efecto del trauma craneal sobre el cerebro y no simplemente sobre el cráneo. Este concepto representó un paso importante para la posterior incorporación del examen neurológico como guía para las intervenciones neuroquirúrgicas.

La aparición de los primeros conceptos sobre las funciones cerebrales permitió el surgimiento de definiciones sobre su localización, hacia el siglo XIX. En este período, Pierre Paul Broca (1824-1880) realizó una descripción de dos pacientes con afasia motora pura y, a través de una serie de estudios entre 1861 y 1865, localizó la función del lenguaje en la tercera circunvolución del lóbulo frontal izquierdo.

Fritsch y Hitzig en 1870, en Alemania, realizaron estudios en modelos caninos y proporcionaron evidencia sobre la importancia del control cortical de las funciones motoras; y, posteriormente, Ferrier, en 1873, en Londres, publicó estudios detallados sobre la localización cortical, los cuales fueron incluidos en su obra *The Functions of the Brain* de 1876.

William Macewen, en 1879, fue el primero en lograr exitosamente la remoción de una neoplasia intracraneal, un meningioma que invadía el hueso frontal. El primer meningioma tratado satisfactoriamente en los Estados Unidos fue operado por William W. Keen en diciembre de 1887.

En Francia, Antoine Chipault (1866-1920), fue probablemente el primer cirujano dedicado completamente al sistema nervioso central. En 1894 y 1895 publicó su obra *Chirurgie Opératoire du Systeme Nerveux*, la cual constituyó una enciclopedia sobre el desarrollo y la práctica contemporánea de la neurocirugía, que incluyó tópicos, como craneotomías, craneoplastias, aspectos quirúrgicos de los tumores cerebrales, epilepsia, hidrocefalia y neuralgia del trigémino.

Harvey Cushing (1869-1939) (Figura 1.1), educado en la Universidad de Yale y en la Universidad de Harvard, combinó las enseñanzas de su maestro, William Halsted, con sus propias habilidades en el tratamiento quirúrgico de patologías neurológicas y realizó importantes contribuciones para lograr el establecimiento de la neurocirugía como una especialidad independiente.

Otro personaje de importancia trascendental fue Walter Dandy (1886-1946), quien, en conjunto con Cushing, aportó las bases para el desarrollo final de la neurocirugía moderna. Cursó sus estudios en la escuela de medicina John Hopkins y fue el primero en realizar el tratamiento de un aneurisma cerebral mediante el uso de clips, con preservación del vaso sanguíneo.

Evolución histórica en el control de infecciones

Antes del siglo XIX, las graves infecciones que acontecían luego de la realización de los procedimientos quirúrgicos fueron el principal obstáculo para la posibilidad de llevar a cabo exitosamente cirugías intracraneales y, especialmente, intradurales.

Fueron de suma importancia los estudios de Pasteur y Koch sobre el origen bacteriano de los procesos de putrefacción, así como los aportes de Semmelweis sobre la sepsis y la adopción de medidas higiénicas para su control. Gradualmente, los hospitales fueron erradicando aquellas prácticas que fomentaban la aparición de infecciones.

Joseph Lister (1827-1912), influenciado por los trabajos de Pasteur y luego de realizar pruebas con distintas preparaciones, introdujo, en 1865, el ácido carbólico en aerosol como antiséptico y logró desarrollar una técnica para prevenir la contaminación bacteriana de las heridas durante los procedimientos quirúrgicos. El uso de este producto comenzó durante la guerra civil estadounidense como método para la curación de heridas de guerra, pero Lister extendió su aplicación para el tratamiento antiséptico del instrumental quirúrgico, las manos de los cirujanos, la piel del paciente e, inclusive, rociado sobre el campo quirúrgico.

Este hecho es recordado como el nacimiento de la antisepsia, que permitió, en adelante, la difusión de la cirugía intracraneal e intradural, el tratamiento de otras patologías neurológicas distintas al trauma y un menor número de infecciones posoperatorias.

Evolución histórica de la anestesia en neurocirugía

El desarrollo de la anestesia fue esencial en la evolución de la cirugía, en general, y de la neurocirugía, en particular.

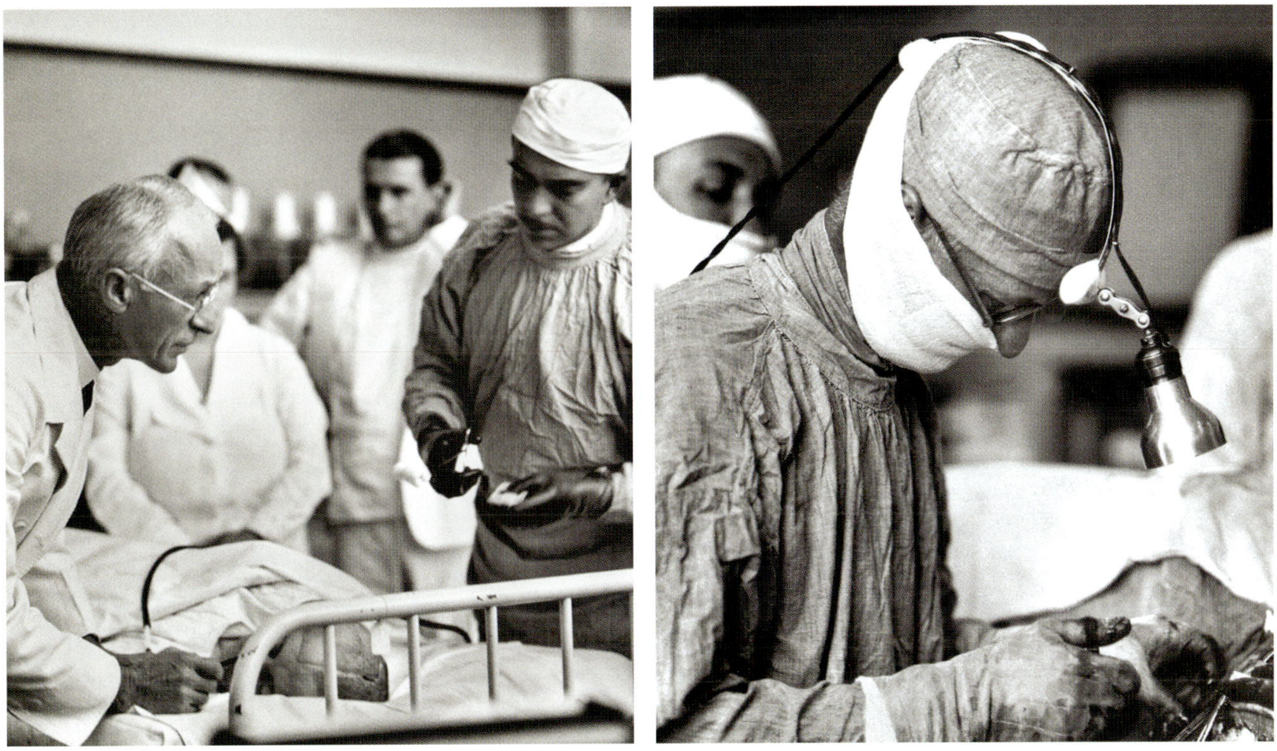

Figura 1.1 Harvey Cushing.

Los cirujanos en la antigüedad utilizaban las propiedades narcóticas del alcohol. El opio se encontraba disponible en Egipto alrededor del 1500 a. C.; la hioscina también estaba disponible en esa época y existe evidencia de que también era utilizada en la antigua Grecia y Roma. La primera neuroanestesia documentada es acreditada a los hindúes, quienes usaron samohimi en la trepanación del Rey de Dahr en el 927 d. C.

En 1772, Joseph Priestly descubrió el óxido nitroso, el cual fue sugerido por Sir Humphry Davy para ser utilizado en cirugía. Para el año 1831, los tres agentes anestésicos utilizados en el siglo XIX habían sido descubiertos: éter, cloroformo y óxido nitroso. En 1842, Crawford Long aplicó por primera vez el óxido nitroso para disminuir el dolor en un procedimiento quirúrgico, y, en 1846, Warren y Morton realizaron la primera demostración pública de cirugía sin dolor usando éter sulfúrico (se celebra aún en la actualidad el "Día del éter" en la sala de quirófano original en el Massachusetts General Hospital de Boston) (Figura 1.2).

En 1853, Alexander Wood inventó la aguja hipodérmica, lo que permitió el desarrollo de anestésicos endovenosos y, en 1878, William Macewen fue el primero en utilizar un tubo endotraqueal en anestesia.

Los pioneros de la neurocirugía utilizaban estas nuevas técnicas, con sus apropiadas modificaciones, para la cirugía cerebral.

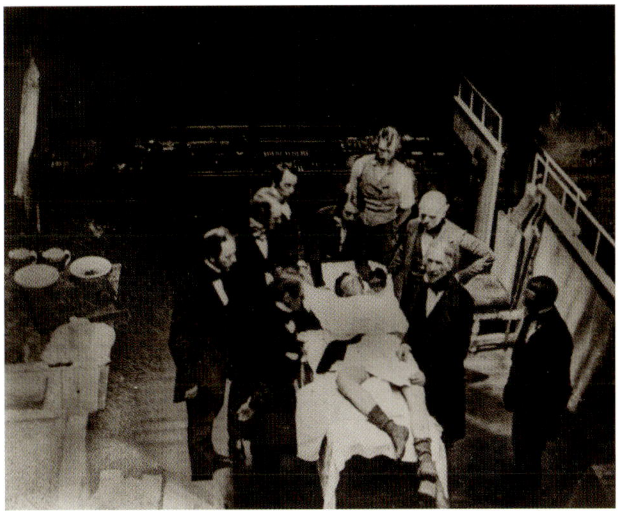

Figura 1.2 Primera anestesia.

Evolución histórica de la anatomía patológica de los tumores cerebrales

La comprensión de la patología de los tumores cerebrales fue esencial para que la cirugía de los mismos viera avances. Un nuevo período de rápido desarrollo en el conocimiento fue consecuencia del descubrimiento de un innovador instrumento, el microscopio. El desarrollo de mejoras en las lentes, realizado por Amici en 1827, llevó a la creación de un complejo microscopio que hizo posible el reconocimiento de la célula como unidad básica de materia viviente. Poco después, Schleide y Schwann desarrollaron la teoría celular, y, más tarde, Virchow, considerado como el fundador de la patología celular, enunció el concepto de que los cambios fundamentales en la enfermedad humana señalan alteraciones en sus células. Virchow, en 1858, fue el primero en describir la neuroglia y en considerar las células nerviosas y la neuroglia como las unidades básicas de organización del sistema nervioso. De manera subsiguiente, utilizó el término "glioma" para describir aquellos tumores derivados del tejido cerebral intrínseco, los definió como una entidad aparte y desarrolló un sistema de clasificación histológico que fue utilizado por décadas.

Hasta 1920, era escaso el conocimiento sobre la variada apariencia histológica de los gliomas y su correlación con el curso clínico, y surgieron en ese período múltiples intentos de clasificaciones de los tumores del sistema nervioso.

En 1926, en un intento de mejorar el tratamiento quirúrgico de los tumores cerebrales, y para lograr determinar si la terapéutica difería según el tipo de tumor, Bailey y Cushing estudiaron la apariencia histológica de los gliomas y los clasificaron según bases histogenéticas en su monografía *A Classification of tumors of the Glioma Group*, donde separaron a los gliomas en catorce grupos sobre la base de la identificación de veinte tipos celulares.

Kernohan, en 1949, llegó a la conclusión de que el grado de anaplasia encontrado en los tumores se correlacionaba con su comportamiento maligno. En 1952, en conjunto con Sayre, propuso un esquema en el cual clasificó a los gliomas en cinco grupos histológicos y en cuatro grados en orden ascendente según el grado de malignidad. Este sistema fue aceptado por su practicidad y simplicidad, sin embargo, a medida que se extendió su uso, comenzaron a aparecer fallas y dificultades en su aplicación, dada la complejidad y, en algunos casos, la heterogeneidad que presentaban los tumores cerebrales.

Los debates sobre cómo clasificar estas lesiones continuaron durante los años siguientes, con diferencias significativas entre distintos autores, en un intento por crear una clasificación definitiva. Recién en 1979, se logró el consenso entre miembros de la Organización Mundial de la Salud, que resultó en la monografía *Histological Typing of tumor of the Central Nervous System*, la cual fue actualizada en 1990, publicada en 1993 y, luego, revisada en varias oportunidades hasta llegar al esquema que se usa en la actualidad.

El inicio de la cirugía neurooncológica

Hacia el final de siglo XIX, el desarrollo de la neurología, la localización neurológica de los tumores cerebrales, la anestesia, antisepsia y el conocimiento básico de la histología de los tumores cerebrales, sentaron las bases para el éxito de las cirugías de los tumores cerebrales.

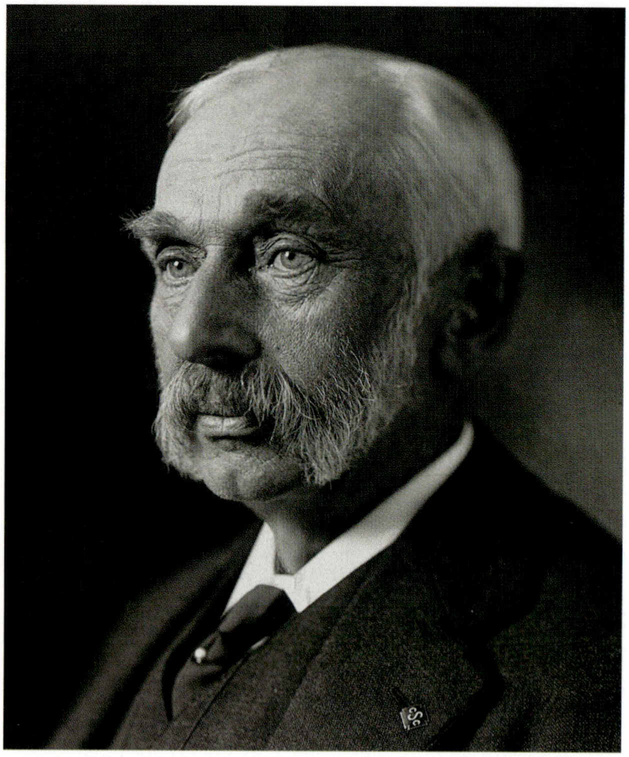

Figura 1.3 Rickman Godlee.

A pesar de algunos reportes tempranos de éxito quirúrgico, se considera que la cirugía moderna de los tumores cerebrales se inició el 25 de noviembre de 1884, cuando un cirujano londinense, Rickman Godlee (1849-1925) (Figura 1.3), operó a un paciente de 25 años de edad, quien sufría crisis epilépticas focales motoras y hemiparesia progresiva. El diagnóstico fue realizado por el neurólogo Hughes Bennet, quien determinó, mediante la semiología neurológica, que el paciente padecía de un tumor cerebral cortical, en la proximidad del tercio superior de la cisura de Rolando. La intervención quirúrgica se llevó a cabo en el Hospital para Parálisis, Regent's Park, en la ciudad de Londres. El paciente sobrevivió el posoperatorio inmediato, pero falleció un mes después del procedimiento a causa de una cerebritis.

Si bien el procedimiento llevado a cabo por Godlee no constituyó la primera exéresis de un tumor cerebral, es considerado un hito importante en los antecedentes de la cirugía neurooncológica por dos motivos principales. En primer lugar, se localizó la lesión tumoral antes de la intervención utilizando el examen neurológico y, en segunda instancia, se empleó una técnica correcta de antisepsia. Antes de este evento, los tumores cerebrales se operaban esporádicamente, cuando el tumor producía deformidad en el cráneo o en el contexto de cirugías por epilepsia y dolor intratable.

En 1886, Sir Victor Horsley (1857-1916) reportó el éxito de una cirugía en un paciente al cual se le practicó la exéresis de un tumor cerebral, tras la cual el paciente sobrevivió por largo tiempo. Horsley realizó importantes aportes para el desarrollo temprano de la cirugía estereotáctica, y, luego, fueron Edwin Todd y Trent Wells quienes desarrollaron el sistema para estereotaxia que se convertiría en el más usado en el mundo.

En Argentina, Pascual Palma, en 1893, operó el primer glioma de cerebro aunque sin conocer su estirpe. Fue correctamente localizado como lo evidenció la autopsia ulterior del paciente.

Hacia 1910, Harvey Cushing había realizado 250 cirugías de tumores cerebrales, con una mortalidad operatoria del 13%.

Evolución histórica del diagnóstico de los tumores cerebrales

En la antigüedad, los tumores cerebrales causaban la muerte de los pacientes que los padecían luego de largos períodos sintomáticos de cefalea, convulsiones y coma. Se reconocía que esos síntomas eran producto del aumento de la presión intracraneal y se realizaban trepanaciones para aliviarla. Esta técnica neuroquirúrgica, como se mencionó anteriormente, data incluso de períodos tan alejados como la edad de piedra; sin embargo, su desarrollo estuvo siempre en relación con el tratamiento de las lesiones traumáticas del cerebro y el cráneo, y no con el de tumores cerebrales.

La aplicación de la semiología neurológica en el diagnóstico de estas lesiones comenzó en 1880, como ya se indicó, con el legendario caso de Godlle; sin embargo, no fue hasta el advenimiento de las neuroimágenes que pudo localizarse y evidenciar estas lesiones antes de instaurar el tratamiento quirúrgico.

En 1895, Wilhelm Roentgen publicó el descubrimiento de los rayos X. No mucho tiempo después, Harvey Cushing utilizó esta técnica para diagnosticar tumores en la región selar. Al mismo tiempo, Fedor Krause, un neurocirujano alemán, utilizó los rayos X para diagnosticar y localizar tumores cerebrales. Merril Sosman publicó en 1927 la semiología de las calcificaciones intracraneales y su relación con oligodendrogliomas, astrocitomas, meningiomas, y tumores selares, y, en 1928, demostró la expansión del conducto auditivo interno en imágenes oblicuas del cráneo en schwannomas del VIII par.

En 1918, Walter E. Dandy, en la Universidad Johns Hopkins, observó que el aire libre intraperitoneal delineaba los órganos intraabdominales y decidió aplicar el mismo principio al cerebro y su contenido, lo que dio origen a la neumoencefalografía y la ventriculografía (Figura 1.4). Esta constituyó la primera técnica que permitió la visualización, aunque en forma indirecta, del cerebro y sus estructuras, así como brindó la posibilidad de diagnosticar lesiones intracraneales mediante el desplazamiento de las estructuras anatómicas normales. Por el desarrollo de este procedimiento, Dandy fue nominado para el Premio Nobel en 1933. A partir de los trabajos

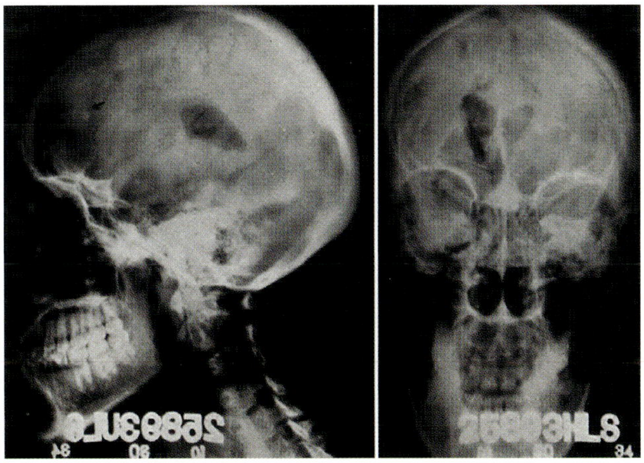

Figura 1.4 Tumor frontal evidenciado en neumoencefalografía.

de Dandy, en Argentina, Manuel Balado (1897-1942), en conjunto con Ricardo Morea y Cornelio Donovan, desarrollaron la yodoventriculografía, método que ayudó a solucionar las dificultades para visualizar el tercer ventrículo.

En 1927, el neurocirujano Egas Moniz, en Portugal, introdujo la técnica en la cual una solución de sodio yodado era inyectada en forma directa en las venas periféricas, y, años más tarde, comenzó a aplicarla directamente en la carótida tras su exposición quirúrgica, con lo que inició el desarrollo de la angiografía cerebral. La localización de distintos tumores cerebrales a través de la alteración del recorrido de los vasos intracraneales comenzó a realizarse con mayor precisión. Sin embargo, el auge de este procedimiento comenzó con la descripción de la angiografía cerebral por vía femoral descrita por Sven-Ivar Seldinger en 1953.

La neurorradiología experimentó solo pequeñas mejoras entre 1940 y 1970 hasta que, en 1971, la habilidad para obtener imágenes del cerebro y diagnosticar neoplasias y otras lesiones cambió en forma radical y se abrió una nueva era en las neuroimágenes. Sir Godfrey N. Hounsfield, un ingeniero de la empresa de producciones musicales EMI en Inglaterra, creó el primer escáner de tomografía computarizada. A partir de ese momento, comenzaron a publicarse una gran cantidad de artículos sobre el aspecto en tomografía de tumores, hematomas, abscesos, hidrocefalia, lo que cambió para siempre el modo de diagnóstico y examen de los pacientes con patología neurológica (Figura 1.5).

En forma simultánea al desarrollo de la tomografía, en 1973, Paul Lauterbur reportó las primeras imágenes de un ratón, obtenidas con resonancia magnética. En Inglaterra, el físico Peter Mansfield, desarrolló los algoritmos matemáticos que permitieron obtener imágenes por resonancia con mayor velocidad y, en 1977, se publicó la primera resonancia magnética realizada en humanos. Lauterbur y Mansfield obtuvieron el Premio Nobel en 2003.

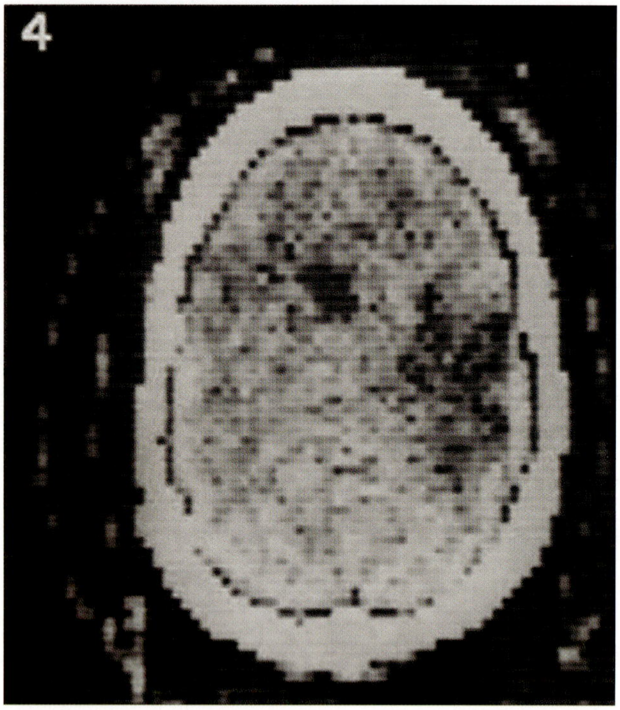

Figura 1.5 Primera imagen de cerebro por tomografía computarizada realizada con el equipo EMI.

En los años subsiguientes, se perfeccionó la obtención de imágenes por esta técnica y aparecieron secuencias que permitieron, además de obtener la localización anatómica exacta y la estructura tisular de la lesión, analizar elementos fisiológicos, como el coeficiente de difusión de agua (DWI) o la dirección de la fibras blancas a través de imágenes de tensión-difusión (DTI). En 1991, se publicó la primera imagen de una tractografía. Esta información comenzó a ser utilizada como herramienta clave en el planeamiento y abordaje quirúrgico de los tumores cerebrales.

Evolución histórica de los tratamientos adyuvantes

La primera línea de tratamiento de los tumores primarios cerebrales la constituyen la cirugía y la radioterapia posquirúrgica; sin embargo, estas modalidades raramente son curativas en los tumores de alto grado. Los tumores malignos son infiltrativos y la terapia local no es suficiente para erradicar todas las células neoplásicas y existe una alta tendencia a la recurrencia tras el tratamiento quirúrgico o con radioterapia local.

Recientemente, la quimioterapia se convirtió en un método estandarizado como parte del tratamiento para tumores primarios cerebrales. En 2005, Stupp y colegas publicaron el estudio clínico a partir del cual se estableció el tratamiento estándar para los gliomas de alto grado, que consistía en radioterapia y temozolamida. Este tratamiento combinado aumentó la sobrevida a 14,6 meses comparado con 1,2 meses utilizando radioterapia solamente.

La terapia radiante, en el corto plazo de menos de un siglo desde su descubrimiento, se convirtió en un arma terapéutica indispensable dentro de la neurocirugía. Actualmente, hay distintas formas de aplicación: radioterapia fraccionada, radiocirugía estereotáctica y braquiterapia.

El inicio de la terapia radiante data del descubrimiento de los rayos X en 1895 por Roentgen. En 1896, Becquerel descubrió la radiactividad natural de distintos elementos y, en 1898, Curie descubrió el radio. A medida que se fue conociendo el potencial de estas nuevas formas de energía radiante, no solo para estudios por imágenes, sino también para terapéutica, los profesionales médicos iniciaron su uso en el tratamiento de enfermedades malignas.

El primer tratamiento empírico en un paciente con cáncer (cáncer de mama) fue en 1896, y, en 1899, se logró el primer paciente curado de cáncer gracias a la radiación. Inicialmente, se utilizaban líneas de una dosis de rayos X para, luego, progresar a la utilización de múltiples dosis o fracciones de radiación.

La primera vez que se utilizó la radiación ionizante para el tratamiento de un tumor cerebral primario fue en 1909 en un paciente con acromegalia y se notó mejoría visual luego del tratamiento. Este acontecimiento se dio simultáneamente a la constitución de la neurocirugía como una especialidad independiente y precedió al inicio del uso de la radioterapia fraccionada.

El primer uso en neurocirugía de la braquiterapia data de 1912, también en un paciente con acromegalia, cuando Hirsch introdujo radio en la silla turca luego de la resección transesfenoidal del tumor. En los años veinte, Cushing utilizó la "terapia de Roentgen" para casos selectos de gliomas y meduloblastomas, así como también en adenomas hipofisarios e, incluso, se probó para tratar malformaciones arteriovenosas.

El establecimiento de la Sociedad Estadounidense de Terapéutica Neurológica y Oncológica (ASTRO) en 1958, de la Sociedad Internacional para la Investigación en Estereoencefalotomía en 1961, de la Organización Europea para la Investigación y Tratamiento del Cáncer en 1962 y del Grupo de Terapia Radiante Oncológica (RTOG) en 1967 fueron hitos importantes para el avance desde la teleterapia moderna de megavoltaje hacia la estandarización terapéutica de la terapia radiante.

Entre los años setenta y ochenta, a través de un estudio clínico aleatorizado prospectivo llevado a cabo por el RTOG en los Estados Unidos, se estableció el uso estandarizado de esquemas fraccionados, aún vigentes en la actualidad, para el tratamiento de las metástasis cerebrales, que contribuyó también al establecimiento de los esquemas con radioterapia fraccionada aplicados para el tratamiento de los tumores primarios cerebrales que se siguen utilizando actualmente.

La radiocirugía estereotáctica, técnica que fue desarrollada por neurocirujanos, ha evolucionado hacia una herramienta multidisciplinaria de gran importancia dentro de la práctica neuroquirúrgica. El concepto de radiocirugía estereotáctica, su nombre e, incluso, sus aplicaciones iniciales fueron definidos por el neurocirujano sueco Lars Leksell en 1951. Su propósito inicial consistió en administrar radiación ionizante focalizada en los tejidos de manera de poder generar lesiones radiantes sobre procesos patológicos ubicados en profundidad dentro del sistema nervioso, de una forma precisa y controlada, sin incisiones cutáneas. La precisión se logró a través del uso del marco estereotáctico, desarrollado por el mismo Leksell en 1948. Tras experimentar con múltiples métodos, incluidos la aceleración lineal y los haces protónicos, Leksell desarrolló el primer dispositivo de bisturí gamma (*gamma knife*), que consistió en una fuente radioactiva de 179 cobalto 60 y que fue utilizada clínicamente por primera vez en 1967.

Conclusiones

El progreso en el tratamiento de pacientes con tumores cerebrales desde la cirugía realizada por Godlee en noviembre de 1884 hasta la actualidad se relacionó con los avances en las técnicas quirúrgicas, la introducción de terapias adyuvantes, la revolución en el campo de las neuroimágenes y una mejoría en el conocimiento de la biología tumoral.

Las técnicas quirúrgicas actuales permiten, generalmente, una escisión segura y poco traumática de los tumores cerebrales. El equipamiento neuroquirúrgico estándar incluye dispositivos de aspiración ultrasónica y sistemas de magnificación que permiten realizar complejas técnicas microquirúrgicas. Los equipos de neuronavegación han favorecido una exposición más segura y precisa de los tumores intracraneales en el acto quirúrgico, y, cuando se combinan con neuroimágenes intraoperatorias, permiten una escisión precisa de tumores en áreas elocuentes.

Hacia 1920, la terapia radiante ya era utilizada en el tratamiento de los gliomas, y todavía es uno de los pilares en el tratamiento. Durante el siglo XX, muchas otras terapias adyuvantes, como la quimioterapia, la inmunoterapia, la hipertermia y las terapias fotodinámicas, han sido introducidas con grados variables de éxito. Si bien en ciertas circunstancias la terapia puede ayudar al control del tumor transitoriamente, ninguna ha demostrado ser curativa.

Bibliografía

Apuzzo MLJ, Liu CY, Sullivan D, Faccio RA. Surgery of the Human Cerebrum. A Collective Modernity. Clin Neurosurgery 2002; 49: 27-89.

Apuzzo MLJ. Neurosurgery for the Third Millennium. AANS Neurosurgical Topics. Park Ridge, AANS Publications Committee; 1992.

Castillo M. History and Evolution of Brain Tumor Imaging: Insights through Radiology. Radiology 2014; 273: 2.

Dandy WE. Neurocirugía Historia Diagnóstico y Tratamiento de los Tumores Cerebrales. Revista Neurocirugía / Neurocirurgia 2013; 22: 1.

Dandy WE. Ventriculography following the injection of air into the cerebral ventricles. Ann Surg 1918; 68: 5-11.

Kerr PB, Caputy AJ, Horwitz NH. A history of cerebral localization. Neurosurg Focus 2005; 18 (4):1.

Turjanski L. Historia de la Neurocirugía Argentina. Rev. Argent. Neuroc 2004, 18(1): 1.

Wilkins RH. Neurosurgical Classics. Park Ridge: AANS Publications Committee, 1992; p. 244-50.

Winn HR. Youmans neurological surgery. 6º ed. Philadelphia: Saunders, 2011.

Yasargil M.G. Microneurosurgery: in 4 volumes. 1º ed. New York: Thieme, 1994.

2

Epidemiología de los gliomas

Flavia Clar • Francisco Nahuel Fuertes

Introducción

Es muy valioso que, al enfrentar una patología, se tenga en claro su contexto. Conocer la incidencia, prevalencia, morbilidad y mortalidad de una enfermedad es indispensable para diagnosticar y, al mismo tiempo, tener en cuenta diagnósticos diferenciales, planear la terapéutica y entender el pronóstico. A su vez, se pueden encontrar asociaciones con factores ambientales y genéticos que permiten idear modos de prevención.

Generalidades

Los gliomas representan un porcentaje importante de los tumores primarios del sistema nervioso central. Para dar una primera perspectiva, se puede comparar su incidencia con la de otras patologías ocupantes de espacio intracraneales. Entre ellos, abscesos cerebrales, hematomas intraparenquimatosos espontáneos, metástasis y malformaciones arteriovenosas (MAV) sintomáticas. En Estados Unidos se reportan de 1500 a 2500 casos de abscesos cerebrales,[1] 67 000 casos de hematomas intraparenquimatosos espontáneos,[2] una incidencia anual de 0,94 casos por cada 100 000 habitantes de MAV sintomáticas,[3] lo que representa 2958 casos. Y se estima que la cantidad de pacientes que van a presentar metástasis cerebrales es de 100 000 a 200 000[4] (Figura 2.1).

En Estados Unidos se reportan 70000 tumores primarios del sistema nervioso central (SNC) cada año. Por esta causa, 14 000 pacientes fallecen. De estos tumores, el 37% son meningiomas y el 31%, gliomas (Figura 2.2), lo que representa 21 700 casos de gliomas por año. Al

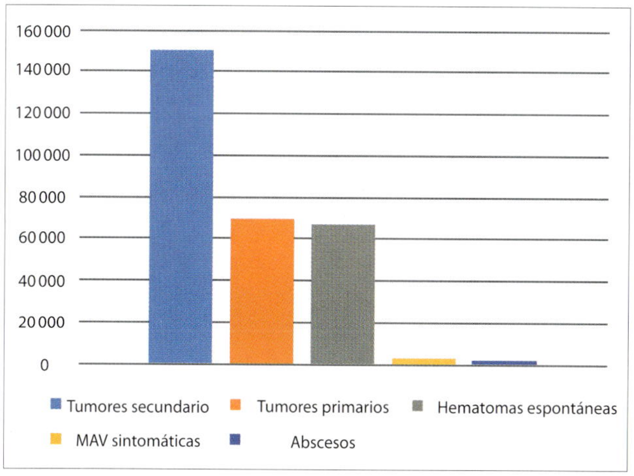

Figura 2.1 Número aproximado de casos nuevos por año en Estados Unidos, dividido por patología ocupante de espacio intracraneal.

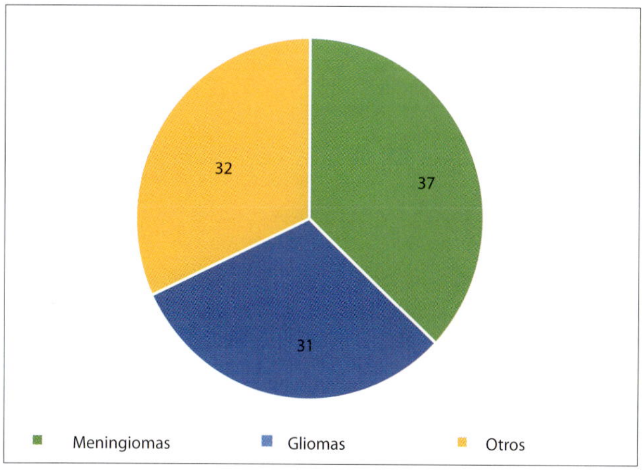

Figura 2.2 Porcentajes de incidencia de tumores cerebrales. De un total de 70 000, 21 000 casos son de gliomas.

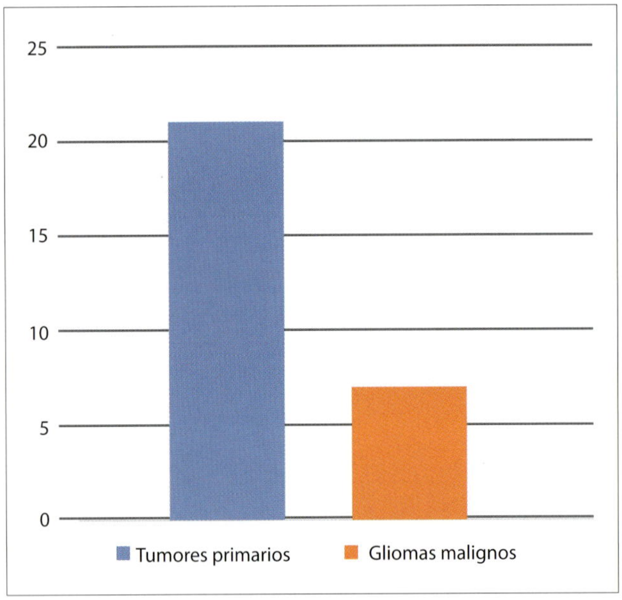

Figura 2.3 Representa la incidencia del total de tumores del SNC en pacientes con edad pediátrica y la incidencia de gliomas malignos. Del total de 21 casos por cada 100 000 niños, 7 casos corresponden a gliomas malignos.

analizar datos, se reconoce que hay un aumento de la incidencia en los últimos treinta años.[5-7] Para algunos investigadores, se debe a que, de la misma cantidad real de casos, hay más casos diagnosticados. Esto se debe al mayor reporte de casos, el uso de nuevos métodos de estudio por imágenes para diagnóstico y cambios en las conductas médicas (en relación con décadas pasadas) frente a pacientes de edad avanzada. Esto supone un número mayor de casos de un modo virtual, pero, para otros investigadores, el incremento en la incidencia es real. Esto sería causado por modificaciones en ciertos factores etiológicos, sobre todo en la edad pediátrica, en la cual los tumores cerebrales causan un cuarto de las muertes por cáncer. La incidencia anual en este grupo etario es de veintiún casos por cada 100 000 niños por año y para los tumores malignos la incidencia es de 7/100 000/año (Figura 2.3).[8-10]

Variaciones en incidencia y mortalidad

Variaciones en incidencia y mortalidad según factores étnicos y geográficos

Las diferencias en la incidencia y la mortalidad en distintas poblaciones presentan dificultades en su estudio debido a que no se utiliza una forma única de reporte de datos. En general, las zonas que tienen reportes altos de tumores cerebrales, son más desarrolladas y la población tiene mejor accesibilidad a los centros de salud que en las áreas en las que los reportes son bajos. No obstante, algunas de estas diferencias sugieren una relación étnica y geográfica. Por ejemplo, en Japón, un país económicamente desarrollado, la razón de tumores cerebrales malignos es menos de la mitad que en los países del norte de Europa. En Estados Unidos, los blancos tienen una mayor incidencia en gliomas que los afroamericanos, pero estos tienen mayor incidencia en meningiomas que aquellos. Estos datos son difícilmente atribuibles únicamente a diferencias en el acceso a la atención de la salud.[5, 7, 8, 10, 11, 12]

Es poco probable que existan riesgos geográficos fuertes para desarrollar tumores cerebrales de la misma manera que para otro tipo de cáncer, como sí los hay, por ejemplo, para el cáncer de pulmón (exposición al asbesto y tabaco) y el melanoma (mayor exposición a la luz solar).[5, 13]

Variaciones en incidencia y mortalidad según edad y género

La distribución tumoral por edades varía según la localización y el tipo histológico. El promedio de edad de los pacientes con un tumor cerebral primario es de 59 años, mientras que, para el desarrollo de glioblastoma y meningioma, es de 64 y 65 años, respectivamente. Al igual que en otros tipos de cáncer, el aumento de la incidencia con la edad puede deberse al tiempo de exposición requerido para la transformación maligna, la necesidad de múltiples alteraciones genéticas previas al inicio de las manifestaciones clínicas o una disminuida vigilancia inmunológica. De todas formas, resulta interesante destacar que existe una disminución en la incidencia de glioblastomas y astrocitomas en los mayores de 85 años. Por otra parte, la incidencia de oligodendrogliomas y ependimomas tienen un pico en la mediana edad.

Los índices de gliomas son mayores en varones y los de meningiomas lo son en mujeres (según datos de Estados Unidos). Por la consistencia en estos hallazgos en todas las edades y poblaciones, la formulación de una teoría sobre la etiología de los tumores cerebrales debería tener este hecho en consideración. Sin embargo, este importante dato epidemiológico aún no tiene explicación.[1, 4, 14]

Sobrevida y factores pronósticos

Generalidades

El tipo histológico y la edad son fuertes factores pronósticos para los pacientes que tienen un glioma maligno. El grado de malignidad tumoral, la extensión de la resección, su localización, la administración de radioterapia y algunos protocolos quimioterápicos fueron ligados consistentemente con la sobrevida en registros poblacionales y datos obtenidos de ensayos clínicos.

Un estudio examinó los cambios en la sobrevida en glioblastomas por edad, raza y género por el período de tiempo entre 1993 y 2007. Un modesto incremento en la sobrevida de dos a cuatro meses se vio luego de adoptar el tratamiento con temozolamida, alrededor del año 2005. No se observaron mejorías de sobrevida en los pacientes mayores de ochenta años.[8, 11, 12]

Marcadores moleculares de sobrevida y pronóstico

El rol de los marcadores moleculares en el pronóstico es un área de investigación en crecimiento que llevó a algunos importantes hallazgos. La pérdida combinada de los cromosomas 1p y 19q en tumores oligodendrogliales es un indicador de pronóstico favorable como también lo son las mutaciones de los genes IDH1 e IDH2. Una característica genética frecuentemente observada en los oligodendrogliomas consiste en que mutaciones en IDH1/2, CIC y FUBP1 se correlacionan con una mayor sobrevida. En tumores astrocíticos, mutaciones en IDGH y ATRX se relacionan con una mejoría de la sobrevida en comparación con tumores astrocíticos sin estas mutaciones, aunque experimentan una peor sobrevida que los pacientes con oligodendrogliomas con mutaciones de IDH.

Un ensayo prospectivo significativo de pacientes con diagnóstico nuevo de glioblastoma indica que la metilación del promotor MGMT es un marcador de mejor resultado. Es interesante que la metilación de MGMT parece estar más asociada con la sobrevida de los pacientes que recibieron temozolamida que los pacientes que no la recibieron, lo que aumenta la posibilidad de que la metilación de MGMT sea un marcador predictivo de respuesta a este agente alquilante. G-CIMP (*genome-wide glioma-CpG island methylator phenotipe*) también está ligado a una mejor sobrevida en pacientes con glioma. Este fenotipo hipermetilado está asociado, a su vez, con mutaciones en IDH, esto indica que existe un solapamiento entre los marcadores de pronóstico de los gliomas.

Un estudio reciente de "asociación amplia de genoma" (*genome-wide association*) de polimorfismo de nucleótidos simples (SNPs), que evaluó pacientes con glioblastoma tratados en forma similar, indicó que una variación heredable en el gen llamado SSBP2 podría tener un impacto en la sobrevida. Otro estudio reciente indicó que una mutación somática en el promotor TERT está asociada a una peor sobrevida en pacientes con glioblastoma. Ambos estudios aguardan para mayor validación.[5, 12-17]

Heterogeneidad tumoral

Desde hace tiempo se reconoce heterogeneidad en variantes histológicas y localización entre tumores. Estudios citogenéticos y moleculares muestran heterogeneidad entre una sola categoría histológica. Se cree hoy en día que hay varios cambios genéticos y moleculares que potencialmente podrían ser la causa primaria de la formación de tumores del SNC.

En glioblastomas primarios es frecuente encontrar amplificaciones del gen *EGFR*, mientras que en glioblastomas secundarios, que provienen de tumores de grado más bajo, es más frecuente encontrar mutaciones de *TP53* e *IDH*. Lo mismo sucede con las mutaciones somáticas en TERT y ATRX, el primero se asocia con glioblastomas primarios, mientras que el segundo lo hace con astrocitomas de grado más bajo y glioblastomas secundarios. Aunque esta distinción no sea absoluta, aumenta la posibilidad de distinguir subtipos de glioblastomas que, aunque posean similar histología, podrían tener resultados clínicos disímiles.

Algunas modificaciones relevantes que se producen en un 5% a un 40% de los glioblastomas y astrocitomas anaplásicos incluyen amplificación y mutación de EGFR, amplificación de CDK4 o MDM2 y deleción o mutación de TP53, CDKN2A, RB1, PTEN, TERT o ATRX. En un 30% a un 40% de astrocitomas, existe una deleción o mutación de TP53. Los cromosomas 1p y 19q están delecionados en un 40% a un 90% de los oligodendrogliomas. Además, estos tumores, frecuentemente, presentan mutaciones en FUBP1 (en el cromosoma 1p) y CIC (en el cromosoma 19q), también lo hacen en IDH1 o IDH2. En ependimomas, existe una depleción del cromosoma 22 en un 25% a un 50% de los casos. Los meduloblastomas, en proporción variable, muestran una amplificación de MYCN y CMYC, deleción o mutación de PTCH o deleción del cromosoma 17p. Alrededor del 20% al 30% de astrocitomas pilocíticos tienen una deleción del cromosoma 17q. El gen NF2 se encuentra mutado o falta en más del 50% de meningiomas o schwannomas y VHL está mutado o faltante en el 15% de los hemangioblastomas. De los meningiomas en los que no está mutado NF2, del 5% al 25% aproximadamente llevan mutaciones en TRAF7, KLF4, AKT1 o SMO. Estos hechos enfatizan la enorme heterogeneidad de modificaciones moleculares que existe entre tipos iguales o distintos tipos histológicos de tumores cerebrales primarios.[5, 14, 17, 18]

Factores de riesgo

Hay pocos factores de riesgo ambientales establecidos para tumores cerebrales, en parte, por la heterogeneidad tumoral y, en parte, por el extenso período que pasa desde la exposición hasta el diagnóstico. Varias revisiones de la bibliografía sobre epidemiología de tumores primarios cerebrales, proveen información más detallada sobre estos factores.[19, 20-23]

Factores genéticos y familiares

Síndromes hereditarios de cáncer

La idea de heredar la posibilidad de padecer un tumor cerebral recae en informes de la bibliografía que indican que estos tumores se presentan con mayor frecuencia en individuos con síndromes hereditarios. Un gran número de estudios han intentado identificar mutaciones genéticas poco frecuentes que confieran un incremento en el riesgo de presentar estos tumores en familias. Si bien estas alteraciones genéticas explicarían los casos de tumores cerebrales asociados a enfermedades mendelianas, representan un pequeño porcentaje. También habría que identificar si existen factores ambientales a los cuales los grupos familiares se expusieron. El síndrome de Li-Fraumeni es el síndrome hereditario que se asocia con mayor frecuencia a gliomas cerebrales, pero hay un amplio abanico de trastornos familiares que se relacionan a meningiomas y otros tumores del SNC.

Suma de mutaciones genéticas heredadas (agregación familiar)

Debido a que las enfermedades mendelianas son responsables de la menor proporción de casos de tumores cerebrales; lo que se atribuye al riesgo o propensión genética se explica con el concepto de agregación familiar. Hay numerosos estudios de segregación que relacionan varios genes; quedaría así más clara la asociación genómica que aumentaría la susceptibilidad a padecer tumores cerebrales.[5]

Asociación genómica

Los estudios de asociación genómica que se relacionan con el desarrollo de tumores cerebrales que más se han investigado refieren sitios de sensibilidad génica en varios cromosomas, dentro de los cuales se hallan los cromosomas 8, 9 y 10.[5]

Telómeros y gliomas

Los telómeros son aquella porción de los cromosomas que actúan como protección para evitar la senescencia cuando se produce la división mitótica. Con cada ciclo de replicación, los telómeros se van acortando y limitan finalmente la capacidad replicativa. La enzima telomerasa es la responsable de agregar al ADN secuencias para preservarlo; en algunos tumores este mecanismo esta reemplazado por una vía alternativa de elongación de telómeros (ALT). Se han relacionado secuencias de nucleótidos en telomerasas que poseen relación con el desarrollo de gliomas (TERT y RTEL1). También existe un gen ATRIX que se halla mutado en el 75% de los pacientes con glioblastoma multiforme.[5, 13, 18, 24]

Infecciones, alergias e inmunología

Si bien la infección por el virus Epstein Barr en pacientes inmunodeprimidos se asocia con un aumento en la incidencia de linfomas primarios del SNC, no parece haber una relación entre inmunodeficiencias y gliomas. Por otro lado, sí se encuentran registros de asociaciones inversas entre historia personal de alergias y varicela con gliomas. Hay estudios que reportan una disminución en el riesgo de padecer gliomas cuando se encuentran niveles elevados de inmunoglobulina E y, al mismo tiempo, cuando se encuentran niveles elevados de inmunoglobulina G antivirus de varicela zóster. Se han investigado asociaciones entre polimorfismo genético relacionado con pacientes con atopía (como, por ejemplo, alergias, asma y eccema) y el desarrollo de gliomas. En ellos se encontró también una relación inversa.[19, 25-27] Hay autores, no obstante, que obtuvieron resultados similares, pero que concluyen que sería prudente tratar de investigar algún posible sesgo o causalidad inversa.[28] Otros investigadores, sin embargo, que encuentra una asociación inversa fuerte, y concluye que sería difícil de relacionar con alguna parcialidad metodológica.[29] Parece existir la misma asociación inversa entre una historia personal de alergias con meningiomas. Esto fortalece la hipótesis de que el desarrollo de tumores cerebrales tiene cierto componente inmunológico.

Historia de cáncer

Tener otra lesión neoplásica puede estar relacionado con el desarrollo de un tumor intracraneal, por ejemplo, cáncer de mama y meningioma. El riesgo genético o ambiental podría tener un rol para este estado patológico. El riesgo más evidente se encuentra en los pacientes que fueron tratados con terapia radiante en la cabeza. Este hecho aumenta mucho el riesgo de padecer tumores intracraneales primarios como gliomas, schwannomas vestibulares y meningiomas.

Terapia ionizante

La terapia radiante aumenta en forma considerable el riesgo de padecer posteriormente tumores intracraneales. En dosis bajas, como las utilizadas para tratar la *tinea capitis*, que era de 1,5 Gy en promedio, el riesgo relativo para generar glioma era de 3. En tanto que, para tumores de la vaina de los nervios y meningiomas, de 18 y 10, respectivamente. Los sobrevivientes a la explosión de la bomba atómica que fueron expuestos a dosis de radiación elevadas mostraron un riesgo aumentado de padecer meningiomas. Hay estudios que muestran un aumento de la incidencia de tumores cerebrales en niños que recibieron terapia radiante para el tratamiento de leucemia linfoblástica aguda. Un estudio mostró un aumento del 12% en tumores cerebrales, en pacientes con esa patología.

Trauma encefalocraneal

El trauma encefalocraneal (TEC) como causa de tumores cerebrales fue tenido en cuenta en ciertos trabajos. No obstante, los resultados fueron siempre inconsistentes. Hay críticas que dan énfasis a dos cuestiones cuando se piensa en este factor. Por un lado, quienes sufren de un tumor cerebral tienden a rememorar y jerarquizar los antecedentes de traumatismos craneales (lo que es llamado por algunos autores "recuerdo diferencial")[30] y, por otro lado, en algunos casos se llega al diagnóstico de un tumor al estar estudiándose un TEC. Ambos hechos suman antecedentes de TEC en pacientes con tumores. Existen múltiples reportes de casos de pacientes con antecedentes de trauma con posterior génesis de glioma.[31, 32] Entre múltiples reportes de casos, Salvatti y cols. publicaron un trabajo en el que informan cuatro casos y Anselmi y cols. reportaron dos casos.[33, 34] Para considerar una relación causal, se describieron hace muchos años varios puntos para tener en consideración sugeridos por Zulch:[35]

- El paciente debe haber estado en un buen estado de salud antes de sufrir un traumatismo encefalocraneal.
- El trauma debe haber ocasionado contusión y un proceso secundario de reparación.
- La localización de la lesión traumática debe corresponder a la del tumor.
- Debe haber un intervalo de tiempo entre el trauma y la lesión de al menos un año.
- El tumor debe tener diagnóstico anatomopatológico.
- El trauma debe ser ocasionado por una fuerza externa.

A estos puntos, Menuelidis agrega:[20]

- El cerebro traumatizado debe también ser probado histológicamente.
- Sangrados, cicatrices, edemas secundarios a la presencia del tumor deben ser claramente diferenciados de los del trauma.
- El tumor debe estar en continuidad directa con la cicatriz traumática.

En la gran mayoría de los casos publicados como glioma secundario a TEC, estos puntos se cumplen, con excepción de la confirmación histopatológica de la contusión. Se puede argumentar hoy en día, que con la TC y la RM se hace un diagnóstico considerablemente fiable como para prescindir de ese ítem, el cual fue publicado en la era previa a estos métodos de diagnóstico por imágenes. Los autores de los trabajos de reporte de casos jerarquizan al antecedente de contusión traumática como precursora tumoral, teniendo como hipótesis que la reacción inflamatoria secundaria estaría implicada. Sin embargo, concluyen que no se puede hacer una inferencia general y nombrar al trauma como factor de riesgo.

Se han publicado trabajos con intención de llegar a conclusiones de mayor peso estadístico como el que se realizó en Dinamarca con un estudio de cohorte en pacientes con trauma para evaluar su incidencia de tumores. No se encontró riesgo aumentado de padecer gliomas ni meningiomas en un seguimiento de ocho años.[21] Otro estudio de cohorte realizado en Suecia[22] y uno de caso control en Estados Unidos[23] concluyen que no se encontró asociación entre trauma y gliomas.

Convulsiones

Se asociaron consistentemente antecedentes de convulsiones con tumores cerebrales tanto en estudios de cohorte de pacientes epilépticos como en casos controles de gliomas en adultos. Es difícil, de todas formas, determinar la relación temporal entre estas dos entidades. El hecho de que algunos pacientes desarrollan epilepsia muchos años antes que el diagnóstico de tumores sugiere una conexión real. Sin embargo, la medicación para la convulsiones podría ser causante del incremento en el riesgo de desarrollar tumores. Hay publicaciones que encuentran una relación fuerte entre epilepsia y gliomas, tomando como mínimo dos años de diferencia entre el inicio de las crisis y la aparición de gliomas. Encuentran esta relación fuerte, considerando, incluso, el ajuste del uso de medicación. Dicha asociación pierde fuerza luego de veinte años del inicio de las crisis.[36]

Fármacos y drogas

Los efectos de drogas y fármacos sobre el riesgo de generar tumores cerebrales fueron estudiados por pocos trabajos. El uso de antiinflamatorios no esteroideos parece mostrar una relación inversa con la génesis de glioblastomas multiformes. Estudios en niños con tumores cerebrales consideraron la asociación con la exposición materna a ciertas drogas: para tratamientos de fertilidad, anticonceptivos orales, tranquilizantes o medicación para el sueño, drogas para tratamientos de dolor, antihistamínicos, anestésicos, metronidazol y diuréticos. Los resultados mostraron débil asociación y no fueron reproducibles.

Hormonas

Existe una relación entre los meningiomas y distintos niveles hormonales. En esta relación se incluyen mayor incidencia en mujeres que en hombres (sobre todo antes de la menopausia), la presencia de receptores hormonales en algunos meningiomas, asociación positiva con endometriosis, cáncer de mama, fibrosis uterina; el cambio de tamaño de los meningiomas durante el ciclo menstrual, que aumenta durante la fase lútea y también durante el embarazo, una potencial asociación con anticonceptivos orales y un riesgo disminuido en pacientes fumadoras (posiblemente por el impacto en el nivel hormonal del tabaco).

Dieta

Se sabe que compuestos N-nitrogenados pueden dañar el ADN, factor que estaría involucrado en la génesis de gliomas. Estos compuestos pueden iniciar la carcinogénesis tanto en estados prenatal como posnatal, pero la exposición fetal tiene un efecto más marcado en animales que su explosión luego del nacimiento.[5, 37] Un metaanálisis de nueve estudios observacionales notó un 48% de riesgo incrementado de desarrollar un glioma en aquellos adultos que se expusieron a carne curada (jamón crudo, bondiola, salame, mortadela, etc.) total de energía consumida, lo que podría alterar los resultados [5, 38] Una mayor ingesta de fruta, vegetales y vitaminas podría bloquear los efectos adversos de los compuestos nitrogenados. Esto se vio en algunos estudios aunque otros no lo pudieron demostrar. Otra cuestión al respecto fue que el consumo de cerveza y vino no aumentó el riesgo de gliomas en adultos.

Tabaco y químicos de la residencia

El humo del cigarrillo es una fuente importante de carcinógenos ambientales. Varios autores han estudiado su relación con los gliomas. Los resultados sugieren que el humo del tabaco no ejerce un efecto importante sobre el riesgo de padecer gliomas. En contraposición, sí parece haber una relación relevante con meningiomas. En varones fumadores, se vio un riesgo aumentado de padecer de meningioma, mientras que las mujeres fumadoras parecen tener un riesgo disminuido. Queda por determinar la hipótesis que plantea que la causa de esta asociación es un efecto antiestrogénico ocasionado por el tabaco.

En cuanto a químicos residenciales, muchos estudios se han centrado en evaluar la relación que existe entre la exposición de pesticidas en forma prenatal y posnatal y la generación de tumores cerebrales en niños. La exposición durante el embarazo y cercana al parto tiende a asociarse con un mayor riesgo de tumores cerebrales en niños que la exposición luego del nacimiento.

Químicos industriales y exposiciones ocupacionales

En los estudios de cohorte que se hicieron para analizar el riesgo en cuanto a químicos industriales, los casos reportados de tumores cerebrales son muy escasos para obtener resultados concluyentes. No hay relaciones definitivas entre la exposición a un agente en particular y la carcinogénesis. Un metaanálisis que evaluó la relación entre tumores cerebrales y trabajadores en la industria de la goma no mostró un aumento de la incidencia, a pesar de las sustancias con potencial carcinógeno que se forman por las reacciones químicas de esa industria y a la que se ven expuestos los trabajadores.

También hubo evaluaciones en los trabajadores de la industria del petróleo y su refinería. En un metaanálisis no se encontró un aumento de la mortalidad por cáncer cerebral en estos trabajadores.[39] La incapacidad de investigar los efectos de una sustancia en particular obstruye la identificación de relaciones precisas.

Otro rubro de trabajadores que ha sido examinado fueron científicos y profesionales de la industria biomédica. En el área de la bahía de San Francisco, los pacientes con gliomas, parecía que fueran en mayor número médicos y cirujanos, sin haber diferencia entre especialidades. Los resultados fueron de índole azarosa.

Tampoco se encontró relación con los empleados de la industria aeroespacial, a pesar de preocupaciones sobre la exposición a pequeños niveles de radiación ionizante cósmica.

Exposición parental a carcinógenos

La exposición de padres a ciertos elementos puede incrementar el riesgo de cáncer infantil. Se reportaron aumentos considerables en la incidencia de tumores cerebrales infantiles en pacientes cuyos padres trabajaban en la industria del papel, solventes, pintura, impresiones, arte gráfico, petróleo, refinería química, agricultura y ganadería, metalurgia y las industrias aeronáutica y espacial. De todas formas, falta determinar sustancias específicas que estudiar, y a ello se le suma que el número de casos en padres expuestos es relativamente bajo, factores que impiden obtener conclusiones fuertes.[5, 36]

Teléfonos celulares

La mayoría de los trabajos de caso control y cohorte sugieren que no hay asociación entre el uso de teléfonos celulares o la duración de su uso y el riesgo de desarrollar un tumor cerebral.[40] Un trabajo de revisión de la bibliografía afirma que no se encuentra relación, pero recalca que falta tiempo de estudio para hacer esta afirmación con tumores de crecimiento y desarrollo lento, como, por ejemplo, meningiomas, schwannomas del VIII par o gliomas de lento desarrollo.[41] Otros autores encuentran una estrecha relación y estiman que el número de casos de tumores cerebrales aumentará como resultado del uso de teléfonos celulares.[42]

En el 2012, fue realizada una revisión de la bibliografía por 31 expertos y la IARC clasificó el uso de teléfonos celulares y otros dispositivos que generen campos electromagnéticos de radiofrecuencia como posibles carcinógenos (grupo 2B). Esto significa que "podría haber algún riesgo" de carcinogénesis y que se requieren investigaciones adicionales para evaluar los efectos a largo plazo que tiene el uso de estos teléfonos.

La NCI dictamina lo siguiente:

> Tanto la IARC y la NCI recomiendan el monitoreo continuo de la génesis de los tumores cerebrales y de las nuevas evidencias provenientes de los estudios en animales de laboratorio y humanos. De particular importancia será evaluar el riesgo del uso a largo plazo y para los jóvenes usuarios. La IARC recomienda, además, realizar acciones para reducir la exposición (como hablar por manos libres, o mensajes de texto) hasta que más estudios sean realizados. De todas formas, hemos notado que la incidencia y mortalidad de cáncer cerebral en la población cambió poco en la última década, cuando el uso de los teléfonos celulares tuvo un gran aumento.

Campos electromagnéticos

De los estudios epidemiológicos realizados, no hay resultados que apoyen la teoría de que campos electromagnéticos de zonas residenciales se relacionen con la génesis de tumores cerebrales. No se sabe cuáles podrían ser las causas de que los campos electromagnéticos puedan generar un tumor o el tiempo de exposición necesario, y estas cuestiones dificultan a su vez el estudio de este factor.[5, 41]

Conclusiones

Al enfrentarnos con lesiones ocupantes de espacio intracraneal, los gliomas representan una patología muy frecuente. Por cada 100 000 habitantes, estadísticamente más de seis personas padecerán de un glioma.[8] Las lesiones más frecuentes son las metástasis y luego los tumores primarios, de los cuales, cerca de un tercio, serán gliomas.

Dentro de los factores que predisponen a su génesis, varios fueron teorizados, pero pocos muestran una relación estadística. Entre ellos se destacan como posibles predisponentes los compuestos nitrogenados, sobre todo en niños con exposición materna durante el embarazo. Las convulsiones también muestran una relación clara. Es muy interesante, por otro lado, la asociación inversa que existe con pacientes con atopía. Con respecto a los teléfonos celulares, el tiempo dictaminará conclusiones más certeras.

Los avances en el conocimiento de la biología molecular podrían, por un lado, permitir conocer mejor el pronóstico de ciertas lesiones y, además, posiblemente aumenten en el futuro el arsenal terapéutico.

Bibliografía

1 Tunkel, Allan R. y col. Brain Abscess. En: H. Richard Winn, Youmans Neurological Surgery (). Philadelphia: Elsevier, 2011.

2 Farhat H y col. Nonlesional Spontaneous Intracerebral Hemorrhage. En: H. Richard Winn, Youmans Neurological Surgery (6° ed.). Philadelphia: Elsevier, 2011.

3 Sciacca RR, Pile-Spellman J, Stapf C, et al. The epidemiology of brain arteriovenous malformations. Neurosurgery 2000; 47(2): 389-96.

4 Lang F.F. y col. Meastatic Brain Tumors. En: H. richrd Winn, Youmans Neurological Surgery (6° ed.). Philadelphia: Elsalvier, 2011.

5 Bernstein, M. Neuro-oncology, the essentials (3° ed.) Ch 1: Epidemiology. Pp 3-16.

6 Davis F G. Prevalence estimate for primary brain tumors in USA by behavior and mayor histology groups. Neuro-Oncology 2001; 3: 152-8.

7 Wrensch M. Epidemiology of primary brain tumors: current concepts and review of the literature. Neuro-oncology June 2002; 4(4): 278-99.

8 Quinn T, Ostrom M. CBTRUS Statistical Report: Primary Brain and Central Nervous System. Tumors Diagnosed in the United States in 2007–2011. Neuro-Oncology 2014; 16: 1-63.

9 Goodrich JT. Pediatric Neuro-Oncology. A Historical Perspective. En: Keating RF, Goodrich JT, Packer RJ (eds.). Tumors of the Pediatric Central Nervous System. New York: Thieme, 2001.

10 Inskip P. Etiology of brain tumors in adults. Epidemiol Rev 1995; 17: 382-414.

11 Ongoiti M. Epidemiology and etiology of brain tumors. Acta Neuropathol 2005; 128: 33-128.

12 Schwartzbaum, J. Epidemiology and molecular pathology of glioma. Nature Clin Pract Neurol 2006; 2(9): 494-503.

13 Cunningham JM. Analysis of proliferation markers and p53 expression in gliomas of astrocytic origin: relationship and prognostic value. J Neurosurgery 1997; 86: 121-30.

14 De Andrade M. Segregation analysis of cancer in families of glioma patients. Genet Epidemiol 2001; 20: 258-70.

15 Dubcow R. Demographic variation in incidence of adult glioma by subtype. USA 1992-2003. BMC Cancer 2011; 11:325.

16 Games, J. Occupational and environmental risk factors of adult primary brain cancers-. A systematic review. Int J Occup Envirom Med 2011; 2: 82-111.

17 Goodenberger ML. Genetics of adult gliomas. Cancer Genet 2012; 206: 613-21.

18 Walsh KM. Genetic variants in telomerase-related genes are associated with an older age at diagnosis in glioma patients: evidence for distinct pathway of gliomagenesis. Neuro-oncol 2013; 15: 1041-7.

19 Wrensch M. The molecular epidemiology of gliomas in adults. Neurosurg Focus 2005; 19(5): 1-11.

20 Judith Schwartzbaum, Anders Ahlbom, Beatrice Malmer. Polymorphisms Associated with Asthma Are Inversely Related to Glioblastoma Multiforme. Cancer Res, 2005 65; 6459-65.

21 Il'yasova D, McCarthy B, Marcello J, Joellen M. Cancer Association between Glioma and History of Allergies, Asthma, and Eczema: A Case-Control Study with Three Groups of Controls. Epidemiol Biomarkers Prev 2009; 18(4): 1232-1238.

22 Schoemaker MJ, Swerdlow AJ, Hepworth SJ, et al. History of allergies and risk of glioma in adults. Int J Cancer 2006; 119: 2165-72.

23 Scheurer ME, El-Zein R, Thompson PA, et al. Long-term Anti-inflammatory and Antihistamine Medication Use and Adult Glioma Risk; Cancer Epidemiol Biomarkers Prev 2008; 17(5) 1277-81.

24 Schoemaker JM, Swerdlow AJ, Hepworth SJ, et al. History of allergies and risk of glioma in adults. International Journal of Cancer 2006; 119(9): 2165-72.

25 Linos E, Raine T, Alonso A, Michaud D. Atopy and Risk of Brain Tumors: A Meta-analysis. J Natl Cancer Inst 2007; 99:1544-50.

26 Preston-Martin S. Risk Factors for Gliomas and Meningiomas in male in Los Angeles County. Cancer Research 1989; 49: 6137-43.

27 Bo Zhou, INT. J. Post-Traumatice glioma: Report of one case and review of the literature. Med SCI 2010; 7: 248-50.

28 Moscote-Salazar LR. Desarrollo de glioblastoma multiforme tras una hemorragia intracerebral: Reporte de un caso. Rev Chil 2010; Neurocirugía 35: 99-101.

29 Anselmi E, Vallisa D, Berte R, et al. Post-Traumatice glioma: Report of two cases. Tumori 2006; 92:175-7.

30 Salvatti, M. Post traumatic glioma. Report of four cases and review of the literature. Tumori 2004; 90: 416-9.

31 Zulch KJ. Brain tumors (2° ed.). New-York: Springer-Verlag Publishing Co, 1965; p. 51-8.

32 Manuelidis EE. Glioma in trauma. In: Mincler J (Ed). Pathology of the nervous system. New York: McGraw Hill, 1972; p. 2237-40.
33 Munch TN1, Gørtz S1, Wohlfahrt J1, Melbye M1. The long-term risk of malignant astrocytic tumors after structural brain injury-a nationwide cohort study. Neuro Oncol 2015; 17(5): 718-24.
34 Nygren C1, Adami J, Ye W, et al. Primary brain tumors following traumatic brain injury-a population-based cohort study in Sweden. Cancer Causes Control 2001 Oct; 12(8): 733-7.
35 Hochberg F, Toniolo P, Cole P. Head trauma and seizures as risk factors of glioblastoma. Neurology1984 Nov; 34(11): 1511-4.
36 Schlehofer B, Blettner M, Preston-Martin S, et al. Role of Medical History in Brain Tumor Development. Results from internationalAdult Brain Tumor Study. Int J Cancer 1999; 82: 155-60.
37 Preston-Martin S, Yu MC, Benton B, Henderson BE. N-Nitroso Compounds and Childhood Brain Tumors: A Case-Control Study 1982; 42: 5240-5.
38 Huncharek M1, Kupelnick B, Wheeler L. Dietary cured meat and the risk of adult glioma: a meta-analysis of nine observational studies. J Environ Pathol Toxicol Oncol. 2003; 22(2): 129-37.
39 Borak J, Slade MD, Russi M. Risks of brain tumors in rubber workers: a metaanalysis. J Occup Environ Med 2005; 47: 294-8.
40 Ahlbom A, Feychting M, Green A, et al. ICNIRP (International Commission for Non-Ionizing Radiation Protection) Standing Committee on Epidemiology. Epidemiologic evidence on mobile phones and tumor risk: a review. Epidemiology 2009; 20(5): 639-52.
41 Repacholi MH, Lerchl A, Röösli M, et al. Systematic review of wireless phone use and brain cancer and other head tumors. Bioelectromagnetics 2012; 33(3):187-206.
42 Levis AG, Minicuci N, Ricci P, et al. Mobile phones and head tumours. The discrepancies in cause-effect relationships in the epidemiological studies - how do they arise? Environ Health 2011; 10: 59.

3

Biología molecular y genética de los gliomas

Alan Chalil • Hirokazu Nakatogawa • Sameer Agnihotri • Christian A. Smith • James T. Rutka

Introducción

Los gliomas malignos son el tipo más común de tumores primarios del cerebro, con una incidencia anual de 5/100 000 individuos.[1, 2] Los gliomas se clasifican de acuerdo a su origen celular, e incluyen astrocitomas, oligodendrogliomas, y ependimomas.

Los astrocitomas se caracterizan por su heterogeneidad natural como también por su habilidad de infiltración local y de regiones distantes a lo largo del eje nervioso. La clasificación histológica en grados de estos tumores está basada en sus aspectos histológicos de acuerdo al criterio de la Organización Mundial de la Salud (OMS). Los astrocitomas de grado I son tumores benignos y muestran una progresión limitada. El astrocitoma de bajo grado, difuso (grado II) es infiltrativo, moderadamente celular, muestra una leve atipia celular y tiene baja actividad mitótica. El astrocitoma de grado III, también conocido como astrocitoma anaplástico, tiene celularidad aumentada, atipia celular, es invasor y posee actividad mitótica comparado con los astrocitomas de bajo grado, con incremento de la proliferación e infiltración.

El glioblastoma multiforme (GBM), clasificado como glioma de grado IV, es biológicamente el tipo de astrocitoma maligno más agresivo, y representa casi un 54% del total de astrocitomas.[3] El GBM es histológicamente similar al astrocitoma grado III, pero tiene necrosis significativa y proliferación microvascular. El GBM puede ser separado en dos subtipos patológicos; i) primario, y ii) GBM secundario. Más del 90% de estas lesiones son GBM primarios que se desarrollan rápidamente *de novo* sin evidencia clínica o histológica de la lesión precursora. Afectan en forma típica a pacientes mayores con una tasa del pico de diagnóstico de 75 a 84 años.[4] Estos tumores se caracterizan en lo genético por su heterocigocidad a 10q, amplificación del receptor del factor de crecimiento epidérmico (*EGFR*), deleción p16 (INK4a), y mutaciones de fosfatasa y homólogo de tensina (*PTEN*) (25%).[5, 2] En cambio, los GBM secundarios se desarrollan a través de la progresión de astrocitomas difusos de bajo grado o de astrocitomas anaplásticos y generalmente afectan a pacientes menores de 19 años de edad.[4, 6] Los rasgos genéticos distintivos de los GBM secundarios incluyen mutaciones de isocitrato dehidrogenasa (IDH1, una enzima metabólica) y mutaciones en *TP53* (un supresor tumoral codificante de p53, que es regulador de la estabilidad genómica).

Subtipos moleculares de GBM

Aunque no se puede distinguir histológicamente, los GBM primarios y secundarios varían marcadamente en niveles de genómica, transcriptoma, y epigenética. Recientes perfiles de GBM a lo largo del genoma revelaron diferencias significativas en el patrón transcripcional de ADN recurrente, variación del número de copias de ADN y número de variaciones (CNV) entre los GBM primario y secundario que conducen al descubrimiento de nuevas subclases de enfermedad. Los GBM primarios muestran rasgos moleculares distintivos incluyendo amplificación o mutación de *EGFR*, pérdida de la heterocigocidad de cromosomas 10q o mutación en *PTEN*, hiperexpresión de minuto doble 2 (*MDM2*) y deleción del locus *CDKN2A* que codifica los reguladores del ciclo celular p16 y p19. En cambio, en los GBM secundarios son típicas las mutaciones en *TP53* y rinoblastoma (Rb), sobreexpresión del ligando del factor de crecimiento A, y del factor del receptor derivado de plaquetas alfa *(PDGFA/PDGFRα)*, así como la pérdida de la heterocigocidad en el cromosoma 19q.[6, 2] Estas típicas alteraciones genéticas pueden servir para predecir el resultado del tratamiento, por ejemplo, en pacientes con pérdida combinada de los cromosomas 1p y del brazo largo de 19q se observa un substancial aumento de la sobrevida en comparación con el promedio. El rasgo más distintivo del GBM secundario y de los gliomas de bajo grado que le dan origen es la identificación de mutaciones heterocigotas frecuentes en la enzima metabólica isocitrato dehidrogenasa 1 y 2 *(IDH1, IDH2)*. Las mutaciones de *IDH1* en el aminoácido arginina 132 a histidina o arginina 172 a histidina en *IGH2* son las más frecuentes y ocurren en el dominio catalítico de estas enzimas. La enzima *IDH* convierte el isocitrato a alfa-keto glutarato (aKG) durante la fosforilación oxidativa, mientras que el mutante gana actividad enzimática convirtiendo aKG en el oncometabolito 2-hidroxiglutatato (2HG) que tiene varios roles oncogénicos.[7]

Philips y cols. inicialmente subdividieron los gliomas de alto grado en tres subclases: proneural, mesenquimal y proliferativo, basados en la firmas genéticas y patrones moleculares.[8] Estas subclases difieren en términos de resultados, en particular la sobrevida prolongada en la subclase proneural en comparación con subclases con pronóstico pobre que muestran marcadores de proliferación o de angiogénesis. En consideración similar, el número de copias genéticas, secuenciación de genes, metilación epigenética, perfil de expresión genética y análisis del nivel de micro ARN de 200 muestras de GBM de adultos derivadas de la red del Atlas del Genoma del Cáncer (TCGA), identificó cuatro diferentes subtipos moleculares de GBM: proneural, neural, clasical o mesenquimal.[9, 10] Cada uno de estos subtipos tiene características distintivas. El subtipo proneural muestra anormalidades en *PDGFRα*, isocitrato dehidrogenasa 1 (IDH1), *TP53*, CDK4/6 y *MET*, mientras que las mutaciones del *EGFR* y pérdida de *PTEN* son características del subtipo clásico. Por el contrario, mutaciones de neurofibromina *(NF1)* se encontraron principalmente en tumores mesenquimatosos del tumor. Estos tumores muestran también tasas altas de alteraciones de *CDKN2A* y pérdida de *TP53* y tienen en general mal pronóstico de sobrevida. De hecho, las mutaciones de *IDH1* se observaron en casi el 70% de astrocitomas grados II/III y GBM secundarios, y solamente en el 3%-7% de GBM primarios, todo lo cual sugiere que *IDF1* es un marcador potencial y específico de GBM secundario.[11] Se puede hipotetizar que los GBM con *IDH1* mutante fueron en su origen gliomas de bajo grado no detectados que progresaron a GBM.

El sistema de clasificación molecular en cuatro clases se renueva continuamente y hoy la subclase proneural GBM ha sido subdividida en grupos glioma-CpG fenotipo metilador de islas (G-CIMP)-positivo y G-CIMP-negativo, basados en patrones únicos de metilación de ADN, que a su vez corresponden fuertemente con el estado de mutación *IDH1*.[12] Debe agregarse además que Carro y cols. y Bhat y cols. identificaron reguladores epigenéticos del mesénquima de los subtipos como el transductor de señales y activador de transcripción 3 *(STAT3)*, *C/EBPβ*, y *TAZ* que pueden ayudar a predecir el pronóstico y el resultado terapéutico en tumores de esta subclase.[13, 14] Además, el cambio del subtipo tumoral puede ocurrir en GBM primario o en respuesta al tratamiento, incluida la radiación. Bhat y cols. y otros autores han demostrado la conversión de GBM mesenquimal en proneural.[14] El grupo de Holland y cols. también demostró en un modelo proneural de ratón, que el GBM cambió al subtipo mesenquimatoso luego del tratamiento con radiación.[15]

Estado de metilación MGM

La estrategia actual para el tratamiento del GBM incluye el uso del agente alquilante temozolamida (TMZ).[16] El mecanismo de acción de la temozolamida comprende la metilación del nucleótido guanina, que finalmente lleva a la muerte celular. No obstante, las células tienen un mecanismo innato de reparación para contrarrestar los efectos de la temozolamida, que implica la participación de la enzima metil-guanina-metil-transferasa (MGMT).[17] MGMT actúa transfiriendo el grupo metilo desde la guanina modificada al residuo de cisteína de MGMT en una reacción irreversible que neutraliza los efectos de la temozolamida y prolonga la sobrevida de las células cancerosas.

Es interesante que casi el 50% de los GBM disminuyen la expresión de MGMT, debido a la metilación del promotor del gen *MGMT*. Silenciar el gen *MGMT* disminuye la actividad de MGMT en la célula, que a su vez hace más vulnerable a las células del tumor a la acción tóxica del tratamiento con temozolamida. Además de la MGMT, se están estudiando nuevos mecanismos reguladores de la temozolamida. Estudios recientes han implicado a la metilpurina ADN N-glicosilasa (MPG) porque actúa como enzima reparadora de ADN reparando los residuos metilados de adenina causados por agentes alquilantes, como mediadora de la resistencia a la temozolamida.[18] Agnihotri y cols. demostraron que en pacientes con sobreexpresión de MPG, tuvieron menor sobrevida aquellos que fueron tratados con temozolamida y radioterapia. Igualmente, pacientes con una combinación del promotor del gen MGMT metilado y expresión negativa de *APNG/MPG* por inmunohistoquímica (IHC) tuvieron la mejor tasa de sobrevida global.[19]

Alteraciones de las vías

Los glioblastomas humanos se caracterizan por una variedad de eventos genéricos; no obstante, luego de varios años de investigación de las vías moleculares de este tumor, se han identificado las siguientes tres vías como los principales procesos afectados en el GBM [5] (resumido en la Figura 3.1):

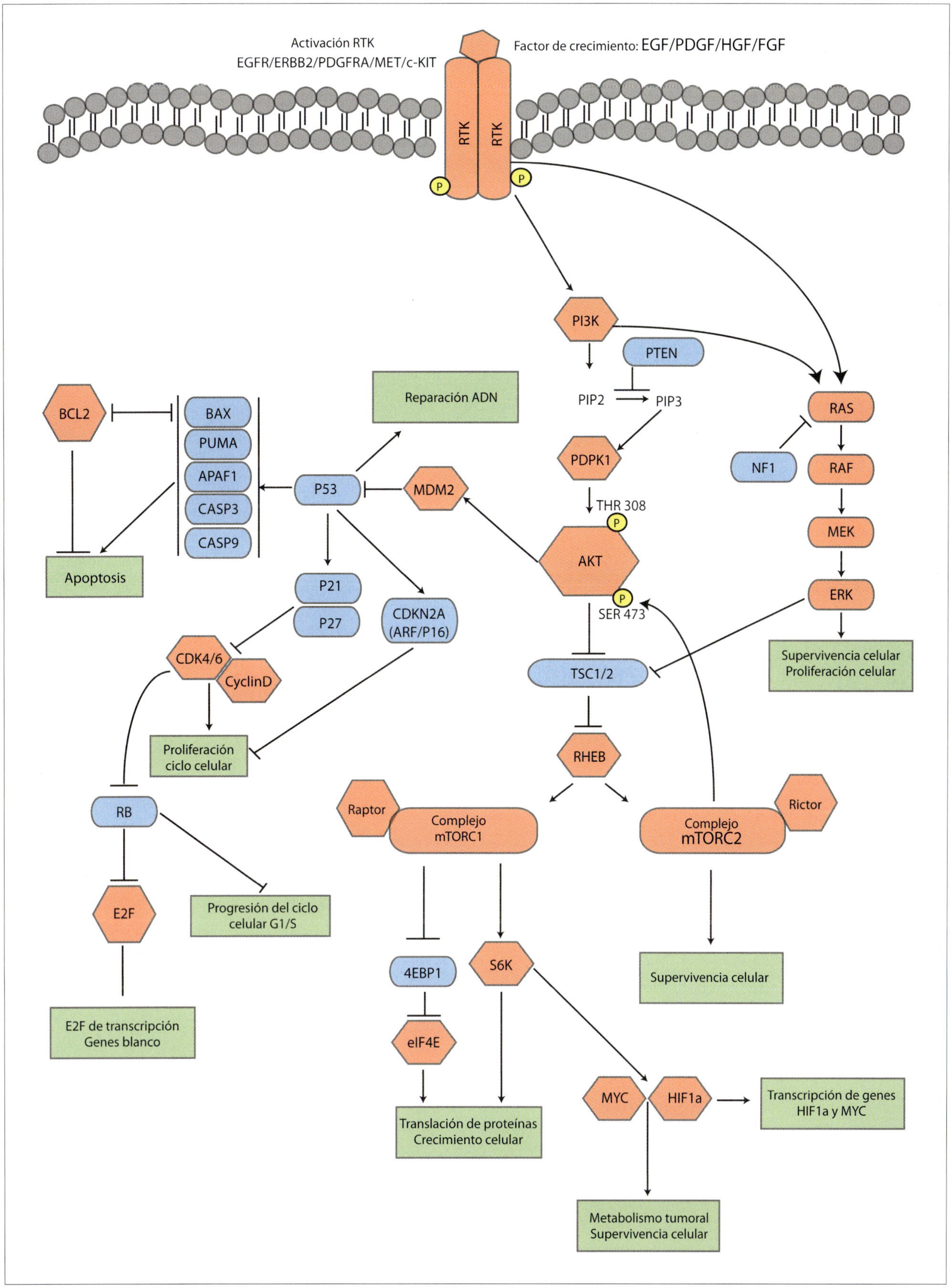

Figura 3.1 Vista general de las vías señaladoras en el GBM incluyendo la amplificación del gen del receptor tirosina quinasa (RTK) que conduce a la desregulación general de las cascadas señaladoras del factor de crecimiento, activación de varias vías oncogénicas fosfatidil-3-OH quinasa (P13K/AKT/mTOR), y la inactivación de varias vías supresoras de tumores incluyendo el p53 y la vía del retinoblastoma.

1. Amplificación de los genes del receptor de la tirosina quinasa (RTK) que conduce a la desregulación general de la cascada de señales de los factores de crecimiento.
2. Activación de la vía fosfatidilinositol 3-OH quinasa (PI3K).
3. Inactivación de la vía del tumor supresor como el P53 y las vías del retinoblastoma.

En realidad, datos de TCGA sugieren que hasta el 74% de los tumores observados mostraron alteraciones en las tres vías, lo cual es un fuerte apoyo del rol de estas tres vías a la patogénesis del glioblastoma.

Vía receptor de la tirosina quinasa (RTK)

Las tirosina quinasas y sus elementos derivados han estado implicadas como los oncogenes primarios en varios subtipos de gliomas, incluyendo GBM. La base de datos TCGA informa que hasta el 86% de los GBM contienen una o más alteraciones genéticas de la vía RTK/fosfoinositida 3-quinasa (vía PI3K). Además, varios factores de crecimiento y receptores de factores de crecimiento están aumentados en GBM. Por ejemplo, como ya se mencionó, la señalización del *EGFR* está aumentada en casi el 60% de los GBM debido al incremento de la amplificación del gene de *EGFR*.[20] Agregado a la sobreexpresión del EGFR, casi el 50% de los GBM con esta alteración muestran moléculas mutantes de EGFR, en su mayoría la variante *III* del *EGFR* (*EGFRvIII*) que constitutivamente activa *EGFR*. No obstante, enfocar el criterio terapéutico en disminuir el *EGFR* no ha sido efectivo, dado que muchos GBM muestran evidencias de disminución de las señales descendentes de *EGFR*, como las alteraciones del gen represor tumoral *PTEN* y la vía PI3K.[6] Cabe agregar que estas vías están reguladas por otros factores de crecimiento que están también sobreexpresados en GBM, tal el caso del factor de crecimiento derivado de plaquetas (PDGF) que hace menos efectiva la terapia dirigida al *EGFR*. Otros elementos de la vía RTK/PI3K también están alterados en cierta medida en los GBM, como es el caso de *PDGFRα* (13% de GBM) y *MET* (4% de GBM).[21]

Varias vías de dirección descendente de los RTK también participan de la tumorogénesis y pueden tener un impacto directo sobre el crecimiento celular, proliferación, y metabolismo celular. Una de estas vías es PI3K/AKT/mTOR, que está activada en casi el 85% de los GBM.[21] Este efecto es producido mayormente por la pérdida total de la fosfatasa y el locus homol tensina (*PTEN*) en el cromosoma 10q, que es un conocido supresor de esta vía. En la base de datos TCGA se encontró otra vía que está desregulada en el glioma astrocítico, incluyendo GBM, y conocido como vía RAS/MAPK. Aunque *RAS* comúnmente no sufre mutaciones en el GBM, la pérdida del supresor tumoral *NF1* -una aberración frecuente en el GBM mesenquimatoso, tiene un efecto directo sobre la señalización en el *RAS*.

Vía P53

Una de las alteraciones genéticas que se observan en los astrocitomas de todos los grados, incluido el GBM, es la pérdida de la heterocigocidad (LOH) en el cromosoma 17p, que contiene el gene supresor tumoral *TP53*. La proteína misma P53 está alterada en casi el 40% de los astrocitomas[22] y tiene una función bien caracterizada en el monitoreo y control del ciclo celular, estabilidad genética y procesos celulares como la reparación del ADN y la apoptosis. En su funcionamiento normal, la proteína p53 aumenta la transcripción de genes participantes en la detención del crecimiento y de la apoptosis. La apoptosis se activa como consecuencia del estrés celular externo, como la exposición viral o procesos celulares internos, como la respuesta a la oncogénesis celular, o a pérdidas funcionales de una proteína esencial para la supresión tumoral, como la RB.

Las funciones de p53 se realizan con la ayuda de MDM2 y del supresor tumoral p14 (ARF). MDM2 se une a p53 para iniciar su degradación; no obstante, en presencia de ARF, las tres proteínas forman un complejo terciario que estabiliza p53 y la dirige a detener el ciclo celular en G1 y G2. La vía p53 puede ser alterada de varias maneras en GBM, comúnmente a través de la deleción ARF (55% de los casos). Las mutaciones que amplifican MDM2/4 son también comunes y forman el 15% de los casos, agregado a mutaciones que afectan a la misma proteína p53.[21]

Vía RB

La proteína retinoblastoma (*RB*) tiene un rol importante en la regulación de la entrada al ciclo celular, como también en la diferenciación de las células madre en células especializadas de varios tejidos, incluyendo el SNC.[23] La *RB* está estrechamente regulada durante las diferentes etapas del ciclo celular, por la fosforilación proteica que se produce a través de las quinasas ciclina dependientes (*CDK*). La proteína es típicamente desfosforilada durante la transición de las fases G0 a G1, y es hiperfosforilada en la transición de las fases G1 y S. *CDK 4* y *6*, además de la ciclina D1, participan en el complejo ciclina-quinasa que fosforila RB durante etapas específicas del ciclo celular. Cuando la *RB* es fosforilada libera varios factores de transcripción responsables de iniciar los eventos característicos del ciclo celular en ejecución.

Los inhibidores de la quinasa ciclina-dependientes (*CDKI*) son también responsables del aumento de la regulación de RB. CDK1s pueden dividirse en dos familias, *CIP/KIP* e *Ink4*. En realidad, uno de los reguladores más importantes de la fase S de progresión, *ARF*, pertenece a la familia *Ink4 CDK1*. *ARF* ejerce su acción sobre la progresión del ciclo celular a través de la interacción con *CDK4* y CDK6, lo que lo convierte en un sitio de control esencial en el ciclo celular y en puntos importantes de interacción entre las vías *RB* y p53 de la progresión del GBM. En realidad, las mutaciones que afectan al *locus* de *ARF*, como la deleción 9p21 y la subsiguiente pérdida de las posiciones *CDK2A* y *CDK2B* se observan en casi el 60% de los astrocitomas de alto grado, incluyendo GBM.[21, 24] Además, los efectos derivados de la pérdida de p14 como la amplificación de *CDK4*, son eventos concurrentes en la progresión del GBM.[21]

Micro-ARN en GBM

Como ya se mencionó, la mayor precisión del modelo de clasificación original de GBM estuvo basada en los genes señaladores y modelos moleculares, incluyendo la secuenciación de micro-ARN. Estas secuencias no codificantes de ARN expresadas en forma endógena, constituyen un mecanismo post-transcripcional de control de la expresión de genes. Cuando está en el citosol, el micro-ARN interactúa con múltiples proteínas para forma un complejo silenciador inducido por ARN dirigido a secuencias específicas de ARNm. El rol del micro-ARN en la biología del cáncer está bien documentado, especialmente en células madre del cáncer (CSC). Este pequeño subgrupo de células es un factor esencial en la progresión tumoral y en la carcinogénesis, especialmente en el GBM.[25] Como resultado, se han realizado grandes esfuerzos para comprender las aberraciones de micro-ARN observadas en subclases de GBM. Rao y cols. (2010) estudió el perfil de micro-ARN en muestras de todo el genoma de 46 GBM, astrocitoma anaplástico y cerebro normal, para identificar más de 70 micro-ARN desregulados en estos tumores en comparación con los controles[26] Además, sus esfuerzos ayudaron a identificar modelos de firma de micro-ARN que sirven para diferenciar a nivel molecular al astrocitoma anaplásico del GBM.

El perfil de la expresión de micro-ARN permitió identificar en el GBM varias sobreexpresiones de micro-ARN, incluido el miR-21. La sobreexpresión de micro-ARN fue vista en la mayoría de las líneas celulares de GBM.[27] Exámenes adicionales de miR-21 sugirieron que tiene un rol esencial en la regulación de la apoptosis a través de tres vías importantes: TGF-β, p53, y apoptosis iniciada en microsomas.[28] Varios estudios han demostrado que MiR-10 es otro micro-ARN que está elevado en GBM con alta capacidad invasiva.[29] La Tabla 3.1 muestra una lista resumida de los micro-ARN asociados con GBM.

Metabolismo de GBM y heterogenicidad

Existen varios aspectos histológicos que caracterizan al GBM como un glioma OMS grado IV, como la presencia de células gliales, polimorfismo nuclear, aumento de la actividad mitótica y una extensa microvascularización.[2] Pero la principal característica de GBM es la hipoxia y necrosis central con hiperplasia microvascular.[30] La necrosis central dentro del tumor GBM está rodeada por una zona hipercelularizada de células hipóxicas en seudopalizada. Se ha hipotetizado que las células seudopalizadas son alejadas del centro del tumor debido a la hipoxia y la falta de irrigación sanguínea.[31] Debido a este estado hipóxico, las células seudopalizadas inducen hipoxia vía factor 1 inductor de hipoxia (HIF1) que produce factores antigénicos como el factor de crecimiento del endotelio vascular (VEGF). Este efecto puede contribuir a la alta vascularidad de los GBM y a su característica capacidad angiogénica. No obstante, este proceso angiogénico concurrente con el crecimiento del tumor produce vasos sanguíneos muy tortuosos y disfuncionales, con evidencia de trombosis que se forman al final del vaso y cerca del centro del tumor. La limitada provisión de oxígeno arterial al centro del tumor puede contribuir a la isquemia local que, paradójicamente, estimula el crecimiento del tumor y la angiogénesis, fenómenos ambos accionados por las células en seudopalizada. Este concepto ha sido sugerido por Yang y cols. 2012, que observaron que la agresividad e invasión del tumor se correlacionan con la hipoxia y la necrosis.[32] Estas características histológicas del GBM pueden dificultar el efecto de la radioterapia aun cuando se aplique combinada con quimioterapia.[33]

El metabolismo de las células tumorales difiere de las células normales en múltiples aspectos. Por ejemplo, las alteraciones en la provisión de oxígeno que ocurren durante la tumorogénesis se reflejan en un patrón de expresión de los factores que participan en la glicólisis aeróbica y la producción de lactato en células tumorales.[34] El metabolismo preferencial de glucosa a lactato en la célula tumoral es independiente de la disponibilidad de oxígeno —fenómeno conocido como efecto Warburg— y es una consecuencia de la heterogeneidad histológica dentro del tumor (Figura 3.2 a). Este fenómeno está caracterizado por el incremento de la captación de glucosa y reducción global de la capacidad celular para utilizar su metabolismo oxidativo, lo cual se evidencia por desactivación parcial de la mitocondria y disminución del consumo de oxígeno celular.[35, 36]

Como ya se mencionó, las células seudopalizadas que rodean al centro isquémico del tumor tienen la propiedad de inducir hipoxia vía HIF1. La producción de HIF1 tiene un impacto fundamental sobre el metabolismo celular, por tener la capacidad de modificar el estatus energético de la célula tumoral reduciendo el consumo de oxígeno e iniciando una cascada que conduce a la angiogénesis y al control del suministro de oxígeno.[37] HIF1 actúa para facilitar el efecto Warburg a través de múltiples factores de transcripción como la fosfofructuosaquinasa 1, lactato dehidrogenasa, membrana plasmática *MCT1 o MCT4*, y anhidrasas carbónicas 9 y 12. HIF1 también actúa suprimiendo la actividad mitocondrial y el metabolismo

Tabla 3.1 Microalteraciones de ARN en GBM

Micro ARN	Blanco molecular	Expresión de GBM	Función biológica
miR-21	RECK y TIMP3	Aumentada	▪ Proliferación aumentada ▪ Invasión aumentada ▪ Apoptosis reducida ▪ Quimiorresistencia
miR-10b	Desconocido Vinculado a RHOC y uPAR	Aumentada	▪ Invasión aumentada
miR-221/222	CDKN1B/p27 y PUMA	Aumentada	▪ Proliferación aumentada
miR-17~92	CTGF, POLD2, TGFBRII, SMAD4 CAMTA1, BMF, y E2F2	Aumentada	▪ Tumorogénesis aumentada ▪ Progresión ciclo celular ▪ Apoptosis reducida
miR-128	EGFR, PDGFRA, APR5, BMI1, E2F3a	Disminuido	▪ Renovación células gliales ▪ Génesis de glioma por desregulación de autorrenovación de células madre de glioma ▪ Disminución de tamaño y número de neuroesferas
miR-34a	MYC, CCND1, CDK6, SIRT1, c-MET, y NOTCH1/2	Disminuido	▪ Supresión tumoral ▪ Supresión de proliferación celular ▪ Supresión de invasión celular ▪ Supresión de progresión del ciclo celular ▪ Reduce crecimiento *in vivo* de xenoinjerto de glioma
miR-7	EGFR, PAK1, FAX, IRS-2	Disminuido	▪ Reduce invasión ▪ Reduce viabilidad celular
miR-124	ITGB1, LAMC1, CDK6, SCP1, NFATc1, PTB1, CAMTA1	Disminuido	▪ Paro en G1 ▪ Reduce proliferación ▪ Aumenta diferenciación
miR-181	Desconocido		▪ Apoptosis aumentada ▪ Reduce proliferación ▪ Reduce invasión
miR 100	SMRT/NCOR2		▪ Reduce proliferación ▪ Aumenta muerte celular
miR-451	Desconocido	Resultados conflictivos	▪ Posible función supresora tumoral ▪ Posible regulador de respuesta al estrés durante estrés metabólico
miR-145		Aumentado	▪ Aumenta la invasividad

oxidativo, limita la entrada del piruvato al ciclo TCA y aumenta la piruvato dehidrogenasa quinasa 1 (PDK1).[38] Los cambios oncogénicos que afectan los genes *P13K/AKT, TP53,* y *Myc*, producen un cambio general del metabolismo celular hacia un estado hipóxico, un aumento del flujo de glucosa y lactato hacia la matriz extracelular que, finalmente, ayuda a la hiperplasia del tumor.[37]

A pesar de su heterogeneidad histológica, los GBM muestran una compleja interrelación metabólica entre el centro hipóxico del tumor y las áreas bien vascularizadas que lo rodean orientadas a maximizar la eficiencia metabólica. Estas dos poblaciones de células tumorales demuestran una simbiosis metabólica, donde las células tumorales hipóxicas exportan lactato a las células vecina no-hipóxicas que lo utilizan para producir energía a pesar de la disponibilidad de oxígeno.[39]

En el GBM secundario, la mayor alteración metabólica son mutaciones en *IDH1 y IDH2*. Estas enzimas catalizan la decarboxilación de isocitrato a α-ketoglutarato (α-KG) en el ciclo del ácido cítrico.[40] Inicialmente surgió

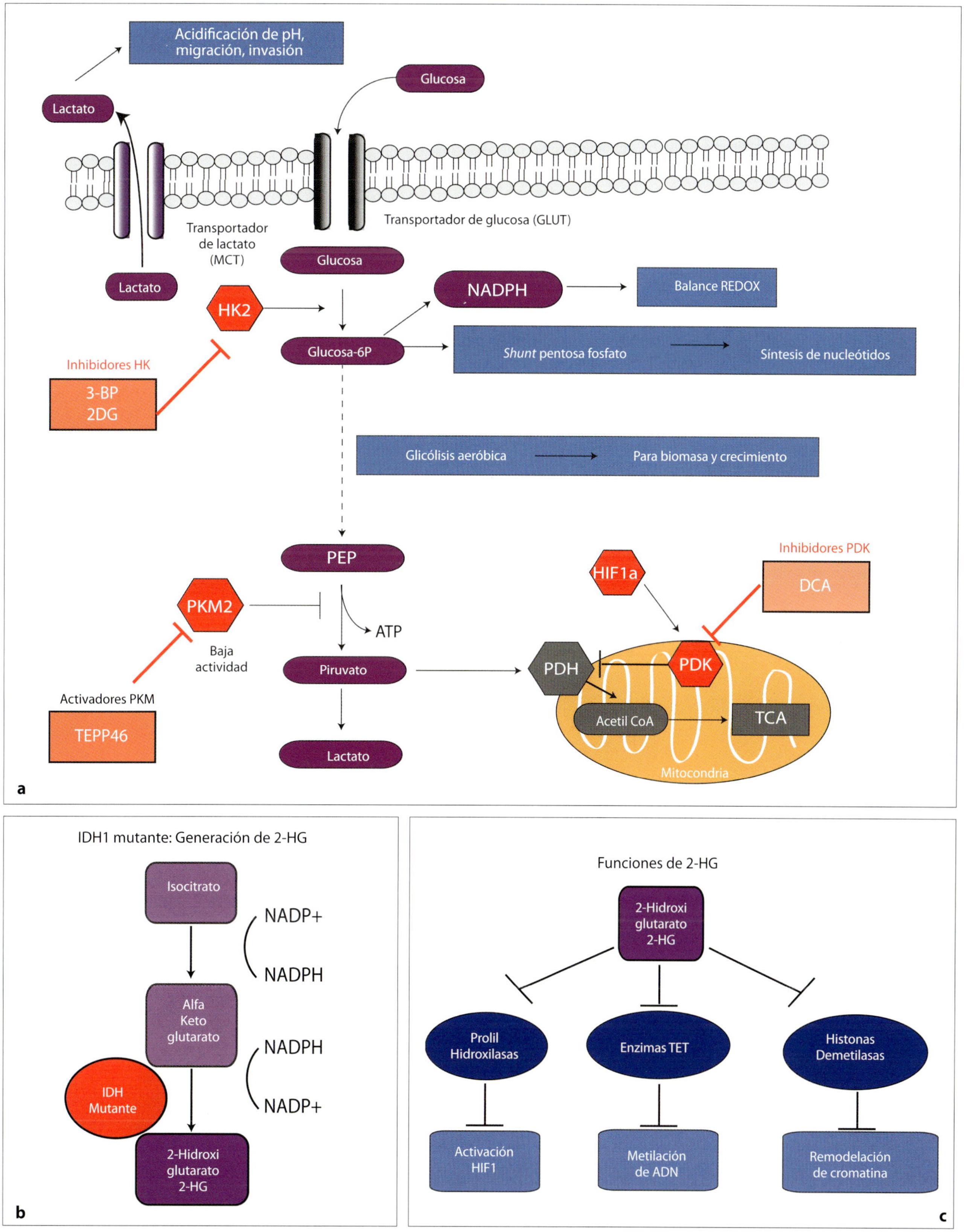

Figura 3.2 Cambios metabólicos en el GBM. **a** El metabolismo preferencial de glucosa a lactato en células tumorales independientemente de la disponibilidad de oxígeno —fenómeno conocido como efecto Warburg—. **b** Ganancia funcional de la mutación que ocurre cuando *IDH* pierde su función de descarboxilación oxidativa y adquiere una función catalítica al convertir α-KG a D2-hidroxiglutarato (2-HG). **c** Niveles elevados de 2-HG reducen la actividad de las enzima propilhidroxilasa (PHD) responsable de la degradación de IHF-1α, reduce la actividad de la histona demetilasa y el factor 15 (TET) 5-metilciosine hidroxilasas, asociado a proteínas de unión a TATA, e interfiere con la remodelación de la cromatina.

la hipótesis de que la mutación de *IDH/2* causa pérdida de su función manifestada como una menor producción de α-KG. El menor nivel de α-KG afecta la actividad de las enzimas prolil-hidroxilasas (PHD) que son las responsables de la degradación HIF-1α, que a su vez es un modulador clave del metabolismo del tumor y de la angiogénesis. No obstante, estudios más recientes no encontraron evidencia del aumento en los niveles de HIF-1α, lo que cuestiona la validez de esta hipótesis.[41] Otra hipótesis sugiere una ganancia en la mutación de funciones que ocurren cuando *IDH* pierde su función de decarboxilación oxidativa (Figura 3.2 b). Las enzimas mutantes *IDH1/2* tienen una función catalítica adquirida al convertir α-KG en D2-hidroxiglutarato (2HG) que disminuye la habilidad proliferativa sin incrementar la apoptosis [7]. En realidad, se observó que los niveles de 2-HG se incrementaron de 100 a 300 veces en *IDH1* mutante de células gliomatosas.[42] Debe agregarse que niveles altos de 2-HG pueden causar cambios epigenéticos en células GBM por reducir la actividad de la histona demetilasa y el factor 15 (TET) 5-metilciosina hidroxilasas, asociado a proteínas de unión a la secuencia de ADN TATA, aunque el mecanismo de esta interacción no es aún bien conocido (Figura 3.2 c).[43]

Líneas celulares de GBM y xenoinjertos

Las aberraciones genéticas y epigenéticas que se producen en el GBM, como las amplificaciones de *EGFR*, pérdida de supresores tumorales p53 e *INK4α/ARF*, y estado de metilación de MGMT, han sido bien documentadas a través de estudios *in vitro* e *in vivo*. Pero debe tenerse en cuenta el contraste obvio que ocurre entre los modelos *in vivo* e *in vitro*. Sirve como ejemplo que, a pesar del alto grado de amplificación del *EGFR* que se observa en pacientes con GBM, solamente la línea celular SKMG-3 de este tumor ha mostrado elevada expresión de *EGFR*. Esta aparente discordancia podría ser atribuida a variaciones en el microambiente de las células tumorales. Esto podría indicar que el microambiente celular *in vivo* favorece las amplificaciones del *EGFR*, mientras que el microambiente in vitro, como los cultivos de tejidos, no favorece este efecto.[44]

Otras líneas celulares han sido desarrolladas para estudiar el mecanismo de la patogénesis del glioma. Una de las más usadas es el modelo U251 inicialmente establecido por Ponten.[45] Esta línea celular es ampliamente utilizada en modelos animales, donde las células tumorales son inyectadas debajo de la piel o dentro del cerebro de ratones inmunocomprometidos. El modelo U251 es conocido por su capacidad de infiltración dentro del tejido cerebral y la formación de un área central de hipoxia rodeado por células en seudopalizada, lo que constituye una llamativa semejanza con lo que ocurre en el GBM humano.[46] Las investigaciones de Ponten y cols. condujeron al desarrollo de la línea de células gliomatosas U87 que, contrario a lo que sucede con el modelo U251, produce tumores bien definidos y no infiltrativos con ausencia de los focos de necrosis que caracterizan a los GBM.[47] Estudios más recientes de Zhao y cols. crearon un modelo de células altamente infiltrativas, el U1242 MG, que sobreexpresa la metaloproteasa del estroma (MMP-9), la cual es de utilidad para el estudio de la propiedad invasiva y de angiogénesis del GBM.[48] Estas células producen tumores bien definidos con pronóstico predecible, aunque debe notarse que sus características histológicas no son siempre similares a las de los gliomas humanos. Tradicionalmente, las investigaciones preclínicas del GBM se han basado en el uso de estas líneas celulares de cáncer en humanos in vitro, y en modelos tumorales en animales. Una limitación importante del uso de estos modelos es que la producción convencional de líneas celulares de GBM resulta en la pérdida irreversible de importantes propiedades biológicas. Por ejemplo, las mutaciones de *EGFRvIII* y *IDH1* se pierden en las líneas celulares establecidas desde hace tiempo y no mantienen las características genómicas y fenotípicas presentes en el tumor original.[49, 50] Para complementar los modelos de líneas celulares, se han desarrollado modelos xenográficos ortotópicos paciente-específicos de glioblastoma (PDX) que han demostrado ser herramientas invaluables para la investigación del GBM. Los modelos PDX recapitulan la histopatología y la biología del GBM humano y se usan en cultivos cortos. Por lo tanto, los modelos PDX son relevantes en las etapas preclínicas y clínicas y pueden ser usados para comprender mejor la biología del tumor y probar nuevas terapéuticas.[51]

Modelos animales

Las terapias actuales, como las que están dirigidas al metabolismo del tumor, inmunoterapia, o terapia génica, han dado resultados promisorios en una estructura de laboratorio, pero no podemos decir lo mismo en ensayos clínicos en humanos. Es posible que esta dicotomía se deba a la falta de correlación entre los modelos de GBM usado en pruebas pre-clínicas y los encontrados en un escenario clínico, todo lo cual expone nuestra incompleta comprensión de las bases moleculares del GBM. La ingeniería genética en ratones provee un modelo ideal para estudiar modelos preclínicos de GBM debido a la similitud entre el genoma del ratón y el de los humanos, como así también su eficiencia y reproducibilidad. Los modelos derivados de la ingeniería genética en el ratón muestran también tumorogénesis que incorpora procesos complejos como la angiogénesis y metástasis, y es muy semejante al espectro humano de la enfermedad.[52] Se infiere de esto estos modelos ofrecen una oportunidad única para aclarar los mecanismos moleculares de la patogénesis del GBM.

Como ya se mencionó, la formación y progresión del GBM incluye una interacción compleja de factores genéticos y epigenéticos que finalmente conduce a la pérdida de función de genes supresores de tumores, como *PTEN, TP53, ARF, INK4,* y *RB* o a la activación de la oncogénesis como el *p21 Ras, P13K,* o *EGFR.*[21, 5, 53]

La vía del p53, analizada más arriba, tiene un rol importante en las etapas iniciales de la tumorogénesis del GBM, que es evidente por la formación de gliomas malignos en *p14/ARF* de ratones modificados (una regulador clave de p53 vía MDM2). Asimismo, se han desarrollado modelos de GBM en ratones recurriendo a la sobreexpresión de ciertos oncógenos (mencionados más arriba), a veces en combinación con el silenciamiento de proteínas reguladoras del ciclo celular. Por ejemplo, Holland y cols.[15] desarrollaron un modelo transgénico en el ratón con elevada expresión de *EGFR.* No obstante, estos ratones mostraron lesiones GBM sólo cuando la sobreexpresión de *EGFR* estuvo combinada con la pérdida de los genes supresores de tumores *INK4α/ARF.*

Otros modelos transgénicos están basados en supresión de *PTEN,* aunque, usando estos modelos, se ha observado el rol de *PTEN* en la progresión del tumor y no en su iniciación. Los modelos en ratones con eliminación condicional de *PTEN* muestran masas cerebrales significativamente más grandes debido al incremento de la proliferación de astrocitos pero sin evidencia de tumores GBM.[54] Aunque la pérdida o mutación de *PTEN* es una aberración común en GBM, la evidencia sugiere que eventos genéticos adicionales como la pérdida de p53 o NF1, son también necesarios para la formación del GBM.[55] En forma similar, Ding y cols. demostraron que ratones con proteína fibrilar acídica de la glía (GFAP) que regula la expresión de EGFR y EGFRvIII, no mostraron evidencia del desarrollo del glioma, pero cuando EGFRvIII se expresó en combinación con *p21.Ras* activado por GFAP, el ratón mostró un desarrollo amplificado de los tumores del glioma.[56] También se pudo generar un modelo proneural de GBM usando una combinación de los criterios arriba mencionados. Sonabend y cols. inyectaron el retrovirus *PDGF-IRES-Cre* dentro de la substancia blanca subcortical de ratones con PTEN y p53 inducidos, para evaluar nuevas estrategias terapéuticas.[57]

Tratamientos actuales

Hasta el presente, el único estándar de tratamiento que ha mostrado eficacia en pacientes con GBM es el uso concomitante de temozolamida y radioterapia. El tratamiento combinado aumenta la sobrevida media de 12 a 14,6 meses, con una sobrevida de hasta el 26,5% en pacientes que comenzaron el tratamiento.[58] Los efectos de la temozolamida fueron mayores en pacientes con metilación del promotor *MGMT* (discutido previamente), donde la sobrevida media fue de hasta 21,7 meses comparado con los 12,7 meses en pacientes sin metilación *MGMT.*[16]

Uno de los mayores signos distintivos de GBM es su densa vascularidad. Dirigir el tratamiento hacia la red vascular anormal del tumor ha sido un objetivo promisorio para las nuevas estrategias terapéuticas. Nuevos enfoques dirigidos a la combinación de agentes antiangiogénicos con radioterapia han dado resultados conflictivos. Otras terapias tuvieron como blanco al VEGF y su receptor VEGFR2, o sus cascadas descendentes, y los ensayos clínicos han demostrado eficacia en este enfoque usando bevacizumab (Avastin), un anticuerpo anti-VEGF.[59, 60] No obstante, dos ensayos clínicos recientes no mostraron evidencia de mejoría significativa con la administración de bevacizumab en combinación con radioterapia y temozolamida.[61, 62]

En general, las terapias experimentales apuntan a una vía específica del tumor o a cascadas para interferir con el crecimiento de la lesión o señalar características moleculares específicas que determinarían la respuesta del paciente al tratamiento. Un ejemplo del primer enfoque apunta a la inhibición de quinasa 1 piruvato dehidrogenasa (PDK1) (*v. GBM Metabolism and Heterogeneity*) para cambiar el metabolismo de glucólisis aeróbica a metabolismo oxidativo de la glucosa, lo que iniciaría la apoptosis en cascada de las células tumorales.[63, 64]

Uno de los agentes terapéuticos más promisorios que participa en el metabolismo del tumor es IDH1. Rohle y cols. identificaron un inhibidor selectivo de *IDH1* (AGI-5198), que no puede actuar sobre el tipo silvestre de IDH1. La droga pudo bloquear la producción de 2-HG e inducir demetilación de histona H3K9me3, que promovió la diferenciación celular gliogénica y redujo el crecimiento del tumor.[65] Estos hallazgos apoyan a nuevas terapias potenciales dirigidas a pacientes con GBM secundario, que son conocidos por su alta expresión del mutante *IDH1.*

Un desafío común que enfrentan los agentes terapéuticos, indistintamente de sus objetivos, es la vascularización disfuncional de los tumores GBM que limita la llegada de la droga a la célula tumoral.[66] Asimismo, las células con hipoxia tienen una tasa menor de proliferación en comparación con las células bien vascularizadas, lo cual hace a las células hipóxicas más resistentes a los agentes quimioterápicos que dirigen su acción principalmente a células con alta capacidad proliferativa.

Un obstáculo mayor en el tratamiento de pacientes con tumores del cerebro es que la barrera hematoencefálica (BHE) limita la llegada a las células del tumor de dosis clínicamente relevantes. Por lo tanto, además de identificar nuevas terapéuticas, la estrategia del tratamiento debe también considerar el acceso de la droga a través de la BHE. Esta última limita el pasaje de los quimioterapéuticos debido a la apretada unión intercelular como también a p-glicoproteínas y a proteínas con resistencia a muchas drogas.[67] Estos problemas pueden ser superados de varias formas. Se han desarrollado drogas de pequeñas partículas que pueden atravesar la BHE sin comprometer su acción terapéutica. Además, se pueden utilizar nuevos enfoques bioinformáticos para predecir si la droga podrá atravesar la BHE.[68, 69]

Otro criterio es suministrar la droga directamente dentro del tumor usando estrategias invasivas y no invasivas, como la administración intranasal de células madre.[70] La administración de soluciones hiperosmóticas, como manitol, a través de la carótida, puede también ayudar aumentando la permeabilidad de la BHE. Se puede alcanzar el mismo efecto utilizando vasodilatadores y solventes. Estos procedimientos, no obstante, pueden provocar efectos neurológicos adversos.[71]

Se está desarrollando un nuevo método para usar ultrasonido focalizado (FUS) guiado por RM en combinación con microburbujas de gas, con el objeto de aumentar temporariamente la permeabilidad de la BHE y facilitar así el suministro de la droga al cerebro.[72] Las microburbujas producen estrés sobre la capa de células endoteliales que cubre el cerebro y aumentan la temperatura local en el punto focal, lo suficiente como para alterar la permeabilidad de BHE sin aumentar la temperatura del tejido circundante.[73, 74] Esta técnica es no-invasiva, focalizada, transitoria y segura para la llegada del agente terapéutico al cerebro con efectividad confirmada.[75, 76]

La tecnología de nanopartículas para el suministro de drogas ha surgido recientemente como una opción viable y efectiva para penetrar la BHE. Las nanopartículas han sido utilizadas como agentes de contraste en neuroimágenes, que permite la recepción de información celular y molecular, especialmente cuando se monitorea la administración de la droga.[77] Varios estudios han mostrado la efectividad de usar nanopartículas poliméricas biodegradables que transportan varios agentes quimioterapéuticos para pasar a través de la BHE e inducir toxicidad específica de la célula e inmunomodulación.[78, 79] Por ejemplo, el paclitaxel es un agente quimioterapéutico efectivo para inhibir la división celular a través de interferir con la degradación y ensamble de los microtúbulos. No obstante, debido a su naturaleza hidrofóbica, el paclitaxel no puede ser absorbido eficientemente a través de la BHE, y, usando liposomas como transportadores de drogas en nanopartículas, se demostró que es una forma efectiva de superar esta limitación.[80] Resultados similares sea han observado con el uso de doxirrubicina (DOX). Cuando DOX se administra a través de encapsulación liposomal, tiene una prolongada vida media en el plasma, reducidos efectos colaterales cardíacos y eficiente penetración a través de la BHE del tumor.[81, 82] Más recientemente, *nanoshells* de oro han ganado popularidad en el campo de la nanotecnología del cáncer. Los *nanoshells* están compuestos de un área central de sílice rodeada de una cáscara metálica hecha de oro y plata que absorben o distribuyen la luz.[83] Luego de ser irradiadas con luz láser, estas partículas tienen el potencial de producir suficiente energía térmica como para dañar las células tumorales.[84] Las nanopartículas metálicas están limitadas por su inhabilidad de cruzar la BHE luego de su administración sistémica.[85] Pero combinando esta técnica con la de FUS (ultrasonido focalizado) señalada más arriba, sería una forma de superar estos inconvenientes.[86]

Las investigaciones actuales están dirigidas al tratamiento de GBM como también a la terapia del glioma en general, a nuevas y promisorias direcciones. La inmunoterapia con células T de memoria han producido resultados positivos en el tratamiento de gliomas incurables. Esta acción deriva de la actividad específica tumoral y limitados efectos colaterales. No obstante, el uso de células T activadas en forma endógena está comprometido por la especificidad tumoral del antígeno que imita auto-antígenos, y también por la habilidad del tumor para evadir el sistema inmune del huésped.[87] Una forma de superar este desafío es el uso de terapia de transferencia de células T adoptivas donde las células T son activadas *ex vivo* antes de ser transferidas a los pacientes.[88, 89]

Un enfoque relacionado utiliza virus oncolíticos como el del herpes simplex (oHSV) que focaliza su acción sobre células cancerosas sin afectar las células normales. La efectividad de esta estrategia no ha sido completamente probada. El uso de oHSV está comprometido por su reducida potencia luego de las mutaciones del genoma viral, que restringen su habilidad para replicarse dentro del tumor. La administración y llegada del oHSV al sitio tumoral enfrenta problemas significativos, al igual que la potencial inmunorreacción que podría producirse como consecuencia de la carga viral inducida.[90]

Un interesante avance se ha logrado con la identificación de genes de varios citomegalovirus y sus productos, que se expresan en varios cánceres humanos, incluyendo el GBM.[91] A la luz de estos hallazgos, 50 pacientes con GBM fueron tratados con el antiviral valganciclovir junto con la terapia normal. El ensayo produjo resultados promisorios, donde el 62% de los pacientes tratados estaban vivos a los dos años luego del diagnóstico comparado con el 18% de aquéllos que sólo recibieron terapia estándar. Globalmente, la sobrevida media fue de veinticinco meses para el grupo tratado comparado con los 13,5 meses para el grupo control. Estos resultados aconsejan ensayos clínicos control aleatorizados para investigar la incorporación de estos métodos a los tratamientos actuales del GBM.

En la última década se produjo un verdadero estallido en nuestros conocimientos de los modelos moleculares del GBM. Ahora conocemos que el panorama genético es diverso, donde el GBM comprende diferentes historias clínicas y varias entidades y tiene la posibilidad de tener un subtipo de tratamiento específico. En total, los investigadores en este campo están trabajando actualmente hacia una más profunda comprensión de la biología molecular, genética y epigenética del GBM, desarrollando modelos que ofrecen oportunidades reales de probar y validar una terapia efectiva. El desafío mayor, en este punto, es integrar toda esta información para la determinación de criterios específicos para el paciente, con el fin de atacar esta enfermedad frecuentemente letal.

Bibliografía

1 Louis DN, Ohgaki H, Wiestler OT, et al. The 2007 WHO classification of tumours of the central nervous system. Acta Neuropathol 2007; 114(2): 97-109.
2 Wen PY, Kesari S. Malignant gliomas in adults. N Engl J Med 2008; 359(5): 492-507.
3 Ostrom QT, Gittleman H, Farah P, et al. CBTRUS statistical report: Primary brain and central nervous system tumors diagnosed in the United States in 2006-2010. Neuro Oncol 2013; 15(2): 1-56.
4 Dolecek TA, Propp JM, Sroup NE, Kruchko C. CBTRUS statistical report: primary brain and central nervous system tumors diagnosed in the United States in 2005-2009. Neuro Oncol 2012; 14(5): 1-49.
5 Furnari FB, Fenton T, Bachoo RM, et al. Malignant astrocytic glioma: genetics, biology, and paths to treatment. Genes Dev 2007; 21(21): 2683-710.
6 Sturm D, Bender S, Jones DTW, et al. Paediatric and adult glioblastoma: multiform (epi)genomic culprits emerge. Nat Rev Cancer 2014; 14(2): 92-107.
7 Bralten LB, Kloosterhof Nk, Balvers R, et al. IDH1 R132H decreases proliferation of glioma cell lines in vitro and in vivo. Ann Neurol 2011; 69(3): 455-63.
8 Phillips HS, Kharbanda S, Chen R, et al. Molecular subclasses of high-grade glioma predict prognosis, delineate a pattern of disease progression, and resemble stages in neurogenesis. Cancer Cell 2006; 9(3): 157-73.
9 Verhaak RG, Hoadley KA, Purdom E, et al. Integrated genomic analysis identifies clinically relevant subtypes of glioblastoma characterized by abnormalities in PDGFRA, IDH1, EGFR, and NF1. Cancer Cell 2010; 17(1): 98-110.
10 Brennan CW, Verhaak RG, McKenna A, et al, The somatic genomic landscape of glioblastoma. Cell 2013; 155(2): 462-677.
11 Yan H, Parsons W, Jin G, et al. IDH1 and IDH2 mutations in gliomas. N Engl J Med 2009; 360(8): 765-73.
12 Noushmehr H, Weisenberger DJ, Diefes K, et al. Identification of a CpG island methylator phenotype that defines a distinct subgroup of glioma. Cancer Cell 2010; 17(5): 510-22.
13 Carro MS, Lim WK, Alvarez MJ, et al. The transcriptional network for mesenchymal transformation of brain tumours. Nature 2010; 463(7279): 318-25.
14 Bhat KP, Salazar KL, Balasubramaniyan V, et al. The transcriptional coactivator TAZ regulates mesenchymal differentiation in malignant glioma. Genes Dev 2011; 25(24): 2594-609.
15 Holland EC. A mouse model for glioma: biology, pathology, and therapeutic opportunities. Toxicol Pathol 2000; 28(1): 171-7.
16 Hegi ME, DISERENS AC, Gorlia T, et al. MGMT gene silencing and benefit from temozolomide in glioblastoma. N Engl J Med 2005; 352(10): 997-1003.
17 Esteller M, Garcia-Foncillas J, Andion E, et al. Inactivation of the DNA-repair gene MGMT and the clinical response of gliomas to alkylating agents. N Engl J Med 2000; 343(19): 1350-4.
18 Song S, Xing G, Yuan L, et al. N-methylpurine DNA glycosylase inhibits p53-mediated cell cycle arrest and coordinates with p53 to determine sensitivity to alkylating agents. Cell Res 2012; 22(8): 1285-303.
19 Agnihotri S, Burrel K, Buczkowicz, et al. ATM regulates 3-Methylpurine-DNA glycosylase and promotes therapeutic resistance to alkylating agents. Cancer Discov 2014; 4(10): 1198-213.
20 Omuro AM, Faivre S, Raymond E. Lessons learned in the development of targeted therapy for malignant gliomas. Mol Cancer Ther 2007; 6(7): 1909-19.
21 Cancer Genome Atlas Research. Comprehensive genomic characterization defines human glioblastoma genes and core pathways. Nature 2008; 455 (7216): 1061-8.
22 Rasheed BK. Alterations of the TP53 gene in human gliomas. Cancer Res 1994; 54(5): 1324-30.
23 Lee EY. Dual roles of the retinoblastoma protein in cell cycle regulation and neuron differentiation. Genes Dev 1994; 8(17): 2008-21.
24 Schmidt EE, van Staveren IL, Klikn JG, et al. CDKN2 (p16/MTS1) gene deletion or CDK4 amplification occurs in the majority of glioblastomas. Cancer Res 1994; 54(24): 6321-4.
25 Singh SK, Clarke ID, Terasaki M, et al. Identification of a cancer stem cell in human brain tumors. Cancer Res 2003; 63 (18): 5821-8.
26 Rao SA, Santosh V, Somasundaram K. Genome-wide expression profiling identifies deregulated miRNAs in malignant astrocytoma. Mod Pathol 2010; 23(10): 1404-17.
27 Chan JA, Krichevsky AM, Kosik KS. MicroRNA-21 is an antiapoptotic factor in human glioblastoma cells. Cancer Res 2005; 65(14): 6029-33.
28 Papagiannakopoulos T, Shapiro A, Kosik KS. MicroRNA-21 targets a network of key tumor-suppressive pathways in glioblastoma cells. Cancer Res 2008; 68(19): 8164-72.
29 Brower JV, Clark PA, Lyon Wm Kuo JS. MicroRNAs in cancer: glioblastoma and glioblastoma cancer stem cells. Neurochem Int 2014; 77: 68-77.
30 Vartanian A, Sinigh SK, Agnihotri S, et al. GBM's multifaceted landscape: highlighting regional and microenvironmental heterogeneity. Neuro Oncol 2014; 16(9): 1167-75.
31 Rong Y, Durden DL, Van Meir EG, Brat Dj. 'Pseudopalisading' necrosis in glioblastoma: a familiar morphologic feature that links vascular pathology, hypoxia, and angiogenesis. J Neuropathol Exp Neurol 2006; 65(6): 529-39.
32 Yang L, Lin C, Wang L, et al. Hypoxia and hypoxia-inducible factors in glioblastoma multiforme progression and therapeutic implications. Exp Cell Res 2012; 318(19): 2417-26.

33 Bristow RG, Hill RP. Hypoxia and metabolism. Hypoxia, DNA repair and genetic instability. Nat Rev Cancer 2008; 8(3): 180-92.

34 Brat DJ, Evans SM. Molecular heterogeneity and tumor microenvironment, in Mehta MPed. Principles and Practice of Neuro-Oncology: A Multidisciplinary Approach. New York: Demos medical Publishing, 2010; p. 100-11.

35 Warburg O. On the origin of cancer cells. Science 1956; 123(3191): 309-14.

36 Hanahan D, Weinberg RA. Hallmarks of cancer: the next generation. Cell 2011; 144(5): 646-74.

37 Semenza GL. HIF-1: upstream and downstream of cancer metabolism. Curr Opin Genet Dev 2010; 2(1): 51-6.

38 Cantor JR, Sabatini DM. Cancer cell metabolism: one hallmark, many faces. Cancer Discov 2012; 2(10): 881-98.

39 Martinez-Outschoorn UE, Pavlides S, Howell A, et al. Stromal-epithelial metabolic coupling in cancer: integrating autophagy and metabolism in the tumor microenvironment. Int J Biochem Cell Biol 2011; 43(7): 1045-51.

40 Reitman ZJ, Olby NJ, Mariani CL, et al. IDH1 and IDH2 hotspot mutations are not found in canine glioma. Int J Cancer 2010; 127(1): 245-6.

41 Toedt G, Barbus S, Wolter M, et al. Molecular signatures classify astrocytic gliomas by IDH1 mutation status. Int J Cancer 2011; 128(5): 1095-103.

42 Dang L, White DW, Gross S, et al. Cancer-associated IDH1 mutations produce 2-hydroxyglutarate. Nature 2010; 465(7300): 966.

43 Xu W, Yang H, Liu Y, et al. Oncometabolite 2-hydroxyglutarate is a competitive inhibitor of alpha-ketoglutarate-dependent dioxygenases. Cancer Cell 2011; 19(1): 17-30.

44 Pandita Al. Contrasting in vivo and in vitro fates of glioblastoma cell subpopulations with amplified EGFR. Genes Chromosomes Cancer 2004; 39(1): 29-36.

45 Ponten J. Neoplastic human glia cells in culture, in Human tumor cells in vitro. Plenum Press 1975; 175-85.

46 Jacobs VL, Valdes PA, Hickey WF, et al. Current review of in vivo GBM rodent models: emphasis on the CNS-1 tumour model. ASN Neuro 2011; 3(3): 63.

47 Radaelli E, Ceruti R, Patton V, et al. Immunohistopathological and neuroimaging characterization of murine orthotopic xenograft models of glioblastoma multiforme recapitulating the most salient features of human disease. Histol Histopathol 2009; 24(7): 879-91.

48 Zhao Y, Xio A, di Pierro CG, et al. An extensive invasive intracranial human glioblastoma xenograft model: role of high level matrix metalloproteinase 9. Am J Pathol 2010; 176(6): 3032-49.

49 Martens T, et al. Inhibition of glioblastoma growth in a highly invasive nude mouse model can be achieved by targeting epidermal growth factor receptor but not vascular endothelial growth factor receptor-2. Clin Cancer Res 2008; 14(17): 5447-58.

50 Sausville EA, Burger AM. Contributions of human tumor xenografts to anticancer drug development. Cancer Res 2006; 66(7): 3351-4.

51 Joo KM, Kim J, Jin J, et al. Patient-specific orthotopic glioblastoma xenograft models recapitulate the histopathology and biology of human glioblastomas in situ. Cell Rep 2013; 3(1): 260-73.

52 Chen J, McKay RM, Parada LF. Malignant glioma: lessons from genomics, mouse models, and stem cells. Cell 2012; 149(1): 36-47.

53 Parsons DW, Jones S, Zhang X, et al. An integrated genomic analysis of human glioblastoma multiforme. Science 2008; 321(5897): 1807-12.

54 Wei Q, Clarke L, Sheidenhelm DK, et al. High-grade glioma formation results from postnatal pten loss or mutant epidermal growth factor receptor expression in a transgenic mouse glioma model. Cancer Res 2006; 66(15): 7429-37.

55 Kwon CH, Zhao D, Chen J, et al. Pten haploinsufficiency accelerates formation of high-grade astrocytomas. Cancer Res 2008, 68(9): 3286-94.

56 Ding H, Shannon P, Lau N, et al. Oligodendrogliomas result from the expression of an activated mutant epidermal growth factor receptor in a RAS transgenic mouse astrocytoma model. Cancer Res 2003: 63(5): 1106-13.

57 Sonabend AM, Yun J, Lei L, et al. Murine cell line model of proneural glioma for evaluation of anti-tumor therapies. J Neurooncol 2013: 112(3): 375-82.

58 Stupp R, Manson WP, Van den Bent MJ, et al. Radiotherapy plus concomitant and adjuvant temozolomide for glioblastoma. N Engl J Med 2005; 352(10): 987-96.

59 Vredenburgh JJ, Herndon JE, Dowell JM, et al. Phase II trial of bevacizumab and irinotecan in recurrent malignant glioma. Clin Cancer Res 2007; 13(4): 1253-59.

60 Kreisl TN, Duic P, Royece C, et al. Phase II trial of single-agent bevacizumab followed by bevacizumab plus irinotecan at tumor progression in recurrent glioblastoma. J Clin Oncol 2009; 2(5): 740-5.

61 Gilbert MR, Dignam JJ, Armstrong TS, et al. A randomized trial of bevacizumab for newly diagnosed glioblastoma. N Engl J Med 2014; 370(8): 699-708.

62 Chinot OL, Wick W, Mson W, et al. Bevacizumab plus radiotherapy-temozolomide for newly diagnosed glioblastoma. N Engl J Med 2014; 370(8): 709-22.

63 Michelakis ED, Sutendra G, Dromparis P, et al. Metabolic modulation of glioblastoma with dichloroacetate. Sci Transl Med 2010; 2(31): 31-4.

64 Michelakis ED, Webster L, Mackey JR. Dichloroacetate (DCA) as a potential metabolic-targeting therapy for cancer. Br J Cancer 2008; 99(7): 989-94.

65 Rohle D, Popovici-Muller J, Palaskas N, et al. An inhibitor of mutant IDH1 delays growth and promotes differentiation of glioma cells. Science 2013; 340(6132): 626-30.

66 Brown JM. Exploiting the hypoxic cancer cell: mechanisms and therapeutic strategies. Mol Med Today 2000; 6(4): 157-62.

67 Schinkel AH, Smit JJ, Van Tellingen O, et al. Disruption of the mouse mdr1a P-glycoprotein gene leads to a deficiency in the blood-brain barrier and to increased sensitivity to drugs. Cell 1994; 77(4): 491-502.

68 Goodwin JT, Clark DE. In silico predictions of blood-brain barrier penetration: considerations to "keep in mind". J Pharmacol Exp Ther 2005; 315(2): 477-83.

69 Segall MD. Multi-parameter optimization: identifying high quality compounds with a balance of properties. Curr Pharm Des 2012; 18(9): 1292-310.

70 Malerba F, Paoletti F, Capsoni S, Carraneo A. Intranasal delivery of therapeutic proteins for neurological diseases. Expert Opin Drug Deliv 2011; 8(10): 1277-96.

71 Matsukado K, Sugita M, Black KL. Intracarotid low dose bradykinin infusion selectively increases tumor permeability through activation of bradykinin B2 receptors in malignant gliomas. Brain Res 1998; 792(1): 10-5.

72 Hynynen K, McDannold N, Vyhodtseva N, Jolesz FA. Noninvasive MR imaging-guided focal opening of the blood-brain barrier in rabbits. Radiology 2001; 220(3): 640-6.

73 Hosseinkhah N, Hynynen K. A three-dimensional model of an ultrasound contrast agent gas bubble and its mechanical effects on microvessels. Phys Med Biol 2012; 57(3): 785-808.

74 Klotz AR, Lindvere L, Stefanovic B, Hynynen K. Temperature change near microbubbles within a capillary network during focused ultrasound. Phys Med Biol 2010; 55(6): 1549-61.

75 Kinoshita M, et al. Targeted delivery of antibodies through the blood-brain barrier by MRI-guided focused ultrasound. Biochem Biophys Res Commun 2006; 340(4): 1085-90.

76 Diaz RJ, McDannold N, Jolesz Fa, Hynynen K. Focused ultrasound delivery of Raman nanoparticles across the blood-brain barrier: potential for targeting experimental brain tumors. Nanomedicine 2014; 10(5): 1075-87.

77 Leary SP, Liu CY, Apuzzo ML Toward the emergence of nanoneurosurgery: part II--nanomedicine: diagnostics and imaging at the nanoscale level. Neurosurgery 2006; 58(5): 805-23.

78 Banchereau J, Palucka AK. Dendritic cells as therapeutic vaccines against cancer. Nat Rev Immunol 2005; 5(4): 296-306.

79 Klippstein R, Pozo D. Nanotechnology-based manipulation of dendritic cells for enhanced immunotherapy strategies. Nanomedicine 2010; 6(4): 523-29.

80 Fellner S, Bauer B, Miller DS, et al. Transport of paclitaxel (Taxol) across the blood-brain barrier in vitro and in vivo. J Clin Invest 2002; 110(9): 1309-18.

81 Siegal T, Horowitz A, Gabizon A. Doxorubicin encapsulated in sterically stabilized liposomes for the treatment of a brain tumor model: biodistribution and therapeutic efficacy. J Neurosurg 1995; 83(6): 1029-37.

82 Chastagner P, Sudoir H, Mriouah J, et al. Preclinical Studies of Pegylated- and Non-Pegylated Liposomal Forms of Doxorubicin as Radiosensitizer on Orthotopic High-Grade Glioma Xenografts. Pharm Res, 2015; 32(1): 158-66.

83 Hirsch LR, et al. Metal nanoshells. Ann Biomed Eng 2006; 34(1): 15-22.

84 Gheorghe DE, Cuil L, Karmonik C, et al. Gold-silver alloy nanoshells: a new candidate for nanotherapeutics and diagnostics. Nanoscale Res Lett 2011; 6: 554.

85 Terentyuk GS, Maslyakova GN, Suleymanova LV, et al. Circulation and distribution of gold nanoparticles and induced alterations of tissue morphology at intravenous particle delivery. J Biophotonics 2009 2(5): 292-302.

86 Etame AB, Diaz RJ, Smith CA, et al. Focused ultrasound disruption of the blood-brain barrier: a new frontier for therapeutic delivery in molecular neurooncology. Neurosurg Focus 2012; 32(1): 3.

87 Jain RK. Molecular regulation of vessel maturation. Nat Med 2003; 9(6): 685-93.

88 Tsuboi K, Saijo K, Ishikawa E, et al. Effects of local injection of ex vivo expanded autologous tumor-specific T lymphocytes in cases with recurrent malignant gliomas. Clin Cancer Res 2003; 9(9): 3294-302.

89 Chung DS, Shin HJ, Hong YK. A new hope in immunotherapy for malignant gliomas: adoptive T cell transfer therapy. J Immunol Res 2014; 2014: 326545.

90 Ning J, Wakimoto H. Oncolytic herpes simplex virus-based strategies: toward a breakthrough in glioblastoma therapy. Front Microbiol 2014; 5: 303.

91 Soderberg-Naucler C, Rahbar A, Stragliotto G. Survival in patients with glioblastoma receiving valganciclovir. N Engl J Med 2013; 369(10): 985-6.

4

Las clasificaciones de los tumores del sistema nervioso central: Logros y problemas

Gustavo Sevlever

Introducción

Los tumores del sistema nervioso central (SNC) exhiben características distintas a las neoplasias humanas de otras localizaciones, esencialmente por el contexto anatómico donde se producen, el que, de alguna forma, condiciona la evolución, la clínica y el pronóstico, y articula este último con la histología.

La anatomía patológica en su versión "neuro" pretende capturar aspectos biológicos para predecir un comportamiento clínico determinado y definir un tratamiento en consecuencia. Sin embargo, todas las clasificaciones conocidas dan un contexto y reflejan un "consenso" conceptual sobre el conocimiento al momento de ser concebidas, el cual inevitablemente se desactualiza. Este intento de cristalizar una clasificación choca con los avances científicos siguientes y este es uno de los problemas más críticos de toda sistematización. Esta dificultad, conocida a veces como el problema del "agrupamiento y desglose" (*lumpers and splitters*) ya había sido planteado por Charles Darwin en una carta a J. D. Hooker en 1857[1] y, más recientemente, en la genética humana.[2]

Las otras dificultades prácticas están dadas por las bases conceptuales que se utilizan. Es así que las clasificaciones más antiguas se basaban en los criterios embrionarios (de allí el sufijo "blastoma" tan frecuente en las nomenclaturas) y aceptaban un paralelo biológico entre el proceso embrionario y el neoplásico.

Los tumores del SNC son conceptualmente "tardíos" en las clasificaciones histológicas, ya que la necesidad de una clasificación surge cuando la neurocirugía logra resecar tumores y que el paciente sobreviva, por lo que se plantearon necesidades diagnósticas y pronósticas hasta ese entonces desconocidas.

El primer intento serio de monografía clasificatoria es el clásico de Bailey y Cushing,[3] cuyos antecedentes teóricos provenían de los aportes de la escuela Iberoamericana de Santiago Ramón y Cajal y Pío del Río Hortega.

A partir de entonces, y reflejando lo que ocurría con otras clasificaciones neoplásicas, se publicaron clasificaciones "pronósticas" en base morfológica.

Recién a fines de la década de 1940, se elaboró la clasificación de la Clínica Mayo, que fue muy popular,[4] que clasificaba los gliomas de adultos en cuatro grados. Esto era consistente con los intentos de la época de elaborar clasificaciones pronósticas basadas en la morfología (el ejemplo más famoso era la clasificación de Dukes para los tumores colónicos).[5] La clasificación de la Mayo ordenaba los tumores astrocíticos en cuatro categorías: astrocitoma I a IV. Lo interesante es la orientación esencialmente pronóstica, que deja de lado las consideraciones histogenéticas. Un problema crítico era la dificultad en la reproducibilidad, dado que tenía en cuenta once criterios morfológicos, por lo que constituía un sistema complejo. Este es un tema fundamental; la posibilidad de reproducir las clasificaciones es un elemento esencial a estas, ya que es uno de sus objetivos clínicos fundamentales.

Posteriormente en la década de 1950, Reingertz[6] propuso un sistema basado en tres categorías: astrocitoma, astrocitoma anaplásico y glioblastoma, nuevamente con predominio de las consideraciones pronósticas.

Recién en los años setenta, se produce un cambio conceptual importante a partir de la decisión de la Organización Mundial de la Salud (OMS) de reunir expertos en las distintas áreas de la oncología y elaborar clasificaciones basadas en la morfología,[7] que funcionaran como "diccionarios" para homologar las nomenclaturas internacionalmente. Asimismo, la OMS introdujo una clasificación que ponderaba exclusivamente los "grados de agresividad", en forma absolutamente independiente de la histogénesis. Dada la "institucionalización" brindada por la OMS, esta clasificación internacional y sus versiones sucesivas,[8, 9] fueron sumamente populares y brindaron, por primera vez, una base sólida para la comparación de terapéuticas y resultados en categorías oncológicas homogéneas (o, al menos, los más homogéneas posibles) y permitieron la posibilidad de los ensayos clínicos terapéuticos con comparación de grupos.

Los distintos avances tecnológicos y analíticos fueron inevitablemente modulando los criterios de las clasificaciones y, a veces, generaron tensiones entre los "avances" y el conocimiento consolidado. Algunos ejemplos típicos son la descripción del xantoastrocitoma pleomorfo[10] a partir de la utilización de la GFAP y la enorme utilización de la inmunohistoquímica, desde entonces, para definir nuevas entidades neurooncológicas.

Es importante destacar un concepto crítico: los progresos tecnológicos en las caracterizaciones tumorales (inmunomarcación, biología molecular, etc.), en general, no son armónicos con el conocimiento previo y generan una tensión a veces difícil de resolver. Las clasificaciones de la OMS intentan, a partir de la opinión de expertos, resolver taxonómicamente estas dificultades no siempre con éxito.

En este momento, la versión oficial es la del año 2007[11] y ya se han creado grupos de trabajo para la próxima clasificación. Algunas publicaciones anteriores plantean los términos generales de las discusiones,[12] de lo que por ahora se conoce como el "Consenso de Haarlem" (por la ciudad holandesa donde se efectuó la reunión preparatoria). El aporte más interesante, si bien hasta ahora preliminar, es lo que se denomina "diagnóstico en capas", que incluye la clasificación histológica, el grado de la OMS y la información molecular, todo expresado en un diagnóstico "integrado". Sin embargo, algunos expertos no concuerdan completamente con estos enfoques.[13] Los desafíos que la comunidad científica tiene por delante son enormes. Probablemente lo más complejo será armonizar los datos de la biología molecular con los conceptos morfológicos preexistentes. Este cambio es de una profundidad conceptual muy importante, quizá el mayor desde que se publican las series clasificatorias de la OMS.

Algunas publicaciones recientes son muy ilustrativas.[14] Las academias nacionales de Estados Unidos plantean, en su famoso informe, la necesidad de una "nueva taxonomía" que defina las enfermedades sobre la base de sus causas y elementos moleculares y, eventualmente, ambientales por sobre los signos y síntomas. Las implicancias de este enfoque (también llamado "medicina de precisión") son gigantescas, porque puede significar un cambio conceptual revolucionario en nuestra forma de entender y pensar las enfermedades. Las clasificaciones conocidas usan el criterio histogenético, lo que implica que el elemento básico es el de la "célula de origen", criterio que es el predominante en la mayor parte de las clasificaciones histológicas oncológicas.

Las aproximaciones contemporáneas a los fenómenos biológicos como el cáncer incluyen entonces el concepto referido de "medicina personalizada" o "medicina de precisión". La misma involucra un análisis más profundo de la biología intrínseca de estas neoplasias y la consecuencia esperada del desarrollo de tratamientos específicos basados en las características moleculares de los tumores. Es interesante la concurrencia simultánea de las técnicas moleculares de "gran escala", también conocidas como *next generation*,[15] que plantean las distintas integraciones complementarias de grupos de datos de diferentes plataformas (exoma, transcriptoma, secuenciación de micro-ARN, metilación de ADN, número de copias y proteómica). El volumen de datos generados es inmenso y constituye un problema en sí mismo, que requiere herramientas de análisis específicas que, en conjunto, se conocen como *big data*.[16]

Estas tecnologías, en su conjunto, están comenzando a revolucionar las clasificaciones de los fenómenos biológicos, entre ellos el cáncer, con fuerte impacto en la taxonomía y en los tratamientos. Solo mencionaremos, a modo de ejemplo, las terapias contra el receptor para el factor de crecimiento epidérmico mutado en el carcinoma no-células pequeñas de pulmón,[17] los carcinomas de mama con HER2 amplificado,[18] los carcinomas de pulmón con la traslocación EML4-ALK,[19] la leucemia mieloide crónica con la traslocación BCR-ABL[20] y los melanomas con BRAF mutado.[21]

Debemos mencionar iniciativas basadas en el modelo contemporáneo de multiplataformas de análisis y consorcios multicéntricos; una de las cuales es el Atlas del Genoma del Cáncer (TCGA, *Cancer Genome Atlas*), que describió los aspectos biológicos y genómicos fundamentales del glioblastoma multiforme (GBM)[22] y de los gliomas de bajo grado.[23]

Este proyecto fue iniciado por el NIH y constituye un esfuerzo coordinado, comprehensivo, multicéntrico que aplica múltiples herramientas de análisis a la genética y epigenética del cáncer. El proyecto está destinado a analizar más de veinte tipos de neoplasias con su caracterización genómica, bioinformática y analítica. Aunque la descripción de la genómica y epigenómica de estos tumores ha llevado a un incremento del conocimiento de su biología y de sus implicancias clínicas, el proceso de llevarlo al manejo clínico y terapéutico eficaz todavía está en desarrollo.

Analizaremos los distintos tipos tumorales de la neurooncología e intentaremos sintetizar los aportes más recientes y su influencia.

Tumores gliales y sus subtipos

Desarrollaremos los gliomas como grupo en general y describiremos las nuevas plataformas de análisis y su impacto taxonómico y conceptual sobre la neoplasia glial cerebral.

La utilización del concepto histogenético es una tradición que viene desde la época de la Escuela Iberoamericana de Pío del Río Hortega, la que tuvo una gran influencia en la ya referida monografía clásica "fundacional" de Percival Bailey y Harvey Cushing.[2] Este concepto expresa que los tumores son transformaciones de sus contrapartidas celulares "normales" y a ellas deben sus características biológicas, morfológicas y, por lo tanto, de identificación. Esta noción hoy se considera insuficiente, dadas las alteraciones genéticas de los tumores que los llevan a expresar tipologías distintas no siempre histogenéticas. Sin embargo, la nosología está fuertemente imbuida de esta concepción.

Los tumores gliales se pueden dividir en dos categorías mayores basadas en el grado de invasividad respecto al cerebro adyacente. Aquellos gliomas que infiltran el parénquima no neoplásico vecino se denominan difusos mientras que el otro tipo tumoral recibe el nombre de circunscripto, cuyos ejemplos más conocidos son, entre otros, el astrocitoma pilocítico y el ganglioglioma.

Esta definición implica una fuerte carga clínica, ya que la infiltración condiciona los límites de la cirugía y la imposibilidad de las "resecciones oncológicas" en el grado y extensión que se obtiene habitualmente en los tumores extraneurales. Es así que trabajos de autopsia demuestran la presencia de células neoplásicas mucho más allá de lo que se observa en las imágenes radiológicas o macroscópicas.[24]

Los tumores astrocíticos difusos corresponden a la categoría II de la OMS (astrocitomas difusos de bajo grado) o III (astrocitomas anaplásicos). Es muy común que ambos progresen en recidivas seriales y lleguen al grado IV o glioblastoma (en este caso, cuando es precedido por astrocitomas de menor grado, el glioblastoma se denomina secundario). La clasificación actual de la OMS los denomina "astrocitomas", junto con otros astrocitomas pediátricos, por la semejanza con astrocitos normales.

Un concepto que consideramos fundamental es el de la progresión serial de estas lesiones. Creemos que los grados 1 a 4 no deben considerarse entidades diferentes entre sí, sino un continuo lesional cuya discriminación es compleja y no siempre útil. No parecen tratarse de entidades diferentes entre sí, sino que los tumores grado 2 pueden tener muchas analogías con los grado 3 y evolucionar hacia grado 4 en tiempos no demasiado previsibles *a priori*. Es aquí quizá donde el impacto pronóstico de la biología molecular complementa y probablemente supera a la morfología e inmunotipificación tradicionales.

Sin embargo, en la medida que se avanza en el conocimiento de la patogénesis neurooncológica, el descubrimiento de las vías moleculares desagrega las entidades definidas por la morfología. El término astrocitoma evoluciona hacia una definición genérica que incluye entidades con mecanismos patogénicos muy diferentes. Esta consideración es aún más evidente en los casos pediátricos.

En el año 1988, un trabajo de Catherine Daumas Duport[25] generó un notable impacto, dado que planteaba la posibilidad de clasificar, desde el punto de visto pronóstico, los tumores astrogliales supratentoriales de los adultos sobre la base de cuatro parámetros histológicos simples (Figuras 4.1, 4.2, 4.3 y 4.4), reproducibles y de expresión "binaria" (ausentes o presentes). La sencillez, reproducibilidad y facilidad de uso por parte de los patólogos no especializados hicieron de esta publicación y de este sistema un aporte superlativo con más de 832 citas en la bibliografía.[26]

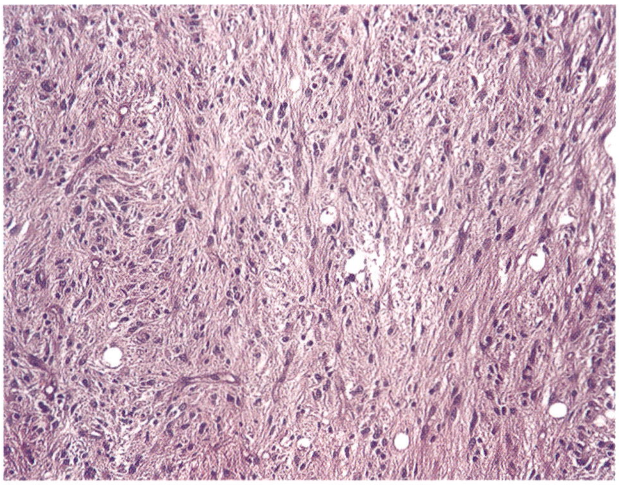

Figura 4.1 Astrocitoma de bajo grado. 400 X HE.

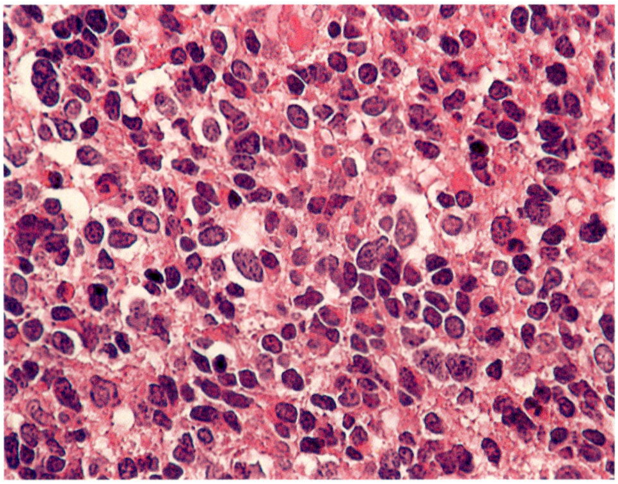

Figura 4.2 Astrocitoma anaplásico grado III. Pleomorfismo nuclear. 400 X HE.

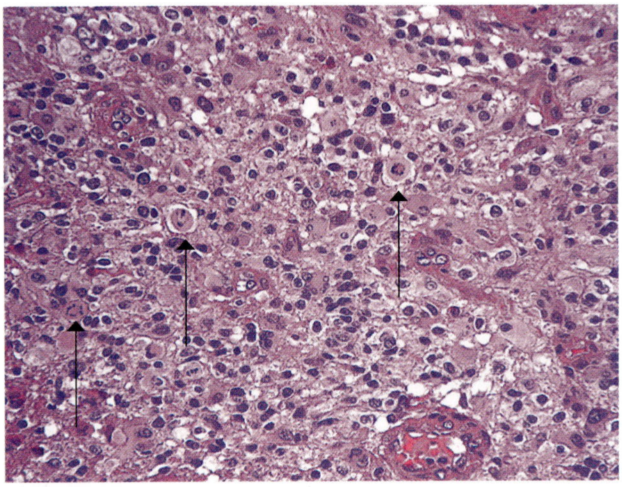

Figura 4.3 Glioblastoma (astrocitoma grado IV). Mitosis atípicas. 400 X HE.

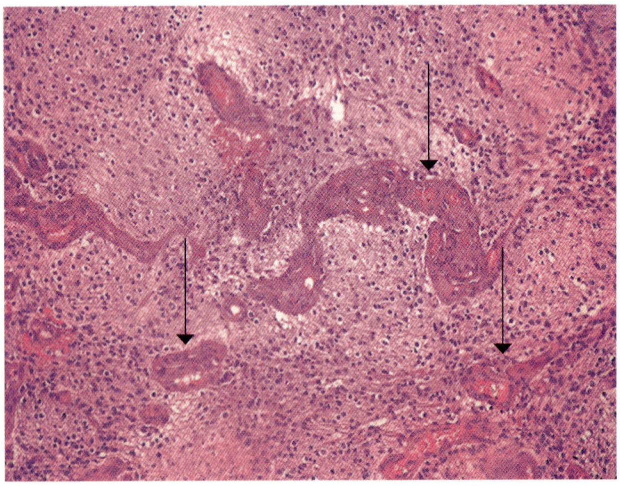

Figura 4.4 Glioblastoma. (astrocitoma grado IV). Proliferación microvascular. 400 X HE.

Si bien la propia autora cuestionó posteriormente la validez universal de este sistema, su impacto e influencia persisten hasta el día de hoy en la clasificación actual de la OMS. Los cuatro criterios morfológicos son pleomorfismo nuclear, mitosis, proliferación microvascular y necrosis. De hecho la inclusión de la necrosis de elementos tumorales ha calificado a estas lesiones desde hace muchos años como agresivas[27] y este elemento ha funcionado como organizador, incluso de aproximaciones más modernas.[28]

Los astrocitomas difusos corresponden al grado II de la OMS. Como se ha mencionado, su característica distintiva es la infiltración. Si bien ocurren en todo el SNC, son más frecuentes en los hemisferios cerebrales de los adultos.

Uno de los problemas más críticos de la clasificación de este grupo es su heterogeneidad clínica; constituyen parte de un espectro lesional que incluye los gliomas anaplásicos grado III y los glioblastomas grado IV. En aproximadamente dos tercios de los casos los gliomas grado II tanto astrocitomas como oligodendrogliomas experimentan una transformación a tumores grado III o grado IV. El manejo clínico de estos tumores constituye un desafío crítico, dado que el diagnóstico histopatológico actual no permite predecir esta transformación ni su cronología. Tampoco contribuye la notable variabilidad interpretativa entre los neuropatólogos[29] para definir estos aspectos, variabilidad que da cuenta de la insuficiencia de los criterios morfológicos actuales.

Las clasificaciones histológicas actuales[10] requieren la presencia de figuras mitóticas para el diagnóstico de astrocitomas difusos grado II. La proliferación microvascular y la necrosis descartan el grado II/III y constituyen el criterio diagnóstico que define a los glioblastomas.

Describiremos cronológicamente la sucesiva identificación de las diferentes alteraciones moleculares. Una de las primeras publicaciones fue la del grupo de Wong y cols.,[30] quien describió en gliomas la amplificación del receptor para el factor de crecimiento epidérmico. Posteriormente, David Louis y Greg Cairncross[31] describen la codeleción del brazo del cromosoma 1 y del 19 como un biomarcador simultáneamente diagnóstico (está ligado al fenotipo oligodéndrico), pronóstico (identifica a un subgrupo tumoral de mejor pronóstico) y predictivo (reconoce la sensibilidad a la quimioterapia y probablemente también a la radioterapia).[32] Esta descripción planteó por primera vez la necesidad de introducir la información molecular en el diagnóstico a partir de biomarcadores.

La descripción de la mutación de IDH 1 (isocitrato dehidrogenasa) en el año 2008[33] fue un cambio esencial en los conceptos patogénicos. Si bien fue descrita originalmente en glioblastomas, las series publicadas posteriormente demostraron que era mucho más frecuente en astrocitomas y oligodendrogliomas. A partir de entonces, las mutaciones de IDH1 y su homólogo mitocondrial IDH2 se convirtieron en los marcadores más importantes para este tipo tumoral. Junto con la mutación de p53 definen el subtipo de los astrocitomas difusos y son esenciales en las consideraciones clasificatorias.[34, 35] De hecho, un metaanálisis reciente analiza el impacto de la clasificación de tumores diagnosticados como astrocitomas grados II y III y evidencia que la gradación morfológica de la OMS carece de impacto pronóstico si no se desagrega por el estado de mutación IDH.[35]

La recientemente descrita mutación de ATRX (*Alpha Thalassemia / Mental Retardation Syndrome X -Linked*) completa el genotipo de este subtipo tumoral.[36] La ATRX está involucrada en el mantenimiento del telómero lo que favorece la replicación celular, por lo que cumple un papel oncológico esencial y, al mismo tiempo, es un marcador molecular útil para identificar el fenotipo astrocítico.

Una serie importante de trabajos recientes terminan de consolidar lo que creemos es la concepción actual de la articulación entre la biología molecular y la neurooncología.[23, 37-39]

Utilizando una serie de tecnologías de plataformas múltiples varios grupos colaborativos, estructurados en consorcios, han descrito el "paisaje molecular" de los gliomas (Figura 4.5 y Algoritmo 4.1). Del conjunto de estas descripciones surge la mutación IDH1/2 como el evento más precoz en la génesis tumoral glial y el que mayor implicancia pronóstica exhibe. Habiendo estratificado los tumores sobre la base de la mutación IDH1/2 y, posteriormente, a la codeleción 1p19q, el grupo concluye que el estado genético "captura" mejor que la histología la biología tumoral. Tres marcadores constituyen la base molecular de este análisis: IDH1/2; la codeleción 1p19q y el estatus p53. Los tumores con mutación IDH1/2 exhiben codeleción 1p19q o mutación de TP53 en forma mutuamente excluyente, en una verdadera dicotomía molecular. Quizá el dato más disruptivo es que aquellos gliomas de bajo grado sin mutación IDH1/2 (*wild type*) muestran similitudes genómicas y clínicas con los glioblastomas primarios sin mutación IDH1/2. La correlación con la histología convencional también muestra aspectos novedosos. El tumor de mejor pronóstico es aquel que muestra mutación IDH1/2 y codeleción 1p19q y está asociado a la histología oligodéndrica clásica. Los gliomas de bajo grado sin mutación IDH1/2 y aquellos con esta mutación y sin la codeleción 1p19q exhiben histología variada de las tres estirpes (astrocítica, oligodéndrica y mixta). Estos datos tienden a diluir el concepto de glioma mixto (oligodendro-astrocitoma), que carece, para estas metodologías de análisis, de una definición molecular o biológica específica para el oncotipo.

Estos hallazgos tienden a cambiar el estándar de diagnóstico tradicional por otro basado en la genética tumoral que, probablemente, mejore su reproducibilidad. Otro hallazgo crítico es que aquellos tumores sin mutación IDH1/2 son esencialmente diferentes a aquellos con la mutación, con una notable semejanza de aquellos con los glioblastomas primarios. Este dato es consistente en todas las plataformas de análisis evaluadas y sugiere que las lesiones no mutadas *wild type* para IDH1/2 son precursores inmediatos del glioblastoma con sobrevidas medias muy similares en ambos oncotipos. Una hipótesis alternativa o complementaria es que se trate de glioblastomas muestreados en forma incompleta, un desafío siempre crítico para la neuropatología quirúrgica. La síntesis de la serie del *The Cancer Genome Atlas Research Network*[23] estadifica en tres grupos moleculares en orden creciente de agresividad: aquellos con deleción IDH1/2 y codeleción 1p19q, los gliomas con deleción IDH1/2 y preservación 1p19q y los gliomas con IDH1/2 no mutado. Esta gradación, incluso, puede aportar datos pronósticos en los diagnósticos diferenciales entre astrocitomas difusos y circunscriptos, de distinta evolución y tratamiento y no siempre diferenciables en la histología. El genotipo más aceptado en la actualidad[40] como diagnóstico de los tumores astrocíticos difusos supratentoriales de los adultos es la inmunopositividad (equivalente a la proteína mutada) para p53 y para ATRX (en este caso negatividad por inmunohistoquímica de la proteína mutada) en el contexto de la mutación IDH1 o, en menor medida, IDH2 (Tabla 4.1).

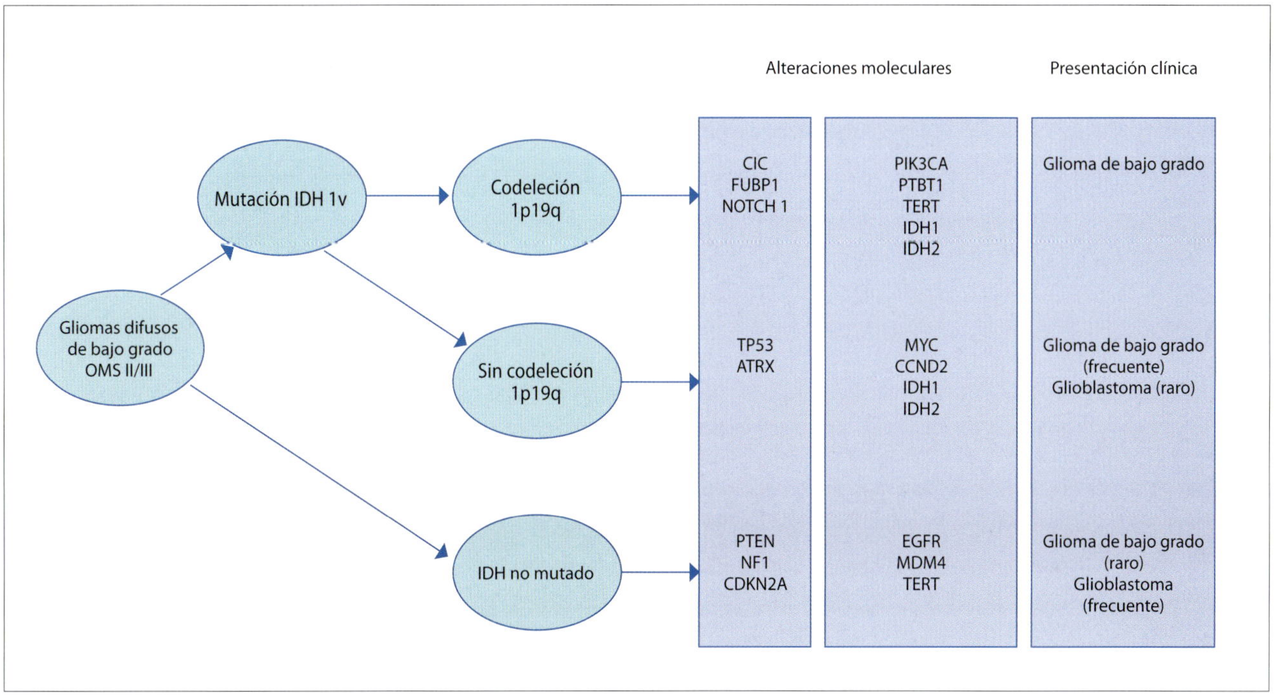

Figura 4.5 Mutación de IDH 1 en gliomas difusos de bajo grado. (Modificado de referencia 23).

Algoritmo 4.1 Algoritmo para el análisis molecular de los gliomas difusos. (Modificado de referencia 40).

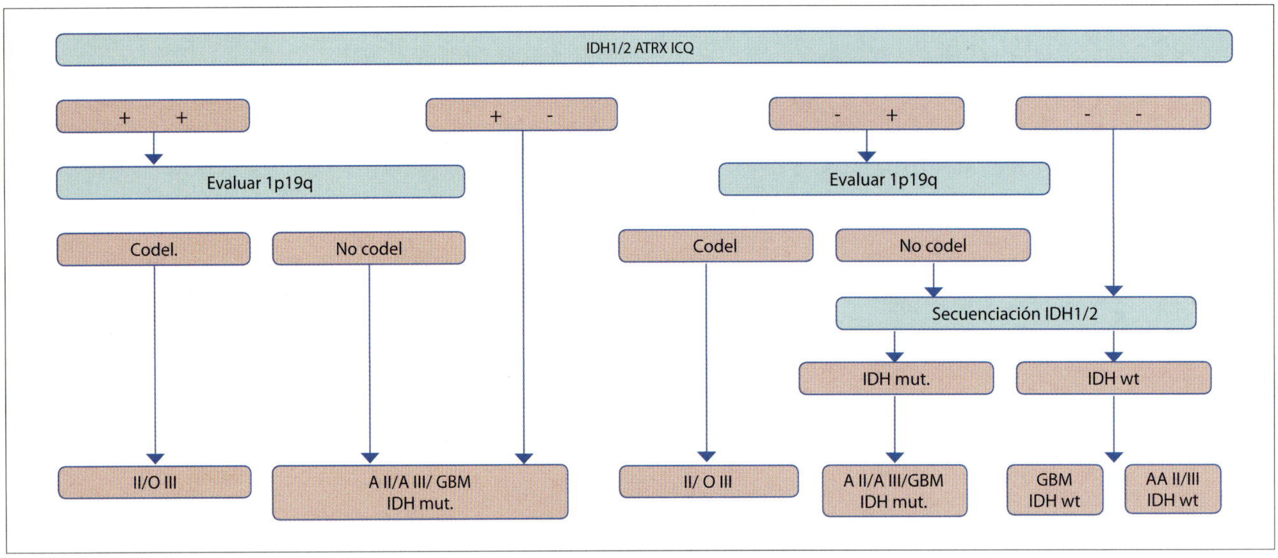

Tabla 4.1 Características de los gliomas con mutación IDH1 y sin esta

	Gliomas de bajo grado IDH no mutados	Gliomas de bajo grado IDH mutados
Edad	Mayores	Menores
Localización	No característico	Lóbulo frontal
Sobrevida	1,7 años	8 años (+ codel. 1p19q) 6,3 años (– codel. 1p19q)

El fenotipo oligodéndrico

Los oligodendrogliomas son el prototipo del tumor donde la morfología y la biología molecular se articulan en forma no siempre armónica, a veces, definiéndose mutuamente.

El problema central de este oncotipo tiene que ver con la falta de un marcador específico de estirpe. El diagnóstico se ha hecho sobre la base del halo claro perinuclear característico (un artefacto por la fijación en formol), la disposición de la cromatina nuclear y los vasos de pared fina (Figura 4.6 a 4.9). La descripción de la deleción 1p19q colaboró a definir la entidad. A partir de entonces, los patólogos incrementaron el diagnóstico de esta estirpe y también la falta de reproducibilidad con grandes

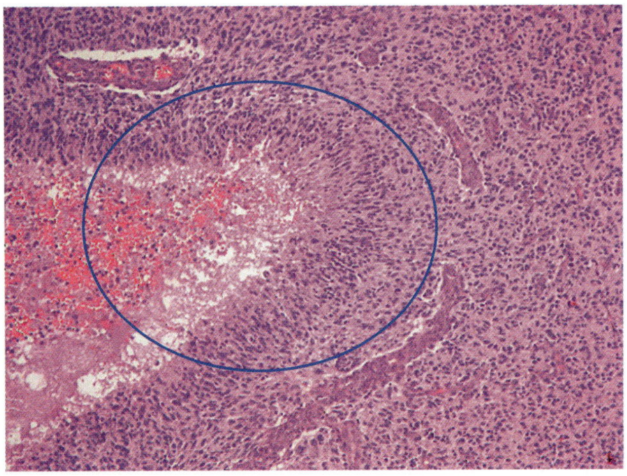

Figura 4.6 Glioblastoma (astrocitoma grado IV). Se observa la necrosis "en empalizada". 400 X HE.

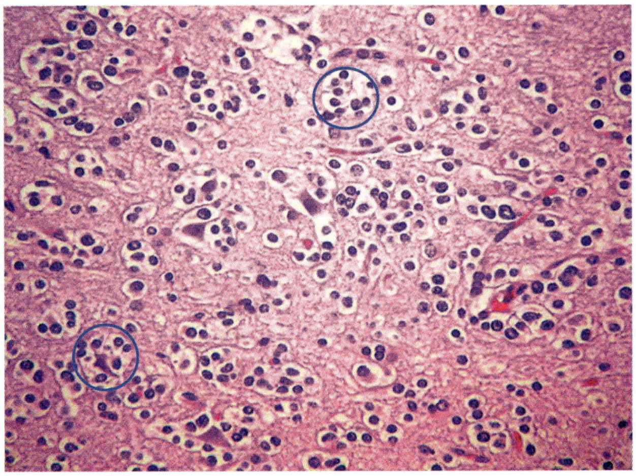

Figura 4.7 Oligodendroglioma de bajo grado. Células con halo claro perinuclear. 400 X HE.

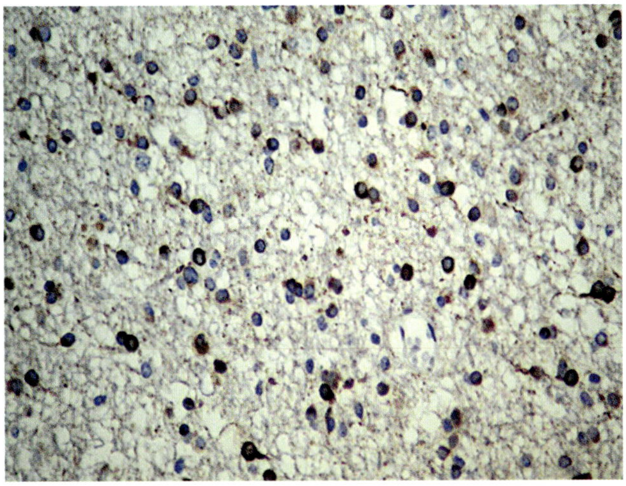

Figura 4.8 Oligodendroglioma. Inmunomarcación positiva para NogoA. 400 X.

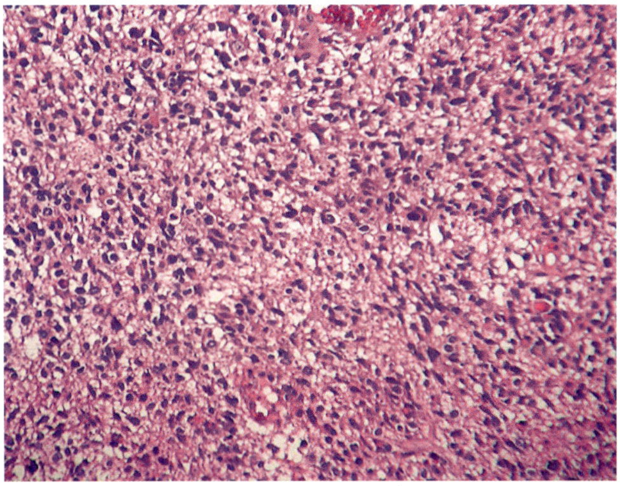

Figura 4.9 Oligodendroglioma anaplásico. 400 X.

variaciones en la incidencia en las distintas series.[41] La evaluación de las variantes mixtas agrava el problema. Se puede aseverar que el mayor problema contemporáneo en la evaluación de los gliomas difusos está dado en las definiciones diagnósticas de los astrocitomas difusos grado II, los oligodendrogliomas grado II y III y las variantes mixtas grado II y III. Como se comentó anteriormente la biología molecular en gran escala, con plataformas múltiples, ha brindado una respuesta a este problema y el tiempo deberá validar su aplicación global.

El fenotipo glioblastoma

La definición actual de la OMS para este oncotipo requiere un tumor astrocítico de alto grado que exhiba necrosis o proliferación microvascular (*v.* Figura 4.7). Constituye uno de los tumores más letales de la oncología humana con una sobrevida media de quince meses con el tratamiento estándar actual (cirugía, radio y quimioterapia). Este dato destaca la necesidad imperiosa de terapéuticas personalizadas.

En el año 2006, Phillips y cols. analizaron la expresión diferencial de distintos marcadores delineando tres subclases de GBM: proneural; mesenquimal y proliferativo.[42]

La variedad proneural estaba asociada con una mejor sobrevida aunque los casos con mutación IDH1/2 se producían casi invariablemente en este grupo.

Muchos de los aspectos histopatológicos guardan una correlación pobre con las alteraciones moleculares conocidas y sus vías de acción. Por ejemplo, no es posible en términos morfológicos, distinguir los GBM con mutación IDH1/2 de aquellos sin este gen mutado. Y el dato crítico es que este cambio y algunos otros son compartidos con los astrocitomas grado III y otros gliomas. La conclusión es que la definición histológica incluye subtipos tumorales con distintas variantes moleculares. Y, más aún, si estas alteraciones representan conductas biológicas diferentes o definidas correlaciones clínicas evolutivas del paciente, deben ser incorporadas a los sistemas clasificatorios. Quizá los pacientes con gliomas astrocíticos de alto grado sin necrosis o proliferación microvascular grado III, cuyos tumores muestran la versión no mutada (*wild type*) de IDH1/2 deban ser considerados GBM, incluso sin los elementos histológicos necesarios. Alternativamente, si presentan la versión mutada de IDH1/2, deban ser considerados otra entidad, dada las diferencias en sus aspectos clínicos y biológicos. Adicionalmente, los GBM pediátricos, descritos a continuación, se caracterizan por mutaciones en la histona H3F3A y sugieren que estos tumores representan un tercer grupo de glioblastomas.

Astrocitomas pediátricos

Tradicionalmente, la nomenclatura, clasificación y, en menor grado, el tratamiento de los gliomas pediátricos se han basado en datos obtenidos de las variantes adultas, sobre todo por la rareza de estas lesiones en la población pediátrica, pese a que los tumores cerebrales constituyen la neoplasia sólida más frecuente en este grupo etario. La tasa de sobrevida de los GBM pediátricos es del 12% a cinco años,[43] lo que lo convierte en una causa predominante de muerte relacionada al cáncer en esta población.

Un elemento que ha planteado el consenso de Haarlem[11] es la necesidad de separar los gliomas pediátricos de los que se manifiestan en los adultos. Este concepto reafirma una vez más los límites interpretativos diagnósticos de la morfología. Si bien los gliomas son similares en ambas poblaciones el perfil molecular es diferente. Como se ha comentado, estas diferencias moleculares son reflejo de una biología probablemente diferente y, sobre todo, brindan la posibilidad de tratamiento molecular distinto al de las variantes adultas.

Las alteraciones moleculares conocidas (codeleción 1p19q; amplificación del receptor del factor de crecimiento epidérmico [EGFr], metilación de MGMT, mutación de IDH1/2, etc.) que tienen importante efecto diagnóstico, predictivo y pronóstico en los gliomas difusos de los adultos, no son tan eficaces en las variantes pediátricas. Por el contrario, una serie reciente de descripciones moleculares, ha identificados alteraciones con alto grado de especificidad.

BRAF

Las alteraciones observadas en la proteína quinasa serina-treonina (BRAF) constituyen las alteraciones genéticas más importantes de los gliomas pediátricos. Es una mutación descrita como susceptible de ser alcanzada con drogas y eventualmente tratable. Es una quinasa intracelular mitogénica. Como muchas vías metabólicas, en condiciones fisiológicas, tiene efectos biológicos a veces opuestos. La alteración más frecuente que compromete BRAF es el rearreglo genético y la fusión. Recientemente se ha descrito un rearreglo y duplicación en tándem en 7q34 entre BRAF y otro gen centromérico a BRAF, KIAA1549, que produce un gen fusionado. Esta alteración es característica de los astrocitomas pilocíticos en un rango del 50% al 90% de los casos,[44] lo que lo vuelve un aceptable marcador diagnóstico, sobre todo, en casos de morfología compleja. En lo concerniente a los aspectos pronósticos, las opiniones son más contradictorias. La presencia de la fusión *KIAA1549:BRAF* comparados con casos que no la presentan exhibe un efecto beneficioso en dos estudios[45, 46] y nulo en cuatro.[47-50]

La otra alteración que compromete a BRAF se ha caracterizado como una mutación de valina a glutamato en la posición 600, conocida habitualmente como BRAF V600E y descrita en una variedad de tumores.

La mutación inhibe el componente autorregulatorio de BRAF, la convierte en su forma activa y activa en forma constitutiva la vía de la proteína quinasa activada por mitógeno (MAP quinasa).

En una serie que analiza la presencia de la mutación[51] se describe una incidencia del 66,7% en los xantoastrocitomas pleomorfos y también, en menor frecuencia, en astrocitomas pilocíticos, gangliogliomas, y gliomas malignos. En otra se reporta la misma incidencia en xantoastrocitomas pleomorfos, 18% en gangliogliomas y 9% en astrocitomas pilocíticos extracerebelosos.[52]

La mutación BRAF V600E y la fusión BRAF, KIAA1549 suelen ser mutuamente excluyentes.

En la actualidad, la determinación molecular del estado de BRAF KIAA1549 es útil como un biomarcador diagnóstico en la fosa posterior. La mutación BRAF V600E ha sido descrita adicionalmente a la mayoría de los xantoastrocitomas pleomorfos también en otros gliomas de bajo grado.

En términos pronósticos la fusión BRAF, KIAA1549 se considera como un marcador de buen pronóstico en la mayoría de los gliomas pediátricos de bajo grado, más allá de su histotipo. La mutación BRAF V600E también ha sido descrita en un 5% de los GBM[53] y hasta en un 50% de la variedad epitelioide, la que, no sorprendentemente, se produce preferencialmente en niños y jóvenes.

H3

El hallazgo de mutaciones en las proteínas histonas es muy reciente.[54, 55]

Los dos grupos que las describieron, reportan la mutación somática heterocigótica en el gen que codifica la variante H3.3 (H3F3A) en pacientes con glioblastomas pediátricos extratroncales y en gliomas difusos intrínsecos de tronco. En este último caso, en un significativo número de tumores, la mutación era la variante H3.1. En los glioblastomas de esta serie, H3 estaba mutada en el 44% de los casos mientras que en los gliomas difusos de tronco alcanzaban el 78%; dato que contribuye a consolidar esta entidad clínico-patológica.

Ambas mutaciones en H3.3 y en H3.1 resultan en sustituciones de aminoácidos en la posición 27 (K27M) y en la posición 34 (G34R; G34V).

Sorprendentemente la mayoría de los tumores con la mutación H3K27M se encontraban en estructuras de la línea media; el tálamo o el tronco cerebral mientras que aquellos con H3 G34R/V exhiben predilección por la corteza. Este dato curioso asocia la topografía con la genética lesional.

Otro elemento que da cuenta de la biología intrínseca de estas lesiones es la coexistencia con otras alteraciones genéticas: aproximadamente el 30% de las mutaciones H3K27M se asocian con mutaciones en ATRX/DAXX y 60% con mutaciones en TP53.[53] Sin embargo, las mutaciones en IDH1/2, tan características en los gliomas de alto grado de los adultos están en general ausentes en los tumores mutantes para H3.3.

Las mutaciones en H3 parecen ser características de los gliomas pediátricos de alto grado con una alta prevalencia y discriminación entre subtipos topográficos. Los pacientes con la mutación H3K27M parecen tener una sobrevida peor que aquellos con la mutación H3 G34R/V.[56, 57]

Las muy recientes descripciones de estas mutaciones plantean claramente que el panorama biológico de los tumores gliales pediátricos ha cambiado radicalmente. La caracterización molecular redefine las entidades y brinda por primera vez la posibilidad de un acceso terapéutico específico. Todavía es necesario generar información a partir de ensayos clínicos, en entidades de baja incidencia, para valorizar el papel de los tratamientos de la así llamada "medicina de precisión". Las experiencias clínicas en melanomas y tumores colónicos (que exhiben alteraciones en BRAF) sugieren que el camino es complejo.

Como síntesis podemos decir que estamos en un momento de transición como pocas veces en la historia de la neuropatología. Las clasificaciones tradicionales parecen haber llegado a su límite en la captura de aquellos aspectos biológicos con traducción clínica. La biología molecular (y su contraparte clínica: la llamada "medicina de precisión") necesita una maduración adicional para una mejor definición operativa de sus subgrupos. Mientras tanto, es una responsabilidad de los investigadores aplicar la estratificación molecular en los ensayos clínicos que evalúan nuevos compuestos para definir grupos de mayor homogeneidad. Asimismo, es obligado el enfoque multidisciplinario que permita una integración de los datos generados por las distintas aproximaciones en una comprensión terapéutica traslacional, hoy imprescindible.

Clasificación OMS de los tumores del sistema nervioso central (Acta Neuropathol (2016) 131:803-20) Tumores del tejido neuroepitelial

Tumores astrocíticos difusos y oligodendrogliales	
Astrocitoma difuso, IDH mut	9400/3
Astrocitoma gemistocítico, IDH mut	9411/3
Astrocitoma difuso, IDH wt	9400/3
Astrocitoma difuso, NOS	9400/3
Astrocitoma anaplásico, IDH mut	9401/3
Astrocitoma anaplásico, IDH wt	9401/3
Astrocitoma anaplásico, NOS	9401/3
Glioblastoma, IDH wt	9440/3
Glioblastoma de células gigantes	9441/3
Gliosarcoma	9442/3
Glioblastoma epitelioide	9440/3
Glioblastoma, IDH mut	9445/3*
Glioblastoma, NOS	9440/3
Glioma difuso de línea media, H3 K27M-mut	9385/3*
Oligodendroglioma, IDH mut y codeleción 1p/19q	9451/3
Oligodendroglioma anaplásico, NOS	9451/3
Oligoastrocitoma, NOS	*9382/3*
Oligoastrocitoma anaplásico, NOS	*9382/3*
Otros tumores astrocíticos	
Astrocitoma pilocítico	*9421/1*
Astrocitoma pilomixoide	9425/3
Astrocitoma subependimario de células gigantes	9384/1
Xantoastrocitoma pleomórfico	9424/3
Xantoastrocitoma pleomórfico anaplásico	9424/3
Tumores ependimarios	
Subependimoma	9383/1
Ependimoma mixopapilar	9394/1
Ependimoma	9391/3
Ependimoma papilar	9393/3
Ependimoma de células claras	9391/3
Ependimoma tanicítico	9391/1
Ependimoma, positivo fusión RELA	9396/3*
Ependimoma anaplásico	9392/3
Otros gliomas	
Glioma cordoide del tercer ventrículo	9444/1
Glioma angiocéntrico	*9431/1*
Astroblastoma	*9430/3*
Tumores de plexo coroideo	
Papiloma de plexo coroideo	*9390/0*
Papiloma atípico de plexo coroideo	*9390/1*
Carcinoma de plexo coroideo	*9390/3*
Tumores neuronales y glioneuronales mixtos	
Tumor neuroepitelial disembrioplásico	9413/0
Gangliocitoma	9492/0
Ganglioglioma	9505/1
Ganglioglioma anaplásico	9503/3
Gangliocitoma displásico de cerebelo (Lhermitte-Duclos)	9493/0
Astrocitoma/ganglioglioma desmoplásico infantil	9412/1
Tumor papilar glioneuronal	9509/1
Tumor glioneuronal formador de rosetas	9505/1
Tumor glioneuronal leptomeníngeo difuso	
Neurocitoma central	*9506/1*
Neurocitoma extraventricular	*9506/1*
Liponeurocitoma cerebeloso	*9506/1*
Paraganglioma	8693/1
Tumores de la región pineal	
Pineocitoma	9361/1
Tumor del parénquima pineal de diferenciación intermedia	9362/3
Pineoblastoma	9362/3
Tumor papilar de la región pineal	*9395/3*
Tumores embrionarios	
Meduloblastoma, definidos genéticamente	
Meduloblastoma, WNT-activado	9475/3*
Meduloblastoma, SHH-activado y TP-53 mut	*9476/3**
Meduloblastoma, SHH-activado y TP-53 wt	9471/3

Meduloblastoma, no WNT y no SHH	9477/3*
Meduloblastoma grupo 3	
Meduloblastoma grupo 4	
Meduloblastoma, definidos histológicamente	
Meduloblastoma clásico	9470/3
Meduloblastoma desmoplásico/ nodular	9471/3
Meduloblastoma con extensión nodular	9471/3
Meduloblastoma anaplásico de células grandes	9474/3
Meduloblastoma, NOS	9470/3
Tumor embrionario con rosetas multicapas, con alteración de C19MC	9478/3*
Tumor embrionario con rosetas multicapas, NOS	9478/3
Meduloepitelioma	9501/3
Neuroblastoma del SNC	9500/3
Ganglioneuroblastoma del SNC	9490/3
Tumor embrionario del SNC, NOS	9473/3
Tumor teratoide rabdoide atípico	9508/3
Tumor embrionario del SNC con características rabdoideas	9508/3
Tumores de los nervios craneales y paraespinales	
Schwannoma	9560/0
Celular	9560/0
Plexiforme	9560/0
Melanótico	9560/0
Neurofibroma	9540/0
Neurofibroma atípico	9540/0
Neurofibroma plexiforme	9550/0
Perineuroma	9571/0
Tumores híbridos de la vaina del nervio	
Tumor maligno de la vaina nerviosa (TMVN)	9540/3
TMVN epitelioide	9540/3
TMVN con diferenciación polineural	9540/3
Meningiomas	
Meningioma	9530/0
Meningotelial	9531/0
Fibroso (fibroblástico)	9532/0
Transicional (mixto)	9537/0
Psamomatoso	9533/0
Angiomatoso	9534/0
Microquístico	9530/0
Secretorio	9530/0
Rico en linfocitos	9530/0
Metaplásico	9530/0

Cordoide	9538/1
Células claras	9538/1
Atípico	9538/1
Papilar	9538/3
Rabdoide	9538/3
Anaplásico (maligno)	9530/3
Tumores mesenquimales no meningoteliales	
Tumor fibroso solitario / hemangiopericitoma**	
Grado 1	8815/0
Grado 2	8815/1
Grado 3	8815/3
Hemangioblastoma	9161/1
Hemangioma	9120/0
Hemangioendotelioma epiteloide	9133/3
Angiosarcoma	9120/3
Sarcoma de Kaposi	9140/3
Sarcoma de Ewing / PNET	9363/4
Lipoma	8850/0
Angiolipoma	8861/0
Hibernoma	8880/0
Liposarcoma	8850/3
Fibromatosis de tipo desmoide	8821/1
Miofibroblastoma	8825/1
Histocitoma fibroso benigno	8830/0
Fibrosarcoma	8810/3
Sarcoma pleomórfico indiferenciado/ histocitoma fibroso maligno	8802/3
Leiomioma	8890/0
Leiomiosarcoma	8890/3
Rabdomioma	8900/0
Rabdomiosarcoma	8900/3
Condroma	9220/0
Condrosarcoma	9220/3
Osteoma	9180/0
Osteocondroma	9210/0
Osteosarcoma	9180/3
Tumores melanocíticos	
Melanocitosis meníngea	8728/0
Melanocitoma meníngeo	8728/1
Melanoma meníngeo	8720/3
Melanomatosis meníngea	8728/3
Linfomas	
Linfomas difuso de células B grandes del SNC	9680/3

Linfomas del SNC asociado a inmunodeficiencia, linfoma relacionado con sida, linfoma difuso positivo virus EB, granulomatosis linfomatoidea NOS	9766/1
Linfomas intravascular de células B grandes	9712/3
Linfoma de SNC de bajo grado de células B, células T y células NK/T, linfoma anaplásico de células grandes, linfoma anaplásico de células grandes ALK positivo	9714/3
linfoma anaplásico de células grandes ALK negativo	9702/3
Linfoma MALT de la dura	9699/3
Tumores histiocíticos	
Histiocitosis de células de Langerhans	9751/3
Enfermedad de Erdheim-Chester	9750/1
Enfermedad Rosai-Dorfman	
Xantogranuloma Juvenil	
Sarcoma histiocítico	9755/3
Tumores de células germinales	
Germinoma	9064/3
Carcinoma embrionario	9070/3
Tumor del saco vitelino	9071/3
Coriocarcinoma	9100/3
Teratoma	9080/1
Maduro	9080/0
Inmaduro	9080/3
Teratoma con transformación maligna	9084/3
Tumor mixto de células germinales	9085/3
Tumores de la región selar	
Craneofaringioma	9350/1
Adamantinomatoso	9351/1
Papilar	9352/1
Tumor de células granulares	9582/0
Pituicitoma	*9432/1*
Oncocitoma fusocelular de la adenohipófisis	*8290/0*
Tumores metastásicos	

Los códigos provienen de la Clasificación Internacional de enfermedades oncológicas (ICD-0): /0: Tumores benignos; /1: *Borderline* inespecíficos o de comportamiento incierto; /2: Carcinoma *in situ* y neoplasias intraepiteliales grado III; /3: Tumores malignos.

La clasificación es una modificación de la clasificación previa de la OMS de acuerdo con los cambios en la comprensión de estas lesiones.

(*) Estos códigos nuevos fueron aprobados por el comité de la OMS

Lesiones escritas en cursiva: *entidades provisorias.*

(**) Grados de acuerdo con la clasificación de tumores y tejidos blandos de la OMS de 2013.

Bibliografía

1 <www.turtlereader.com/authors/charles-darwin/the-life-and-letters-of-charles-darwin-day-153-of-188 > [Consulta: septiembre de 2015].

2 McKusick VA. On lumpers and splitters, or the nosology of genetic disease. Perspect Biol Med. 1969 Winter; 12(2): 298-312.

3 Bailey P, Cushing H. A Classification of the Tumors of the Glioma Group on a Histogenetic Basis With a Correlated Study of Prognosis. Philadelphia: JB Lippincott Co 1926; 175.

4 Kernohan JW, Mabon RF, Svien HJ, Adson AW. A simplified classification of gliomas. Proc Staff Meet Mayo Clin 1949; 24: 71-5.

5 Dukes CE. The classification of cancer of the rectum. Journal of Pathological Bacteriology 1932; 35: 323.

6 Ringertz J. Grading of gliomas. Acta Pathol Microbiol Scand. 1950; 27: 51-64.

7 Zulch KJ. Histological Typing of Tumors of the Central Nervous System. Geneva, Switzerland: World Health Organization; 1979.

8 Kleihues P, Burger PC, Scheithauer BW. Histological typing of tumours of the central nervous system. World Health Organization. International histological classification of tumours. Springer: Heidelberg, 1993.

9 Kleihues P, Cavenee WK. World Health Organization. Classification of Tumours. Pathology and genetics of tumours of the nervous system. IARC Press: Lyon, 2000.

10 Kepes JJ, Rubinstein LJ, Eng LF. Pleomorphic xanthoastrocytoma: a distinctive meningocerebral glioma of young subjects with relatively favorable prognosis. A study of 12 cases. Cancer 1979; 44(5): 1839-52.

11 Louis DN, Ohgaki H, Wiestler OD, Cavenee WK. WHO Classification of Tumours of the Central Nervous System (4 ed.). IARC Press: Lyons, 2007.

12 Louis DN, Perry A, Burger P, et al. International Society Of Neuropathology-Haarlem consensus guidelines for nervous system tumor classification and grading. Brain Pathol 2014; 24(5): 429-35.

13 Johannes Hainfellner. International Society of Neuropathology-Haarlem Consensus Guidelines for Nervous System Tumor Classification and Grading, Brain Pathology 2014; 24: 671-2.

14 Toward Precision Medicine: Building a Knowledge Network for Biomedical Research and a New Taxonomy of Disease. Washington D.C: The National Academies Press, 2011.

15 Louis DN, Virgin HW, Asa SL. "Next-generation" pathology and laboratory medicine. Arch Pathol Lab Med 2011 Dec; 135(12): 1531-2.

16 Kingsmore SF, Saunders CJ. Deep sequencing of patient genomes for disease diagnosis: when will it become routine? Sci Transl Med 2011; 3(87): 23-87.

17 Lynch TJ, Bell DW, Sordella R, et al. Activating mutations in the epidermal growth factor receptor underlying responsiveness of non-small cell lung cancer to gefitinib. New Eng J Med 2004; 350: 2129-39.

18 Slamon D, Pegram M. Rationale for trastuzumab (Herceptin) in adjuvant breast cancer trials. Semin Oncol 2001; 28: 13-9.
19 Kwak EL, Bang YJ, Camidge DR, et al. Anaplastic lymphoma kinase inhibition in non-small-cell lung cancer. New Eng J Med 2010; 363: 1693-703.
20 Druker B. Signal transduction inhibition: results from phase I clinical trials in chronic myeloid leukemia. Semin Hematol 2001; 38: 9-14.
21 Chapman PB, Hauschild A, Robert C, et al. Improved survival with vemurafenib in melanoma with BRAF V600E mutation. New Eng J Med 2011; 364: 2507-16.
22 Brennan CW, Verhaak RG, McKenna A, et al. The somatic genomic landscape of glioblastoma. Cell 2013; 155: 462-77.
23 Brat DJ, Verhaak RG, Aldape KD, et al. Cancer Genome Atlas Research Network, Integrative Genomic Analysis of Diffuse Lower-Grade Gliomas. N Engl J Med 2015; 372(26): 2481-98.
24 Burger PC. Pathologic anatomy and CT correlations in the glioblastoma multiforme. Appl Neurophysiol. 1983; 46(1-4): 180-7.
25 Daumas-Duport C, Scheithauer B, O'Fallon J, Kelly P. Grading of astrocytomas. A simple and reproducible method. Cancer 1988; 62(10): 2152-65.
26 <https://scholar.google.es/scholar?hl=es&q=Daumas+Duport+C%2C&btnG=&lr= > Consulta: Mayo 2015.
27 Nelson JS, Tsukada Y, Schoenfeld D, et al. Necrosis as a prognostic criterion in malignant supratentorial, astrocytic gliomas. Cancer 1983; 52(3): 550-4.
28 Figarella-Branger D, Mokhtari K, Colin C, et al. Prognostic Relevance of Histomolecular Classification of Diffuse Adult High-Grade Gliomas with Necrosis. Brain Pathol 2014; 25(4): 418-28.
29 Van den Bent MJ. Interobserver variation of the histopathological diagnosis in clinical trials on glioma: a clinician's perspective. Acta Neuropathol 2010; 120(3): 297-304.
30 Wong AJ, Bigner SH, Bigner DD, et al. Increased expression of the epidermal growth factor receptor gene in malignant gliomas is invariably associated with gene amplification. Proc Natl Acad Sci USA 1987; 84(19): 6899-903.
31 Cairncross JG, Ueki K, Zlatescu MC, et al. Specific genetic predictors of chemotherapeutic response and survival in patients with anaplastic oligodendrogliomas. J Natl Cancer Inst 1998; 90(19): 1473-9.
32 Kaloshi G, Benouaich-Amiel A, Diakite F, et al. Temozolomide for low-grade gliomas: predictive impact of 1p/19q loss on response and outcome. Neurology. 2007; 68(21): 1831-6.
33 Parsons DW, Jones S, Zhang X, et al. An integrated genomic analysis of human glioblastoma multiforme. Science 2008; 321: 1807-12.
34 Ferrer-Luna R, Mata M, Núñez L, et al. Loss of heterozygosity at 1p-19q induces a global change in oligodendroglial tumor gene expression. J Neurooncol. 2009 Dec; 95(3): 343-54.
35 Reuss DE, Mamatjan Y, Schrimpf D, et al. IDH mutant diffuse and anaplastic astrocytomas have similar age at presentation and little difference in survival: a grading problem for WHO. Acta Neuropathol 2015: 129(6): 867-73.
36 Heaphy CM, de Wilde RF, Jiao Y, et al. Altered telomeres in tumors with ATRX and DAXX mutations. Science 2011; 333: 425.
37 Ichimura K, Narita Y, Hawkins CE. Diffusely infiltrating astrocytomas: pathology, molecular mechanisms and markers. Acta Neuropathol 2015; 129(6): 789-808.
38 Eckel-Passow JE, Lachance DH, Molinaro AM, et al. Glioma Groups Based on 1p/19q, IDH, and TERT Promoter Mutations in Tumors. N Engl J Med 2015; 372(26): 2499-508.
39 Ellison DW. Multiple Molecular Data Sets and the Classification of Adult Diffuse Gliomas. N Engl J Med 2015; 372(26): 2555-7.
40 Reuss DE, Sahm F, Schrimpf D, et al. ATRX and IDH1-R132H immunohistochemistry with subsequent copy number analysis and IDH sequencing as a basis for an ntegrated" diagnostic approach for adult astrocytoma, oligodendroglioma and glioblastoma. Acta Neuropathol 2015; 129(1): 133-46.
41 McLendon RE, Rosenblum MK, Bigner DD. Russell & Rubinstein's Pathology of Tumors of the Nervous System (7º ed.) Cleveland: CRC Press, 2006.
42 Phillips HS, Kharbanda S, Chen R, et al. Molecular subclasses of high-grade glioma predict prognosis, delineate a pattern of disease progression, and resemble stages in neurogenesis. Cancer Cell 2006; 9: 157-73.
43 Broniscer A, Gajjar A. Supratentorial high-grade astrocytoma and diffuse brainstem glioma: two challenges for the pediatric oncologist. Oncologist 2004; 9: 197-206
44 Lawson ARJ, Tatevossian RG, Phipps KP, et al. RAF gene fusions are specific to pilocytic astrocytoma in a broad paediatric brain tumour cohort. Acta Neuropathol 2010; 120(2): 271-3.
45 Horbinski C, Nikiforova MN, Hagenkord JM, et al. Interplay among BRAF, p16, p53, and MIB1 in pediatric low-grade gliomas. NeuroOncol 2012; 14(6): 777-89.
46 Hawkins C, Walker E, Mohamed N, et al. BRAF-KIAA1549 fusion predicts better clinical outcome in pediatric low-grade astrocytoma. Clin Cancer Res 2011: 17(14): 4790-8.
47 Horbinski C, Hamilton RL, Nikiforov, Pollack IF. Association of molecular alterations, including BRAF, with biology and outcome in pilocytic astrocy-tomas. Acta Neuropathol 2010; 119(5): 641-9.
48 Colin C, Padovani L, Chappe C, et al. Outcome analysis of childhood pilocytic astrocytomas: a retrospective study of 148 cases at a single institution. Neuropathol Appl Neurobiol 2013; 39(6): 693-705.
49 Jones DTW, Kocialkowski S, Liu L, et al. Tandem duplication producing a novel oncogenic BRAF fusión gene defines the majority of pilocytic astrocytomas. Cancer Res 2008; 68(21): 8673-7.
50 Lin A, Rodriguez FJ, Karajannis MA, et al. BRAF alterations in primary glíal and glioneuronal neoplasms of the central nervous system with identification of 2 novel KIAA1549:BRAF fusion variants. J NeuropatholExpNeurol 2012; 71(1): 66-72.
51 Myung JK, Cho H, Park C-K, et al. Analysis of the BRAF(V600E) mutation in central nervous system tumors. TranslOncol 2012; 5(6): 430-6.
52 Ohgaki H, Kleihues P. Epidemiology and etiology of gliomas. ActaNeuropathol 2005; 109(1): 9-108.

53 Schindler G, Capper D, Meyer J, et al. Analysis of BRAF V600E mutation in 1,320 nervous system tumors reveals high mutation frequencies in pleomorphic xanthoastrocytoma, ganglioglioma and extra-cerebellar pilocytic astrocytoma. Acta Neuropathol 2011; 121: 397-405.
54 Schwartzentruber J, Korshunov A, Liu X-Y, et al. Driver mutations in histone H3.3 and chromatin remodelling genes in paediatric glioblastoma. Nature 2012; 482: 226-31.
55 Wu G, Broniscer A, McEachron TA, et al. Somatic histone H3 alterations in pediatric diffuse intrinsic pontine gliomas and non-brainstem glioblastomas. Nat Genet 2012; 44: 251-3.
56 Khuong-Quang DA, Buczkowicz P, Rakopoulos P, et al. K27M mutation in histone H3.3 defines clinically and biologically distinct subgroups of pediatric diffuse intrinsic pontine gliomas. Acta Neuropathol 2012; 124: 439-47.
57 Sturm D, Witt H, Hovestadt V, et al. Hotspot mutations in H3F3A and IDH1 define distinct epigenetic and biological subgroups of glioblastoma. Cancer Cell 2012; 22: 425-37.

5

Imágenes en gliomas

Otto Rapalino • Gilberto González

Introducción

Los gliomas son los tumores intraaxiales más comunes del sistema nervioso central (SNC) y varían desde los tumores benignos hasta los devastadores glioblastomas. Muchos gliomas tienen imágenes con rasgos distintivos, mientras que otros pueden presentarse en forma incaracterística. Luego del tratamiento existen fenómenos de imágenes que pueden aparecer como lesiones semejantes a una masa intraaxial (como seudoprogresión o necrosis por radiación), lo que complica el diagnóstico y el seguimiento clínico de los pacientes con tumores intracerebrales. El propósito de este capítulo es presentar una vista general de las imágenes en los gliomas utilizando métodos estándar y de tecnología avanzada, y hacer una revisión de los cambios peculiares que se producen luego del tratamiento, que son muy importantes para el diagnóstico y seguimiento de los pacientes con tumores cerebrales.

Epidemiología

Basado en el informe estadístico 2005-2009 CBTRUS (Registro de Tumores Centrales de Cerebro en los Estados Unidos),[1] los tumores gliales constituyen aproximadamente el 28% de todos los tumores intracraneales y el 80% de los tumores malignos del cerebro. El tumor intraaxial glial más común es el glioblastoma (55% de todos los gliomas). Astrocitomas y tumores ependimarios componen aproximadamente el 6,0% y el 1,9%, respectivamente, de todos los tumores intracraneales. Los oligodendrogliomas representan el 1,6% de todos los tumores intracraneales. Los linfomas son responsables del 2,1% de todos los tumores primarios del cerebro. El tipo histológico más común es el tumor embrionario (seguido por el astrocitoma pilocítico) durante la niñez temprana (hasta los cuatro años de edad) mientras que el astrocitoma pilocítico se convierte en el tipo más común durante la niñez más avanzada y la adolescencia temprana (5-14 años de edad). El glioblastoma es el segundo tumor primario intracraneal más común (después del meningioma) en el grupo etario de 55 a 84 años de edad.[1]

Consideraciones moleculares

Ha habido numerosos trabajos de investigación sobre gliomas que han utilizado métodos moleculares modernos y pueden encontrarse en la bibliografía informes de un gran número de mutaciones. No obstante, existen tres alteraciones moleculares que tienen un impacto significativo cuando se consideran las imágenes de los gliomas. Estas mutaciones incluyen la del gen de isocitrato dehidrogenasa (IDH),[2] la codeleción del 1p/19q que se produce en un subgrupo de tumores con IDH mutante,[3] y la presencia de la enzima del promotor de metilación de MGMT (0^6-metilguanina-ADN metiltransferasa).[4] La presencia de estas alteraciones moleculares modifica la interpretación de las imágenes de los gliomas, como se analiza más abajo.

Técnicas de imágenes

La resonancia magnética (RM) es la principal herramienta de imágenes para la detección, el diagnóstico y el seguimiento de los gliomas. Las secuencias estándar de RM incluyen imágenes ponderadas en T1 precontraste y poscontraste, en T2, imágenes por difusión e imágenes por susceptibilidad de contraste. Si no hay RM disponible, la tomografía computarizada (TC), con contraste y sin este, puede ser de utilidad.

Algunas técnicas de RM son muy útiles para la caracterización de tumores cerebrales intraaxiales recién diagnosticados o durante el seguimiento, para la identificación de recurrencias tumorales. Algunos gliomas de alto grado demuestran anormal restricción de difusión. Las imágenes de RM de perfusión con susceptibilidad dinámica de contraste (SDC) han mostrado una fuerte correlación con la vascularidad intratumoral y pueden ser de gran ayuda en el diagnóstico de gliomas de alto grado y en el astrocitoma pilocítico. La espectroscopia por RM ofrece la posibilidad de obtener un perfil metabólico *in vivo* de los gliomas para compararlos con perfiles espectroscópicos característicos. Las técnicas de medicina nuclear son usadas comúnmente, en particular imágenes de PET con fluorodesoxiglucosa (^{18}F-FDG) y metionina (^{11}C-MET).para ayudar a diferenciar entre la necrosis por radiación y la recurrencia de un tumor de alto grado.[5]

Glioblastoma (OMS grado IV)

Aspectos clínicos

El glioblastoma (OMS grado IV) es la más frecuente y letal de las neoplasias primarias del cerebro, responsable del 80% de los tumores malignos intracraneales, y afecta típicamente a adultos jóvenes y de edad mediana.[1] Los glioblastomas se pueden desarrollar de gliomas preexistentes, en cuyo caso se los denomina glioblastomas secundarios. Los tumores que se desarrollan *de novo* sin lesión preexistente son referidos como "glioblastomas primarios". Hay cuatro subtipos de glioblastomas, basados en el análisis de la expresión de sus genes: el clásico, el mesenquimatoso, el proneural y el neural.[6] Las mutaciones de IDH1 (isocitrato dehidrogenasa 1) son más prevalentes en los glioblastomas secundarios, ya que se reporta un 73% y tienen un mejor pronóstico (Figura 5.1).[2] Los glioblastomas con IDH1 mutado están típicamente localizados en el lóbulo frontal.

Los glioblastomas son tumores agresivos, con alta actividad mitótica, con crecimiento variable pero comúnmente rápido y con metástasis frecuentes en las leptomeninges. También se han reportado metástasis

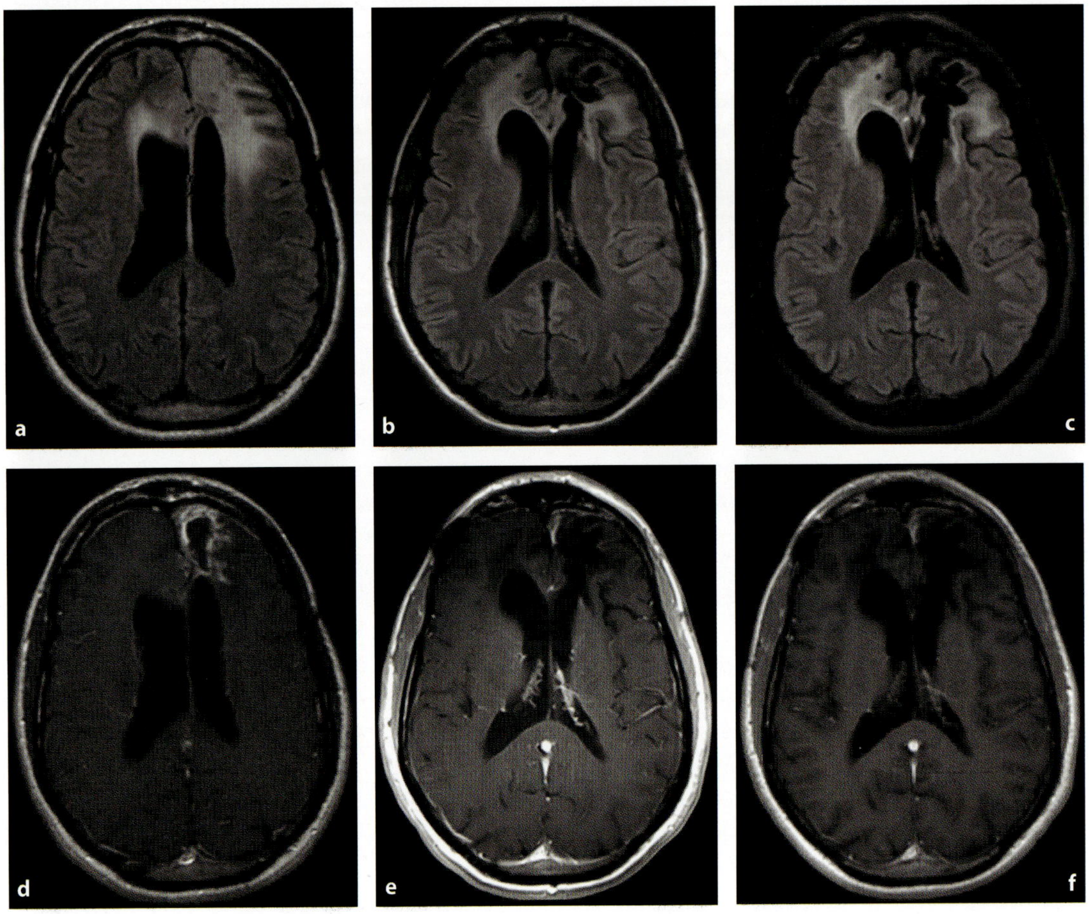

Figura 5.1 Glioblastoma IDH1 mutante. Imágenes FLAIR axiales (*fila superior*) e imágenes ponderadas en T1 axiales poscontraste (*fila inferior*). Se observa un glioblastoma con realce heterogéneo en el lóbulo frontal anterior izquierdo (**a**, **d**). Luego de la resección y quimiorradiación, el sitio intervenido se mantuvo estable a los seis años (**b**, **e**) y a los diez años (**c**, **f**) después del tratamiento inicial.

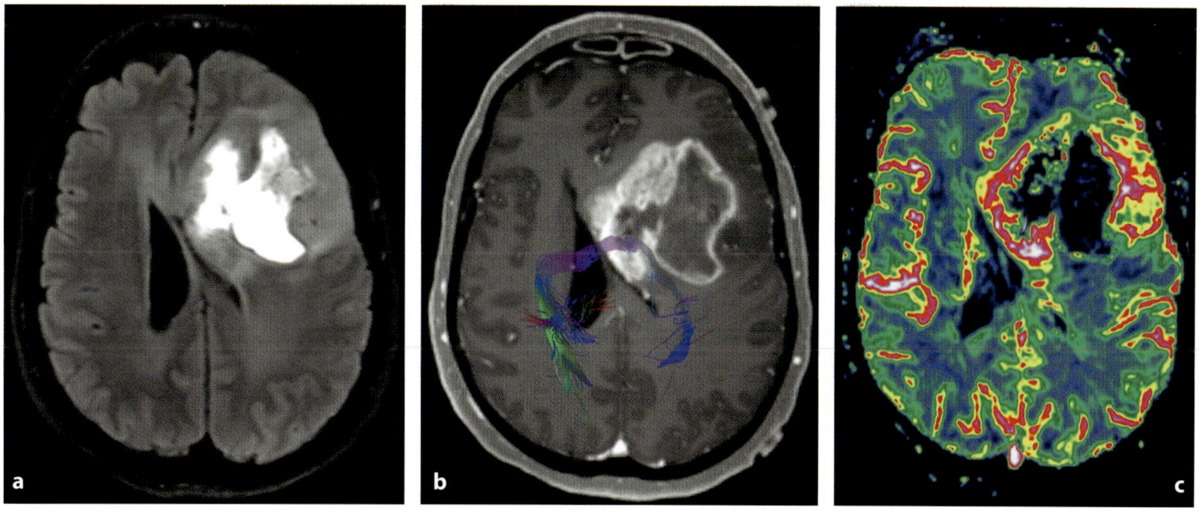

Figura 5.2 Glioblastoma. Corte axial en FLAIR. (a), axial poscontraste T1 MPRAGUE (b) y mapa rVSC corregido por extravasación (c). Se observa una gran masa con realce heterogéneo y necrosis central en el lóbulo frontal izquierdo, que infiltra el cuerpo calloso. La imagen b muestra la reconstrucción del tracto córtico-espinal superpuesto sobre las imágenes T1 poscontraste. Las fibras córtico-espinales izquierdas están parcialmente atenuadas y desplazadas posteriormente por la masa. El mapa rVSC (c) muestra aumento significativo de los valores de rVSC dentro de las porciones con realce más sólidas, y disminución de los valores dentro del área de necrosis.

hematógenas o a distancia. Estos tumores muestran prominente actividad neoangiogénica, áreas centrales de necrosis y frecuentes hemorragias intratumorales (Figura 5.2).

Hay variantes patológicas especiales de glioblastoma, como el gliosarcoma o el glioblastoma de células gigantes. Los gliosarcomas constituyen hasta el 2% de los glioblastomas y muestran una prominente diferenciación mesenquimatosa (sarcomatosa).[7] Estos tumores son muy agresivos e infiltran a menudo tejidos adyacentes como la dura, el cráneo y los tejidos pericraneales, y también producen metástasis a distancia. Los glioblastomas de células gigantes exhiben en el estudio anátomo-patológico células gigantes multinucleadas y una red con estroma reticulínico prominente. En estudios por imágenes, estas características patológicas se reflejan como masas subcorticales bien definidas que a menudo semejan lesiones metastásicas.[7] La proliferación microvascular es rara.

Aspecto de las imágenes

La presentación más frecuente en estudios de imágenes es la de una masa con realce heterogéneo y focos centrales de necrosis, rodeada de una extensa área hiperintensa en el T2 (probablemente, debido a una mezcla de edema e infiltración por células tumorales) (*v.* Figura 5.2). En las imágenes de difusión se pueden observar áreas de restricción de difusión anormal dentro del tumor, correlacionables con componentes tumorales con una alta densidad celular. La RM de perfusión muestra valores muy altos de rVSC (volumen sanguíneo cerebral relativo) que reflejan la neoangiogénesis y la proliferación vascular. La espectroscopia por RM evidencia un marcado descenso de la relación N-acetil-aspartato (NAA)/creatina (Cr) y aumento de la relación colina (Co)/Cr, como también picos prominentes de lípidos y lactato cerca o dentro de las regiones con necrosis (Figura 5.3). Raramente se ven lesiones sin realce.

Tratamiento

El tratamiento estándar de pacientes con glioblastoma es la máxima citorreducción quirúrgica (si es posible) seguido de radiación (60 Gy dividido en 30 fracciones) en combinación con temozolamida, un agente metilante por vía oral, durante 6-12 meses luego de la radiación. Los pacientes con tumores que tienen metilación del promotor de la enzima MGMT (0^6-metilguanina-ADN metiltransferasa) tienen buena respuesta a la quimiorradiación y mejor sobrevida. Luego del tratamiento inicial con quimiorradiación, la mayoría de los pacientes exhiben progresión después de un promedio de 7-10 meses. Las opciones terapéuticas para la enfermedad recurrente incluyen la resección quirúrgica, bevacizumab u otro agente citotóxico. El bevacizumab es un anticuerpo monoclonal que se une al factor de crecimiento del endotelio vascular (VEGF) y provoca una respuesta radiológica y una mejor sobrevida libre de progresión.[8] La progresión del tumor durante el tratamiento con bevacizumab puede objetivarse como mayor realce en el sitio inicial del tumor (46% de los casos) o como nuevos sitios de realce en la lesión (16%) o como progresión de elementos tumorales sin realce (35% de los casos).[9]

Los pacientes con glioblastomas IDH1 mutantes tienen un curso clínico menos agresivo de la enfermedad y pueden beneficiarse con una sobrevida más prolongada (*v.* Figura 5.1).

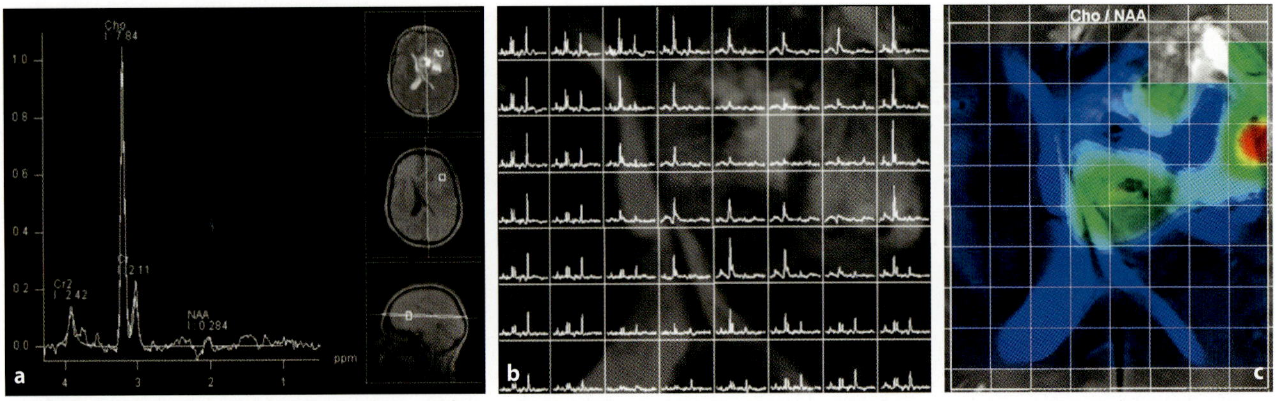

Figura 5.3 Glioblastoma. RMS multivóxel. Vóxel individual (**a**), mapa espectral (**b**) y mapa metabólico Co/NAA (**c**), que demuestra el marcado aumento de Co/NAA dentro de la masa.

Imágenes postratamiento

Período posoperatorio inicial

Las imágenes iniciales posquirúrgicas deben realizarse dentro de las 72 horas de la resección inicial para evitar áreas potenciales de realce nodular relacionado con el tejido desvitalizado o pequeños infartos subagudos a lo largo de los márgenes de la cavidad quirúrgica.[10]

Seudoprogresión

Es un fenómeno que se describió inicialmente luego del tratamiento radiante en gliomas de alto grado, pero se habría hecho más prevalente con el uso combinado de temozolamida y radiación. La prevalencia de seudoprogresión reportada luego de la quimiorradiación en gliomas de alto grado es aproximadamente de 30%, aunque se han reportado series de hasta 45%. Se lo ha descrito como un aumento transitorio del realce anormal, de la hiperintensidad en T2 o del efecto de masa dentro de las 6-8 semanas de completada la quimiorradiación (Figura 5.4). Las imágenes convencionales de RM en la seudoprogresión son similares a las de la verdadera progresión. Existe evidencia de que la RM con perfusión puede ser útil para diferenciar estos dos procesos.[11] Sobre la base del actual criterio RANO,[12] la progresión tumoral puede ser definida en forma prospectiva durante las primeras doce semanas luego de la radiación solamente si existe un nuevo foco de realce afuera de las áreas tratadas con radiación o si hay prueba patológica de compromiso tumoral.

Radionecrosis frente a recurrencia tumoral

Este es un cuadro clínico que se encuentra comúnmente en pacientes con tumores cerebrales irradiados y aparece típicamente más de seis meses después de la radioterapia y dentro de los primeros cinco años aunque se

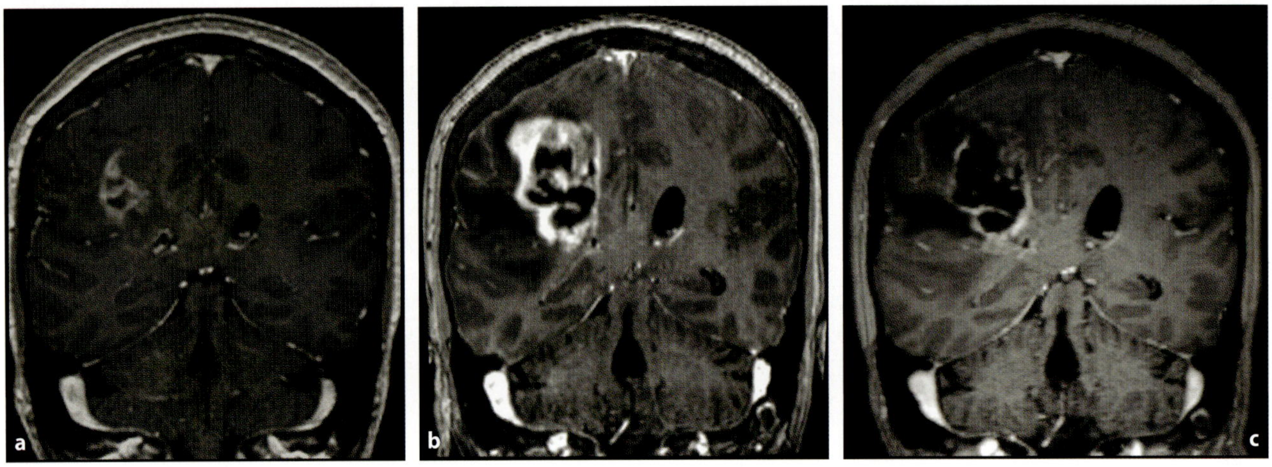

Figura 5.4 Paciente de sesenta años con un glioblastoma parietal derecho (IDHR132H tipo salvaje. MGMT metilado). Imágenes coronales ponderadas en T1 poscontraste antes y después de la radioterapia. **a** Doce días después de la resección, con realce heterogéneo; se observan realces irregulares residuales a lo largo del margen posterosuperior de la cavidad quirúrgica. **b** Cincuenta días después del tratamiento inicial con radiación se ve un marcado aumento del realce nodular alrededor de la cavidad quirúrgica. **c** Disminución significativa del realce nodular anormal alrededor de la cavidad quirúrgica, sin intervención terapéutica, aproximadamente 108 días después de iniciar el tratamiento con radioterapia.

han publicado informes en los que se refieren períodos de latencia más largos. Las imágenes convencionales de RM son similares en la radionecrosis y en la recurrencia de tumores de alto grado aunque el compromiso del cuerpo calloso o parenquimatoso bilateral se observa típicamente en la recurrencia tumoral. Técnicas avanzadas de RM, particularmente la espectroscopia por RM (RMS) y RM por perfusión, se han usado para discriminar la necrosis por radiación de la recurrencia del tumor.[5] La RMS demuestra a menudo bajos niveles de NAA, Co y Cr (particularmente cuando se corrige con los niveles contralaterales) y picos prominentes de lípidos o lactato.[13] Los valores de rVSC, usando imágenes de perfusión con susceptibilidad dinámica de contraste (RM SDC) o valores de flujo sanguíneo cerebral (usando marcación de espín arterial-ASL) están disminuidos o no significativamente elevados dentro de las áreas de radionecrosis.[5]

Imágenes durante el tratamiento antiangiogénico y seudorrespuesta

La terapia antiangiogénica, como el bemacizumab, ha mejorado la sobrevida libre de progresión en pacientes con glioblastomas de diagnóstico reciente y en glioblastomas recurrentes. Estas drogas normalizan rápidamente los capilares hiperpermeables intratumorales y causan disminución del edema cerebral vasogénico, menor realce con la inyección de contraste y reducción del efecto de masa. Pero si estos agentes antiangiogénicos tienen un efecto antitumoral directo es aún materia de debate (seudorrespuesta) (Figura 5.5). Debido a su

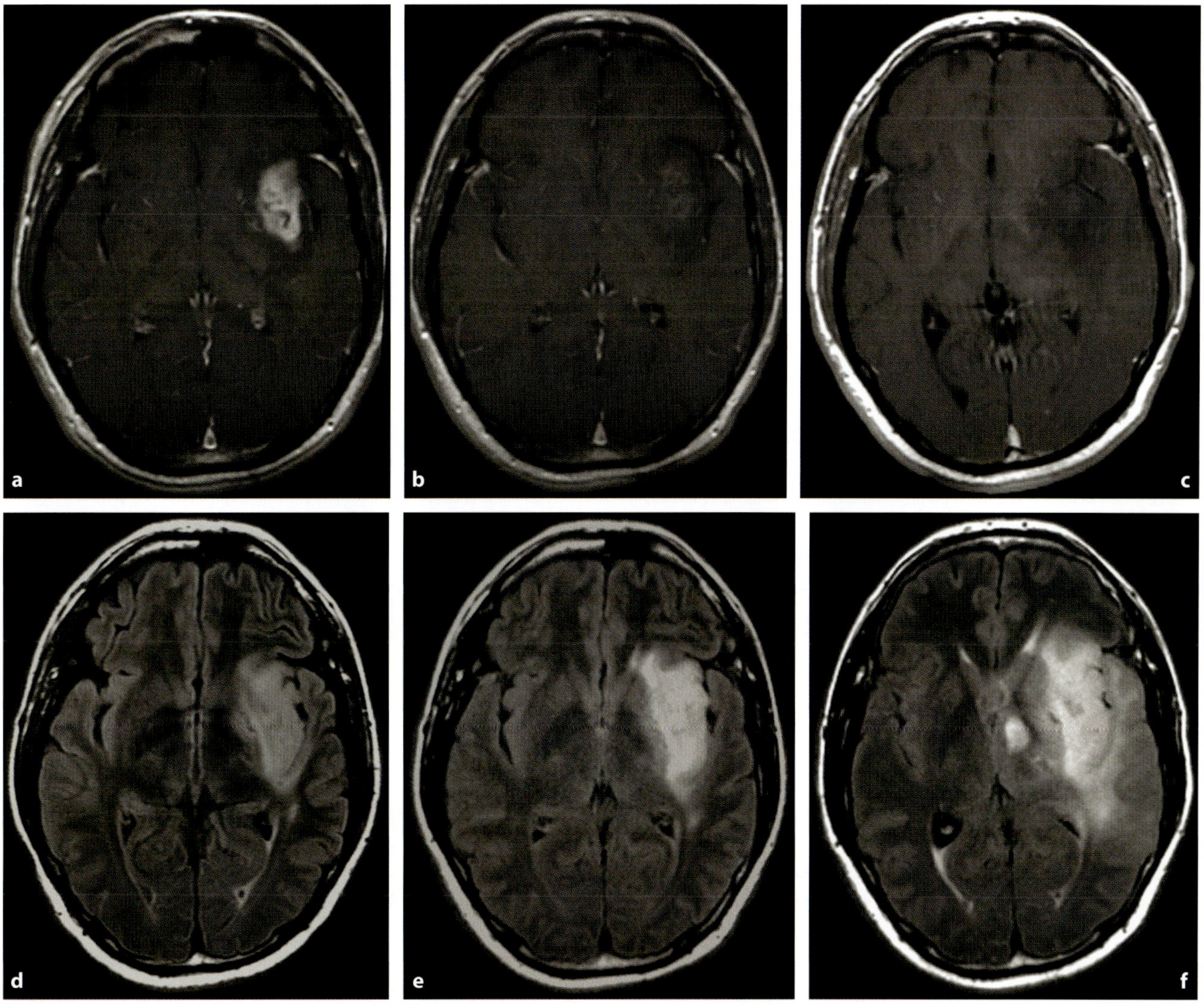

Figura 5.5 Paciente de cuarenta años, sexo masculino, con un astrocitoma anaplásico frontotemporal izquierdo (con mutación IDH1-R132H). Las imágenes axiales ponderadas en T1 poscontraste en la fila superior, y en FLAIR en la fila inferior, antes (a y d), a los 14 días (b y e) y a los 524 días (c y f) después de iniciar el tratamiento con bevacizumab. El realce anormal de la región subinsular izquierda mejoró rápidamente con el tratamiento antiangiogénico y permaneció casi 75 semanas después de iniciar ese tratamiento. En FLAIR, la hiperintensidad en la región izquierda de los ganglios basales no se modificó inicialmente. No obstante, después de varios meses hubo un desarrollo lento de áreas sin realce poscontraste, pero con hiperintensidad en T2 en las regiones frontal izquierda, temporal y caudotalámica izquierdas, compatibles con el desarrollo de un tumor sin realce.

acción directa sobre la permeabilidad vascular intratumoral, el grado de realce, la hiperintensidad en T2/FLAIR y aun los valores de rVSC estarán afectados por este tipo de terapia, lo que convierte en un desafío el seguimiento por imágenes de estos pacientes. La infiltración progresiva y sin realce del tumor es uno de los patrones de imágenes que se pueden desarrollar luego del fracaso del tratamiento con bevacizumab (*v.* Figura 5.5). La espectroscopia por RM es una atractiva modalidad de imágenes para la diferenciación de la progresión sin realce del tumor frente a cambios postratamiento en este tipo particular de pacientes.

Evaluación de la respuesta al tratamiento

El criterio anterior para la evaluación de la respuesta al tratamiento en pacientes con tumores cerebrales se apoyaba en medidas en 2D obtenidas de los componentes con realce del tumor (criterios de McDonald).[12] No obstante, debido a que estos seudofenómenos se reconocen ahora con mayor frecuencia, el patrón de recurrencia tumoral del glioblastoma durante el tratamiento antiangiogénico y los potenciales efectos radiológicos de algunos agentes terapéuticos (p. ej. esteroides), el grupo de trabajo de la Evaluación de la Respuesta en Neurooncología (RANO) desarrolló un nuevo criterio de imágenes para evaluar la respuesta al tratamiento en tumores gliales.[12] Este nuevo criterio está resumido en la Tabla 5.1.

Astrocitoma difuso (OMS grado II)

Éstos son tumores infiltrantes de lento crecimiento que comúnmente se presentan en pacientes adultos jóvenes y es más frecuente su localización supratentorial, aunque también se observan casos con localización infratentorial. Estos tumores crecen lentamente y pueden transformarse en astrocitomas anaplásicos y glioblastomas. Existen tres subtipos patológicos: fibrilar, gemistocítico y protoplasmático. La presentación más común en los estudios por imágenes es una masa sin realce con bordes poco definidos y con variable efecto de masa (según el tamaño) con aumento de su capacidad de difusión y con valores de rVSC relativamente normales. La RMS demuestra una disminución variable de la relación NAA/Cr y un aumento de la relación Co/Cr. También se han descrito picos prominentes de lípidos, lactato y cambios en mioinositol. Las técnicas de imágenes actuales no pueden diferenciar los distintos subtipos de astrocitomas difusos.

Existe evidencia creciente del impacto favorable de la mutación del gen IDH1 sobre el pronóstico de tumores astrocíticos de bajo y alto grado. La mutación de IDH1 se ha identificado en aproximadamente un 73% de astrocitomas difusos, y la mayoría de los astrocitomas con mutación de IDH1 parecen tener predominancia frontal.[14, 15] El 2-hidroxi-glutarato (2HG) es un biomarcador potencial de imágenes de mutación de IDH1 que puede ser detectado con la RMS.[16]

Astrocitoma anaplásico (OMS grado III)

Son astrocitomas con características nucleares atípicas y actividad mitótica aumentada (con índices de proliferación en un rango del 5%-10%). Los astrocitomas anaplásicos afectan comúnmente a pacientes en la cuarta y quinta décadas de la vida y tienen una distribución anatómica similar al astrocitoma difuso (más comúnmente supratentorial). La mutación IDH1 se observa hasta en el 64% de los astrocitomas anaplásicos.[15] El astrocitoma anaplásico con mutación de IDH1 también tiene predominancia frontal y mejor pronóstico que los tumores tipo salvajes con IDH1 (Figura 5.6).

Los astrocitomas anaplásicos son típicamente expansivos y muestran un grado variable de realce (a

Tabla 5.1 Resumen del criterio RANO

Criterio	Respuesta completa (RC)	Respuesta parcial (RP)	Enfermedad estable (EE)	Enfermedad progresiva (EP)
Realce	Sin realce residual	≥ 50% reducción	< 50% reducción a < 25% aumento	≥ 25% aumento*
Hiperintensidad en T2/FLAIR	Estable o disminuido	Estable o disminuido	Estable o disminuido	Aumentado*
Nueva lesión......	No	No	No	Si*
Córtico-esteroides	Ninguno	Estable o disminuido	Estable o disminuido	No aplicable
Estado clínico	Estable o mejorado	Estable o mejorado	Estable o mejorado	Agravamiento clínico
Criterio requerido	Todo	Todo	Todo	Ninguno

* La respuesta es considerada enfermedad progresiva si está presente.

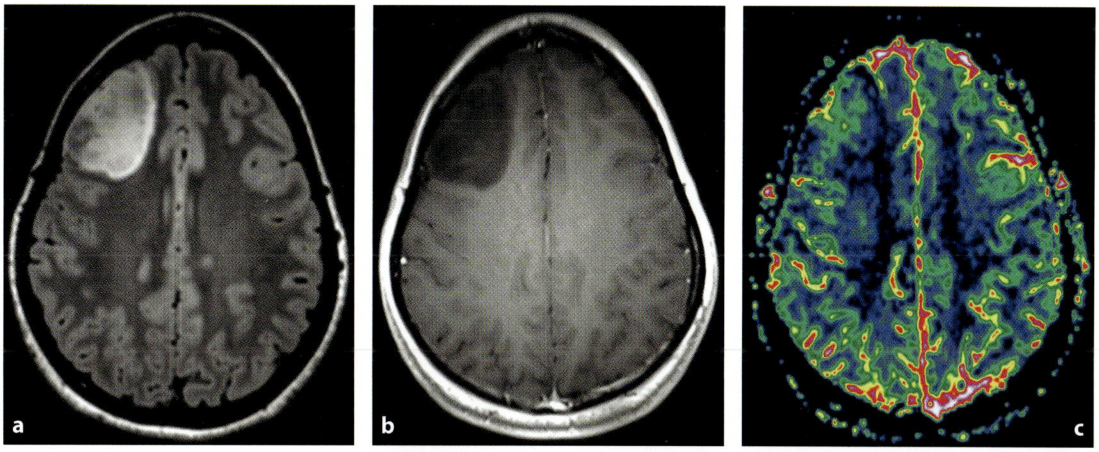

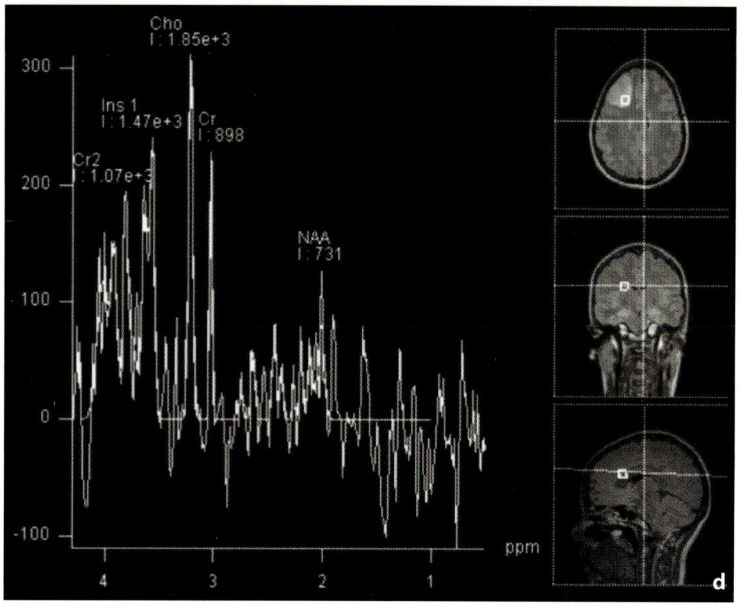

Figura 5.6 Astrocitoma anaplásico con mutación IDH1 (residuo R132). Cortes axiales en FLAIR (**a**), T1 poscontraste (**b**), mapa de rVSC corregido de extravasación (**c**) y espectroscopia multivóxel (**d**). Se observa una masa en el lóbulo frontal derecho hiperintensa en T2, sin realce y sin aumento significativo de los valores de rVSC. La espectroscopia muestra aumento moderado de la relación Co/NAA comparado con el parénquima cerebral contralateral.

menudo leve y mal definido) (*v.* Figura 5.6). La bibliografía anterior sobre RM de perfusión sugería valores de rVSC intermedios entre astrocitomas difusos y glioblastomas, pero la falta de proliferación vascular usada en clasificaciones patológicas más recientes ha redefinido las características de la perfusión en estas neoplasias. Sobre la base del criterio patológico actual, estos tumores comúnmente no tendrán aumento de los valores rVSC (*v.* Figura 5.5). Los valores del coeficiente de difusión aparente (CDA) son variables, de acuerdo con la densidad celular del tumor (mayor densidad produce valores más bajos de CDA). La RMS muestra cambios aún más pronunciados comparados con el astrocitoma de bajo grado, con un marcado descenso de la relación NAA/Cr y aumento de la Co/Cr.

Gliomatosis cerebral (OMS grado I-III)

Este término se refiere a un tumor glial con infiltración difusa de grandes áreas del parénquima cerebral (al menos tres lóbulos cerebrales). Comúnmente es astrocítico fibrilar y es considerado OMS grado III en la mayoría de los casos aunque se han descrito casos de grado II y IV. En las imágenes en RM, se observan extensas áreas de señal aumentada en T2, difusión aumentada y grados variables de realce o elevados valores de rVSC (Figura 5.7). La RMS es particularmente útil y exhibe los clásicos hallazgos que se ven en el astrocitoma anaplásico difuso (*v.* Figura 5.7).

Astrocitoma pilocítico y pilomixoide (OMS grados I y II, respectivamente)

Los astrocitomas pilocíticos son tumores de crecimiento lento que generalmente afectan a la población pediátrica y adultos jóvenes. Representan hasta el 6% de todos los gliomas y, a menudo, están localizados en el cerebelo, las vías ópticas o en la sustancia gris profunda.[1] Estos tumores se presentan generalmente como masas bien definidas, que refuerzan con contraste, con componentes quísticos intratumorales o

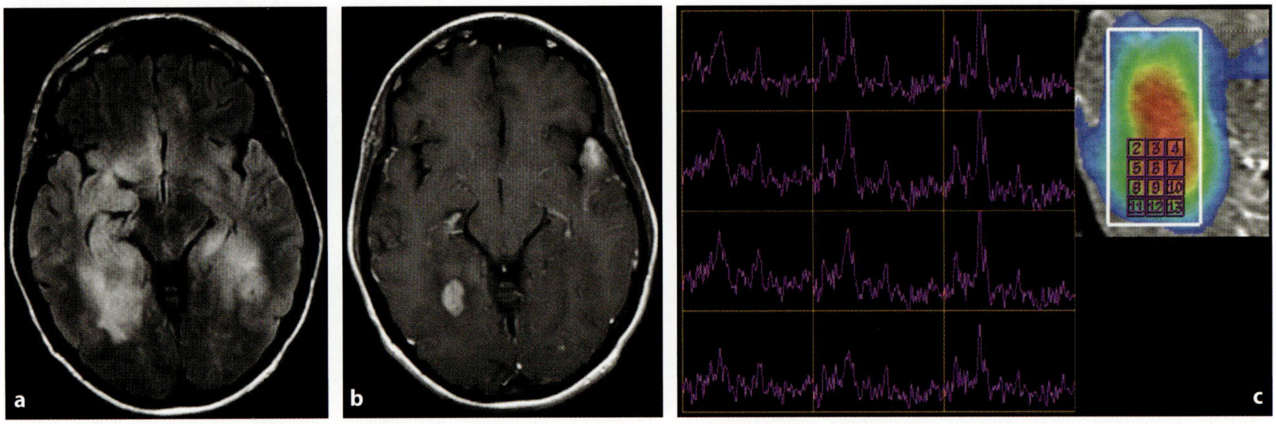

Figura 5.7 Gliomatosis cerebral y astrocitoma anaplásico. Cortes axiales en FLAIR (a), T1 poscontraste (b) e imágenes de espectroscopia (c). Áreas hiperintensas mal definidas en FLAIR en los lóbulos frontal y temporal bilaterales, con realce focal en la sustancia blanca temporal posterior derecha y el lóbulo temporal anterior izquierdo. La espectroscopia muestra áreas extensas con aumento anormal de la relación Co/NAA.

peritumorales (Figura 5.8). Ocasionalmente, se ven casos de hemorragia intratumoral. La RM de perfusión muestra un marcado aumento de los valores del rVSC dentro de estas masas, que, probablemente, está relacionado con proliferación vascular glomeruloide (*v.* Figura 5.8). El astrocitoma pilocítico puede comprometer estructuras adyacentes como las leptomeninges o, raramente, tener siembras distantes o tener rasgos anaplásicos.

Los astrocitomas pilomixoides son considerados tumores OMS grado II que afectan típicamente a la población infantil y representan una pequeña fracción de las neoplasias pilocitoides. Su localización más común es la región supraselar, sustancia gris profunda y fosa posterior. Este tumor se comporta en forma más agresiva con frecuentes recurrencias locales luego de la resección o con metástasis cerebroespinales.

Astrocitoma subependimal de células gigantes (OMS grado I)

El astrocitoma subependimal de células gigantes (SEGA) es un tumor de crecimiento lento localizado comúnmente en la región del foramen de Monro y que se origina en la pared ventricular adyacente (Figura 5.9). La mayoría de los casos están asociados con el complejo de esclerosis tuberosa (CET) y hasta el 14% de los pacientes con CET tienen también SEGA.[7] Son frecuentes las calcificaciones y hemorragias intratumorales. Se han observado regresión radiográfica y disminución en la frecuencia de convulsiones en algunos pacientes con CET tratados con everolimus, un inhibidor de la diana de rapamicina en células de mamíferos (mTOR), aprobado

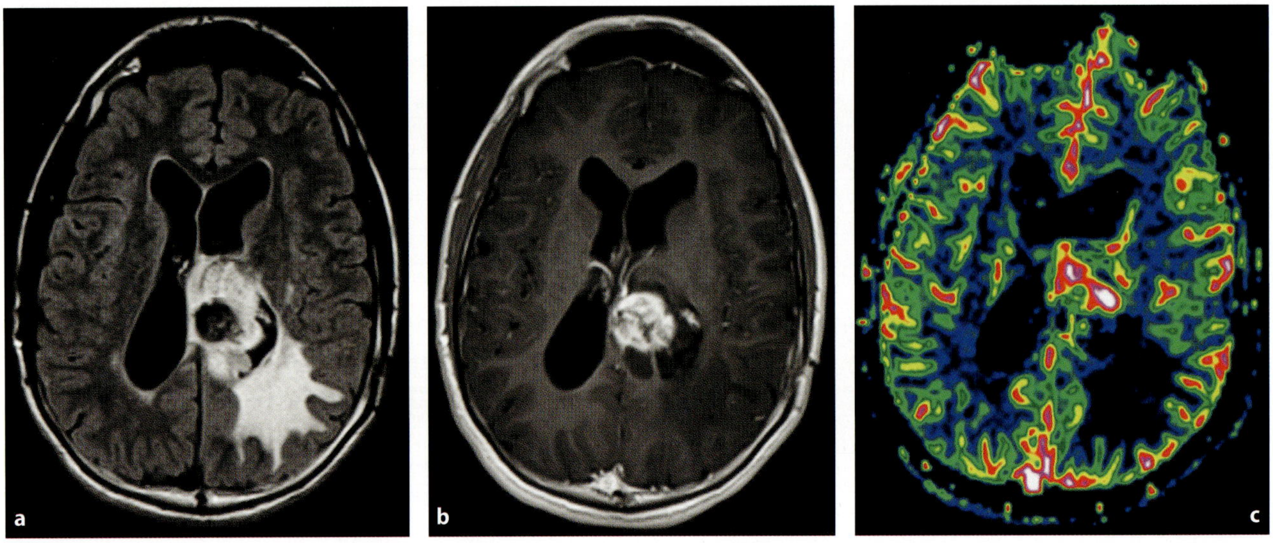

Figura 5.8 Astrocitoma pilocítico (OMS grado I). FLAIR axial (a), T1 potenciada poscontraste axial (b) e imágenes axiales de mapa de rVSC corregido por extravasación (c). Hay una masa con realce heterogéneo en la región talámica izquierda que se extiende dentro de la cavidad ventricular izquierda, asociada a hiperintensidad perilesional en el FLAIR (parieto-occipital izquierda). Las imágenes de perfusión demuestran un aumento significativo de los valores rVSC.

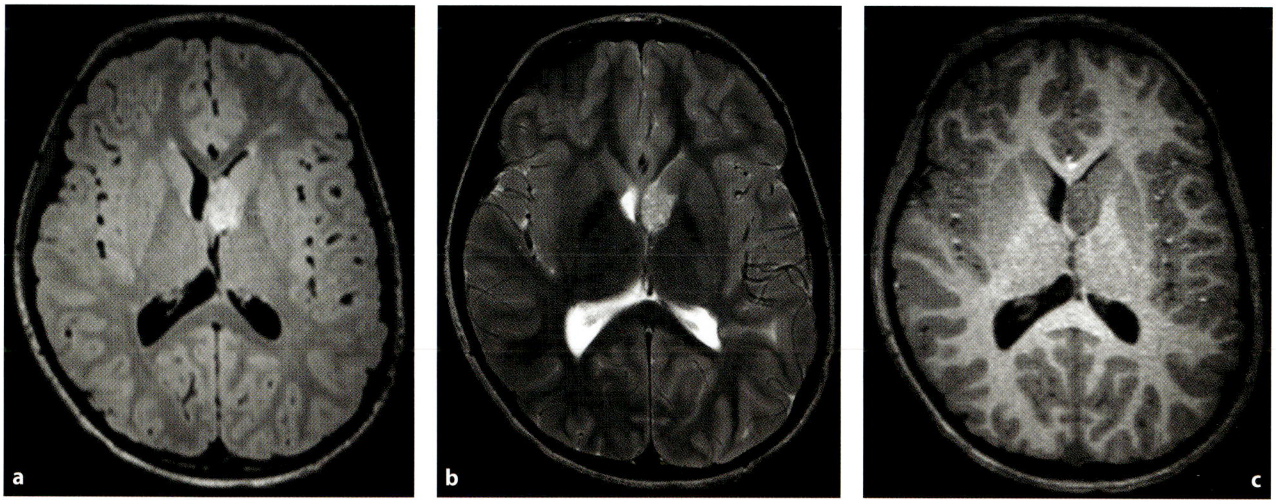

Figura 5.9 Astrocitoma subependimal de células gigantes en un paciente con esclerosis tuberosa. Imágenes en FLAIR axial (**a**), T2 axial (**b**) y T1 axial precontraste (**c**). Se ve una masa exofítica en la región del foramen de Monro izquierdo, que afecta parcialmente el asta izquierda del cuerno frontal.

recientemente por la Administración Federal de Drogas y Medicamentos (FDA) de los Estados Unidos para tumores relacionados con SEGA.[17]

Xantoastrocitoma pleomórfico (OMS grado II)

El xantoastrocitoma pleomórfico (XAP) afecta por lo común a pacientes pediátricos o adultos jóvenes y representan menos del 1% de todos los astrocitomas. Es típica la localización superficial y supratentorial del tumor (más frecuente en el lóbulo temporal) aunque se han reportado localizaciones en otros sitios anatómicos. Generalmente, se observan componentes quísticos/necróticos mezclados con áreas de realce con leve edema perilesional (Figura 5.10). El XAP anaplásico también puede presentar proliferación vascular.[7] Estos tumores, a menudo, tienen un aumento significativo de los valores de rVSC en RM de perfusión (*v.* Figura 5.10).

Tumores oligodendrogliales y oligoastrocíticos (OMS grado II-III)

Los oligodendrogliomas son neoplasias gliales infiltrantes, considerados OMS grado II y representan hasta el 6% de todos los gliomas.[1] Afectan por lo común a pacientes adultos (con pico en la cuarta y quinta décadas

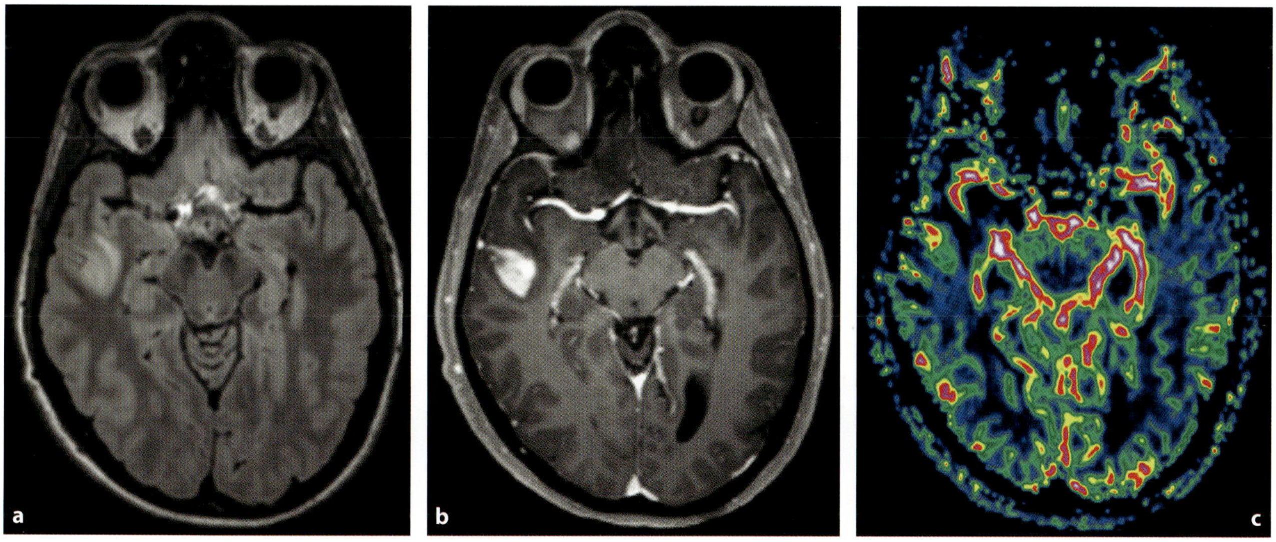

Figura 5.10 Xantoastrocitoma pleomórfico del lóbulo temporal derecho. Imágenes de FLAIR axial (**a**), T1 axial poscontraste (**b**) y axial de mapa rVSC corregido de extravasación (**c**), muestran una masa con realce heterogéneo rodeada de leve hiperintensidad en FLAIR y un aumento focal moderado de los valores de rVSC.

de la vida) y se localizan típicamente en la región supratentorial superficial (zona cortical/subcortical). Los oligoastrocitomas son variantes histológicas y muestran una combinación de rasgos astrocíticos y oligodendrogliales.[7] Los oligoastrocitomas no poseen imágenes con rasgos típicos como para diferenciarlos de los oligodendrogliomas o astrocitomas puros. Los tumores oligodendrogliales OMS grado II (oligodendrogliomas y oligoastrocitomas) se presentan como masas intraparenquimatosas relativamente bien definidas con realce variable, calcificaciones intratumorales o hemorragias y cambios quísticos. Las imágenes de TC los presentan como masas predominantemente hipodensas con calcificaciones irregulares variables (Figura 5.11). Aspectos específicos de las imágenes han sido asociados con la presencia de codeleciones cromosomales 1p y 19q, incluidos los márgenes mal definidos, señales heterogéneas, calcificaciones intratumorales, máxima elevación de los valores intratumorales de rVSC, localización frontal y valores bajos del CDA intratumoral.[3] La RM de perfusión demuestra predominantemente la presencia de una elevación no significativa de los valores de rVSC intratumorales. Áreas de necrosis, bajos valores de CDA, realce anormal, valores aumentados de rVSC y de la medida de permeabilidad microvascular (K^{trans}), son todas alteraciones que se ven a menudo en los oligodendrogliomas anaplásicos (Figura 5.11).[3, 18, 19]

Conclusiones

Hay un espectro amplio de gliomas. Las técnicas avanzadas de RM pueden ayudar a estrechar el diagnóstico diferencial e identificar los componentes tumorales de alto grado. La presencia de fenómenos peculiares postratamiento, como la seudoprogresión, la necrosis por radiación y la seudorrespuesta hacen de la interpretación de las imágenes diagnósticas y el seguimiento de estos pacientes hechos complejos y desafiantes. El conocimiento de estas alteraciones postratamiento, la información clínica detallada y el uso apropiado de técnicas avanzadas de imágenes de RM son factores clave para mejorar el manejo de los pacientes.

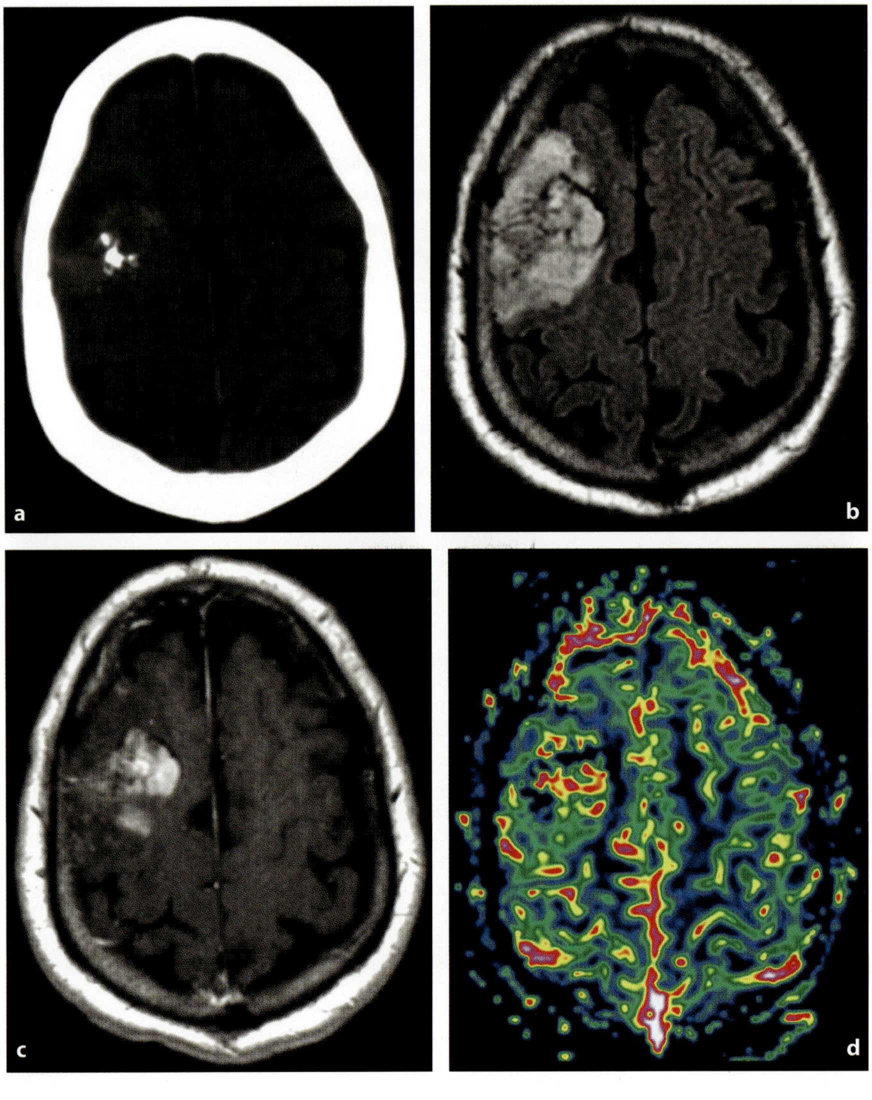

Figura 5.11 Oligodendroglioma anaplásico. Imágenes de TC axial sin contraste (**a**), FLAIR axial (**b**), T1 axial poscontraste (**c**) y axial de mapa de rVSC corregido por extravasación. Hay una masa en el lóbulo frontal derecho parcialmente calcificada, hiperintensa en T2, con realce heterogéneo. El mapa rVSC muestra áreas de aumento moderado de los valores de rVSC dentro de la masa del tumor (**d**).

Bibliografía

1 Ostrom QT, Gittleman H, Liao P, et al. 2014. CBTRUS statistical report: primary brain and central nervous system tumors diagnosed in the United States in 2007-2011. Neuro Oncol 2014; 16(4): 1-63.
2 Songtao Q, Lei Y, Si G, et al. IDH mutations predict longer survival and response to temozolomide in secondary glioblastoma. Cancer Sci 2012; 103: 269-73.
3 Fellah S, Caudal D, De Paula AM, et al. Multimodal MR imaging (diffusion, perfusion, and spectroscopy): is it possible to distinguish oligodendroglial tumor grade and 1p/19q codeletion in the pretherapeutic diagnosis? AJNR Am J Neuroradiol 2013; 34: 1326-33.
4 Carrillo JA, Lai A, Nghiemphu PL, et al. Relationship between tumor enhancement, edema, IDH1 mutational status, MGMT promoter methylation, and survival in glioblastoma. AJNR Am J Neuroradiol 2012; 33: 1349-55.
5 Kim YH, Oh SW, Lim YJ, et al. Differentiating radiation necrosis from tumor recurrence in high-grade gliomas: assessing the efficacy of 18F-FDG PET, 11C-methionine PET and perfusion MRI. Clin Neurol Neurosurg 2010; 112: 758-65.
6 Morokoff A, Ng W, Gogos A. Kaye A. Molecular subtypes, stem cells and heterogeneity: Implications for personalised therapy in glioma. J Clin Neurosci 2015; 22(8): 1219-26.
7 Louis DN. International Agency For Research On Cancer. & World Health Organization. WHO classification of tumours of the central nervous system. Lyon: International Agency for Research on Cancer, 2007.
8 Friedman HS, Prados MD, Wen PY, et al. Bevacizumab alone and in combination with irinotecan in recurrent glioblastoma. J Clin Oncol 2009; 27: 4733-40.
9 Iwamoto FM, Abrey LE, BealK, et al. Patterns of relapse and prognosis after bevacizumab failure in recurrent glioblastoma. Neurology 2009; 73: 1200-6.
10 Cairncross JG, Pexman JH, Rathbone MP, Delmaestro RF. Postoperative contrast enhancement in patients with brain tumor. Ann Neurol 1985; 17: 570-2.
11 Prager AJ, Martinez N, Beal K, et al. Diffusion and perfusion MRI to differentiate treatment-related changes including pseudoprogression from recurrent tumors in high-grade gliomas with Histopathologic Evidence. AJNR Am J Neuroradiol 2015; 36: 877-85.
12 Wen PY, Macdonald DR, Reardon DA, et al. Updated response assessment criteria for high-grade gliomas: response assessment in neuro-oncology working group. J Clin Oncol 2010; 28: 1963-72.
13 Zhang H, Ma L, Wang Q, et al. Role of magnetic resonance spectroscopy for the differentiation of recurrent glioma from radiation necrosis: a systematic review and meta-analysis. Eur J Radiol 2014; 83: 2181-9.
14 Stockhammer F, Misch M, Helms HJ, et al. IDH1/2 mutations in WHO grade II astrocytomas associated with localization and seizure as the initial symptom. Seizure 2012; 21: 194-7.
15 Hartmann C, Meyer J, Balss J, et al. Type and frequency of IDH1 and IDH2 mutations are related to astrocytic and oligodendroglial differentiation and age: a study of 1,010 diffuse gliomas. Acta Neuropathol 2009M; 118: 469-74.
16 Andronesi OC, Kim GS, Gerstner E, et al. Detection of 2-hydroxyglutarate in IDH-mutated glioma patients by in vivo spectral-editing and 2D correlation magnetic resonance spectroscopy. Sci Transl Med 2012; 4(116): 4.
17 Krueger DA, Care MM, Agricola K, et al. Everolimus long-term safety and efficacy in subependymal giant cell astrocytoma. Neurology 2013; 80: 574-80.
18 Khalid L, Carone M, Dumrongpisutikul N, et al. Imaging characteristics of oligodendrogliomas that predict grade. AJNR Am J Neuroradiol 2012; 33: 852-7.
19 Jia Z, Geng D, Liu Y, et al. Low-grade and anaplastic oligodendrogliomas: differences in tumour microvascular permeability evaluated with dynamic contrast-enhanced magnetic resonance imaging. J Clin Neurosci 2013; 20: 1110-3.

6

Gliomas de bajo grado de malignidad en adultos

Shawn L. Hervey-Jumper • Mitchel S. Berger

Introducción

Los gliomas de bajo grado (GBG) (Organización Mundial de la Salud [OMS] grado II) son tumores infiltrativos del sistema nervioso central. Estos incluyen a los astrocitomas, los oligodendrogliomas y los oligoastrocitomas, que se originan comúnmente en los hemisferios cerebrales del adulto. La gran variabilidad histológica de este tipo de tumores ha hecho que sea más confiable la clasificación basada en aspectos genéticos y moleculares que sirven como guía clínica para la toma de decisiones. El pronóstico varía con la histología, las características moleculares y la extensión de la resección de la lesión. La estrategia terapéutica se ha ido modificando sobre la base de los avances en neuroimágenes, un mayor conocimiento acerca de la historia natural y las características moleculares de estos tumores. En este capítulo, haremos una revisión de la bibliografía, con respecto a aspectos destacados del diagnóstico, pronóstico y tratamientos de los GBG.

Epidemiología

Los GBG representan el 15% de todos los tumores primarios del sistema nervioso central en adultos. El 83% de los pacientes presentan convulsiones como síntoma inicial.[1] Los GBG afectan con mayor frecuencia a personas caucásicas en la cuarta década de la vida. Aunque se desconoce la incidencia de factores hereditarios en el desarrollo del tumor, los GBG son más frecuentes en pacientes con el síndrome de Li-Fraumeni y en la neurofibromatosis tipo 1 (NF1). Por otro lado, un 15%-20% de los pacientes con NF1 desarrollan GBG del nervio óptico.[2] El único factor de riesgo conocido para el desarrollo del GBG es la exposición previa a radiación ionizante.[3]

La etiología del GBG del adulto es básicamente desconocida, pero se piensa que es multifactorial. Se la ha relacionado con factores genéticos, infecciosos e inmunológicos. La ingesta de agua con alto contenido de cloroetano, nitritos y nitratos se asocia con mayor incidencia de tumores de cerebro.[4] Las personas de origen afroamericano tienen un riesgo 40% mayor de morir por un GBG que las personas de raza blanca no hispánicos luego de ajustar por factores pronósticos, lo que sugiere una contribución genética o epigenética a la etiología del tumor.[5] Por otro lado, existen estudios epidemiológicos que mostraron entre 1,5 a 4 veces menos probabilidades de desarrollo de GBG en pacientes adultos que padecen alergias estacionales. Los pacientes con GBG y niveles elevados de IgE tuvieron una sobrevida de ocho meses mayor que aquellos con IgE no detectable.[6] Hasta el presente no hay evidencia que apoye la teoría del rol causal del uso del teléfono celular en la formación de gliomas.[7]

Clasificación de gliomas de bajo grado y caracterización molecular

La histopatología sigue siendo el estándar para el diagnóstico y la clasificación de todos los GBG. Los gliomas OMS grado II (astrocitomas, oligodendrogliomas y oligoastrocitomas) están organizados conforme al tipo de célula principal y graduados según la presencia de figuras mitóticas, atipia nuclear, proliferación de células endoteliales y ausencia de necrosis (Figura 6.1). Los astrocitomas

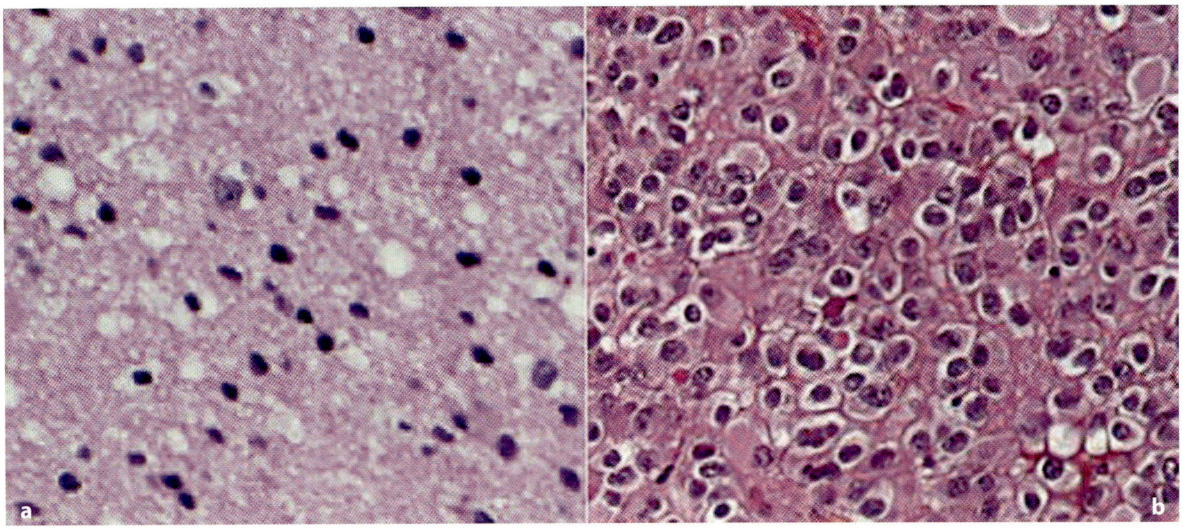

Figura 6.1 La histología de los gliomas de bajo grado se caracterizan por (**a**) la presencia de pocas figuras de mitosis, ausencia de proliferación endotelial y ausencia de necrosis. **b** OMS grado II oligodendrogliomas que poseen núcleos redondeados y halos perinucleares que producen la típica apariencia de "huevo frito".

OMS grado II son moderadamente celulares con atipias ocasionales. Hay una típica ausencia de proliferación del endotelio, de necrosis y de mitosis. Existen tres subtipos histológicos: fibrilar, gemistocítico y protoplasmático aunque se desconoce el valor de esta clasificación. Los astrocitomas fibrilares constituyen el subtipo más común, que se caracterizan por la presencia de atipia nuclear mínima, baja celularidad y un estroma con una estructura celular imprecisa positiva para la proteína ácida fibrilar glial (GFAP). Los astrocitomas protoplasmáticos contienen astrocitos relativamente más pequeños con escasa expresión de la proteína GFAP y degeneración mucoide. Esta variante protoplasmática tiende a formar estructuras microquísticas y es el subtipo histológico menos común. Los astrocitos gemistocíticos se caracterizan por grandes cuerpos eosinofílicos celulares (gemistocitos) y abundantes filamentos citoplasmáticos. Estos tumores tienden a una mayor conversión a tumores de alto grado, lo que sugiere una estructura biológica subyacente diferente.

Los oligodendrogliomas tienen núcleos regulares, redondos, con halos perinucleares bien definidos que en muestras incluidas en parafina le dan la apariencia de "huevo frito" y se caracterizan por baja actividad mitótica y ausencia de proliferación vascular y de necrosis.

Los oligoastrocitomas son GBG con diferenciación dual por tener elementos de astrocitomas y de oligodendrogliomas. Luego de la tinción con hematoxilina-eosina estos tumores muestran un tejido compuesto por dos tipos de células entremezcladas o un patrón bifásico con áreas que poseen rasgos histológicos de oligodendroglioma y otras de astrocitoma.[8]

Existen varias vías moleculares y alteraciones genéticas de importancia creciente en el manejo y el pronóstico de los GBG. El gen p53 codifica una proteína que tiene una función central en la diferenciación, la apoptosis, la regulación del ciclo celular y en la reparación del ADN dañado. La vía de la mutación de p53 está presente en la mayoría de los GBG que han tenido transformación maligna.[9] Esta vía es regulada por proteínas como la MDM2 que se une a las formas mutante y silvestre del gen p53 e inhibe su capacidad de transcripción. El asa de retroalimentación autorregulatoria de p53 y MDM2 son mediados parcialmente por la proteína nucleolar $p14^{arf}$, que, al unirse a MDM2, inhibe la degradación de p53 mediada por MDM2.[10]

La vía señaladora del factor de crecimiento derivado de plaquetas (PDGF) también tiene un rol en la génesis del glioma. La expresión del receptor PDGF se produce en el 50% de pacientes con GBG y su activación se correlaciona con un pronóstico pobre.[11] La activación combinada de las vías de señalización de PDGF y de p53 se ven comúnmente en pacientes con GBG, cuyo tumor se transformó en glioma de alto grado.

La pérdida combinada de los cromosomas 1p y 19q es un signo distintivo del oligodendroglioma y se manifiesta en el 50%-80% de los pacientes con este tumor.[12, 13] La significación de la pérdida de 1p o19q en aislamiento (translocación desequilibrada) no es aún conocida, pero parece tener un impacto positivo en la sobrevida del paciente.[14] Se ha demostrado que la presencia de codeleción 1p/19q en los pacientes predice una buena respuesta a la quimioterapia con PCV (procarbazina, lomustina y vincristina) y temozolamida, y a la radioterapia (ensayo RTOG 94-02), fenómeno que prolonga la sobrevida libre de progresión y la sobrevida global.[15-17] La pérdida de 1p o 19q también se observa en el 30%-50% de los pacientes con oligoastrocitomas.[18]

La metilguanina ADN metiltransferasa (MGMT) es una proteína de reparación del ADN que resiste la acción de drogas quimioterapéuticas alquilantes en los gliomas de alto grado. La acción de este tipo de drogas en los GBG es aún controvertida. El promotor metilado del gen de MGMT se encuentra en el 92% de los pacientes con GBG y predice un pronóstico favorable de sobrevida libre de progresión en comparación con los pacientes que tienen tumores con MGMT no metilado.[19]

Las isocitrato deshidrogenasas 1 (IDH1) y 2 (IDH2) son enzimas que participan en el ciclo de Krebs. Se han identificado mutaciones somáticas de IDH1 e IDH2 en la mayoría de los casos de GBG.[20] Los pacientes con GBG con mutaciones IDH1 e IDH2 tienen prolongación de la sobrevida global de hasta quince meses. Se desconoce el rol preciso de la vía IDH en la etiología del tumor, pero la presencia de mutaciones en esta enzima en pacientes con GBG es un importante factor pronóstico.

Síntomas de presentación

Algunos casos de GBG pueden encontrarse incidentalmente, pero, en el 80% de los pacientes con este tumor, se presentan con convulsiones.[1] Otros síntomas de presentación menos comunes son cefaleas, déficit focal, letargia y cambios de conducta.

Pronóstico del paciente

Existen varios factores clínicos que son predictivos del pronóstico de la enfermedad en pacientes con GBG. Estos factores incluyen la edad del paciente y síntomas a la presentación, la localización del tumor, el puntaje de Karnofsky (KPS), el tamaño y los hallazgos histológicos. Los GBG encontrados incidentalmente tienen mejor pronóstico. Además, dos grandes ensayos prospectivos han establecido que la edad mayor de cuarenta años a la fecha del diagnóstico está inversamente correlacionada con la progresión del tumor.[21, 22] El mecanismo de este efecto no es claro, pero puede estar relacionado con deterioro (asociado con la edad) de los mecanismos de reparación del ADN combinado con sucesivas nuevas mutaciones del tumor a lo largo del tiempo.

Dos sistemas de puntaje se han desarrollado utilizando datos clínicos preoperatorios para predecir el pronóstico (Tabla 6.1). El sistema de puntuación de la Universidad de California, San Francisco, está basado en la suma de 4 puntos, cada uno de ellos asociados con una sobrevida global corta: (1) edad > 50 años, (2) puntaje de Karnofsky < 80, (3) localización en área elocuente y (4) diámetro del tumor > 4 cm.[23] Los tumores de grado 0 o 1 tienen 97% de sobrevida a cinco años (bajo riesgo), mientras que los tumores de grado 4 tienen 50% de sobrevida en igual período (alto riego). En forma similar, la Organización Europea para la Investigación y Tratamiento del Cáncer (EORTC) desarrolló un sistema de puntaje basado en dos grandes ensayos clínicos multicéntricos que incluían: (1) edad > 40 años, (2) tipo de tumor astrocítico, (3) tumor que cruza la línea media, (4) tamaño del tumor > 6 cm y (5) déficit neurológico al momento del diagnóstico.[21, 22] La presencia de dos de estos factores está asociada con una sobrevida media de 7,7 años, mientras que la presencia de 3-5 factores predice 3,2 años de sobrevida media. Otros factores de importancia para el pronóstico incluyen la histología del oligodendroglioma (pronóstico favorable), subtipo astrocitoma gemistocítico (más agresivo) y gliomas nodulares (sobrevida global más corta).[1, 21, 24] No se sabe aún el efecto de la extensión de la resección del tumor sobre la aplicabilidad en la predicción en cada categoría mencionada.

Diagnóstico anatómico e imagen molecular

Los GBG típicamente no realzan con el contraste y son homogéneamente isointensos o hipointensos en secuencia T1 e hiperintensos en las secuencias T2 de RM. Aunque es poco común, el realce poscontraste se ve en el

Tabla 6.1 Sistemas del puntaje del pronóstico en pacientes con gliomas de bajo grado

Universidad de California, San Francisco	Organización Europea para la Investigación y Tratamiento del Cáncer
Sistema de puntaje para gliomas	**Sistema de puntaje para gliomas**
(1) Edad del paciente > 50 años (2) Escala de Karnofsky < 80 (3) Tumor en área cortical elocuente (4) Tamaño del tumor > 6 cm	(1) Edad del paciente > 40 años (2) Subtipo astrocítico (3) Tumor cruza la línea media (4) Tamaño del tumor > 6 (5) Déficit neurológico al diagnóstico
▪ Tumores de grado 0-1 tienen 97% de sobrevida a 5 años ▪ Tumores grado 4 tienen 50% de sobrevida a 5 años	▪ Total de dos factores tienen 7,7 años de sobrevida media ▪ Total de tres a cinco factores tienen 3,2 años de sobrevida media

25% de los oligodendrogliomas. Los GBG que comprometen tres o más lóbulos cerebrales constituyen la denominada "gliomatosis cerebral".

Las modalidades de imágenes funcionales, como la resonancia magnética funcional (RMf) y la magnetoencefalografía, ayudan en la planificación prequirúrgica y en la toma de decisiones intraoperatorias (Figura 6.2). Pero esos estudios son demasiado imprecisos para validar pronósticos seguros de funciones complejas, como el lenguaje (RMf sensibilidad 81%, especificidad 53%).[25] Las imágenes con tensor de difusión pueden utilizarse para generar fascículos con objeto de establecer el abordaje operativo y sugerir límites a la extensión de la resección del tumor. La RM intraoperatoria (RMi) facilita la toma continua de imágenes y, por lo tanto, ayuda a limitar los efectos de la hipotensión intracraneal por pérdida de líquido cefalorraquídeo, el efecto de masa y el edema peritumoral. La RMi tiene un significativo impacto en el manejo de los GBG al permitir una mayor extensión de la resección quirúrgica.

La realización de estudios por imágenes fisiológicas, como la espectroscopia por RM (RMS), identifica cinco clases de moléculas celulares: N-acetilaspartato, colina, creatina, lactato y lípido. La RMS del GBG tiene típicamente un pico alto dominante de colina y bajo N-acetilaspartato, con niveles mínimos de lactato y lípido. Un pico elevado de colina puede estar asociado con proliferación celular y es motivo para realizar una biopsia.

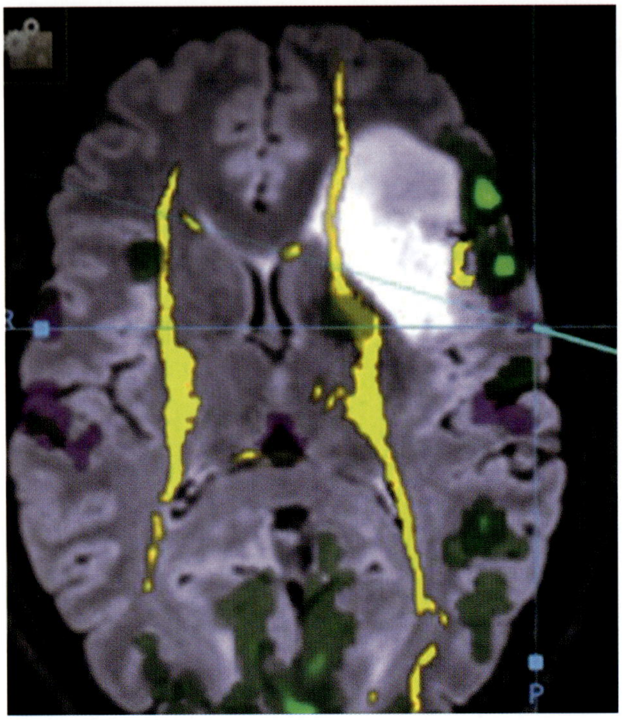

Figura 6.2 Imágenes funcionales identifican las vías motoras (*amarillo*), activación motora cortical y subcortical (*rosa*) y sitios de activación de lenguaje (*verde*), que son confirmadas en forma directa por la estimulación cortical y subcortical del mapeo.

El valor de la extensión de la resección

Los datos de la bibliografía confirman una sobrevida de 61,1 a 90 meses luego de la resección máxima de los GBG.[1, 26] Cinco estudios usaron análisis volumétrico de la extensión de la resección, y tres de ellos validaron una mejoría en la sobrevida de cinco años.[1, 27, 28] De los ocho estudios que no usaron análisis volumétrico, siete apoyaron la extensión de la resección como indicador del beneficio de cinco años libre de progresión y sobrevida global.[29-35] Estos hallazgos fueron confirmados por un importante estudio noruego en pacientes que tuvieron mejor sobrevida luego de la resección temprana del tumor (sobrevida de 60% a los cinco años en pacientes biopsiados y 74% en pacientes con cirugía temprana).[36]

Además del impacto en la sobrevida, la resección máxima segura del GBG demora el tiempo de transformación maligna y mejora la epilepsia relacionada con el tumor. Estudios anteriores sugirieron que la mitad de los pacientes con GBG difusos (OMS grado II) sufren la transformación de estos en gliomas de alto grado dentro de un período de cinco años.[37] Para determinar el impacto de la extensión de la resección sobre la transformación maligna, Smith y cols. estudiaron 216 pacientes con GBG hemisférico.[1] El tiempo medio hasta la progresión fue de 5,5 años y el tiempo medio a la transformación maligna fue de 10,1 años. Dado que las convulsiones son el signo de presentación más frecuente en los pacientes con gliomas, el control de las convulsiones es importante para mantener una calidad de vida aceptable. La resección total de los gliomas temporales presenta un grado mayor de ausencia de convulsiones comparado con la resección subtotal (estuvieron libres de convulsiones el 43% de pacientes con resección subtotal, el 79% de pacientes con resección total, y el 87% de los pacientes con resección total e hipocampectomía o resección neocortical temporal).[38] Estos datos sugieren que una mayor extensión de la resección de los GBG mejora la sobrevida libre de progresión y la sobrevida global, al igual que disminuye las convulsiones y alarga el tiempo para la transformación maligna.

Mapeo cortical y subcortical de las vías funcionales

La estimulación cortical directa fue introducida originalmente por Horsley y popularizada por Penfield para la identificación y preservación de los sitios funcionales. Usando sondas bipolares, la estimulación despolariza un área de 5 mm de la corteza, que, a su vez, evoca una respuesta que depende de la función de la región estimulada.[39] La estimulación cortical directa se usa para el mapeo de la corteza con una intensidad del estímulo de 1,5 mA y que se puede elevar a un máximo de 6 mA. La sonda envía pulsos bifásicos en ráfagas de 4 segundos a 60 Hz.

Durante el mapeo se eligen diez o veinte sitios de estimulación distanciados en 1 cm y se les coloca un número para identificarlos (Figura 6.3). Se usa electrocorticografía continua a través del procedimiento para asegurar que cualquier cambio funcional en el lenguaje es ocasionado por la estimulación de la sonda y no por la actividad epiléptica subclínica difusa.[39] Además, el mapeo del lenguaje subcortical puede ser realizado a lo largo de las vías de la sustancia blanca.[40, 41] Luego del mapeo sigue la resección del tumor evitando estas áreas funcionales. Usando esta técnica, las craneotomías con paciente despierto identifican habitualmente sitios de lenguaje positivo en el 95%-100% de las operaciones, aunque regiones negativas para funciones sensitivo-motoras y lenguaje pueden guiar la resección del tumor.[19]

Existe una variabilidad significativa en la organización del lenguaje cortical y subcortical.[42, 43] La corteza cerebral y la sustancia blanca subyacente pueden estar infiltradas o distorsionadas por células tumorales o por efecto de masa. Mientras que tradicionalmente se pensó que el área de Broca estaba adyacente a la corteza motora facial, algunos estudios encontraron que estas funciones están a varios centímetros dentro de la red de lenguaje perisilviano.[43] En forma similar, la contribución del lóbulo temporal a la red de lenguaje perisilviano incluye sitios de anomia, disnomia y alexia de hasta 9 cm distantes del polo temporal.[44] Es necesario realizar imágenes funcionales preoperatorias en combinación con técnicas de mapeo cortical y subcortical intraoperatorias para detectar y evitar durante la cirugía áreas elocuentes. El uso de estimulación intraoperatoria es siempre necesario para evitar déficits neurológicos.[45, 46] El desafío, en muchos casos, es maximizar la resección del tumor y, simultáneamente, minimizar el riesgo de lesiones de vías funcionales corticales y subcorticales.

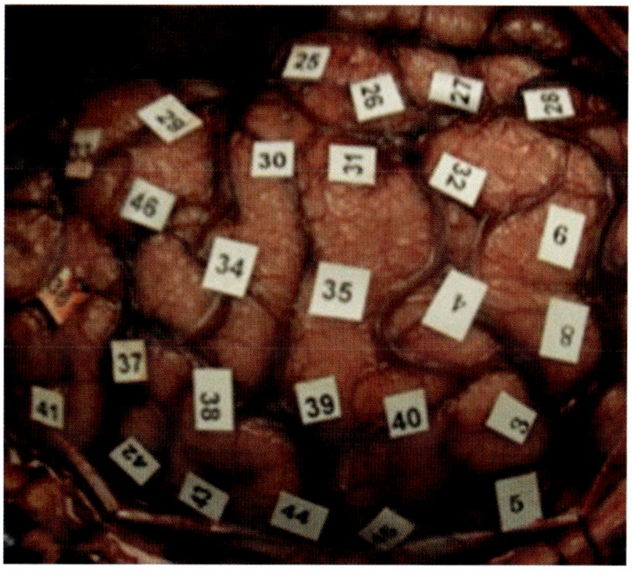

Figura 6.3 Prueba estimulatoria cortical directa usada para identificación de los sitios sensomotores y lenguaje en un paciente con GBG. Los marcadores numerados están separados por 1 cm.

Transformación maligna

Según estudios recientes, la incidencia documentada de transformación maligna de los GBG varía de 17% a 73% en un tiempo medio de 2,1 a 10,1 años.[1, 30, 35, 37, 47-50] En el análisis de 143 pacientes, la tasa de crecimiento del GBG mostró una sobrevida media de 5,2 años en tumores con crecimiento mayor de 8 mm por año, y una sobrevida media de quince años en tumores con un crecimiento anual menor de 8 mm.[51]

Se considera que el riesgo de progresión aumenta con la carga tumoral, lo que explica el beneficio para la sobrevida producido por la resección quirúrgica máxima en ambos hemisferios y en los gliomas insulares. Un mayor volumen del tumor prequirúrgico está asociado con un período de tiempo más corto para su transformación maligna.[1] Esto indica que la mayor extensión de la resección incide en el curso natural de estos tumores y apoya la intervención quirúrgica temprana.

Terapia adyuvante de los gliomas de bajo grado

El uso de terapias adyuvantes para los GBG se basa en factores de riesgo del paciente. En pacientes con gliomas de bajo riesgo (diámetro preoperatorio del tumor menor de 4 cm, tipo histológico: oligodendroglioma, menos de 1 cm de tumor residual), puede adoptarse el criterio conservador de esperar y observar de cerca al paciente, mientras que los enfermos de alto riesgo enfrentan mayor probabilidad de transformación maligna temprana, progresión del tumor y menor sobrevida.[52]

El rol de la quimioterapia en el manejo de GBG no está bien definido. Varios ensayos clínicos de fase II observaron un leve beneficio en la sobrevida a largo plazo con el uso de PCV y temozolamida en los GBG recién diagnosticados.[53, 54] Los pacientes con oligodendrogliomas y oligoastrocitomas mixtos con pérdida de heterocigocidad de 1p/19q tuvieron una mejor respuesta a la temozolamida.[55] Datos preliminares también sugieren que el uso de temozolamida luego del diagnóstico produce un mejor control de las convulsiones y prolongada la sobrevida libre de progresión. En forma similar, la PCV combinada con radiación no mostró ventajas sobre el uso de radiación sola aun en pacientes con gliomas de alto grado.[56] Por lo tanto, resulta controvertido ofrecer quimioterapia inicial en pacientes con GBG, y se da esencialmente en los de alto riesgo con tumores residuales voluminosos y control insuficiente de las convulsiones.

El uso de terapia radiante en pacientes con GBG ha sido motivo de varios estudios. EORTC 22845 reveló un avance de 1,9 años en la sobrevida libre de progresión, pero no en la sobrevida global en pacientes tratados con radiación posoperatoria luego del diagnóstico inicial.[13] La aplicación de dosis de radiación mayores de 45 Gy no se asociaron con mayor sobrevida global y produjeron en cambio tasas más altas de toxicidad tardía.[21] Estudios en curso están investigando el uso de radiación en pacientes con GBG, con tumores recurrentes y enfermedad de alto riesgo. En estos casos, el médico debe balancear el beneficio potencial de sobrevida con la posibilidad de la aparición de toxicidad tardía.[57]

Datos recientes han contribuido a explicar las vías moleculares que conducen al desarrollo del GBG y a su transformación en tumores de alto grado. Se piensa que la vía AKT-mTOR tiene particular importancia en este fenómeno. PTEN es un regulador importante de fosfoinositol 3-quinasa (PI3K) y está metilado cerca del 50% en los GBG (OMS grado II astrocitomas, oligodendrogliomas y oligoastrocitomas mixtos).[58] La proteína diana de rapamicina en células de mamífero (mTOR) es un receptor tirosinquinasa que fosforila importantes reguladores de la transcripción genética y síntesis proteica. Se ha sugerido que la activación de la proteína mTOR es una vía mayor en la transformación de GBG a tumores de alto grado. Se están realizando ensayos clínicos para examinar los efectos de la inhibición de mTOR usando drogas, como everolimus para mejorar la sobrevida global y detener la transformación maligna de los GBG.

Conclusiones

Avances en la caracterización molecular, imágenes y técnicas quirúrgicas han contribuido a mejorar la sobrevida y la calidad de vida de los pacientes con GBG. La intervención temprana representa una oportunidad para modificar la sobrevida y el curso natural de la enfermedad. La extensión de la resección ha demostrado reiteradamente su efecto beneficioso sobre la sobrevida, el control de las convulsiones y la disminución de las tasas de transformación maligna. El rol de la quimioterapia y la radioterapia en estos tumores no tiene aún una definición clara, pero se ofrecen a menudo a los pacientes con enfermedad progresiva y a aquellos con tumor residual voluminoso. Las terapias dirigidas contra las vías moleculares del crecimiento tumoral y transformación maligna constituyen áreas promisorias para la investigación clínica.

Bibliografía

1 Smith JS, Chang EF, Lamborn KR, et al. Role of extent of resection in the long-term outcome of low-grade hemispheric gliomas. J Clin Oncol 2008; 26: 1338-45.
2 Gutmann DH. Using neurofibromatosis-1 to better understand and treat pediatric low-grade glioma. J Child Neurol 2008; 23: 1186-94.
3 Bondy ML, Scheurer ME, Malmer B, et al. Brain tumor epidemiology: consensus from the Brain Tumor Epidemiology Consortium. Cancer 2008; 113: 1953-68.
4 Wesseling C, Pukkala E, Neuvonen K, et al. Cancer of the brain and nervous system and occupational exposures in Finnish women. J Occup Environ Med 2002; 44: 663-8.
5 Claus EB, Black PM. Survival rates and patterns of care for patients diagnosed with supratentorial low-grade gliomas: data from the SEER program, 1973-2001. Cancer 2006; 106: 1358-63.
6 Wiemels JL, Wilson D, Patil C, et al. IgE, allergy, and risk of glioma: update from the San Francisco Bay Area Adult Glioma Study in the temozolomide era. Int J Cancer 2009; 125: 680-7.
7 Christensen HC, Schuz J, Kosteljanetz M, et al. Cellular telephones and risk for brain tumors: a population-based, incident case-control study. Neurology 2005; 64: 1189-95.
8 Davis FG, Malmer BS, Aldape K, et al. Issues of diagnostic review in brain tumor studies: from the Brain Tumor Epidemiology Consortium. Cancer Epidemiol Biomarkers Prev 2008; 17: 484-9.
9 Ohgaki H, Dessen P, Jourde B, et al. Genetic pathways to glioblastoma: a population-based study. Cancer Res 2004; 64: 6892-9.
10 Ohgaki H, Kleihues P. Genetic pathways to primary and secondary glioblastoma. Am J Pathol 2007; 170: 1445-53.
11 Varela M, Ranuncolo SM, Morand A, et al. EGF-R and PDGF-R, but not bcl-2, overexpression predict overall survival in patients with low-grade astrocytomas. J Surg Oncol 2004; 86: 34-40.
12 Molinari C, Iorio P, Medri L, et al. Chromosome 1p and 19q evaluation in low-grade oligodendrogliomas: a descriptive study. Int J Mol Med 2010; 25: 145-51.
13 van den Bent MJ. Advances in the biology and treatment of oligodendrogliomas. Curr Opin Neurol 2004; 17: 675-80.
14 Jenkins RB, Blair H, Ballman KV, et al. A t(1;19)(q10;p10) mediates the combined deletions of 1p and 19q and predicts a better prognosis of patients with oligodendroglioma. Cancer Res 2006; 66: 9852-61.
15 Cairncross G, Berkey B, Shaw E, et al. Phase III trial of chemotherapy plus radiotherapy compared with radiotherapy alone for pure and mixed anaplastic oligodendroglioma: Intergroup Radiation Therapy Oncology Group Trial 9402. J Clin Oncol 2006; 24: 2707-14.
16 Kouwenhoven MC, Kros JM, French PJ, et al. 1p/19q loss within oligodendroglioma is predictive for response to first line temozolomide but not to salvage treatment. Eur J Cancer 2006; 42: 2499-503.
17 Ramirez C, Bowman C, Maurage CA, et al. Loss of 1p, 19q, and 10q heterozygosity prospectively predicts prognosis of oligodendroglial tumors-towards individualized tumor treatment? Neuro Oncol 2010; 12: 490-9.
18 Kraus JA, Koopmann J, Kaskel P, et al. Shared allelic losses on chromosomes 1p and 19q suggest a common origin of oligodendroglioma and oligoastrocytoma. J Neuropathol Exp Neurol 1995; 54: 91-5.

19 Everhard S, Kaloshi G, Criniere E, et al. MGMT methylation: a marker of response to temozolomide in low-grade gliomas. Ann Neurol 2006; 60: 740-3.
20 Yan H, Parsons DW, Jin G, et al. IDH1 and IDH2 mutations in gliomas. N Engl J Med 2009; 360: 765-73.
21 Karim AB, Afra D, Cornu P, et al. Randomized trial on the efficacy of radiotherapy for cerebral low-grade glioma in the adult: European Organization for Research and Treatment of Cancer Study 22845 with the Medical Research Council study BRO4: an interim analysis. Int J Radiat Oncol Biol Phys 2002; 52: 316-24.
22 Karim AB, Maat B, Hatlevoll R, et al. A randomized trial on dose-response in radiation therapy of low-grade cerebral glioma: European Organization for Research and Treatment of Cancer (EORTC) Study 22844. Int J Radiat Oncol Biol Phys 1996; 36: 549-56.
23 Chang EF, Smith JS, Chang SM, et al. Preoperative prognostic classification system for hemispheric low-grade gliomas in adults. J Neurosurg 2008; 109: 817-24.
24 Krouwer HG, Davis RL, Silver P, et al. Gemistocytic astrocytomas: a reappraisal. J Neurosurg 1991; 74: 399-406.
25 FitzGerald DB, Cosgrove GR, Ronner S, et al. Location of language in the cortex: a comparison between functional MR imaging and electrocortical stimulation. AJNR Am J Neuroradiol 1997; 18: 1529-39.
26 Capelle L, Fontaine D, Mandonnet E, et al. Spontaneous and therapeutic prognostic factors in adult hemispheric World Health Organization Grade II gliomas: a series of 1097 cases: clinical article. J Neurosurg 2013; 118: 1157-68.
27 Claus EB, Horlacher A, Hsu L, et al. Survival rates in patients with low-grade glioma after intraoperative magnetic resonance image guidance. Cancer 2005; 103: 1227-33.
28 van Veelen ML, Avezaat CJ, Kros JM, et al. Supratentorial low grade astrocytoma: prognostic factors, dedifferentiation, and the issue of early versus late surgery. J Neurol Neurosurg Psychiatry 1998; 64: 581-7.
29 Leighton C, Fisher B, Bauman G, et al. Supratentorial low-grade glioma in adults: an analysis of prognostic factors and timing of radiation. J Clin Oncol 1997; 15: 1294-301.
30 McGirt MJ, Mukherjee D, Chaichana KL, et al. Association of surgically acquired motor and language deficits on overall survival after resection of glioblastoma multiforme. Neurosurgery 2009; 65: 463-9.
31 Nakamura M, Konishi N, Tsunoda S, et al. Analysis of prognostic and survival factors related to treatment of low-grade astrocytomas in adults. Oncology 2000; 58: 108-16.
32 Philippon JH, Clemenceau SH, Fauchon FH, et al. Supratentorial low-grade astrocytomas in adults. Neurosurgery 1993; 32: 554-9.
33 Rajan B, Pickuth D, Ashley S, et al. The management of histologically unverified presumed cerebral gliomas with radiotherapy. Int J Radiat Oncol Biol Phys 1994; 28: 405-13.
34 Shaw E, Arusell R, Scheithauer B, et al. Prospective randomized trial of low- versus high-dose radiation therapy in adults with supratentorial low-grade glioma: initial report of a North Central Cancer Treatment Group/Radiation Therapy Oncology Group/Eastern Cooperative Oncology Group study. J Clin Oncol 2002; 20: 2267-76.
35 Yeh SA, Ho JT, Lui CC, et al. Treatment outcomes and prognostic factors in patients with supratentorial low-grade gliomas. Br J Radiol 2005; 78: 230-5.
36 Jakola AS, Myrmel KS, Kloster R, et al. Comparison of a strategy favoring early surgical resection vs a strategy favoring watchful waiting in low-grade gliomas. JAMA 2012; 308: 1881-8.
37 Piepmeier J, Christopher S, Spencer D, et al. Variations in the natural history and survival of patients with supratentorial low-grade astrocytomas. Neurosurgery 1996; 38: 872-8.
38 Englot DJ, Han SJ, Berger MS, et al. Extent of surgical resection predicts seizure freedom in low-grade temporal lobe brain tumors. Neurosurgery 2012; 70: 921-8.
39 Sanai N, Berger MS. Operative techniques for gliomas and the value of extent of resection. Neurotherapeutics 2009; 6: 478-86.
40 Duffau H. Surgery of low-grade gliomas: towards a 'functional neurooncology'. Curr Opin Oncol 2009; 21: 543-9.
41 Duffau H, Capelle L, Denvil D, et al. Usefulness of intraoperative electrical subcortical mapping during surgery for low-grade gliomas located within eloquent brain regions: functional results in a consecutive series of 103 patients. J Neurosurg 2003; 98: 764-78.
42 Ojemann G, Ojemann J, Lettich E, et al. Cortical language localization in left, dominant hemisphere. An electrical stimulation mapping investigation in 117 patients. J Neurosurg 1989; 71: 316-26.
43 Sanai N, Mirzadeh Z, Berger MS. Functional outcome after language mapping for glioma resection. N Engl J Med 2008; 358: 18-27.
44 Davies KG, Maxwell RE, Jennum P, et al. Language function following subdural grid-directed temporal lobectomy. Acta Neurol Scand 1994; 90: 201-6.
45 Haglund MM, Berger MS, Shamseldin M, et al. Cortical localization of temporal lobe language sites in patients with gliomas. Neurosurgery 1994; 34: 567-76.
46 Taylor MD, Bernstein M. Awake craniotomy with brain mapping as the routine surgical approach to treating patients with supratentorial intraaxial tumors: a prospective trial of 200 cases. J Neurosurg 1999; 90: 35-41.
47 Chaichana KL, McGirt MJ, Laterra J, et al. Recurrence and malignant degeneration after resection of adult hemispheric low-grade gliomas. J Neurosurg 2010; 112: 10-7.
48 Dirks PB, Jay V, Becker LE, et al. Development of anaplastic changes in low-grade astrocytomas of childhood. Neurosurgery 1994; 34: 68-78.
49 Lote K, Egeland T, Hager B, et al. Survival, prognostic factors, and therapeutic efficacy in low-grade glioma: a retrospective study in 379 patients. J Clin Oncol 1997; 15: 3129-40.
50 Sipos L, Afra D. Re-operations of supratentorial anaplastic astrocytomas. Acta Neurochir 1997; 139: 99-104.
51 Pallud J, Capelle L, Taillandier L, et al. Prognostic significance of imaging contrast enhancement for WHO grade II gliomas. Neuro Oncol 2009; 11: 176-82.
52 Shaw EG, Berkey B, Coons SW, et al. Recurrence following neurosurgeon-determined gross-total resection of adult supratentorial low-grade glioma: results of a prospective clinical trial. J Neurosurg 2008; 109: 835-41.

53 Brada M, Viviers L, Abson C, et al. Phase II study of primary temozolomide chemotherapy in patients with WHO grade II gliomas. Ann Oncol 2003; 14: 1715-21.
54 Buckner JC, Gesme D, Jr., O'Fallon JR, et al. Phase II trial of procarbazine, lomustine, and vincristine as initial therapy for patients with low-grade oligodendroglioma or oligoastrocytoma: efficacy and associations with chromosomal abnormalities. J Clin Oncol 2003; 21: 251-5.
55 Kaloshi G, Benouaich-Amiel A, Diakite F, et al. Temozolomide for low-grade gliomas: predictive impact of 1p/19q loss on response and outcome. Neurology 2007; 68: 1831-6.
56 Baumert BG, Stupp R. Low-grade glioma: a challenge in therapeutic options: the role of radiotherapy. Ann Oncol 2008; 19: 217-22.
57 Baumert BG, Stupp R. Is there a place for radiotherapy in low-grade gliomas? Adv Tech Stand Neurosurg 2010; 35: 159-82.
58 Wiencke JK, Zheng S, Jelluma N, et al. Methylation of the PTEN promoter defines low-grade gliomas and secondary glioblastoma. Neuro Oncol 2007; 9: 271-9.

Conflicto de intereses: Shawn L. Hervey-Jumper y Mitchel S. Berger declaran que no tienen conflictos de interés en relación con los materiales o métodos usados en este estudio, o los datos especificados en el capítulo.
Derechos humanos y de animales y consentimiento escrito: Los autores no han realizado estudios en humanos o animales cuando escribieron este manuscrito.

7

Gliomas de alto grado de malignidad

Roberto Steven Zaninovich • Rodolfo José Recalde

Introducción

Los gliomas son tumores cerebrales primarios de origen neuroepitelial, que se forman a partir de las células gliales o células precursoras y constituyen el 49% del total de este tipo de tumores.[1-3] Si bien los gliomas no son tumores frecuentes, su incidencia es de 5 a 10 casos cada 100 000 personas y ocupan el tercer y cuarto lugar de causa de muerte por cáncer entre hombres y mujeres entre los 15 y 54 años de edad.[2]

Aproximadamente, se diagnostican 23 000 nuevos casos de gliomas por año en Estados Unidos, de los cuales más del 60% corresponde a las forma más malignas: el glioma anaplásico (OMS grado 3) y el glioblastoma multiforme (OMS grado 4), que representan la transformación maligna de las células gliales, tanto de células maduras, así como de elementos más inmaduros de la estirpe, con una alta capacidad de proliferación, invasión y de metastatizar, lo que los hace altamente letales.[2-4] Los nuevos métodos de diagnóstico, sumados a la resección quirúrgica y los tratamientos de quimioterapia y radioterapia, han incrementado levemente la sobrevida de los pacientes con glioblastoma (GBM).[3, 5]

Epidemiología

Los gliomas constituyen el 29% de los tumores primarios del cerebro, de los cuales el 54% de estos son los GBM, por lejos los más frecuentes.[3] Según diferentes series la incidencia del glioma anaplásico (AA), varía del 10% al 30% de los gliomas.[6, 7] En la población pediátrica tanto el GBM como el AA constituyen menos del 10% de los tumores intracraneales.[8] Son más frecuentes en hombres que en mujeres (1,6:1)[3] y pueden estar asociados en un 5% con diferentes síndromes, como el de Cowden, Turcot, Ollier, Maffucci, Li-Fraumeni; como también a la neurofibromatosis de tipo 1 y 2, la esclerosis tuberosa, el retinoblastoma y la schwannomatosis familiar.[3, 9, 10] Se ha visto que algunas propiedades del sistema inmunológico podrían tener una acción protectora, pues se ha observado que pacientes con asma, eczemas, alergias y altos niveles séricos de IgE mostraron menor riesgo de tener gliomas.[3, 11, 12]

La radiación ionizante es el único factor de riesgo establecido para el desarrollo de un glioma.[3, 10, 11, 13-15] El riesgo de la génesis de un glioma por la exposición a campos electromagnéticos, pesticidas, el uso de telefonía celular, la ingesta de alimentos que contienen N-nitroso, aspartame o el trauma de cráneo no ha sido fehacientemente demostrado.[13, 15, 16]

El glioblastoma (grado IV) es un tumor poco frecuente en personas menores de treinta años de edad; se observa más frecuentemente entre los 45 y los 65 años de edad.[3] Mientras que el glioma anaplásico (grado III) tiende a aparecer entre los 35 y 55 años de edad.[17] La incidencia anual de los gliomas malignos es de aproximadamente 5,26 casos cada 100 000 habitantes.[11]

Aproximadamente el 60% de los gliomas se localizan en algún hemisferio cerebral, el frontal es el más frecuente (25,6%), seguido del temporal (19,6%) y el parietal (12,9%).[3] El GBM rara vez se localiza en la región del tercer ventrículo o en la fosa posterior.[3]

Clasificación molecular

El perfil de la expresión del gen del GBM mostró cuatro diferentes subtipos moleculares del GBM primario (clásico, proneural, mesenquimatoso y neural) que se correlacionan con las anormalidades genómicas, tienen significado pronóstico y podrían predecir el beneficio de la terapia oncológica.[3, 18-20]

El subtipo clásico, se caracteriza por presentar una sobrexpresión del factor de crecimiento epidérmico (EGFR), así como también la ausencia de mutaciones del TP53, amplificaciones del cromosoma 7, deleciones del cromosoma 10 y deleción del locus Ink4a/ARF. Desde el punto de vista clínico, los pacientes con este subtipo de GBM tienen una sobrevida más prolongada luego de un tratamiento agresivo.[3, 11]

El subtipo proneural es el más frecuente y presenta mutaciones del TP53, PDGFRA, y IDH1. Este se observa más frecuentemente en personas jóvenes, tendrían mayor tiempo de sobrevida, pero no se beneficiarían de una cirugía agresiva.[3, 11]

El mesenquimatoso se caracteriza por presentar mutaciones de NFI, como también mutaciones en PTEN y TP53. Clínicamente, este subgrupo es el de peor pronóstico, a pesar de beneficiarse de la quimioterapia agresiva.[3]

Por último el neural, no presenta alteraciones genéticas específicas.[3]

Presentación clínica

Los pacientes con gliomas malignos presentan una variedad de síntomas iniciales que dependen de la localización, tamaño, efecto de masa y velocidad de crecimiento del tumor. Los tumores en áreas elocuentes que causan efecto de masa pueden presentar una rápida instalación de los síntomas, mientras que aquellos tumores en áreas no elocuentes, como, por ejemplo, del lóbulo frontal derecho, pueden ser silentes por un prolongado período de tiempo. Los síntomas iniciales más comunes son la cefalea, las convulsiones, los signos de foco, trastornos cognitivos, etc.[3]

La cefalea es un síntoma que se presenta en un 50% de los pacientes al momento del diagnóstico, puede ir asociada a náuseas y vómitos, edema de papila, trastornos visuales, disminución del estado de conciencia, todos estos síntomas, debido al aumento de la presión intracraneal.[3, 10, 14] Puede ser de localización unilateral, despertar al enfermo, más intensa en la mañana, pero va decreciendo en magnitud en el transcurso del día.[3, 10, 14] Igualmente se ha observado que, en la mayoría de los pacientes, es indistinguible de otros tipos de cefaleas[21] (Tabla 7.1). Las convulsiones se presentan en un 20% a un 40% y estarían relacionadas con el grado de mutación del IDH1 y con la producción de 2-hidroxiglutarato.[3, 11, 22] Los signos de foco pueden ser variables, desde una hemiparesia hasta un trastorno de la sensibilidad o una alteración del campo visual, como también una afasia. Los trastornos cognitivos, cambios de la personalidad, muchas veces pueden ser confundidos con una demencia sobre todo en ancianos.[11] Los glioblastomas, debido a su importante vascularización, en ciertas ocasiones, pueden sangrar y, a través del LCR, metastatizar a otras localizaciones del SNC, rara vez a distancia, pero cuando esto ocurre, el sitio de siembra es el pulmón.[3, 23-25]

Los tumores localizados en la fosa posterior presentan una alta incidencia de hidrocefalia obstructiva, con

Tabla 7.1 Características de la cefalea que hacen suponer la presencia de un tumor de cerebro frente a migraña

	Tumor de cerebro	Migraña
Tiempo de evolución	Aguda o de inicio en días o meses, después de los 50 años y cambios en el patrón de cefaleas	Suele ser crónica y con historia de años de evolución
Intensidad y frecuencia	Puede ser variable, puede responder a los analgésicos, pero progresan a cefalea intratable.	Variable
Localización	Unilateral asociado al lado donde se encuentra el tumor	Puede alternarse la localización con los episodios
Déficit neurológico	Progresivo	Asociado con las auras, es reversible, se presentan en minutos y la recuperación neurológica dura menos de una hora.
Sueño	La cefalea puede despertar al paciente aunque sea de intensidad leve	Despiertan al paciente cuando la cefalea es intensa
Náuseas y vómito	Indistinguible	Indistinguible
Trastornos cognitivos y del comportamiento	Presentes, pueden confundir con demencia o trastornos psiquiátricos	Ausente
Edema de papila	Presente en estadios avanzados	Ausente

la consiguiente sintomatología de ataxia, mareos e incoordinación en la marcha.[6]

Diagnóstico por imágenes

Los estudios iniciales para el correcto diagnóstico de un glioma de alto grado de malignidad son la tomografía computarizada (TC) y la resonancia magnética (RM).[3, 10] En la TC sin contraste los AA pueden ser hipodensos, isodensos o hiperdensos aunque más comúnmente son hipodensos, con bordes poco definidos y, por lo general, realzan en forma difusa e irregular con el contraste.[26] Los GBM presentan una densidad más heterogénea, con bordes no definidos y pueden presentar áreas hiperdensas por focos de hemorragia y áreas hipodensas por necrosis. Realzan con el contraste. El realce tumoral en la TC comúnmente es interpretado como un signo de agresividad del tumor. No obstante su potencial de proliferación no siempre se correlaciona con dicho realce.[27]

Actualmente, la RM es el método de diagnóstico y de seguimiento de elección para los gliomas malignos.[10] Tanto el AA como el GBM presentan una considerable heterogenicidad, ambos realzan con el contraste, aunque este realce no representa la verdadera extensión del tumor, ya que estos son altamente infiltrativos;[3] esto se ha observado en autopsias en las que se encontraron células neoplásicas fuera del área de realce como también en el hemisferio contralateral.[28] Es importante tener en cuenta que entre un 30% y un 50% de los AA y un 5% de los GBM no realzan con el contraste.[3, 29]

Ninguna técnica de imagen tiene la habilidad de distinguir un margen exacto de separación entre tumor y tejido cerebral normal.[10] Se ha observado en el tejido cerebral de apariencia normal en la TC y la RM que circunda a la lesión, la presencia de células tumorales.[30] El edema peritumoral, representa tanto el edema vasogénico como la infiltración de células neoplásicas que se encuentran detrás de la barrera hematoencefálica y que, por lo general, invaden a través de los tractos de sustancia blanca. Los AA y los GBM son hipointensos en T1 e hiperintensos en T2 y los GBM presentan un realce en forma de anillo que rodea un área hipointensa en T1 de necrosis central (Figura 7.1).[3, 10]

En la actualidad, hay otros métodos de diagnóstico que son utilizados para planificar la exéresis tumoral, como también para monitorear las respuestas al tratamiento. Cuando el glioma se encuentra próximo o en un área elocuente es conveniente realizar una RM funcional (RMf) y el tensor de difusión (DTI), ya que permite diferenciar áreas elocuentes (Brocca, Wernicke, Rolando) de áreas no elocuentes, lo cual hace posible una resección segura, con lo que se evita el déficit neurológico posterior a la cirugía.[31]

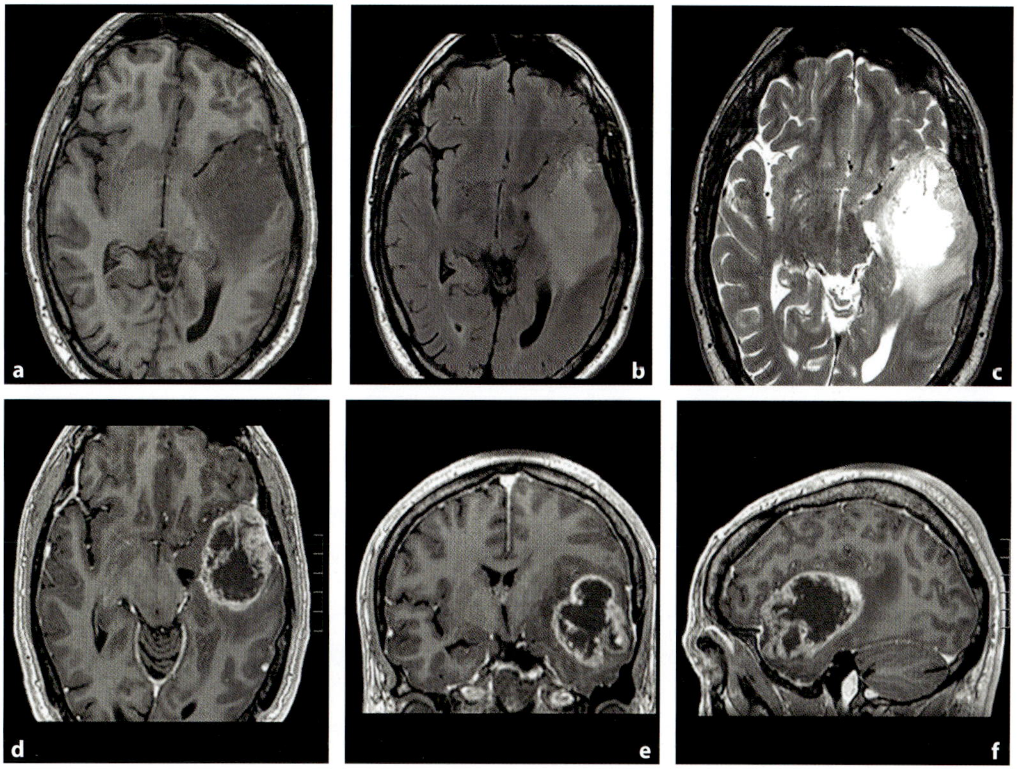

Figura 7.1 RM de Encéfalo con contraste y sin contraste. **a** T1 axial. **b** FLAIR axial. **c** T2 axial. **d-f** Secuencias con contraste; cortes axial, coronal y sagital. Se observa la típica imagen heterogénea con centro hipointenso y realce periférico, principalmente con importante edema perilesional con efecto de masa.

La espectroscopia por resonancia magnética (ERM) es otro método utilizado por los neurocirujanos, que permite la medición *in vivo* de los niveles de diferentes metabolitos cerebrales.[3, 10] En los gliomas malignos se observa un incremento de la colina (Cho), que está asociada con la síntesis de la membrana celular, y una disminución del N-acetil aspartato (NAA) que refleja una pérdida de neuronas normales por infiltración neoplásica.[3] Otros metabolitos, como los lípidos y el lactato, son útiles para diferenciar a los gliomas de otras entidades como los abscesos, la seudoprogresión tumoral y la radionecrosis.[32] En el tejido necrótico, todos los metabolitos están disminuidos con excepción de los lípidos (Figura 7.2).[33]

La perfusión por resonancia magnética (PRM) permite la valoración de la microvasculatura cerebral mediante cambios de la señal en la secuencia T2, debido al paso del gadolíneo; toma diferentes parámetros, como el volumen sanguíneo cerebral (VSC), el flujo sanguíneo cerebral (FSC), el tiempo de tránsito medio (TTM), entre otros.[34] Los gliomas de alto grado de malignidad presentan mayor proporción de vasos inmaduros y, por lo tanto, un incremento patológico de su permeabilidad; esta neoangiogénesis puede cuantificarse con la PRM.[35]

La difusión por resonancia magnética (DRM) permite la detección *in vivo* de moléculas de agua, que puede estar restringida en tumores. En los gliomas de alto grado de malignidad el DRM muestra una limitación en el movimiento de las moléculas de agua, lo que se traduce en hiperintensidad de la señal en difusión y descenso del coeficiente de difusión aparente (ADC).

La tomografía por emisión de positrones (PET) proporciona imágenes de la distribución de algunos isotopos radioactivos de vida corta como el F-18-fluorodesoxiglucosa (F-18-FDG), la C-11 metionina (C-11-MET), que representan procesos bioquímicos *in vivo*. La captación elevada de la F-18-FDG, el isótopo más utilizado, se asocia con un glioma de alto grado y peor pronóstico.[36]

En el Algoritmo 7.1 se expone el manejo de gliomas malignos de diagnóstico reciente

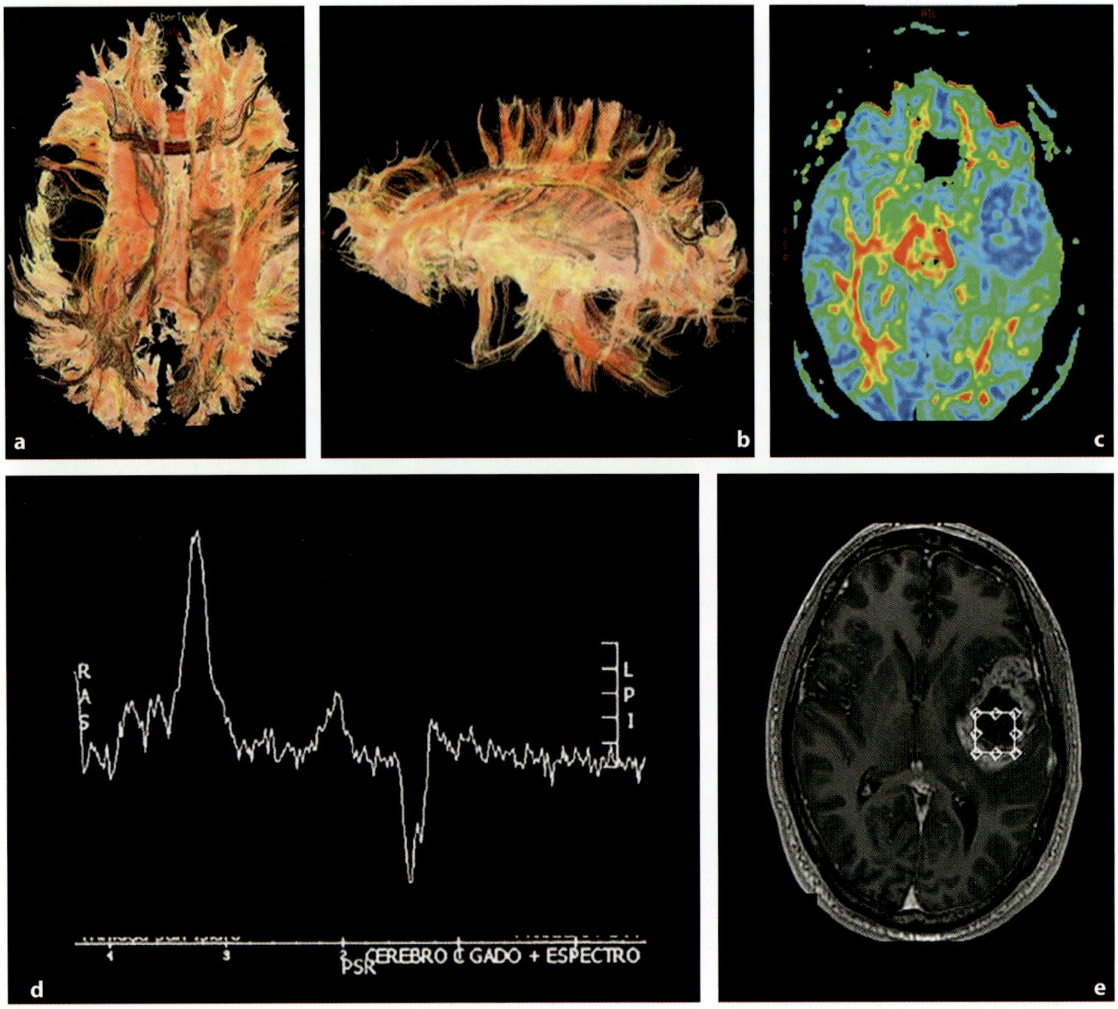

Figura 7.2 Secuencias de RM utilizadas para diagnóstico y planeamiento quirúrgico. **a-c** Tractografía donde se observa el patrón de desplazamiento de los fascículos de asociación encefálica de utilidad en el planeamiento quirúrgico. **d** Espectroscopia con el patrón típico de los gliomas de alto grado con pico de colina y disminución del N acetil aspartato. **e** Vóxel analizado en la lesión.

Algoritmo 7.1 Manejo de gliomas malignos de diagnóstico reciente

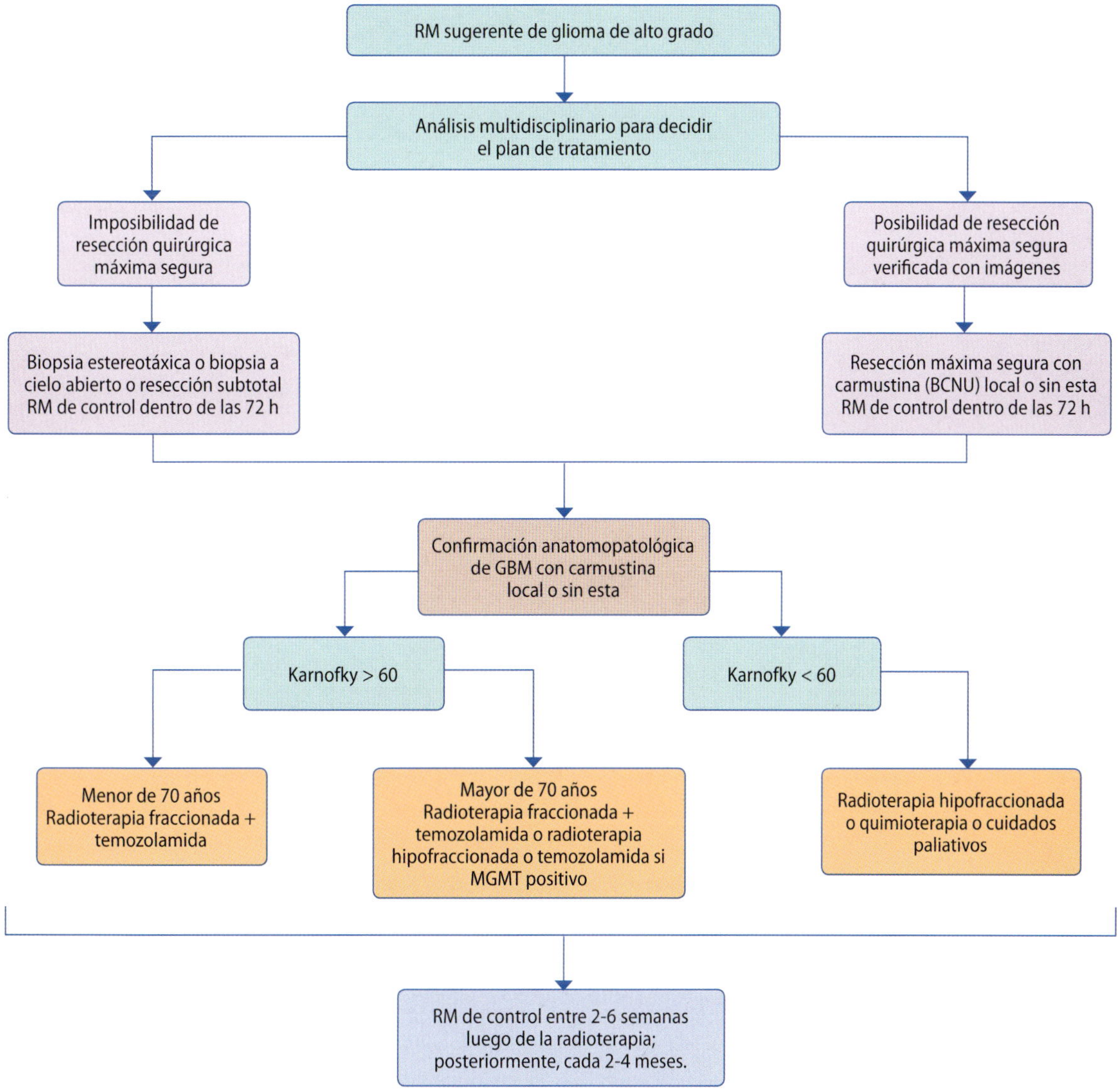

Manejo quirúrgico de los gliomas malignos

Glioma maligno (de diagnóstico reciente)

La cirugía sigue siendo uno de los pilares del tratamiento de estos tumores, pero sabemos que necesita complementarse con la quimioterapia y la radioterapia. Existen antecedentes de hemisferectomías realizadas a principios del siglo pasado, en las que se intentaron resecciones radicales sin los resultados esperados. A pesar de que las resecciones amplias no curan la enfermedad, si mejoran la calidad de vida y aumenta la sobrevida en pacientes seleccionados. También puede observarse mejoría neurológica luego de resecciones extensas. Sin tratamiento, el 95% de los pacientes morirán dentro de los tres meses. El objetivo de la cirugía de los gliomas malignos es brindar la máxima resección tumoral segura con preservación o mejoría del déficit neurológico existente. Otros puntos que considerar al momento de decidir la cirugía de un paciente con un glioma maligno incluyen el obtener diagnóstico anatomopatológico, mejorar los síntomas, retardar la aparición de nuevos síntomas, mejorar la sobrevida, brindar tiempo al tratamiento adyuvante y disminuir la dosis de corticoides (Tabla 7.2).

Estudios epidemiológicos recientes evidenciaron mejoría en los pacientes sometidos a resección en comparación con aquellos que no recibieron cirugía, sin considerar la extensión de la resección.[37] Un reporte reciente, que evaluó la extensión de la resección en quinientos pacientes, informó sobre una mejoría estadísticamente significativa a partir del 78% de resección del volumen tumoral. Aquellos con 100%, 90%, 80% y 78% de resección presentaron un tiempo de sobrevida de 16, 13,8, 12,8 y 12,5 meses respectivamente.[38, 39] Estos hallazgos se correlacionan con reportes previos que demuestran que el incremento de volumen de resección se correlaciona con mejoría en la sobrevida.

Tabla 7.2 Escala de Karnofky (Karnofky Performance Status - KPS)

Vida normal activa, sin necesidad de cuidados especiales.	100	Normal, sin quejas, sin indicios de enfermedad.
	90	Actividades normales, pero con signos y síntomas leves de enfermedad.
	80	Actividad normal con esfuerzo, con algunos signos y síntomas de enfermedad.
Incapacidad para trabajar, puede vivir en su hogar, necesita asistencia para algunas necesidades, puede encargarse de la mayoría de los cuidados personales.	70	Capaz de cuidarse, pero incapaz de llevar a término actividades normales o trabajo activo.
	60	Requiere atención ocasional, pero puede cuidarse a sí mismo.
	50	Requiere gran atención, incluso de tipo médico. Paciente en cama menos del 50% del día.
Imposibilidad de cuidarse, necesita cuidado institucional.	40	Inválido, incapacitado, necesita cuidados y atenciones especiales. Encamado más del 50% del día.
	30	Inválido grave, incapacidad grande, tratamiento de soporte activo.
	20	Encamado por completo, paciente muy grave, necesita hospitalización y tratamiento activo.
	10	Moribundo.
	0	Fallecido.

La decisión de una resección extensa depende de la edad del paciente, escala de Karnofky, proximidad de la lesión a áreas elocuentes, posibilidad de resección de lesiones satélites y cantidad de lesiones satélites y la condición clínica del paciente (Tabla 7.3) (Figuras 7.3-7.5).

La resección parcial de estos tumores conlleva la posibilidad de sangrados posoperatorios y la aparición de edema cerebral grave conocido como "síndrome del glioma herido", con riesgo de herniación cerebral. Tomando en consideración este hecho, se recomienda una exéresis extensa, ya que la reducción de la masa tumoral genera espacio para el edema posoperatorio. No es claro el beneficio de la resección parcial, la cirugía debe considerarse siempre que una resección tumoral total o casi total sea posible. Por lo tanto, pacientes ancianos (mayores de ochenta años), con Karnofky menor de 70, con lesiones multifocales que comprometen ambos hemisferios o un compromiso extenso del hemisferio dominante no son candidatos para resección quirúrgica, sino para biopsia guiada por las imágenes de la zona más representativa (estereotáxica o a cielo abierto) como único gesto quirúrgico con el fin de obtener el diagnóstico (Figura 7.6).[40] Respecto a la biopsia estereotáxica con fines diagnósticos presenta un error del 25% al 5%, según la experiencia del equipo, en categorizar el grado de agresividad tumoral, por lo que se recomienda la toma de muestra de varios objetivos, especialmente cerca de la zona

Tabla 7.3 Consideraciones prácticas para la resección de gliomas malignos

Objetivos de la cirugía
▪ Obtener tejido para diagnóstico.
▪ Mejoría de los síntomas.
▪ Demorar la aparición de nuevos síntomas.
▪ Mejorar la sobrevida.
▪ Disponer de más tiempo para la acción del tratamiento adyuvante.
▪ Disminuir la dosis de corticoides.

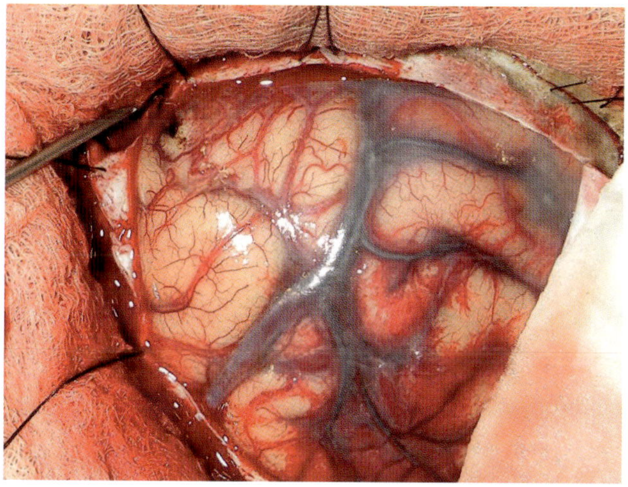

Figura 7.3 Imagen intraoperatoria al final de la resección.

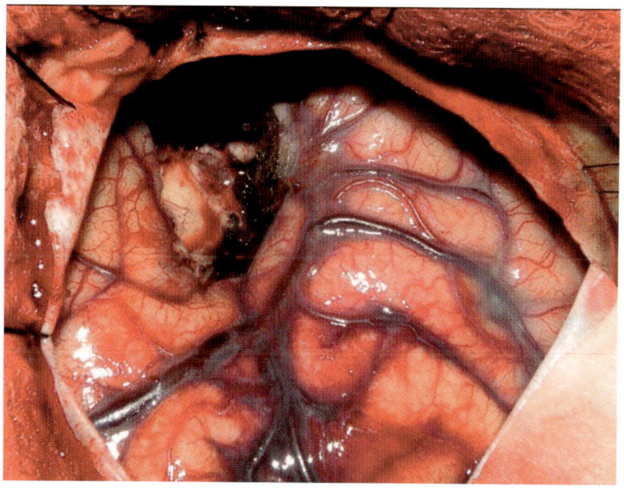

Figura 7.4 Imagen intraoperatoria de GBM del paciente de la figura 7.2. Se observan los giros elongados y los vasos piales traccionados.

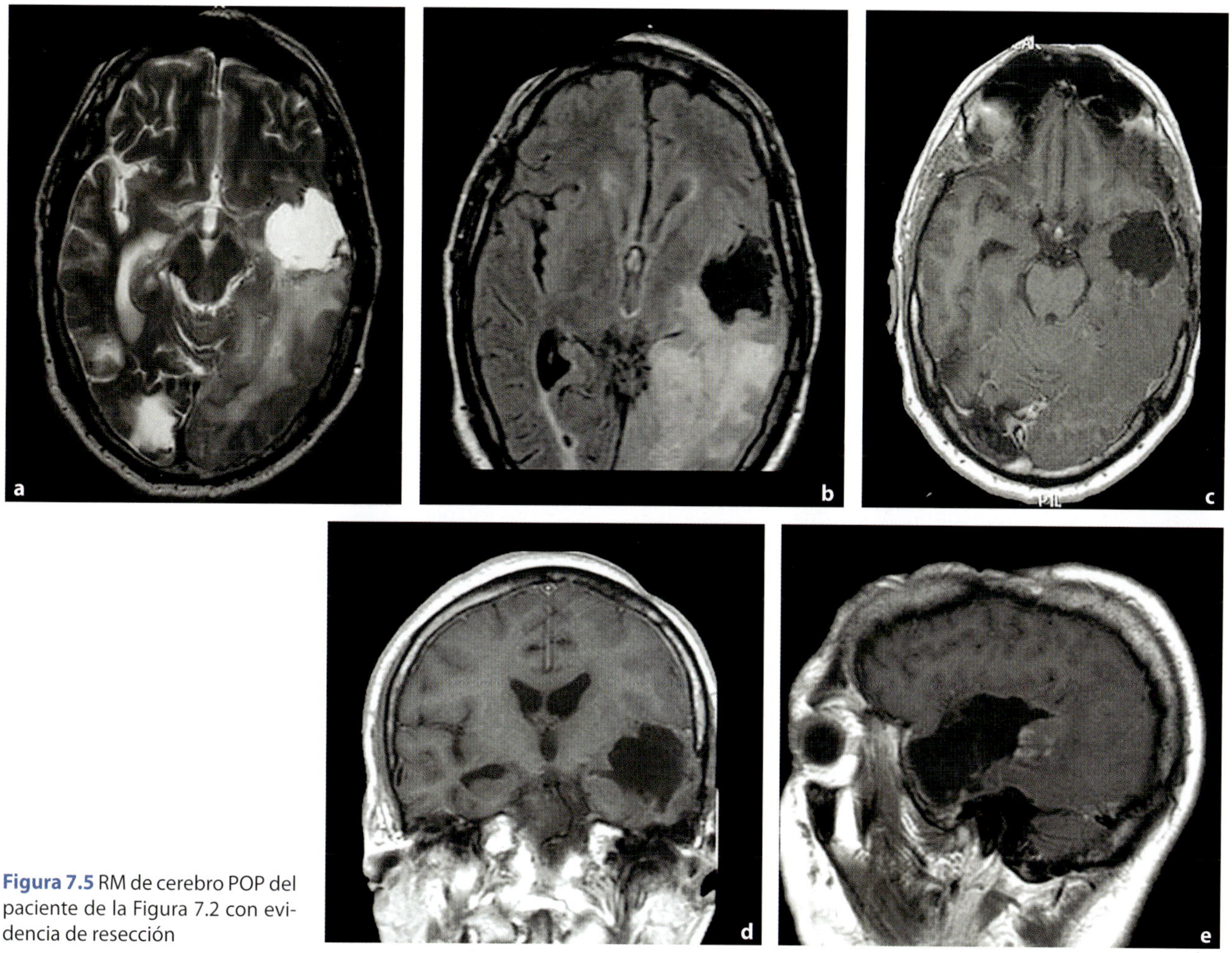

Figura 7.5 RM de cerebro POP del paciente de la Figura 7.2 con evidencia de resección

de realce de contraste periférico, con el fin de disminuir la posibilidad de error diagnóstico.[41]

Con el uso actual de métodos de neuronavegación o guía estereotáxica y monitoreo intraoperatorio junto con el manejo médico preoperatorio y posoperatorio, la morbilidad neurológica es menor del 10% y la mortalidad inferior al 5% para la cirugía de los gliomas.[42] El empleo de la resonancia intraoperatoria al igual que el mapeo cortical intraoperatorio son instrumentos de uso reciente, que nos ayudan a obtener mejores resultados en

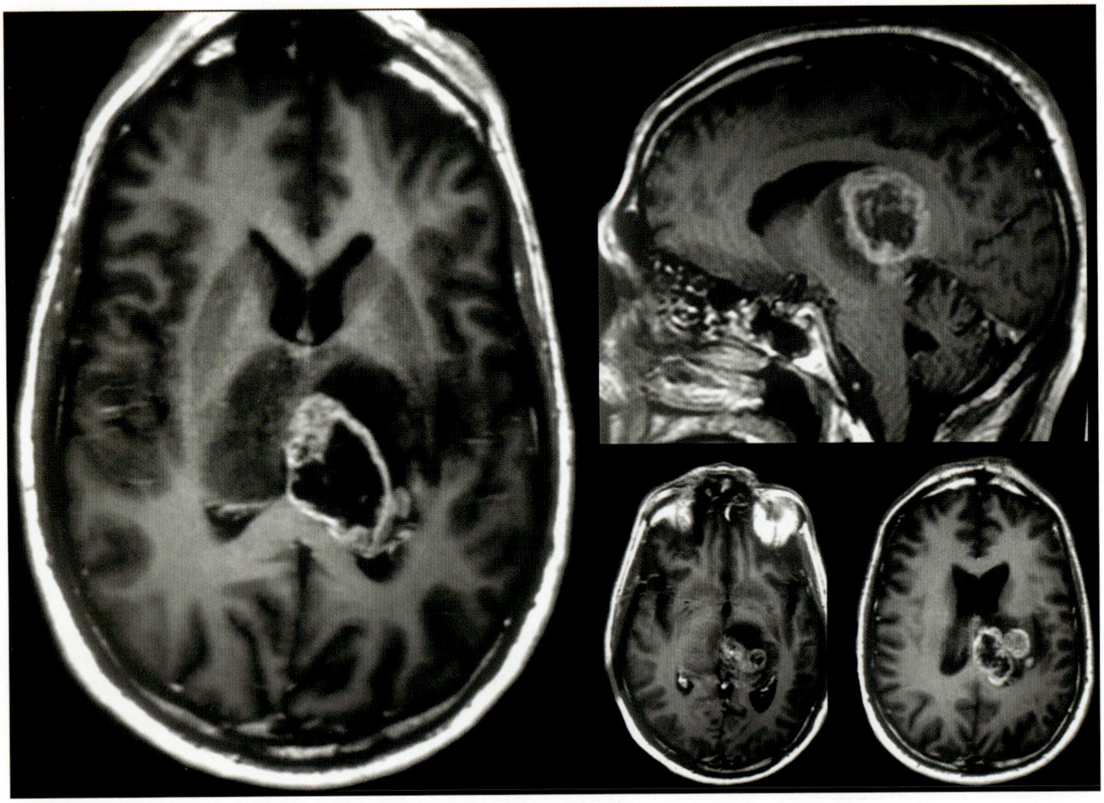

Figura 7.6 Paciente de 70 años con Karnofky bajo, con una lesión compatible con GBM de localización profunda. Pueden observarse las diferentes secuencias con contraste. Es un paciente con indicación de biopsia estereotáxica para confirmar el diagnóstico e indicar terapia adyuvante.

términos de extensión de resección y mejor morbilidad neurológica.

Los avances tecnológicos neuroquirúrgicos juegan un papel importante en la cirugía de los gliomas y permiten resecciones más extensas con buenos resultados posoperatorios. El uso de la estimulación cortical intraoperatoria a través de la craneotomía con paciente despierto, ayuda a identificar áreas críticas motoras y del lenguaje que deben ser respetadas en la cirugía de los gliomas malignos.[43] Este método se basa en la variabilidad de la extensión y localización de las áreas elocuentes.

La neuronavegación y la RM intraoperatoria constituyen también dos herramientas que son utilizadas en este tipo de cirugías. Publicaciones recientes indican que la resonancia intraoperatoria es un método de mayor utilidad que la neuronavegación, ya que es más efectiva para lograr una resección tumoral más extensa en pacientes con GBM, debido a que permite una valoración en tiempo real los posibles restos tumorales y los cambios locales que puede sufrir la anatomía durante la exéresis quirúrgica.[44]

Otro método utilizado en la cirugía con el fin de obtener la máxima resección posible es el ácido 5-ala-aminolevulínico, un precursor de la síntesis de la hemoglobina que permite la síntesis y la acumulación de porfirinas fluorescentes, especialmente la protoporfirina IX que se encuentra elevada en varios tejidos epiteliales y cancerígenos. Al colocar un filtro especial al microscopio de luz es posible observar el tejido patológico, lo que ayuda a conseguir amplias resecciones tumorales.[45]

Cabe mencionar de todas maneras que el beneficio clínico del uso de la resonancia intraoperatoria, al igual que los diferentes métodos de imágenes intraoperatorios utilizados en la actualidad en términos de mejoría en la calidad de vida y la sobrevida de estos pacientes no ha sido demostrado aún.

Una publicación reciente de Chocrane analizó los métodos de imágenes intraoperatorios actuales comparando la RM intraoperatoria, el uso de métodos de fluorescencia —específicamente el ácido 5-ala-aminolevulínico—, el neuronavegador y este mismo sumado a la resonancia en secuencia tensor de la difusión. Las conclusiones fueron que existe muy poca información de calidad que avale que el uso de estos métodos aumente la proporción de pacientes con resección completa en la RM de control; no está claro si al maximizar el porcentaje de resección aumentan las morbilidades posoperatorias, tampoco está definido si la calidad de vida en estos pacientes mejoró con la utilización de estos métodos guiados por imágenes.[46]

Cirugía del glioma maligno recidivado

Para la recidiva de los gliomas malignos la reoperación está indicada con el objetivo de lograr un vaciamiento intratumoral amplio que disminuya el efecto de masa y, así,

Tabla 7.4 Resumen de las indicaciones de reoperación de GBM sobre la base de diferentes publicaciones

Indicaciones de cirugía para el GBM recidivado
▪ Déficit neurológico focal.
▪ Efecto de masa.
▪ Signos de hipertensión endocraneal / edema de papila.
▪ Evidencia radiográfica de progresión con progresión clínica o sin esta.
▪ Aumento de la incidencia de convulsiones.
▪ Cefaleas progresivas.
▪ Trastornos de la conciencia.

mejorar los síntomas y calidad de vida de los pacientes, además del beneficio de rebajar la dosis de corticoides.[47] Otro punto a favor de la reoperación es que puede mejora la sobrevida entre dos y cinco meses.[48] Además, la citorreducción tumoral, en teoría, ayudaría a aumentar la efectividad de la terapia adyuvante adicional que sea considerada. La reoperación por sí sola es de poco beneficio, tiene que ser parte de un plan de terapia adyuvante posoperatoria o, eventualmente, para el ingreso a ensayos clínicos.

Una publicación ayuda a definir cuáles son los pacientes con gliomas malignos recidivados que pueden beneficiarse con una reoperación, se creó una escala que asigna puntos si el Karnofky es de 80 o menos, si el volumen tumoral es de 50 cm^3 o mayor, o si cierta área elocuente está comprometida a lo que se asigna también un punto.[49] La sobrevida del paciente después de la cirugía puede ser categorizada sobre la base de los puntos sumados. Con 0 puntos el pronóstico de sobrevida es de 10,8 meses, de 1 a 2 puntos es de 4,5 meses y con 3 puntos la sobrevida es de solo un mes. Recientemente se ha publicado una revisión que analiza las diferentes publicaciones a favor y en contra de la cirugía para gliomas recidivados, las recomendaciones para la cirugía de estos gliomas están resumidas en la Tabla 7.4. Este artículo indica que una cirugía previa no debería ser una contraindicación absoluta para una reintervención, un intervalo mayor de seis meses entre la cirugía primaria y la reoperación asociado a un Karnofky mayor de 70 es un predictor de buena sobrevida posoperatoria y la extensión de la resección es de vital importancia pronóstica aun cuando en la primer cirugía la extensión de la resección haya sido parcial.[50]

Radioterapia

Radioterapia para los gliomas malignos de diagnóstico reciente

La radioterapia tradicional para los gliomas malignos consiste en la utilización de radioterapia conformada tridimensional de hasta 60 Gy en treinta fracciones de 200 cGy cada vez, realizada cinco días a la semana. Las técnicas de fraccionamiento alternativas que forman parte de ensayos clínicos pueden ser radioterapia hiperfraccionada o hipofraccionada, que permite dosis acumulativas más altas o períodos de tratamiento más breves y pueden ser ajustadas a las condiciones de cada paciente. La radioterapia es aplicada a la zona correspondiente al tumor sumada a un área periférica que, generalmente, involucra una zona de hiperintensidad de T2/FLAIR que representa zonas tumorales infiltrativas que no toman contraste. Este margen puede ser más reducido en áreas elocuentes.[51]

La radioterapia puede aumentar la sobrevida de los pacientes independientemente de que se haya realizado una exéresis quirúrgica y de la extensión de la resección. Existen otras modalidades de terapia radiante (radiocirugía estereotáxica, braquiterapia, estereotaxia fraccionada), pero la radioterapia conformada tridimensional sigue siendo la modalidad de tratamiento radiante de elección. La radioterapia es recomendada para casi todos los pacientes con gliomas malignos, excepto pacientes pediátricos, pacientes adolescentes con Karnofky muy bajo y ancianos con mala condición clínica.[52-54]

Las complicaciones pueden producirse en el momento agudo o a largo plazo. Las complicaciones agudas suelen manifestarse durante el tratamiento e incluyen el desarrollo de edema cerebral, que se manifiesta con déficit neurológico y es tratado con la administración de corticoides. Otros efectos colaterales son náuseas, vómitos, disfagia y desmielinización transitoria, que puede generar disfunciones encefálicas o cerebelosas. A largo plazo la complicación más frecuente es la radionecrosis; se presenta en un 10%-15% de los casos y puede simular recidiva tumoral mostrando edema cerebral, efecto de masa y captación de contraste; esto también es conocido como "seudoprogresión".[55] La espectroscopia y las secuencias de difusión-perfusión en RM están siendo utilizadas para diferenciarlas.[56] El manejo de los pacientes que se presumen con radionecrosis es complejo e incluye cualquiera de estas alternativas: biopsia del área sospechosa, resección del tejido necrótico, altas dosis de corticoides o una combinación de estas. Existen otras alternativas, como el oxígeno hiperbárico, pero es controvertido, al igual que el uso de bevacizumab, que se sugiere actualmente como un tratamiento prometedor para esta entidad.

La radiocirugía ha fracasado en demostrar beneficios evidentes al compararlo con la radioterapia convencional. Se indica principalmente para lesiones menores de 3 cm de diámetro y la otra limitante es el riesgo de radionecrosis que asciende al 15%.[57] La braquiterapia también ha fracasado a pesar del entusiasmo inicial, debido a la mayor incidencia de complicaciones y la ausencia de cambios en la historia natural de la enfermedad.[58]

Radioterapia para gliomas malignos recidivados

El tratamiento de pacientes con recidivas se limita al tratamiento focal con radioterapia estereotáxica. La reirradiación sin el uso de quimioterapia demostró seis meses libres de enfermedad de un 28%-39% y un año de sobrevida de un 18%-48% al igual que mejorías clínicas, disminución de las dosis de corticoides y bajo índice de toxicidad. La radioterapia estereotáxica se indica en tumores pequeños (menores de 3 cm), en recidivas de mayor volumen debería considerarse la cirugía.[59]

Quimioterapia

Antes de la aparición de la temozolamida, existían serias dudas acerca del beneficio de la quimioterapia en los pacientes con gliomas malignos. Los agentes usados principalmente eran las nitrosoureas (carmustina o lomustina), debido a la capacidad de poder atravesar la barrera hematoencefálica. Estos agentes eran combinados con agentes alquilantes del ADN (procarbazina) y el disruptor de microtúbulos (vincristina). Ningún estudio fue concluyente respecto al beneficio de esta terapia para estos tumores. Un metaanálisis que contó con tres mil pacientes logró demostrar una ligera mejoría en la sobrevida a un año del 40% al 46% para los pacientes con quimioterapia. Sin embargo, se ha regenerado un interés reciente en estas drogas, debido a los resultados a largo plazo, pero en astrocitomas anaplásicos y oligodendrogliomas que evidenciaron un mejoría en la sobrevida, especialmente los que presentan deleción del cromosoma 1p/19q.[60]

Temozolamida

Es una droga quimioterápica alquilante atípica aprobada por la FDA (Food and Drug Administration) para el uso en glioblastomas multiformes de diagnóstico reciente en 2005, posteriormente al beneficio demostrado en un estudio en fase 3 publicado ese año.[61] El trabajo mencionado comparaba radioterapia sola frente a radioterapia asociada con temozolamida (tmz), con una sobrevida de 12,1 frente a 14,6 meses para cada grupo con sobrevida a dos años de 10,4 frente a 26,5%, respectivamente. La sobrevida a cinco años fue de 9,8% para el grupo radioterapia más tmz frente a 1,9% para el grupo con radioterapia únicamente.[62] La dosis clásica es de 75 $mg/m^2/d$ durante la radioterapia, seguida de 150 $mg/m^2/d$ a 200 $mg/m^2/d$ por cinco días cada veintiocho días, con un total de seis ciclos. Es bien tolerada, generalmente, la mielosupresión es el efecto tóxico más frecuente. La metilación del MGMT puede impactar positivamente en la eficacia de este quimioterápico.

Obleas de carmustina BCNU

El implante en el lecho quirúrgico de obleas biodegradables de carmustina (Gliadel®) es una opción terapéutica para los gliomas de diagnóstico reciente y las recidivas de los gliomas malignos. El implante de las obleas en la cirugía genera difusión, al degradarse, sobre el tejido adyacente infiltrado a la resección quirúrgica, en las semanas subsiguientes se puede conseguir una concentración local del quimioterápico de cien veces más de lo que se puede conseguir a nivel sistémico. Estudios clínicos de fase 3 demostraron una mejoría en la sobrevida de 13,9 frente a 11,6 meses en pacientes en quienes fueron implantadas las obleas en la primera cirugía.[63] A pesar del beneficio y seguridad en su uso, no es considerada una terapia de primera línea. Su utilización puede generar una serie de complicaciones como dehiscencia de la herida, edema cerebral que requiere retirar las obleas y mayor incidencia de crisis convulsivas, razón por la cual muchos cirujanos prefieren no utilizarlos.[64]

Bevacizumab

Es un anticuerpo monoclonal que inhibe al factor de crecimiento endotelial A, factor involucrado en la angiogénesis. En el 2009, el bevacizumab (Avastin®) fue aprobado por la FDA para su uso en las recidivas de los GBM sobre la base de dos estudios en fase 2 que demostraron buenas respuestas en los estudio por imágenes y en la prolongación de la sobrevida.[65] La dosis puede variar de 5 mg/kg a 10 mg/kg o 15 mg/kg, la respuesta es la misma; existen ensayos clínicos que están tratando de definir esta cuestión. Las complicaciones que se pueden presentar por su uso incluyen hemorragias y cuadros trombóticos intracerebrales, trombosis venosa profunda, embolia pulmonar y eventos vasculares cerebrales isquémicos.[66]

Reportes recientes presentados en el 2013 fallaron en demostrar un beneficio real en el uso de bevacizumab al sumarlo al tratamiento convencional (radioterapia mas tmz) al ser comparado con el tratamiento convencional clásico. A pesar de que los resultados no sean alentadores, no es claro aún el lugar que ocupa el bevacizumab en el tratamiento de los gliomas malignos.

Terapia de tumores con campos eléctricos

El uso de campos eléctricos para el tratamientos de tumores (TTFields) es una modalidad no invasiva de tratamiento regional antimitótico que ha sido aprobado para su uso por la FDA en los Estados Unidos en la recurrencia de los glioblastomas multiformes y está en la fase final de aprobación para el uso en glioblastomas de diagnóstico reciente.[67]

El tratamiento con TTFields se basa en enviar al tumor corriente alterna de baja intensidad (1-3 V/cm) y frecuencia intermedia (100 a 300 kiloherz) usando una variedad de transductor colocado sobre la superficie del cuero cabelludo alrededor de la región donde está localizado el tumor. Este sistema afecta la metafase, ya que altera el haz mitótico, y la anafase a través de la dislocación dielectroforética de los constituyentes intracelulares, lo que conduce a la apoptosis celular e inhibe el crecimiento del tumor. No afecta células que no están en proceso de división.[68,69] Una publicación reciente donde se realizó un análisis aleatorizado de tmz frente a tmz más TTFields demostró mayor tiempo libre de enfermedad para el grupo al que se le agregó TTFields 20,5 (tmz + TTFields) frente a 15,6 (tmz) meses.[70]

Conclusiones

Los GBM siguen siendo tumores de mal pronóstico. Los avances en biología molecular por lo menos nos han permitido diferenciar pacientes que puede tener mejor pronóstico con las modalidades de tratamiento actuales. Los estudios por imágenes y sus avances nos permiten realizar actualmente una cirugía más segura, y es posible planificar vías de accesos quirúrgicos que respeten las áreas elocuentes. La técnica quirúrgica clásica ha sufrido algunas variaciones básicamente en lo relacionado con el uso de métodos por imágenes intraoperatorios y monitoreo intraoperatorio con el fin de conseguir la mayor resección posible sin agregar morbilidad al paciente. El uso de las técnicas modernas de imágenes intraoperatorias son muy útiles para conseguir resecciones extensas totales o subtotales aunque al comparar con la cirugía convencional el beneficio en términos de pronóstico aún no está demostrado, pero es prometedor y se necesitan estudios a largo plazo que analicen esta cuestión. Respecto al tratamiento adyuvante, el esquema no ha sufrido modificaciones. Sí existen nuevos quimioterápicos en estudio, los cuales requieren esperar la respuesta a largo plazo.

Bibliografía

1 Vogel H, Nervous system. New York: Cambridge University Press, 2009.
2 Hayat MA. Introduction; Gliomas: Glioblastoma (Part 1). In: Hayat MA (ed.). Tumors of the Central Nervous System. New York: Springer Science, 2011.
3 Dolecek TA, Propp JM, Stroup NE, Kruchko C. CBTRUS statistical report: primary brain and central nervous system tumors diagnosed in the United States in 2005-2009. Neuro-oncol 2012; 14(5): 1-49.
4 Brem SS, Bierman PJ, Black P, et al. National Comprehensive Cancer Network. Central nervous system cancers: Clinical Practice Guidelines in Oncology. J Natl Compr Canc Netw 2005; 3: 644-9.
5 Thumma SR, Fairbanks RK, Lamoreaux WT, et al. Effect of pretreatment clinical factors on overall survival in glioblastoma multiforme: a Surveillance Epidemiology and Ends Results (SEER) population analysis. World J Surg Oncol 2012; 10: 75.
6 Siegel R, Naishadham D, Jemal A. Cancer statistics, 2013. CA Cancer J Clin 2013; 63: 11-30.
7 Gajjar A, Packer RJ, Foreman NK, et al. COG Brain Tumor Committee. Children's Oncology Group's 2013 blueprint for research: central nervous system tumors. Pediatr Blood Cancer 2013; 60: 1022-6.
8 Hottinger AF, Khakoo Y. Neurooncology of familial cancer syndromes. J Child Neurol 2009; 24: 1526-35.
9 Parney I, Larson D, Burton E, et al. Malignant Gliomas. In: Black P, Loeffler J, (eds.). Cancer of the Nervous System. Second Edition. Philadelphia: Lippincott Williams & Wilkins, 2005; p. 497-519.
10 Omuro A, DeAngelis LM. Glioblastoma and Other Malignant Gliomas: A Clinical Review. JAMA 2013; 310(17): 1842-50.
11 Linos E, Raine T, Alonso A, Michaud D. Atopy and risk of brain tumors: a meta-analysis. J Natl Cancer Inst 2007; 99: 1544-50.
12 Corle C, Makale M, Kesari S. Cell phones and glioma risk: a review of the evidence. J Neurooncol 2012; 106(1): 1-13.
13 Sarkar A, Chiocca A. Glioblastoma and malignant astrocytoma. In: Kaye A, Laws E, eds. Brain Tumors. Third Edition. New York: Elsevier; 2012: 384-407.
14 Braganza MZ, Kitahara CM, Berrington de Gonzalez A, et al. Ionizing radiation and the risk of brain and central nervous system tumors: a systematic review. Neuro-oncol 2012; 14: 1316-24.
15 Bondy ML, Scheurer ME, Malmer B, et al. Brain Tumor Epidemiology Consortium. Brain tumor epidemiology: consensus from Brain Tumor Epidemiology Consortium. Cancer 2008; 113(7): 1953-68.
16 Louis DN, Ohgaki H, Wiestler OD, et al. The 2007 WHO classification of tumours of the central nervous system. Acta Neuropathol 2007; 114: 97-109.
17 Cancer Genome Atlas Research Network. Comprehensive genomic characterization defines human glioblastomas genes and core pathways. Nature 2008; 455: 1061-8.
18 Verhaak RG, Hoadley KA, Purdom E, et al. Cancer Genome Atlas Research Network. Integrated genomic analysis identifies clinically relevant subtypes of glioblastoma characterized by abnormalities in PDGFRA, IDH1, EGFR, and NF1. Cancer Cell 2010; 17(1): 98-110.
19 Phillips HS, Kharbanda S, Chen R, et al. Molecular subclases of high-grade glioma predict prognosis, delineate a pattern of disease progression, and resemble stages in neurogenesis. Cancer Cell 2006; 9(3): 157-73.
20 Iacob G, Dinca EB. Current data and strategy in glioblastoma multiforme. J Med Life 2009; 2: 386-93.

21 Glantz MJ, Cole BF, Forsyth PA, et al. Report of the Quality Standards Subcommittee of the American Academy of Neurology. Practice parameter: anticonvulsant prophylaxis in patients with newly diagnosed brain tumors. Neurology 2000; 54(10): 1886-93.

22 Kondziolka D, Bernstein M, Resch L, et al. Significance of hemorrhage into brain tumors: clinicopathological study. J Neurosurg 1987; 67: 852-7.

23 Armanios MY, Grossman SA, Yang SC, et al. Transmision of glioblastoma multiforme following bilateral lung transplantation from an affected donor: case study and review of the literature. Neuro Oncol 2004; 6: 259-63.

24 Chen H, Shah AS, Girgis RE, et al. Transmission of glioblastoma multiforme after bilateral lung transplantation. J Clin Oncol 2008; 26: 3284-5.

25 Osborn AG. Osborn's Brain: Imaging, Pathology, and Anatomy. Salt Lake City: Amirsys, 2013.

26 McDermott MW, Krouwer HG, Asai A, et al. A comparison of CT contrast enhancement and BUDR labeling indices in moderately and highly anaplastic astrocytomas of the cerebral hemispheres. Can J Neurol Sci 1992; 19: 34-9.

27 Yamahara T, Numa Y, Oishi T, et al. Morphological and flow cytometric analysis of cell infiltration in glioblastoma: a comparison of autopsy brain and neuroimaging. Brain Tumor Pathol 2010; 27: 81-7.

28 Scott JN, Brasher PM, Sevick RJ, et al. How often are nonenhancing supratentorial gliomas malignant? A population study. Neurology 2002; 59: 947-9.

29 Everson RG, Liau LM. Malignant Gliomas. In: Bernstein M, Berger M, eds. Neuro-Oncology: The Essentials (3° ed.). New York: Thieme; 2015: 289-301.

30 Kelly PJ, Daumas-Duport C, Kispert DB, et al. Imaging based stereotaxic serial biopsies in untreated intracranial glial neoplasms. J Neurosurg 1987; 66: 865-74.

31 Garret MC, Pouratian N, Liau LM. Use of language mapping to aid in resection of gliomas in eloquent brain regions. Neurosurg Clin N Am 2012; 23: 497-506.

32 Martinez-Bisbal MC, Celda B. Proton magnetic resonance spectroscopy imaging in the study of human brain cáncer. QJ Nucl Med Mol Imaging 2009; 53: 618-30.

33 McKnight TR, von dem Bussche MH, Vigneron DB, et al. Histopathological validation of a three-dimensional magnetic resonance spectroscopy index as a predictor of tumor presence. J Neurosurg 2002; 97: 794-802.

34 Guzman de Villoria JA, Fernandez Garcia P, Mateos Perez JM, Desco M. Estudio de la perfusión cerebral mediante técnicas de susceptibilidad magnética: técnica y aplicaciones. Radiologia 2012; 54: 208-20.

35 Uematsu H, Maeda M, Sadato N, et al. Vascular permeability: quantitative measurement with double-echo dynamic MR imaging-theory and clinical application. Radiology 2000; 214: 912-7.

36 La Fougere C, Suchorska B, Bartenstein P, et al. Molecular imaging of gliomas with PET: Opportunities and limitations. Neuro Oncol 2011; 13(8): 806-19.

37 Thumma SR, Fairbanks RK, Lamoreaux WT, et al. Effect of pretreatment clinical factors on overall survival in glioblastoma multiforme: a Surveillance Epidemiology and End Result (SEER) population analysis. World J Surg Oncol 2012; 10: 75.

38 Sanai N, Polley MY, McDermontt MW, et al. An extent of resection threshold for newly diagnosed glioblastomas. J Neurosurg 2011; 115: 3-8.

39 McGirt MJ, Chaichana KL, Gathinji M, et al. Independent association of extent of resection with survival in patients with malignant brain astrocytoma. J Neurosurg 2009;110: 156-62.

40 Kongkham PN, Knifed E, Tamber MS, Bernstein M. Complications in 662 cases of frame-based stereotactic biopsy, a decreasing procedure. Can J Neurol Sci 2008; 35: 79-84.

41 Weller M, Stupp R, Reifenberger G et al. MGMT promoter methylation in malignant gliomas: ready for personalized medicine? Nat Rev Neurol 2010; 6: 39-51.

42 Wong JM, Panchmatia JR, Ziewacz JE, et al. Patterns in neurosurgical adverse events: intracranial neoplasm surgery. Neurosurg Focus 2012; 33: 16.

43 Garret MC, Pouratian N, Liau LM. Use of language mapping to aid in resection of glioma eloquent brain regions. Neurosurg Clin N Am 2012; 23: 497-506.

44 Kubben PL, ter Meulen KJ, Schijns OE. Intraoperative MRI-guided resection of glioblastoma multiforme: a systematic review. Lancet Oncol 2011; 12: 1062-70.

45 Goetz C, Bink A, Pichlmeier U, ALA-Glioma study group. Counterbalancing risks and gains from extended resections in malignant glioma surgery: a supplemental analysis from the randomized 5-aminolevulinic acid glioma resection study. Journal of Neurosurgery 2011; 114(3): 613-23.

46 Barone DG, Lawrie TA, HartMG. Image guided surgery for the resection of brain tumours. Cochrane Database of Systematic Reviews, 2014.

47 Barbagallo GM, Jenkinson MD, Brodbelt AR. "Recurrent" glioblastoma multiforme, when should we reoperate? Br J Neurosurg 2008; 22: 452-5.

48 Bloch O, Han SJ, Cha S, et al. Impact of extent of resection for recurrent glioblastoma on overall survival: clinical article. J Neurosurg 2012; 117: 1032-8.

49 Park JK, Hodges T, Arko L, et al. Scale to predict survival after surgery for recurrent glioblastoma multiforme. J Clin Oncol 2010; 28: 3838-43.

50 Hervey-Jumper SL, Berger MS. Reoperation for recurrent high-grade glioma: a current perspective of the literature. Neurosurgery 2014; 75: 491-9.

51 Stupp R, Mason WP, van der Bent MJ, et al. European organization for research and treatment of cancer brain tumor and radiotherapy groups; National cancer institute of Canada clinical trials group. Radiotherapy plus concomitant and adjuvant temozolamide for glioblastoma. N Eng J Med 2005; 352: 987-96.

52 Thumma SR, Fairbanks RK, Lamoreaux WT, et al. Effect of pretreatment clinical factors on overall survival in glioblastoma multiforme: a surveillance epidemiology and end results (SEER) population analysis. World J Surg Oncol 2012; 10: 75.

53 Amelio D, Lorentini S, Schwartz M, Amichetti M. Intensity-modulated radiation therapy in newly diagnosed glioblastoma: a systematic review on clinical and technical issues. Radiother Oncol 2010; 97: 361-9.

54 Koga T, Saito N. Efficacy and limitations of stereotactic radiosurgery in the treatment of glioblastoma. Neurol Med Chir (Tokyo) 2012; 52: 548-52.

55 Siu A, Wind JJ, Iorgulescu JB, Chan TA, et al. Radiation necrosis following treatment of high grade glioma-a review of the literature and current understanding. Acta Neurochir (Wien) 2012; 154: 191-201.

56 Alexiou GA, Tsiouris S, Voulgaris S, et al. Glioblastoma multiforme imaging: the role of nuclear medicine. Curr Radiopharm 2012; 5: 308-13.

57 Souhami L, Seiferheld W, Brachman D, et al. Randomized comparison of stereotactic radiosurgery followed by conventional radiotherapy with carmustine to conventional radiotherapy with carmustine for patients with glioblastoma multiforme: report of radiation therapy oncology group 93-05 protocol. Int J Radiant Oncol Bio Phys 2004; 60: 853-60.

58 Laperriere NJ, Leung PMK, McKenzie S, et al. Randomized study of brachytherapy in the initial management of patients with malignant astrocytoma. Int J Radiat Oncol Biol Phys 1998; 41: 1005-11.

59 Nieder C, Astner ST, Mehta MP, et al. Improvement, clinical course, and quality of life after palliative radiotherapy for recurrent glioblastoma. Am J Clin Oncol 2008; 31: 300-5.

60 Stewart LA. Chemotherapy in adult high-grade glioma: a systematic review and meta-analysis of individual patient data from 12 randomized trials. Lancet 2002; 359: 1011-8.

61 Cohen MH, Johnson JR, Pazdur R. Food and drug administration drug approval summary: temozolamide plus radiation therapy for the treatment of newly diagnosed glioblastoma multiforme. Clin Cancer Res 2005; 11(19): 6767-71.

62 Stupp R, Hegi ME, Mason WP, et al. European Organisation for Research and Treatment of Cancer Brain Tumor and Radiation Oncology Groups; National Cancer Institute of Canada Clincial Trials Group. Effects of radiation therapy with concomitant and adjuvant temozolamide versus radiotherapy alone on survival in glioblastoma in a randomised phase III study: 5 years analysis of the EORTC-NCIC trial. Lancet Oncol 2009; 10: 459-66.

63 Westphal M, Hilt DC, Bortey E, et al. A phase III trial of local chemotherapy with biodegradable carmustine (BCNU) wafers (Gliadel wafers) in patients with primary malignant glioma. Neuro-oncol 2003; 5: 79-88.

64 Nagpal S. The role of BCNU polymer wafers (Gliadel) in the treatment of malignant glioma. Neurosurg Clin N Am 2012; 23: 289-95.

65 Wong ET, Gautam S, Malchow C, et al. Bevacizumab for recurrent glioblastoma multiforme: a meta-analysis. J Natl Compr Canc Netw 2011; 9: 403-7.

66 Higa GM, Abraham J. Biological mechanisms of bevacizumab-associated adverse events. Expert Rev Anticancer Ther 2009; 9: 999-1007.

67 Davies AM1, Weinberg U, Palti Y. Tumor treating fields: a new frontier in cancer therapy. Ann N Y Acad Sci 2013; 1291: 86-95.

68 Taillibert S1, Le Rhun E, Chamberlain MC. Tumor treating fields: a new standard treatment for glioblastoma? Curr Opin Neurol 2015; 28(6): 659-64.

69 Lok E, Swanson KD, Wong ET. Tumor treating fields therapy device for glioblastoma: physics and clinical practice considerations. Expert Rev Med Devices 2015; 12(6): 717-26.

70 Stupp R, Taillibert S, Kanner AA, et al. Maintenance Therapy With Tumor-Treating Fields Plus Temozolomide vs Temozolomide Alone for Glioblastoma: A Randomized Clinical Trial. JAMA 2015; 314(23): 2535-43.

8

Oligodendrogliomas

John G. Golfinos • Travis Hill

Introducción

Los oligodendrogliomas (OD) son neoplasias cerebrales derivados de las células gliales y son responsables del 5% al 20% de todos los tumores primarios del sistema nervioso central (SNC). En comparación con otros gliomas de bajo grado, la histología del OD pronostica una mejor sobrevida [1,2] atribuible a una respuesta más favorable a la radiación y a la quimioterapia y a un largo intervalo para su transformación maligna. Una reciente caracterización de la biología molecular de estos tumores [3] ha modificado su diagnóstico y manejo clínico.[4] En realidad, el conocimiento de los cambios moleculares únicos de los OD es uno de los avances más importantes del estudio de los gliomas de los últimos veinticinco años. Estos tumores pueden tener una larga historia de indolencia y pueden también ser muy sensibles a la quimioterapia, lo que los diferencia de los astrocitomas. Este capítulo hará una revisión de hallazgos recientes en la epidemiología, histopatología, presentación y manejo clínico de estos tumores antes de integrar la información con el manejo clínico de un caso ilustrativo.

Epidemiología

La incidencia de OD es de aproximadamente 0,3 por 100 000 personas, con una leve preponderancia en los hombres (1,8:1). Se diagnostican comúnmente desde la tercera a la quinta décadas de vida en forma bien diferenciada; el grado II lo constituye la OD más común en pacientes jóvenes (edad promedio al diagnóstico, 41 años) y los anaplásicos (OA) de grado III, que son más comunes en pacientes de más edad (edad promedio de 50 años al diagnóstico).[1, 2, 5] No hay evidencia de que la incidencia de OD difiera entre grupos nacionales o étnicos. Las fluctuaciones en la incidencia global reportada en los últimos treinta años han sido atribuidas a la fluidez en el criterio diagnóstico más que a fenómenos biológicos. Mientras que los OD pueden comenzar en cualquier parte de la neocorteza, más comúnmente se inician en los lóbulos frontal, occipital y parietal, y con menor frecuencia en las regiones temporal, insular y diencefálica.

Histopatología

El diagnóstico de OD comienza con los hallazgos característicos en el estudio de imágenes, pero, últimamente, depende más del examen histológico cualitativo del tejido tumoral. Además, la evidencia de que el OD constituye un tumor de características moleculares únicas se ha ido acumulando desde mediados de la década de 1990,[6] y la presencia o ausencia de estos marcadores, incluso la pérdida de heterocigocidad en el locus 1p/19q (LOH1p19q) puede ser pronto incorporado al criterio diagnóstico.[7] Esta sección discutirá la localización de OD, definiendo aspectos histológicos y los marcadores moleculares que pueden ayudar en la identificación de estos tumores.

El diagnóstico presuntivo de OD puede hacerse con los estudios de imágenes, basado en su localización y en las características de la imagen antes de conocer el resultado de la biopsia. El aspecto característico de las imágenes puede ser suficiente para el diagnóstico del tumor en los casos más típicos. Los OD son más comunes que otros gliomas de bajo grado en los lóbulos frontales, parietal y occidental y, por el contrario, son menos comunes en los lóbulos temporal e insular o en el diencéfalo. En los estudios por imágenes, el OD se ve como una masa infiltrativa difusa que, distinto a los gliomas de alto grado, tiende a no tener realce. Al igual que otros gliomas de bajo grado, el OD tiende a seguir los tractos de la materia blanca, aunque es más probable que invada el tejido cortical y que contenga cálculos, que, en realidad, son áreas calcificadas visibles en el escan de tomografía computarizada (TC). Finalmente, la intensidad de la señal heterogénea intramural en las secuencias T1 y T2 está asociada con LOH1p19q.[8] Todo este conjunto de signos radiográficos es altamente presuntivo de OD.

En el examen histológico, el OD se caracteriza por la presencia de rasgos bien diferenciados del tumor, los cuales son de pronóstico diferente al de los astrocitomas de grado II, oligoastrocitomas mixtos y, el grado III, OA. En lo macroscópico, los OD son blandos, masas bien definidas de tejido color gris-rosado, que, con frecuencia, invaden el parénquima vecino. Es común la presencia de calcificaciones que le dan al tejido una textura arenosa. También son frecuentes elementos císticos y estructura mucoide degenerativa. En microscopia, los cortes congelados y muestras fijadas en formalina tienen la característica forma de panal de abejas, consistente en una masa de células monomórficas con núcleo redondo y halos perinucleares (Figura 8.1 a y c). Una red densa de capilares diversificantes que se expanden en forma de "alambre de gallinero" se puede identificar en la masa del tumor (Figura 8.1 b). Si hay células polimorfas o eosinófilas, la lesión puede ser diferenciada del oligoastrocitoma. La presencia de rasgos anaplásicos, como una significativa actividad mitótica, proliferación vascular aumentada, pleomorfismo nuclear o necrosis (Figura 8.1 d-f) sirve para diferenciar un tumor más agresivo como el OA grado III, del OD grado II, pero la identificación histológica de estos caracteres depende de una correcta biopsia del tejido con la característica más significativa en la imagen, el realce por contraste.

El diagnóstico intraoperatorio del OD se hace habitualmente con frotis del preparado con el fin de evitar artefactos resultantes de una demorada fijación o congelamiento del corte. Los frotis de OD tendrán un fondo granulado-vacuolado que será metacromático con tinción tipo Romanowsky que lo diferencia de la mayoría de otros gliomas. Los componentes celulares del tumor muestran núcleos redondos uniformes y aparecen como células aisladas o agregados sueltos. La cromatina aparece como un moteado fino con pequeños nucléolos bien definidos y escaso citoplasma sin halo perinuclear. Se observan a menudo microcalcificaciones que no son exclusivas del OD, pero están presentes con mayor frecuencia en este tumor que en otros gliomas. Entre el 3% y el 50% de los tumores con características de oligodendroglia pueden ser clasificados como OD anaplásicos grado III. Estos tumores de alto grado mostrarán un aumento de densidad celular y pleomorfismo con mucha actividad mitótica. Los núcleos serán más gruesos que los de OD y pueden verse células gigantes multinucleadas, células espinosas minigemistocitos y prominente aspecto epitelioide. La abundante proliferación microvascular y la presencia esparcida de necrosis coagulativa son también características comunes del OA, aunque su presencia requiere diferenciación con los glioblastomas.[9] A pesar de las diferencias significativas en la sobrevida y en el curso clínico, el criterio histológico para diferenciar entre los dos grados sigue siendo cualitativa con interpretaciones variables entre los observadores, lo cual requiere consensuar un criterio diagnóstico objetivo basado en el perfil molecular del tumor.

El OD expresa marcadores moleculares característicos que se usan para diferenciar este tumor del astrocitoma y de otros gliomas de bajo grado (GBG).[10] El marcador más conocido es LOH1p/19q, que está presente en más del 90% de los OD histológicamente clasificados como grado II[7] y tiene un importante valor pronóstico.[11] OD también posee altos valores de mutación IDH1 (*v.* Figura 8.1 c, f), pero raramente tiene mutaciones en p53 o ATRX.[10] Esta combinación de un tumor IDH1 positivo y sin mutaciones p53 o ATRX es característica del OD. Además, el promotor MGMT hipermetilado y EGFR amplificado deben ser evaluados porque el estado de ambas mutaciones se correlaciona con la sensibilidad terapéutica (estatus MGMT) y el pronóstico de la lesión (estatus MGMT y EGFR).[12, 13]

Biología molecular

Mientras que el mecanismo exacto de la patogénesis del tumor es desconocido, se han hecho esfuerzos para comprender el perfil genético de estos tumores. Ello ha resultado en la identificación de un número modesto de marcadores moleculares, que se resumen en la Tabla 8.1. Algunos marcadores son altamente sensibles y específicos para el OD, mientras que otros son comparativamente raros en este tumor. No hay un valor pronóstico claro en la mayoría de los marcadores del OD, debido a que muchos de los estudios sobre este tumor no han diferenciado entre OD grado II y OA grado III. En el análisis del valor pronóstico de los marcadores para la sobrevida global (SG), sobrevida libre de progresión (SLP) y respuesta a la terapia, consideraremos la evidencia proveniente del grupo bien diferenciado (grado II) y la de los OA (grado III). Aunque en este aspecto no existen datos específicos de los tumores de grado II, debe tenerse en cuenta que el valor pronóstico de un marcador específico del OA puede diferir del valor encontrado en un OD. En esta sección analizaremos la prevalencia y el valor pronóstico de los marcadores moleculares conocidos hasta el presente.

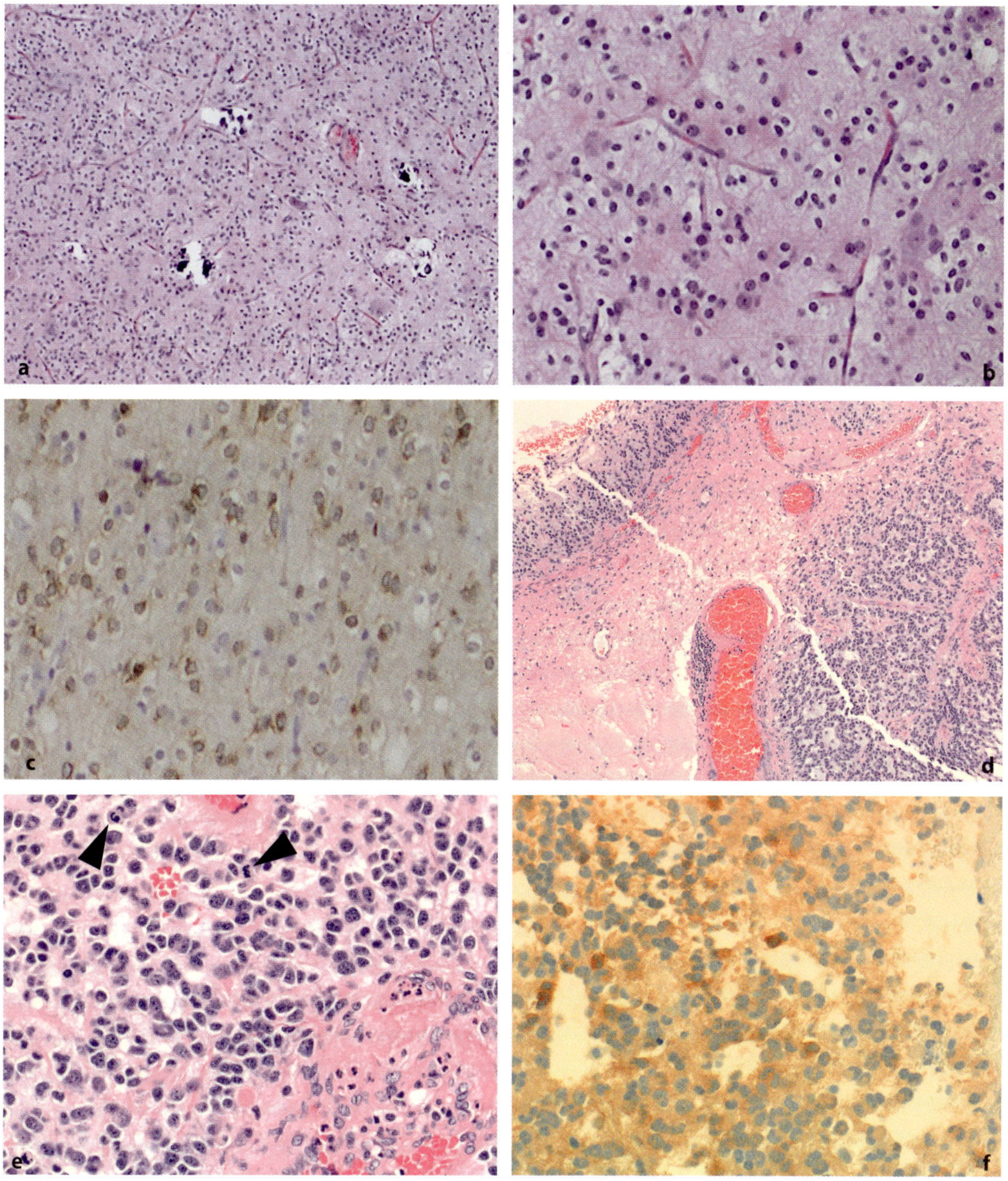

Figura 8.1 Histología del OD (OMS grado II) y del OA (OMS grado III). **a** Tinción con hematoxilina-eosina de la muestra de OD con baja magnificación. Se observa aumento de la celularidad y microcalcificaciones. **b** Tinción con H&E de OD en alta magnificación que presenta la apariencia de "huevo frito" y red vascular tipo "alambre de gallinero". **c** Inmunocitoquímica de IDH1 que demuestra la presencia de IDH1 mutante contrateñido con eosina. **d** Tinción H&E de una muestra de OA con baja magnificación, donde se ve marcada hipercelularidad, necrosis e hipervascularización. **e** Tinción con H&E de un espécimen de OA con alta magnificación que demuestra cromática de aspecto áspero, hipervascularidad y la presencia de múltiples figuras mitóticas. **f** Inmunohistoquímica que demuestra la presencia de IDH1 mutante.

El primero de los marcadores descubiertos para el OD fue LOH1p/19q. Esta mutación está presente en el 70% al 90% de los OD, pero solamente en el 10% al 20% de los astrocitomas. Cuando se considera al OA y al oligoastrocitoma anaplásico (OAA) juntos, la presencia de LOH1p/19q pronostica prolongación de la SLP (HR = 0,12; 5 años de sobrevida = 60 meses frente 10 meses), de SG (HR = 0,16; 5 años de sobrevida = 72 meses frente a18 meses) y una mejor respuesta a la terapia con +PCV (procarbazina, lomustina y vincristina)[14] y a temozolamida.[13]

Varios genes han sido identificados en ambos lugares como probables supresores del tumor, lo que puede reflejar la diversidad de alelos en estos tumores[15] Es interesante observar que LOH1p/19q es menos común en el OA que en el OD, lo que sugiere la existencia de mecanismos patogénicos convergentes en el desarrollo del OA, o heterogenicidad genómica dentro del OD, que demora su transformación maligna. Una anomalía genómica relacionada y que puede ser informativa para el pronóstico del oligodendrocitoma con el genotipo LOH1p/19q es la polisomía 1p/19q. Esta anomalía genómica está presente

Tabla 8.1 Resumen de marcadores oligodendrogliales

Biomarcador	Incidencia			
	Grado II	Grado III	Significado clínico	Referencias
LOH 1p19q	76%-78%		**Mejor pronóstico** en OA (mejor SG, SLP y respuesta a terapia, que incluye PCV y TMZ)	13, 14, 20, 40, 41
IDH ½	76%-100%		**Mejor pronóstico** en OA (mejor SG y SLP con RT o RT+PCV. Mayor sensibilidad a TMZ	13, 19, 28, 40, 41
Metilación de MGMT	47%		**Mejor pronóstico** en OA (mejor SG y SLP). No predice sensibilidad a TMZ.	13, 20
Sobreexpresión de EGFR	20%	50%	**Pronóstico depende del grado**: Mejor SG en OA, peor SG en OD.	12
Mutación CIC	53%-78%	89%	**Peor pronóstico** en codeleción OD y OA (Menor SG, pero no SLP)	28, 29, 42
Mutación FUBP1	15%-29%	13%	**Peor pronóstico** en codeleción OD y OA (Menor SG y SLP)	28, 29, 42
Sobreexpresión VEGF	33%	100%	Asociado a realce con contraste en OA	22, 27
Expresión ETb-R	70%		Expresión necesaria para sobrevida del tumor en xenotrasplantes.	24, 25
CDKN2A/p16	20%	66%	**Peor pronóstico** en OD/OA (reducida SG)	26
P53	12%-21%		Más común en astrocitomas	20, 41

SG: sobrevida global; SLP: sobrevida libre de progresión; OD: oligodendroglioma; OA: oligodendroglioma anaplásico; RT: radioterapia; TMZ: temozolamida; PCV: procarbazina, lomustina y vincristina.

en el 27,9% de los tumores de grado II y en el 56% de los de grado III (OA).[16] En OD de alto y bajo grado con antecedente de LOH1p/19q, la presencia de polisomía 1p/19q pronostica una evolución más desfavorable para la progresión y la sobrevida que los tumores que tienen solamente LOH1p/19q (dos años de SG: 64,8% con polisomía frente a 93,5% sin polisomía).[17] La evaluación del estado de LOH1p/19q es recomendada en la actualidad para todos los gliomas de bajo grado.

Otra anomalía genética con alta prevalencia en OD, pero que también es común en astrocitomas de bajo grado, es la mutación de la enzima isocitrato dehidrogenasa isoformas 1 y 2 (IDH).[18] Mutaciones de IDH están presentes en el 76% al 100% de los OD, lo que hace a esta mutación más común que el genotipo LOH1p/19q y sugiere que la mutación de IDH precede a la de LOH1p/19q en la secuencia de la patogenia. El genotipo mutante del IDH se correlaciona con LOH1p/19q y con la hipermetilación del promotor del gen de 0^6-metilguanina-ADN-metiltransferasa (MGMT) en el OD. En combinaciones de OA y oligoastrocitoma anaplásico, la presencia del genotipo mutante IDH pronostica prolongación de vida libre de progresión (HR = 0,23-0,27; 2 años de sobrevida = 65 meses frente a 19 meses) y SG (HR = 0,2-0,24; 2 años de sobrevida: 83 meses frente a 37 meses) y respuesta a la temozolamida.[13, 19]. Es importante notar que la presencia de la mutación IDH indicó mejor pronóstico aun después de que los efectos de LOH1p/19q fueron evaluados. Es recomendable la evaluación del estado de IDH en todos los gliomas de bajo grado.

La hipermetilación de MGMT es otro marcador molecular de importante valor pronóstico en los gliomas de alto grado, lo que sugiere que también está asociado con un mejor pronóstico del OD. La hipermetilación de MGMT está presente en, aproximadamente, 47% de los OD.[20] En los gliomas de alto grado, hipermetilación de MGMT es predictiva de la respuesta a la temozolamida, pero para el OA y el oligoastrocitoma anaplásico la metilación de MGMT no anticipa una respuesta a los regímenes quimioterapéuticos con TMZ o PCV en combinación con radioterapia, cuando se toman en cuenta los efectos de la mutación de IDH.[21] Similar a lo que se ha demostrado para el glioblastoma multiforme (GBM), la sobrevida en el OA y en el oligoastrocitoma anaplásico mejora con la radioterapia más quimioterapia adyuvante, independientemente del estado de la hipermetilación MGMT, aunque para los tumores de bajo grado la falta de significancia puede ser el resultado de las limitaciones de los estudios o insuficiente longevidad.

La amplificación y la sobreexpresión del gen del receptor del factor de crecimiento (EGFR) han sido caracterizadas en el OD. Aproximadamente el 1,2% de los OD demuestran amplificación del gen de EGFR, pero el 70% de los tumores muestran una moderada a fuerte inmunorreactividad del EGFR. En AO, la incidencia de la amplificación del gen de EGFR aumenta a 5,9%, mientras que el 80% de los tumores mostrarán de moderada a fuerte sobreexpresión de este gen. Es interesante que el valor pronóstico de los niveles de expresión de EGFR depende del grado del tumor. La fuerte expresión de EGFR en un contexto de LOH1p/19q en OD puede significar una menor sobrevida en comparación con el genotipo LOH1p/19q. En contraste, la fuerte expresión de EGFR en el contexto de LOH1p/19q en OA pronostica una mayor sobrevida comparado con el resultado de una expresión débil (sobrevida media = 32 frente a 13 meses).[12] Aunque las amplificaciones de EGFR no son muy prevalentes, el conocimiento del estado de expresión de EGFR podría ayudar a estratificar a los pacientes con alto riesgo de recurrencia y determinar un tratamiento acorde, según los planes del paciente.

La expresión del factor de crecimiento del endotelio vascular (VEGF) está aumentada en una subpoblación de pacientes con OD. Un análisis inmunohistoquímico retrospectivo encontró que el 33% de los OD grado II y 100% de los OA grado III expresaron cantidades detectables de VEGF[22] y que la intensidad de la inmunotinción se correlacionó con el grado del tumor.[23] Es interesante notar que en los estudios de imágenes, la expresión de VEGF se correlaciona con el realce por contraste. La tinción de VEGF alcanza un máximo de intensidad alrededor de las regiones con necrosis y con la expresión de VEGF dentro del tejido tumoral. Este efecto constituye un factor pronóstico de la progresión del tumor independientemente del grado OMS del tumor.[23]

Se han identificado varios biomarcadores potencialmente informativos aunque su significación clínica no ha sido aún evaluada. Los receptores funcionales endotelina B se expresan en el 70% de los OD[24] y estudios de laboratorio demostraron que su expresión es importante para la progresión del OD y para la proliferación en un modelo murino xenográfico,[25] pero su importancia clínica no ha sido explorada. La deleción homocigota del inhibidor de quinasa ciclindependiente 2A (CDKNZA) está presente en el 25% delos OD y en el 46% de los OA, y la deleción está asociada con el realce por contraste en los estudios de imágenes y a una menor sobrevida en pacientes con OD grado II o con OA grado III (sobrevida media = 26 frente a 59 meses).[26, 27] Mutaciones del gen CIC, un supresor tumoral ubicado en 19q en un locus que se pierde en LOH1p/19q, están presentes en un 44%-83% de los OD,[28] cosegrega con LOH1p/19q y pronostica una sobrevida más corta.[29] Igualmente, la mutación de la proteína 1 de unión al elemento ascendente Far (FUBP1) está presente en un 11%-22% de los OD.[28, 29] Este gen está localizado en el locus 1p que se pierde en LOH1p/19q y pronostica menor SG y SLP cuando los OD de grado II y de grado III son considerados juntos. Finalmente, no se observan mutaciones de p53 en la mayoría de los OD (12%-21% de incidencia), pero son relativamente frecuentes en los astrocitomas. Se ha observado que las mutaciones de p53 y LOH1p/19q son casi excluyentes entre sí. Hasta el presente muchos de estos marcadores no han sido totalmente caracterizados, pero estudios futuros pueden revelar y atribuirles un valor pronóstico o pueden ser incorporados en una definición de la patología molecular del OD.

Manejo clínico de los oligodendrogliomas

Presentación

La presentación clínica del OD depende de su localización, tamaño y efecto de masa sobre estructuras adyacentes. Como siempre sucede en cirugía neurooncológica, la pregunta más importante es "¿dónde está el tumor?" y no "¿qué es?". No obstante, del 50% al 80% de los pacientes se presenta con convulsiones, de los cuales el 50% tendrá convulsiones fuera de control al momento de la cirugía. El control de las convulsiones es un objetivo importante en cualquier estrategia de tratamiento que se elija, porque las convulsiones tienen un efecto adverso sobre la calidad de vida del paciente. Al margen de la presencia de convulsiones, la mayoría de los pacientes estarán neurológicamente intactos en la presentación. Cuando otros síntomas están presentes, generalmente pueden incluir elevada presión intracraneal, déficit de función ejecutiva o déficits neurológicos focales.

Diagnóstico

Los estudios por imágenes son un instrumento importante para el diagnóstico diferencial, pero para llegar al diagnóstico certero se requiere una biopsia con examen histológico. El primer método de imágenes comúnmente disponible es generalmente una TC con contraste o sin este. Las imágenes del OD en la TC aparecen como lesiones isodensas a hipodensas, sin evidencia significativa de efecto de masa. En la mayoría de los OD no habrá realce luego de la administración del contraste, pero posiblemente se vean calcificaciones con mayor frecuencia que en otros gliomas de bajo grado. Cuando se sospecha un glioma, siempre se realiza una RM para obtener un apoyo radiológico al diagnóstico. En secuencia potenciada T1, la imagen de OD es de isointensa a hipointensa y la mayoría no tendrá realce luego de la administración de gadolinio. Además, no se puede determinar con seguridad el tamaño de la lesión sobre la base de la imagen T1. Las secuencias ponderadas en T2 proveen la evaluación más segura del tamaño de la lesión. En todas las secuencias, estas lesiones son generalmente difusas y tienden a moverse a lo largo de los tractos de la materia blanca. Los bordes del OD en la imagen en T2 pueden estar demarcados en forma difusa, contrariamente a lo que sucede en el verdadero astrocitoma infiltrante.

Estudios adicionales de imágenes pueden proveer más información que ayude a clasificar la lesión, identificar regiones para biopsia o para evaluar la proximidad de corteza elocuente. La espectroscopia por RM (ERM) de protones analiza el medio ambiente bioquímico del tumor e identifica regiones con una relación colina/N-acetilaspartato o colina/creatina que sugieran un foco anaplásico que justifique realizar una biopsia.[30] Estudios en PET o SPECT pueden ayudar en la diferenciación entre gliomas de bajo o alto grado y proveer una delineación aproximada de las zonas elocuentes de la corteza.

Observación

Al menos que la cirugía esté contraindicada, no es recomendable en general el tratamiento conservador, por varias razones. Primero, el diagnóstico definitivo de OD requiere biopsia para descartar gliomas de alto grado y para diferenciarlo del astrocitoma grado II que tiene un pronóstico peor y sería una fuerte indicación para la intervención quirúrgica. Segundo, se considera que el riesgo de transformación maligna es una secuela inevitable en cuestión de tiempo y porque el aspecto anaplásico del tumor pronostica una reducción de la sobrevida. Tercero, aunque el ritmo de crecimiento del tumor puede ser inicialmente lento, puede crecer rápidamente sin sintomatología previa. Las lesionas mayores de 5 cm en su mayor dimensión están asociadas también a un acortamiento de la sobrevida, de modo que cuando el criterio conservador de observación excede los límites del pronóstico, la cirugía está fuertemente indicada. Finalmente, demorar la intervención puede hacer difícil una eventual cirugía futura, además de que el tumor puede infiltrar regiones corticales adicionales y aumentar así el riesgo de una morbilidad significativa.

A pesar de estas consideraciones generales, no hay una evidencia clara para oponerse a un tratamiento inicial conservador del OD. Todos los estudios disponibles analizaron las características de los OD en relación con oligoastrocitomas y astrocitomas, los dos últimos con peor pronóstico. Los estudios que no encontraron diferencia en la sobrevida son escasos[31, 32] y el único estudio grande que comparó el tratamiento inicial conservador con la cirugía inmediata fue poco preciso porque el grupo tratado de manera más agresiva también fue probablemente tratado con radioterapia posquirúrgica y quimioterapia dentro de los seis meses de la resección del tumor.[33]

Cuando se decide por el manejo conservador del enfermo, las indicaciones de la terapia son evidencia de la progresión de la enfermedad. Para alcanzar ese diagnóstico debe definirse el intervalo de tiempo del cambio del tamaño de la lesión en el T2 de la RM, cambios en el patrón de realce de la lesión que sugieran transformación maligna, la aparición de nuevos síntomas o la exacerbación de los síntomas iniciales del enfermo. Por ejemplo, las convulsiones causadas por el OD pueden ser a menudo bien controladas con resección y si se exacerban con el crecimiento del tumor dará las bases para recomendar el tratamiento.

Resección

El objetivo del manejo quirúrgico de los OD incluye obtener tejido para establecer el diagnóstico, aliviar los síntomas, remover el tumor y citorredución. El cirujano puede decidir hacer biopsia estereotáxica o biopsia abierta, y la elección del abordaje dependerá de la preferencia del paciente, los detalles del caso, la localización de la lesión y el criterio del cirujano. La biopsia estereotáxica tiene la ventaja de ser mínimamente invasiva y tener menos riesgos de complicaciones, a expensas de la seguridad diagnóstica, debido a la limitada cantidad de tejido que puede extraerse y la poca flexibilidad intraoperatoria del procedimiento. La biopsia estereotáxica está indicada cuando la lesión es inaccesible a la resección abierta sin correr el riesgo de elevada morbilidad. Por el contrario, con la resección abierta se obtiene mayor cantidad de tejido para obtener un diagnóstico más seguro. Además, la biopsia abierta permite al cirujano determinar con más precisión la extensión de la resección basado en la presencia o ausencia de marcadores moleculares con un valor pronóstico identificado luego del procesamiento de las muestras de tejido o a través del uso de técnicas moleculares intraoperatorias. La resección abierta está fuertemente indicada en las lesiones grandes porque la heterogenicidad genética intratumoral reduce la exactitud del diagnóstico basado en muestras pequeñas de tejido extraído con biopsias estereotáxicas. También se indica la resección abierta en lesiones sintomáticas, ya que uno de los objetivos de la cirugía es aliviar el dolor. Con el propósito de alcanzar un diagnóstico, el cirujano debería biopsiar regiones del tumor con realce por contraste o con señal de protón ERM que demuestren una elevada relación colina/N-acetilaspartato o colina/creatinina.

Ha sido motivo de debate si la extensión de la resección prolonga la sobrevida o el período libre de progresión y si la extensión de la resección afecta el intervalo de tiempo para la transformación maligna del tumor. Estudios recientes demostraron que con una resección mayor del 90% no se logra mayor sobrevida y aumenta en cambio el riesgo de morbilidad. Mientras que la extensión de la resección está asociada a un marcado retardo de la transformación maligna en los gliomas de bajo grado,[34] un estudio reciente realizado solamente en OD no encontró evidencia de que la extensión de la resección demore significativamente la transformación maligna y se observó una mejora evidente en la sobrevida y en el período libre de progresión.[35] Se observa un creciente consenso entre los cirujanos neurooncológicos sobre que la resección máxima segura es la mejor estrategia para el manejo de estos tumores, debido a los beneficios de la citorreducción, disminución del número de células mutadas que podrían transformarse en malignas, disminución del efecto de masa y, posiblemente, disminución de la frecuencia de convulsiones. El concepto clave es el uso de todas las estrategias quirúrgicas disponibles, incluidas la RM funcional y la craneotomía con paciente despierto, para maximizar la resección y minimizar la posibilidad de nuevos y permanentes déficits neurológicos.

Radioterapia

En el pasado, la radioterapia conformada fraccional luego de la cirugía ha sido de uso estándar para el tratamiento de pacientes con OD. La radioterapia temprana posquirúrgica incrementa significativamente el período de sobrevida sin progresión y mejora el control de las convulsiones en comparación con la radioterapia tardía en la progresión de la enfermedad, pero no confiere un aumento significativo de la sobrevida.[36] Por estas razones y por la disponibilidad de nuevas opciones quimioterapéuticas, la mayoría de los oncólogos actuales posponen la terapia radiante para el tratamiento del OD con resección subtotal. Las razones principales para demorar la radioterapia posquirúrgica es posponer el riesgo de declinación cognitiva derivada de la radiación. Un ensayo en gran escala aleatorizado ha determinado que la dosis total óptima debería ser de entre 45 Gy y 55 Gy, administrados en fracciones de 1,8 Gy. La quimioterapia adyuvante con PCV o temozolamida aumenta la sobrevida comparada con la radioterapia sola, efecto que debería ser tenido en cuenta. La radioterapia posoperatoria ya no es el tratamiento adyuvante automático que solía ser y ha sido suplantado por el criterio de esperar y observar continuamente al paciente o aplicar quimioterapia.

Quimioterapia

Los OD con LOH1p/19q responden mejor a la quimioterapia que otros gliomas de bajo grado. El PCV es el único régimen terapéutico que ha sido evaluado en un ensayo en gran escala aleatorizado aunque el OD es también sensible a la terapia con temozolamida.[37,38] La temozolamida se usa, a menudo, como agente de primera línea por su perfil ventajoso de efectos colaterales, particularmente cuando la histología revela la presencia de MGMT hipermetilado. Adicionalmente, la respuesta al PCV o a la temozolamida mejora en el contexto de tumores con presencia de LOH1p/19q.

Pronóstico

En general, el pronóstico de los OD es muy bueno en comparación con otros gliomas de grado bajo. La sobrevida media es de aproximadamente once años, lo que debe tenerse en cuenta al medir el riesgo de estrategias terapéuticas. Las convulsiones producidas por la lesión disminuyen la calidad de vida, lo que hace que el control de las convulsiones es a menudo un objetivo de la terapia. En general, los pacientes jóvenes que presentan convulsiones por menos de un año sin déficits focales adicionales tienen un mejor pronóstico respecto al alivio de este síntoma. Generalmente, la presentación de la enfermedad con convulsiones tiene un mejor pronóstico. Otros factores que predicen un mejor pronóstico incluyen puntaje de Karnofsky >70, MMSE $\geq$ 26, mutaciones LOH1p/19q, IDH1/2, metilación del promotor MGMT y extensión de la resección no mayor del 90%. Por el contrario, los factores con peor pronóstico incluyen el tamaño del tumor mayor de 5 cm y la presencia de realce con la inyección de contraste.[39]

Caso ilustrativo

El caso que se describe a continuación contiene varios aspectos relacionados con los OD y muestra la importancia de llegar a un diagnóstico correcto, tratamiento quirúrgico cuidadoso y el uso de quimioterapia adyuvante. Un paciente varón de setenta años de edad, diestro, se presentó en un hospital de la periferia con una hemiparesia derecha de aparición aguda. El procedimiento para el diagnóstico de accidente cerebrovascular (ACV) reveló un ACV pontino izquierdo y el hallazgo incidental de una lesión hipodensa con múltiples hiperdensidades sugestivas de calcificaciones en el lóbulo parietal derecho (Figura 8.2 a). Una RM hecha un mes después mostró una masa de 6,2 cm, sin realce, difusamente infiltrativa en el parietal derecho, con señal hiperintensa en T2 e isointensa en T1 (Figura 8.2 b-d). Sobre la base de las características de la imagen en RM, la localización de la lesión, el compromiso cortical y la evidencia de calcificaciones observadas en el estudio inicial por posible ACV, el diagnóstico más probable fue de OD. La RM demostró un efecto de masa de la lesión en el ventrículo lateral con una leve desviación en la línea media y probable compromiso del giro precentral (*precentral gyrus*). Cuando se presentó, el paciente estaba neurológicamente intacto en su lado izquierdo (contralateral del tumor) pero aún tenía cuatro quintos de fuerza en todos los músculos del lado derecho como efecto residual del déficit por el infarto pontino izquierdo. Dada la presentación asintomática del paciente, el compromiso de la corteza primaria motora, la historia reciente de ACV y los objetivos del paciente, se tomó la decisión de demorar la intervención quirúrgica con el fin de reducir el riesgo de un nuevo ACV y nuevos déficits.

El paciente fue manejado en forma conservadora con seguimiento de imágenes cada tres meses durante un período de seis meses, a través del cual el paciente se mostró

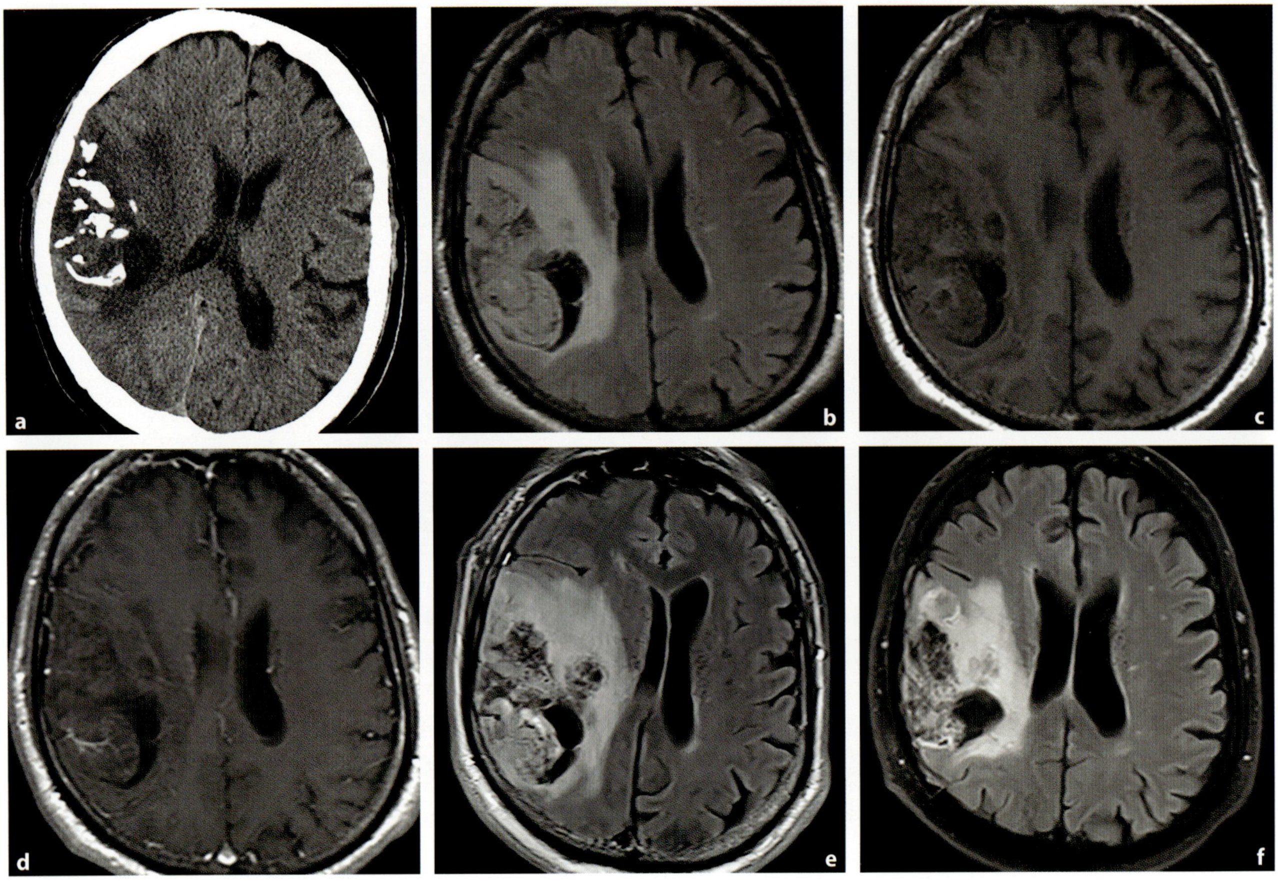

Figura 8.2 Apariencia, progresión y estudio de imágenes posquirúrgicas. **a** TC helicoidal sin contraste en la que se observan hiperdensidades dentro de una lesión hipodensa en el lóbulo parietal derecho. **b** Secuencias FLAIR muestran la extensión de la lesión con edema del parénquima. **c** Secuencias en T1 axial antes del contraste. **d** Después del contraste, se aprecian lesiones quísticas isointensas con realce mínimo. **e** Secuencias FLAIR prequirúrgicas (después de 41 meses con tratamiento conservador) que demuestran cambios en la extensión de la lesión. **f** Secuencias FLAIR ocho meses después de la cirugía. Se observa una significativa reducción de la masa ventricular, desviación de la línea media y edema en los tejidos adyacentes.

totalmente recuperado del ACV pontino. Seis meses después del diagnóstico, una nueva RM mostró leves cambios en la lesión y se recomendó realizar una resección subtotal para establecer el diagnóstico, resecar el tumor y determinar la terapia posquirúrgica. Debido a que la lesión seguía asintomática, el paciente decidió continuar con el tratamiento conservador para evitar el riesgo de déficits neurológicos adicionales.

El paciente fue observado cada seis meses durante 35 meses hasta que se tomó la decisión de recurrir a la cirugía. En total, la lesión fue manejada en forma conservadora durante 41 meses, período en el cual gradualmente fueron apareciendo síntomas, que comenzaron con esporádicas convulsiones faciales motoras parciales del lado izquierdo, bien controladas con levetiracetam. En las seis semanas previas a la cirugía los síntomas del paciente aumentaron progresivamente en frecuencia e intensidad. Además, el paciente y su familia notaron desorientación, disartria y negligencia visual del campo visual izquierdo. En el examen, el paciente tenía una moderada debilidad en los grupos musculares distales de la extremidad superior izquierda y de todos los músculos de la extremidad inferior izquierda (4+/5). Las imágenes de RM tomadas al final del tratamiento conservador demostraron que desde el intervalo hasta el diagnóstico, hubo un crecimiento con realce irregular (Figura 8.2 e). A pesar del tamaño de la lesión y el efecto de masa, el paciente no tuvo hidrocefalia ni síntomas generales.

Luego de una detallada discusión con el paciente y su familia, se estableció que los objetivos de la cirugía eran obtener un diagnóstico histológico para guiar la terapia adyuvante y realizar una resección conservadora del tumor para aliviar el efecto de masa local sin causar déficits neurológicos. Se realizó una resección subtotal con navegación estereotáxica sin marco, ultrasonido intraoperatorio y monitoreo neurofisiológico. El tumor era friable y hemorrágico con mucha calcificación. El período posquirúrgico fue bien tolerado con una estadía hospitalaria sin intercurrencias y el paciente fue dado de alta al cuarto día posoperatorio. El curso posquirúrgico se complicó doce días después de la cirugía por edema recurrente luego de bajar la dosis del esteroide y el paciente continuó con dexametasona con alivio de los síntomas por seis meses antes de recibir el alta sin complicaciones. El espécimen del tumor demostró LOH1p/19q con un índice de áreas focales de proliferación MIB-1 hasta 6%. La tinción del tumor fue positiva para la mutación IDH1 (Figura 8.1 c) y para el promotor MGMT hipermetilado, y fue negativa para las mutaciones p53 y EGFR amplificado. Basado en la histología, el diagnóstico final fue OD OMS grado II (Figura 8.1 a-c).

El paciente y el oncólogo tratante discutieron las opciones para el tratamiento posquirúrgico y se tomó la decisión de hacer solamente quimioterapia. La radioterapia hubiera requerido un campo extenso con el consiguiente aumento del riesgo de complicaciones. Un mes después de la cirugía se inició un régimen de dosis alta de temozolamida y el paciente mostró mejoría neurológica en el primer seguimiento a los 2,5 meses de la cirugía. La lesión continuó disminuyendo de tamaño y los síntomas mejoraron hasta el segundo seguimiento 7,5 meses después de la cirugía. Hasta allí el paciente había recibido seis cursos de temozolamida aunque a partir del quinto curso se usó la dosis estándar de esta droga a raíz de un episodio importante de trombocitopenia. La imagen demostró reducción del efecto de masa del tumor comparado con los más tempranos estudios prequirúrgicos (Figura 8.2 f). La respuesta a la quimioterapia fue notable y es un factor importante para recordar en el tratamiento de los OD. La quimioterapia puede ser un importante adyuvante del tratamiento quirúrgico. A través de la combinación de un tratamiento conservador, resección microquirúrgica y quimioterapia, el paciente continúa bien cuatro años después del diagnóstico y considerará la opción de terapia radiante cuando y si la enfermedad muestra signos de progresión.

Conclusiones

En conclusión, los OD son gliomas de bajo grado con un pronóstico generalmente favorable, debido a su crecimiento lento y respuesta positiva a la quimioterapia. Como en los tumores primarios del cerebro, es necesario un diagnóstico del tejido para poder guiar el tratamiento. Se han identificado una variedad de mutaciones genéticas en la patogénesis del OD que ayudan en la predicción de la respuesta y de la sobrevida en general. Mientras las numerosas investigaciones en curso intentan determinar la identificación biomolecular del OD, los clínicos deberían dejar los paradigmas del manejo convencional y recurrir más a la terapia orientada a tejidos específicos.

Bibliografía

1 Ho VKY, Reijneveld JC, Wang C, et al. Changing incidence and improved survival of gliomas. European journal of cancer 2014; 50(13): 2309-18.

2 Ohgaki H, Kleihues, P. Population-based studies on incidence, survival rates, and genetic alterations in astrocytic and oligodendroglial gliomas. Journal of neuropathology and experimental neurology 2005; 64: 479-89.

3 Cairncross JG, Wang M, Jenkins RB, et al. Benefit from procarbazine, lomustine, and vincristine in oligodendroglial tumors is associated with mutation of IDH. Journal of Clinical Oncology JCO 2014: 32(8): 783-90.

4 Polivka J (h.) Plivka J, Rohan V, et al. New treatment paradigm for patients with anaplastic oligodendroglial tumors. Anticancer research 2014; 34: 1587-94.

5 Ludwig CL, Smith MT, Godfrey AD, Armbrustmacher VWA. Clinicopathological study of 323 patients with oligodendrogliomas. Annals of neurology 1986; 19: 15-21.

6 Reifenberger J, Reifenberger G, Lui L, et al. Molecular genetic analysis of oligodendroglial tumors shows preferential allelic deletions on 19q and 1p. The American journal of pathology 1994; 145: 1175-90.

7 Louis DN, Perry A, Burger P, et al. International Society of Neuropathology-Haarlem Consensus Guidelines for Nervous System Tumor Classification and Grading. Brain pathology 2014; 24(5): 429-35.

8 Kim JW, Park CK, Park SH, et al. Relationship between radiological characteristics and combined 1p and 19q deletion in World Health Organization grade III oligodendroglial tumours. Journal of neurology, neurosurgery, and psychiatry 2011; 82: 224-7.

9 Lacruz CR. Central nervous system intraoperative cytopathology. Madrid: Essentials in Cytopathology, 2013.

10 Sahm F, Reuss D, Koelsche C, et al. Farewell to oligoastrocytoma: in situ molecular genetics favor classification as either oligodendroglioma or astrocytoma. Acta neuropathologica 2014; 128: 551-9.

11 Lin AL, Lui J, Evans J, et al. Codeletions at 1p and 19q predict a lower risk of pseudoprogression in oligodendrogliomas and mixed oligoastrocytomas. Neuro-oncology 2014; 16: 123-30.

12 Horbinski C, Hobbs J, Cieply K, et al. EGFR expression stratifies oligodendroglioma behavior. The American journal of pathology 2011; 179: 1638-44.

13 Minniti G, Arcella A, Scaringi C, et al. Chemoradiation for anaplastic oligodendrogliomas: clinical outcomes and prognostic value of molecular markers. Journal of neuro-oncology 2014; 116: 275-82.

14 Lassman, A. B. Success at last: a molecular factor that informs treatment. Current oncology reports 2013; 15: 47-55.

15 Barbashina, V, Salazar P, Holland EC, et al. Allelic losses at 1p36 and 19q13 in gliomas: correlation with histologic classification, definition of a 150-kb minimal deleted region on 1p36, and evaluation of CAMTA1 as a candidate tumor suppressor gene. Clinical cancer research : an official journal of the American Association for Cancer Research 2005; 11: 1119-28.

16 Wiens AL, Cheng L, Bertsch, et al. Polysomy of chromosomes 1 and/or 19 is common and associated with less favorable clinical outcome in oligodendrogliomas: fluorescent in situ hybridization analysis of 84 consecutive cases. Journal of neuropathology and experimental neurology 2012; 71: 618-24.

17 Ren X, Jiang H, Cui X, et al. Co-polysomy of chromosome 1q and 19p predicts worse prognosis in 1p/19q codeleted oligodendroglial tumors: FISH analysis of 148 consecutive cases. Neuro-oncology 2013; 15: 1244-50.

18 Watanabe T, Nobusawa S, Kleihues P, et al. IDH1 mutations are early events in the development of astrocytomas and oligodendrogliomas. The American journal of pathology 2009; 174: 1149-53.

19 van den Bent MJ, Dubbink HJ, Marie Y, et al. IDH1 and IDH2 mutations are prognostic but not predictive for outcome in anaplastic oligodendroglial tumors: a report of the European Organization for Research and Treatment of Cancer Brain Tumor Group. Clinical cancer research : an official journal of the American Association for Cancer Research 2010; 16: 1597-604.

20 Watanabe T, Nakamura M, Kros MJ, et al. Phenotype versus genotype correlation in oligodendrogliomas and low-grade diffuse astrocytomas. Acta neuropathologica 2002; 103: 267-75.

21 van den Bent MJ, Erdebm-Eraslan L, Idbaih A, et al. MGMT-STP27 methylation status as predictive marker for response to PCV in anaplastic Oligodendrogliomas and Oligoastrocytomas. A report from EORTC study 26951. Clinical cancer research: an official journal of the American Association for Cancer Research 2013; 19: 5513-22.

22 Chan AS, Leung SY, Wong M, et al. Expression of vascular endothelial growth factor and its receptors in the anaplastic progression of astrocytoma, oligodendroglioma, and ependymoma. The American journal of surgical pathology 1998; 22: 816-26.

23 Quon H, Hasbini J, Cougnard, L, et al. Assessment of tumor angiogenesis as a prognostic factor of survival in patients with oligodendroglioma. Journal of neuro-oncology 2010; 96: 277-85.

24 Anguelova E, Beuvon F, Leonard N, et al. Functional endothelin ET B receptors are selectively expressed in human oligodendrogliomas. Brain research. Molecular brain research 2005; 137: 77-88.

25 Wan X, Zhang L, Jiang B. Role of endothelin B receptor in oligodendroglioma proliferation and survival: In vitro and in vivo evidence. Molecular medicine reports 2014; 9: 229-34.

26 Bortolotto S, Cavalla P, Bosone I, et al. CDKN2A/p16 inactivation in the prognosis of oligodendrogliomas. International journal of cancer. Journal international du cancer 2000; 88: 554-7.

27 Reyes-Botero G, Dehais C, Idbaih A, et al. Contrast enhancement in 1p/19q-codeleted anaplastic oligodendrogliomas is associated with 9p loss, genomic instability, and angiogenic gene expression. Neuro-oncology 2014; 16: 662-70.

28 Bettegowda C, Agrawal N, Jiao Y, et al. Mutations in CIC and FUBP1 contribute to human oligodendroglioma. Science 2011; 333: 1453-5.

29 Sahm F, Koelsche C, Meyer J, et al. CIC and FUBP1 mutations in oligodendrogliomas, oligoastrocytomas and astrocytomas. Acta neuropathologica 2012; 123: 853-60.

30 Bradac O, Jiru F, Vrana J, et al. Recognition of anaplastic foci within low-grade gliomas using MR spectroscopy. British journal of neurosurgery 2014; 28: 631-6.

31 van Veelen ML, Avezaat CJ, Kros JM, van Putten W, Vecht C. Supratentorial low grade astrocytoma: prognostic factors, dedifferentiation, and the issue of early versus late surgery. Journal of neurology, neurosurgery, and psychiatry 1998; 64: 581-7.

32 Smith DF, Hutton JL, Sandermann D, et al. The prognosis of primary intracerebral tumours presenting with epilepsy: the outcome of medical and surgical management. Journal of neurology, neurosurgery, and psychiatry 1991; 54: 915-20.

33 Jakola AS, Kristin S, Myrmel MD, et al. Comparison of a strategy favoring early surgical resection vs a strategy favoring watchful waiting in low-grade gliomas. Jama 2012; 308: 1881-8.

34 Ius, T, Isola M, Burdai R, et al. Low-grade glioma surgery in eloquent areas: volumetric analysis of extent of resection and its impact on overall survival. A single-institution experience in 190 patients: clinical article. Journal of neurosurgery 2012; 117: 1039-52.

35 Snyder LA, Wolf A, Sanai N, et al. The impact of extent of resection on malignant transformation of pure oligodendrogliomas. Journal of neurosurgery 2014; 120; 309-14.

36 van den Bent MJ, Adra Da, Dewitte O, et al. Long-term efficacy of early versus delayed radiotherapy for low-grade astrocytoma and oligodendroglioma in adults: the EORTC 22845 randomised trial. Lancet 2005; 366: 985-90.

37 Brandes AA, Tosoni A, Cavallo G, et al. Correlations between O6-methylguanine DNA methyltransferase promoter methylation status, 1p and 19q deletions, and response to temozolomide in anaplastic and recurrent oligodendroglioma: a prospective GICNO study. Journal of clinical oncology : official journal of the American Society of Clinical Oncology 2006; 24(29): 4746-53.

38 van den Bent MJ, Taphoorn MJ, Drandes AA, et al. Phase II study of first-line chemotherapy with temozolomide in recurrent oligodendroglial tumors: the European Organization for Research and Treatment of Cancer Brain Tumor Group Study 26971. Journal of clinical oncology: official journal of the American Society of Clinical Oncology 2003; 21: 2525-8.

39 Chaichana KL, McGirt MJ, Laterra J . Recurrence and malignant degeneration after resection of adult hemispheric low-grade gliomas. Journal of neurosurgery 2010; 112: 10-7.

40 Ohgaki H, Kleihues P. Genetic profile of astrocytic and oligodendroglial gliomas. Brain tumor pathology 2011; 28: 177-183.

41 Mukasa A, Tajayanagi S, Saito K, et al. Significance of IDH mutations varies with tumor histology, grade, and genetics in Japanese glioma patients. Cancer science 2012; 103: 587-92.

42 Chan AK, Pang JC, Chung NY,et al. Loss of CIC and FUBP1 expressions are potential markers of shorter time to recurrence in oligodendroglial tumors. Modern pathology : an official journal of the United States and Canadian Academy of Pathology, Inc 2014; 27: 332-4.

9

Ependimomas intracraneales

Andrew P. Morokoff • Mohammed Awad

Introducción

Los tumores intracraneales son las neoplasias sólidas más comunes en niños. El compartimiento infratentorial es el sitio primario de hasta el 70% de estos tumores, incluido el ependimoma. Los ependimomas son tumores de crecimiento lento encontrados principalmente en la niñez y se originan en las células ependimales que proceden de las paredes de los ventrículos y del conducto ependimario. Por lo tanto, estos tumores son intracraneales y de la médula espinal. En este capítulo, analizaremos las neoplasias que se originan en el compartimiento intracraneal. Los ependimomas intracraneales son mucho más comunes en la población pediátrica y, por esta razón, la primera sección estará focalizada en ellos. Finalmente describiremos los ependimomas del adulto y su tratamiento; no obstante, el caso que se describe a continuación es el de un adulto.

Presentación de un caso

La paciente es una mujer de 67 años de edad con antecedentes de hipertensión y epitelioma basocelular facial, que presentaba una historia de cuatro semanas con dificultad para encontrar las palabras. En el examen, se observó que tenía un síndrome de Gerstmann sin déficit motor o sensitivo. Los pares craneales estaban conservados. Las imágenes mostraron una lesión intrínseca de tamaño moderado en la región parietooccipital izquierda rodeada por un edema vasogénico (Figura 9.1). La TC de tórax, abdomen y pelvis

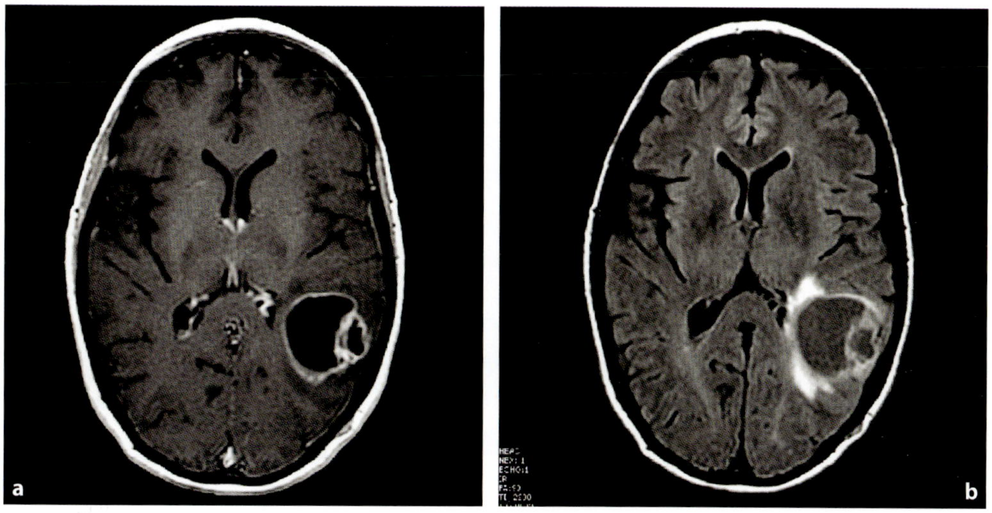

Figura 9.1 Imágenes axiales de RM donde se observa una lesión con realce en el parietal izquierdo con componente cístico. **a** T1 con gadolinio. **b** T2 FLAIR.

no mostró evidencia de metástasis. La imagen descrita se correspondía con la de un tumor glial primario y a la paciente se le hizo craneotomía guiada por navegación estereotáctica y resección subtotal. La histopatología (Figura 9.2) fue compatible con ependimoma (anaplásico) OMS grado III. Los estudios inmunohistoquímicos revelaron que el tumor era negativo para la mutación IDH-1, la O6-metilguanina ADN metiltransferasa (MGMT) estaba metilado, y era positiva para GPAP, EMA, p53 y p16. La paciente tuvo un curso posquirúrgico sin complicaciones y la estrategia del tratamiento luego de la cirugía se discutió en un grupo multidisciplinario. Se le aplicó un curso de radioterapia y un año después de completar la radiación las imágenes mostraron recurrencia del tumor. En esta etapa se decidió repetir la cirugía.

Epidemiología

Los ependimomas son tumores relativamente poco frecuentes y tienen una incidencia de 0,2-0,3 por 100 000 personas por año. La incidencia anual en el Reino Unido ha sido estimada en 30-35 nuevos casos por año.[1, 2] Los ependimomas constituyen el 6%-10% de todos los tumores intracraneales en niños y hasta el 30% en niños menores de tres años de edad[3, 4] y pueden ser vistos en todas las edades en un rango de 1 mes a 81 años de edad.[5] No obstante, se los ve con más frecuencia en niños con edades entre tres y cinco años a la fecha del diagnóstico.[6-9] Entre el 70%-80% de los ependimomas aparecen en niños menores de ocho años de edad y aproximadamente el 50% antes de los cinco años de edad.[6, 7, 10, 11] Los ependimomas son el tercer tumor cerebral pediátrico más común después de los astrocitomas y los tumores primitivos neuroectodérmicos (PNET).[12] La mayoría de las series grandes no muestran predilección por sexo.[8, 9] No obstante, algunas series más chicas han mostrado una moderada tendencia a ser más común en los varones.[6, 7] Se considera que estos tumores se originan en células de la superficie ependimaria y están casi siempre localizados en relación con la superficie ventricular, pero se han reportado casos donde estos tumores no tienen conexión con la superficie ventricular. En la población pediátrica, aproximadamente dos tercios de los ependimomas intracraneales se encuentran en la fosa posterior (FP) y tienen origen en el IV ventrículo. Al tercio restante se los encuentra en el compartimento supratentorial asociado con el ventrículo lateral o al tercer ventrículo.

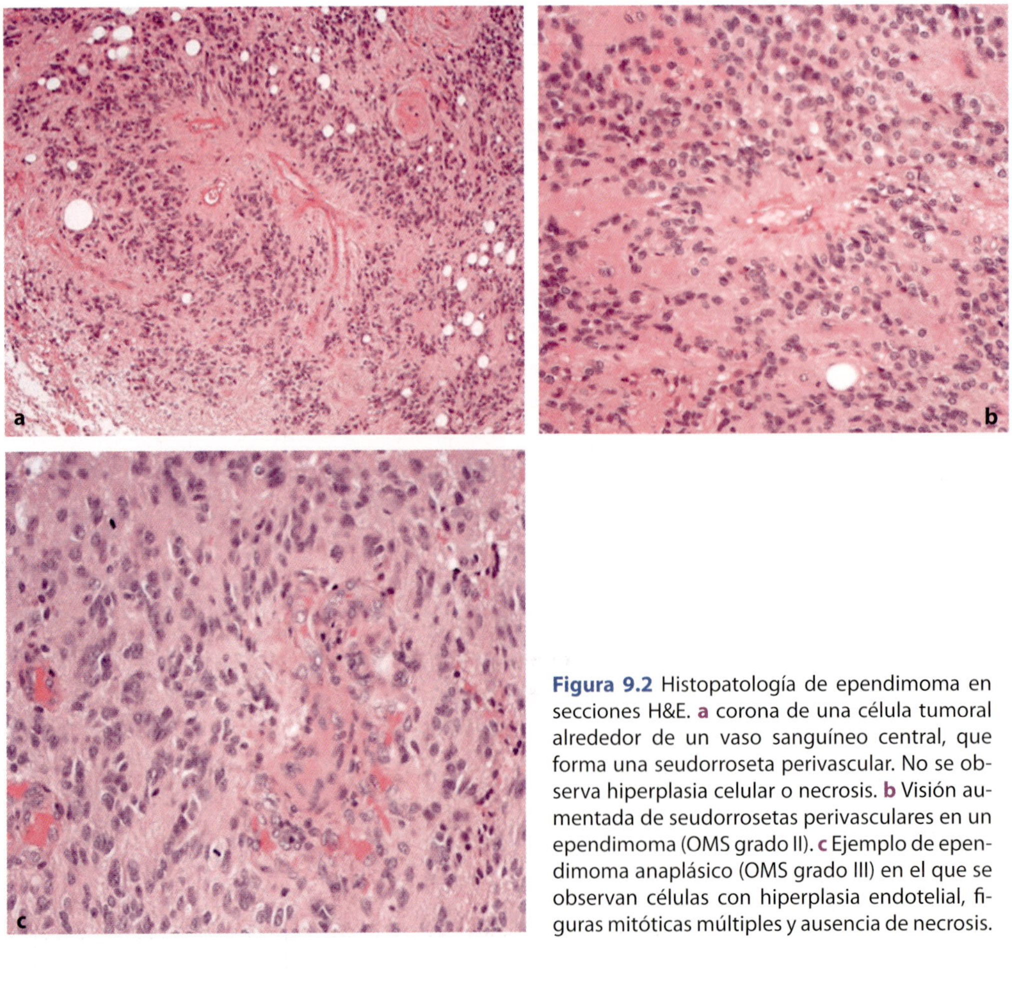

Figura 9.2 Histopatología de ependimoma en secciones H&E. **a** corona de una célula tumoral alrededor de un vaso sanguíneo central, que forma una seudorroseta perivascular. No se observa hiperplasia celular o necrosis. **b** Visión aumentada de seudorrosetas perivasculares en un ependimoma (OMS grado II). **c** Ejemplo de ependimoma anaplásico (OMS grado III) en el que se observan células con hiperplasia endotelial, figuras mitóticas múltiples y ausencia de necrosis.

Signos y síntomas

La clínica de presentación dependerá de la edad y de la topografía del tumor. Los signos y síntomas más comunes se describen en la Tabla 9.1. Como la mayoría de estos tumores están en el IV ventrículo, la presentación más común deriva del aumento de la presión intracraneal, como cefaleas, náuseas, vómitos y ataxia secundaria al efecto de masa agregado a la hidrocefalia obstructiva. Los pacientes también pueden presentarse según la edad con macrocefalia, compromiso de pares craneales (particularmente parálisis del sexto par con estrabismo), disfunción cerebelosa y otros cambios neurológicos focales especialmente en presencia de lesiones supratentoriales. Algunos niños pueden presentar síntomas vagos e indefinidos que pueden demorar el diagnóstico. Otros se han presentado con síntomas agudos ocasionados por una hemorragia dentro del tumor.

Patología

De acuerdo a la clasificación de la Organización Mundial de la Salud (OMS) del año 2007 se designó OMS grado I a los tumores mixopapilares y subependimomas; OMS grado II, a los ependimomas de bajo grado; y OMS III, a los ependimomas anaplásicos (Tabla 9.2). Dentro de los ependimomas de bajo grado existen cuatro variantes histopatológicas: celular, papilar, células claras y tanacítico.

Los tumores OMS grado I son comúnmente lesiones asintomáticas benignas de las paredes del cuarto ventrículo o del ventrículo lateral. Es raro que estas lesiones crezcan como para transformarse en un problema sintomático, pero, si lo hacen, crecen dentro de los ventrículos y causan hidrocefalia. Por el contrario, el ependimoma mixopapilar, que también es benigno, se encuentra casi exclusivamente en la médula espinal al nivel del cono medular y de la cola de caballo, y crece desde el cono mismo o desde el *filum* terminal. Dada su rareza, en este capítulo no haremos más análisis de estos tumores.

Histopatología

Los ependimomas se observan generalmente bien diferenciados del parénquima que los rodea (Figura 9.2). Poseen núcleos redondos u ovales con cromatina moteada. Las mitosis son raras. Se puede observar un fondo fibrilar, mixoide con calcificaciones o áreas de hemorragia. Los hallazgos singulares son las rosetas ependimarias y las seudorrosetas perivasculares. Las primeras están compuestas por una columna de células que rodean una luz real central. Su presencia no es frecuente, pero constituye diagnóstico de certeza de ependimoma. Las seudorrosetas se forman alrededor de los vasos sanguíneos y tienen áreas fibrilares sin núcleos con tinción GFAP+. También se ven en los gliomas. La luz central de las rosetas ependimarias tiñe para GFAP, S100, Vimentin y EMA.

El ependimoma tanacítico es una variante poco común con una estructura fibrosa piloide o capilar y falta de rosetas típicas que, a veces, semejan un schwannoma. Tiene tendencia a crecer en la médula, pero se han reportado casos intracraneales.

Tabla 9.1 Signos y síntomas en la presentación del ependimoma en la población pediátrica ordenados según la incidencia de mayor a menor

Signos	Síntomas
• Aumento de la circunferencia cefálica • Protrusión de la fontanela • Edema de papila • Meningismo • Ataxia • Parálisis de pares craneales • Nistagmo • Otros cambios neurológicos	• Vómitos • Cefaleas (mayor edad) • Irritabilidad • Alteraciones en la marcha

Tabla 9.2 Gradación de las variantes histológicas de los tumores ependimarios según la OMS

Grado I	Grado II	Grado III
• Subependimoma • Ependimoma mixopapilar	• Variantes: • Celular • Papilar • Células claras • Tanacítico	Anaplásico

Neuroimagen y diagnóstico diferencial

La resonancia magnética (RM) es el estudio de primera elección utilizado para ependimomas tanto intracraneales como espinales (Figura 9.3). Las imágenes por TC muestran una masa localizada dentro de la FP, por lo común dentro del IV ventrículo y cualquier componente quístico del tumor y estructuras calcificadas se muestran mejor en imágenes de TC, estas últimas se presentan como lesiones hiperdensas. No obstante, las imágenes de RM proveen una mejor delineación de la extensión del tumor, debido a que muestra un mayor contraste con los tejidos blandos, presenta imágenes multiplanares y brinda información complementaria a través de las secuencias T1 y T2 potenciadas. Finalmente, la RM evita el uso de radiación ionizante, lo que es deseable en la población infantil.

El protocolo para tumores infratentoriales pediátricos está relativamente estandarizado en cuatro partes: secuencias de recuperación de inversión con disminución de fluidos (FLAIR); secuencias T1 y T2; imágenes potenciadas de difusión (DWI), e imágenes de T1 poscontraste. Algunos centros médicos utilizan como rutina directamente a la espectroscopia por resonancia magnética (ERM), mientras que otros prefieren reservar la RMS para casos más complejos por la información adicional que brinda, o para casos de recurrencia donde es necesario diferenciar la verdadera recurrencia de los cambios inducidos por la terapia. Cuando se diagnostican lesiones de la FP en niños, es práctica habitual en muchos centros tomar también imágenes del resto del neuroeje para comprobar si existen metástasis (*drop mets*).

Los ependimomas intracraneales usualmente son hipointensos en T1, hiperintensos en T2 e isointensos o hiperintensos en FLAIR. Comúnmente estos tumores son heterogéneos en todas las secuencias y refuerzan fuertemente tras la administración de contraste en la secuencias T1. Pocas lesiones no muestran realce por contraste a pesar de estar compuestas mayormente por tejido blando.

La ERM muestra comúnmente elevación de la colina y reducción del N-acetilaspartato (NAA) en los ependimomas, situación que también se observa en otros tumores intracraneales de la glía. Se ha investigado el uso de ERM para diferenciar al ependimoma infratentorial del meduloblastoma. La variabilidad en la relación colina/NAA en la histología de cada tumor resulta en una significativa superposición, por lo cual este método es más utilizado para diferenciar recurrencia tumoral de cambios inducidos por el tratamiento.

Factores de pronóstico

La identificación de los factores pronósticos para este tumor relativamente raro mantiene el interés de neurocirujanos y neurooncólogos. No obstante, las variaciones en el régimen de tratamiento, avances en el diagnóstico por imágenes y el hecho de que la mayor parte de los datos procede de múltiples series pequeñas, generalmente convierten a los datos en retrospectivos y no homogéneos. No obstante, se han descrito algunos factores que se discutirán a continuación.

Edad

La edad es un factor bien conocido para niños con diagnóstico de ependimoma. La edad de corte para la mayoría de los estudios es tres o cuatro años. La sobrevida a cinco años varía del 55% al 83% comparado con una sobrevida de 12% a 48% para los pacientes por debajo de tres años de edad.[6, 7, 13-17] Algunos estudios han demostrado que la edad no es un factor pronóstico significativo,[8, 18, 19] mientras que otros estudios han demostrado que existe diferencia

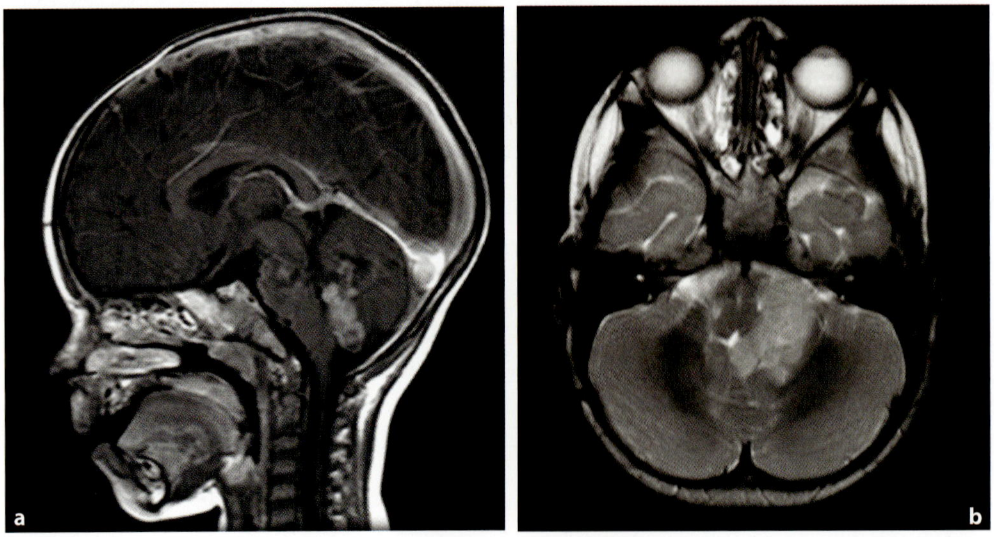

Figura 9.3 a Imagen de RM en T1 + gadolinio sagital en un niño con un ependimoma en el IV ventrículo. **b** Imagen de RM T2 axial en el mismo niño, con un ependimoma de la FP (imágenes mostradas con permiso del Dr. Frank Gaillard, Radiopaedia.org).

en la sobrevida a cinco años en pacientes menores de tres años de edad, donde los pacientes mayores de veinticuatro meses tienen sobrevida significativamente más larga (63% frente a 26%).[20] En general, hay evidencia sólida de que la mayor edad es un factor pronóstico favorable.

Localización del tumor

Los ependimomas de FP tienden a tener un resultado más favorable que los supratentoriales. La sobrevida a cinco años varía de 35% a 59% para los tumores de FP frente a 22%-46% para los supratentoriales. No obstante, la diferencia no es tan marcada como sucede con el factor edad.[6, 7, 15, 21-25] Dentro del grupo de tumores de la FP, se ha sugerido que los tumores que se extienden al ángulo pontocerebeloso o a la región cervical superior tienen un pronóstico levemente desfavorable.[26, 27] Esto se debe a que en estos tumores es más difícil lograr la resección total por su localización cercana a un área con vasos de la circulación posterior, como la arteria cerebelar posteroinferior (PICA) y los pares craneales.

Gradación de los tumores y subtipos

La correlación del subtipo histológico del tumor y el pronóstico ha sido sorprendentemente errática y controvertida. Han habido varios estudios que mostraron que el ependimoma anaplásico o, al menos, la presencia de una constelación de aspectos histológicos de alto grado predicen un pronóstico malo. Pero esos estudios han usado diferentes criterios histológicos; algunos, la clasificación de la OMS y otros tomaron en cuenta distintos criterios.[9, 13, 15, 18, 19, 25, 28] Algunos estudios mostraron que la gradación de la OMS (grado II frente a grado III) es un marcador pronóstico independiente para lesiones sin progresión, pero no necesariamente lo sea para la sobrevida global en ependimomas infratentoriales en niños.[17] Parecería razonable intuir que los pacientes con ependimomas anaplásicos OMS grado III tienen un pronóstico peor que los pacientes con ependimomas de grado II, como parece ser el caso de los astrocitomas. No obstante, muchos estudios no han encontrado correlación del pronóstico con el grado del tumor.[1, 6, 7, 28, 29-31] Los cuatro subtipos diferentes de ependimomas OMS grado II (celular, células claras, papilar y tanacítico) no tienen efectos clínicos sobre el pronóstico.[18] Las nuevas tecnologías que están emergiendo parecen indicar que los marcadores moleculares pueden tener una correlación importante y potencialmente útil para el pronóstico y la evolución final de la enfermedad.

Ependimomas y genética molecular

Como en otros gliomas, en los últimos diez años se ha avanzado hacia la identificación de alteraciones genéticas claves asociadas con el desarrollo y progresión del ependimoma. Estudios citogenéticos previos hechos en gran escala mostraron que, a pesar de ser histológicamente similares, ependimomas en regiones diferentes, como los de la FP en la población pediátrica o los supratentoriales y espinales en adultos, poseen diferente perfil genético. El ependimoma espinal se ve en la neurofibromatosis tipo 2 (NF2) y se han reportado casos con participación de mutaciones observadas en NF2 sin otros rasgos clínicos de NF2 asociadas.[32] Un hallazgo común en el ependimoma es la pérdida de todo o parte del cromosoma 22, pero como el gen NF2 no parece estar involucrado, se ha postulado otro gen supresor tumoral en el cromosoma 22.

Se ha informado sobre otras alteraciones citogenéticas, entre las que se incluyen la ganancia de 1q (FP), pérdida de 6q, monosomía 17 y ganancia de cromosoma 7 (espinal).[33] Es intrigante que mutaciones de genes comunes participantes en gliomas, como la pérdida de PTEN y PT53, no han sido encontradas en el ependimoma a pesar de los muchos estudios hechos. En un importante artículo reciente se publicaron datos de secuenciación del genoma y del exoma total de 47 ependimomas y se encontró que, a diferencia de otros tumores, los ependimomas presentan muy pocas variantes de nucleótidos y ausencia de mutaciones somáticas recurrentes.[34]

Estudios de expresión de genes por *array* en los últimos años revelaron que el ependimoma intracraneal tiende a sobreexpresar *Notch, Sonic hedgehog* y miembros del grupo BMP, mientras que los tumores espinales tienen una alta expresión de genes que contienen *homeobox*.[35] La activación de la vía señaladora Wnt/beta-catenina puede también ser un evento clave en la progresión del ependimoma. El estudio por *array* de CGH en diecisiete pacientes con ependimomas recurrentes reveló que los genes más frecuentemente activados estaban asociados con el cinetocoro o al desarrollo neural (CD133, Wnt, Notch), mientras que las metalotioneínas estaban desreguladas en el 80%.[36] Como en el caso de GBM, el P13-quinasa es un biomarcador de agresividad en el ependimoma, aunque no parecen ocurrir mutaciones de PTEN y PI3KCA.[37] Otros marcadores pronósticos, como la transcriptasa reversa del telómero (hTERT) han sido relacionados con el pronóstico del ependimoma pediátrico.[38]

Células madres del ependimoma

Dos años después de descubrirse células madre en el GBM, se sugirió que las células radiales de la glía podrían representar las células de origen del ependimoma.[39, 40] Se demostró que el marcador de las células madres neuronales Nestina, representaba un pronóstico pobre.[41] La hipótesis de las células madre en el ependimoma está apoyada en el hecho de que la diferencia de expresión genética entre tumores OMS II y OMS III tiende a señalar a los genes comprometidos en la mantención, adhesión, ciclo celular, renovación y diferenciación de las células madre.

Alteraciones epigenéticas

La Tabla 9.3 describe las características de dos tipos de ependimomas de FP que han sido descritos recientemente basados en el análisis de transcripción.[42, 43] Un aspecto intrigante de la biología molecular del ependimoma es que como mínimo el 50% de estos tumores exhibe un modelo cromosómico balanceado a pesar de su comportamiento agresivo, lo que sugiere la participación de otros factores distintos a las alteraciones de la secuencias del ADN y número de copias. Se sabe desde 2004 que *HIC-1* está frecuentemente hipermetilado en más del 83% de los ependimomas intracraneales.[44] Igualmente, la posición *CDKN2A/INK4a* está suprimida y frecuentemente hipermetilada. En realidad, similar al fenotipo G-CIMP que se ve en los gliomas, se encontró una amplia hipermetilación a lo largo del genoma del ependimoma en tumores supratentoriales y espinales, pero no en los infratentoriales.[45] Asimismo, el análisis del metiloma de ADN mostró tres grupos distintos de modelos: supratentoriales, FP y FP espinal mixto, donde el grupo FP es consistente con FP Tipo A y el grupo espinal con Tipo B.[34] El grupo FPA corresponde con el fenotipo CpG islas metilado (CIMP) que está asociado con sobreactividad de *PCR2* (complejo represivo Polycom 2) que contiene histona metilasa *EZH2* que controla el silenciamiento genético. Estudios por *microarray* de tejidos permitieron identificar la expresión de *EZH2* (potenciador de Zeste homólogo 2) en 16% de los ependimomas que estaban asociados con baja sobrevida a los cinco años.[46]

El estudio de cultivos de corto plazo de células derivadas del ependimoma reveló frecuente metilación silenciadora de genes, como el *BEXI*, un presunto supresor.[47] Nuevos modelos de ependimoma que recapitulan la señal molecular y el comportamiento de la célula madre cancerosa están desarrollándose *in vitro* e *in vivo* y pueden ser el medio apropiado para probar futuras terapias.[48] Por ejemplo, los agentes desmetilantes de ADN, como decitabine, pueden inhibir la formación de colonias de neuroesferas en una línea celular derivada de metástasis de ependimoma.[34] Otras drogas que están focalizadas en *PRC2* o *EZH2* están siendo investigadas.

Se reportó recientemente que más de dos tercios de los ependimomas supratentoriales tienen una fusión anormal de proteínas oncogénicas entre *C11orf95 y RELA*; esta última es la principal efectora de la señalización canonical NF-kappaB.[49, 50] La proteína de fusión es translocada al núcleo donde puede transformar células madre neuronales. Esto indica que esta proteína única podría representar un blanco potencial para futuras terapias en algunos ependimomas selectivos.

Tratamiento

El manejo de los ependimomas, especialmente en la población pediátrica, es uno de los temas más controvertidos en neurooncología. A continuación, discutiremos las estrategias actuales que incluyen cirugía, radioterapia y quimioterapia.

Cirugía

En la presentación del enfermo y luego de las imágenes, puede ser difícil determinar el tipo de tumor que tiene el paciente. La tecnología moderna de imágenes ha ayudado a reducir el diagnóstico diferencial, pero en la población pediátrica casi todos los tumores de FP justifican la cirugía por el efecto de masa y la hidrocefalia y para confirmar el diagnóstico patológico. El plan quirúrgico puede avanzar con la información de la muestra por congelación, que ayuda a establecer un diagnóstico preliminar de ependimoma, en cuyo caso el objetivo aceptado del tratamiento es la resección total (RT).

En la actualidad, se acepta que la extensión de la resección del tumor tiene influencia sobre el pronóstico final de los pacientes con ependimomas. Los cirujanos pueden alcanzar ahora niveles mayores de resección con la ayuda de tecnología intraoperatoria y los avances en la obtención de imágenes. La mayoría de los estudios han demostrado que la extensión de la resección permite hacer un pronóstico diferencial, y la resección total muestra un aumento global de la sobrevida a los cinco años: 60%-89% con resección total frente a 31%-46% con resección subtotal.[13, 16, 25, 26, 51-53] Estos datos concordaron con un estudio aleatorizado del Grupo de Cáncer en Niños, que observaron un aumento

Tabla 9.3 Subclasificación de ependimomas de FP basada en la expresión genética

	FP Grupo A (Grupo 1)	FP grupo B (Grupo 2)
Edad	Más jóvenes, infantes	Niños mayores, adultos
Localización	Lateral	Varios
Genoma	Balanceado	Aneuploide
Resultado	Recurrencia, metástasis, resistencia a quimioterapia, muerte temprana	Buen pronóstico

significativo de la sobrevida en pacientes con tumor residual menor de 1,5 cm^2.[8]

En los casos en que la RM mostró cantidades significativas de tumor residual, la repetición de la cirugía es razonable y tiene una tasa aceptable de morbilidad, y el objetivo es obtener la máxima resección del tumor.[54-56] Se exceptúan quizás los casos en que las imágenes preoperatorias de RM del neuroaxis muestran la presencia de metástasis espinales. Aunque la resección máxima es hoy ampliamente aceptada, en realidad el porcentaje de casos donde puede realizarse una resección segura y máxima es aproximadamente del 30%-50%.[57] Muchos niños con ependimomas de la FP se presentan con hidrocefalia. En estos casos, se justifica la colocación de un drenaje ventricular externo para evitar el aumento de la presión intracraneal, que puede ser fatal si no se la trata. En otros casos, donde los síntomas no son pronunciados, el cirujano puede decidir continuar solamente con la craneotomía para resecar el tumor y usar esteroides para disminuir el edema y así evitar la inserción de un drenaje externo. Luego de la resección, las vías del líquido cefalorraquídeo (LCR) pueden volver a normalizarse si están adecuadamente descomprimidas.

Técnicas quirúrgicas

Las técnicas que aquí se describen corresponden al más común y más difícil ependimoma de la FP. Hay dos posiciones principales en las que se puede realizar la cirugía, en decúbito ventral y sentado. Ambas son aceptables y se adoptan según la preferencia y experiencia local del cirujano, aunque hay también factores inherentes al paciente que influyen para posicionarlo, como, por ejemplo, el foramen oval permeable es una contraindicación relativa por el riesgo de embolia gaseosa. Una vez que se haya decidido la posición del paciente y su cabeza es fijada, se utiliza habitualmente navegación estereotáctica intraoperatoria guiada por imagen para ayudar en la resección del tumor. Algunos centros utilizan el monitoreo de pares craneales. Se toma especial cuidado de que la incisión permita al cirujano ver por arriba y por debajo de la lesión. La mayor parte de las veces es necesario incorporar el arco de C1 en la exposición ósea. Se realiza craneotomía o craniectomía suboccipital bilateral con el fin de obtener una amplia exposición que abarque como mínimo hasta el seno transverso. Se abre la duramadre en forma de "Y" y se fija atrás con sutura para conseguir una amplia exposición de los hemisferios cerebelosos, la amígdala y la médula espinal. Durante la apertura de la duramadre, el drenaje del LCR desde la cisterna magna aliviará el contenido de la FP. Si se considera necesario, el LCR puede ser remitido para analizar citología, microscopia y cultivo. El paso siguiente es el uso del microscopio operatorio con el objeto de definir al tumor, sus límites y la anatomía vecina, incluso la identificación de las arterias cerebelosas posteroinferiores (ACPI) bilaterales, el óbex inferior y los pares craneales a la vista. Debe enviarse una muestra del tumor para biopsia por congelación si este servicio está disponible dentro de la unidad quirúrgica. Un diagnóstico preliminar temprano es crucial para que el cirujano defina su objetivo. El abordaje para la resección de la porción principal del tumor comprende una de dos opciones. Una es a través de la incisión en la línea media del vermis cerebeloso, que permite un mejor acceso a los tumores ubicados más arriba dentro del IV ventrículo. Un abordaje alternativo es el telovelar, que evita las estructuras cerebelares y es considerado un abordaje más apto para tumores que comprometen los recesos laterales y al foramen de Luschka.[58]

Al resecar el tumor, usualmente con la ayuda de un aspirador ultrasónico, es crucial identificar el piso del IV ventrículo y asegurarse que durante la remoción del tumor el cirujano no se profundice pues esto conducirá al tronco cerebral. La técnica de "afeitar" el tumor hasta el piso del ventrículo es seguida habitualmente por graves secuelas neurológicas posquirúrgicas y debe evitarse. Si se observa que el tumor está adherido al piso del IV ventrículo o claramente lo invade, entonces la remoción quirúrgica completa no será posible. Otro aspecto que debe tenerse en cuenta es el de los tumores que invaden el ángulo pontocerebeloso. Buscar el tumor aquí puede generar peligro y causar daño a los nervios craneales y vasos importantes, como la arteria cerebelosa anteroinferior (ACAI). Es obvio que, por encima de todo, el pronóstico neurológico del niño es el factor supremo al tomar decisiones quirúrgicas intraoperatorias.

Una vez que se ha logrado la resección máxima, generalmente es posible tener una vista clara del aspecto inferior de la apertura del acueducto dentro del IV ventrículo. Se cierra entonces la duramadre en forma hermética para prevenir las complicaciones de pérdida posquirúrgica de LCR. La costumbre del autor es suturar con un injerto dural sintético o preferentemente un trozo de fascia. La placa ósea es reemplazada por placa de titanio y tornillos y se hace un cierre por planos de la herida. El paciente es, generalmente, extubado luego de la cirugía a menos que haya una clara evidencia de disfunción bulbar. Se justifica la observación cercana del paciente por las siguientes 48 h, en particular por la aparición de signos de hidrocefalia o hematomas posquirúrgicos. Al paciente se le retiran los esteroides rápidamente.

La cirugía para tumores de la FP en niños implica significativa morbilidad y mortalidad. Algunos trabajos han reportado 7,5% de mortalidad perioperatoria, aunque estos datos pueden no ser seguros, debido al limitado número de estudios realizados. Respecto a la morbilidad, la principal complicación es la disfunción transitoria de los nervios craneales, que alcanzó una alta cifra de 57%.[14, 59, 60] Otra complicación importante es el mutismo cerebeloso que se produce hasta en el 19% de todos los tumores de la FP.[61] El mutismo ha sido descrito específicamente en la cirugía del ependimoma,[62, 63] pero son los niños con grandes meduloblastomas los que, generalmente, enfrentan el riesgo mayor.[64]

Radioterapia

Los ependimomas intracraneales parecer ser relativamente radiosensibles y la radioterapia ha sido aplicada en niños desde hace largo tiempo. Los estudios iniciales mostraron que se requiere una dosis mínima de 45 Gy. Desde entonces la dosis de radiación para el tratamiento de los ependimomas ha variado desde 45 Gy a 56 Gy.[19, 65] La evidencia de la acción de la radioterapia proviene de varios estudios, [15, 52, 66, 67] de los cuales unos pocos son prospectivos.[68] Estrategias terapéuticas iniciales utilizaban radiación cráneo-espinal, pero en la actualidad se acepta que la radiación esté reservada para casos en que hay siembra espinal comprobada por radiología o patología.[29] Las situaciones en que se producía falla del tratamiento radiante se debían principalmente a la recurrencia local del tumor, lo que generó el criterio de focalizar la radiación solamente en la localización primaria del tumor. En niños menores de cinco años, la radioterapia no es recomendada y, generalmente, no se hace por las secuelas que genera en el sistema nervioso central (SNC). A pesar de ello, y debido a que estos tumores recurren muy frecuentemente, aun después de resección máxima, se ha utilizado terapia radiante. Un estudio reciente sugirió que existe una subpoblación infantil con determinados aspectos biológicos, que en la perspectiva de la realización de un ensayo clínico y luego de la resección máxima, podrían ser candidatos para la observación solamente y no para aplicar radioterapia.[54] En niños menores de cinco años de edad y especialmente en los menores de tres, la quimioterapia es usualmente la primera opción para evitar los efectos de la terapia radiante sobre el desarrollo del cerebro.

Numerosos estudios han evaluado el uso de radioterapia estereotáctica para el tratamiento del ependimoma.[69, 70] La mayoría concluyó que es un método efectivo para el control de la enfermedad y puede tener menos complicaciones, debido a la menor exposición a la radiación del tejido elocuente normal vecino. Otros autores han reportado niveles altos de complicaciones con el uso de radioterapia estereotáctica.[71] Se ha realizado terapia con protones en ependimomas y los resultados han sido promisorios,[72] pero su uso es limitado por su disponibilidad solo en pocos centros médicos.

Quimioterapia

En comparación con otros tumores de la FP, los ependimomas son relativamente resistentes a la quimioterapia. Su utilización en los ependimomas que se mencionan más arriba está confinada a pacientes de muy poca edad (menor de cinco años) luego de la cirugía y con enfermedad recurrente.[73] Fuera de estas situaciones, no está justificado el uso de quimioterapia en los ependimomas, ya que la mayoría de los estudios no han observado beneficios clínicos con su uso.[8, 16, 74, 75] Como ya se mencionó precedentemente, la falta de efectividad probablemente se debe a que el ependimoma no es una enfermedad de mutación genética, sino más bien de hipermetilación, lo cual ha orientado la investigación de nuevos agentes quimioterapéuticos dirigidos a estas lesiones.

Recurrencia

Aunque los ependimomas tienen la capacidad de expandirse en las leptomeninges, la mayoría de las recurrencias se producen en el área del tumor local por falta de control del tumor.[6, 7, 9, 76, 77] Es poco común la aparición de recurrencias leptomeníngeas en ausencia de un tumor en el sitio primario, esto ocurre solamente en el 7%-8% de los casos.[8, 9]

Desafortunadamente, la mayoría de los ependimomas pediátricos recurren en algún momento. La sobrevida libre de progresión a cinco y diez años varía de 36% a 64% y de 46% a 47%, respectivamente.[8, 16, 51, 60] Hasta el presente no existe consenso acerca de cuál protocolo debe seguirse para la vigilancia del curso de la enfermedad. Sobre este tema hay muchas sugerencias en la bibliografía, pero la estrategia actual se basa en la experiencia del médico tratante, el consenso y la experiencia en el tema, teniendo en cuenta el costo que insume el seguimiento del curso de la enfermedad a través de imágenes. El otro dilema es decidir el tratamiento si aparece recurrencia del tumor. Las opciones son reoperación frente a tratamiento conservador en los pacientes que han tenido radioterapia en el pasado reciente. La mayoría de los autores concuerdan que el tratamiento inicial debería ser reoperación.[71] Muchos oncólogos consideran que si la recurrencia aparece varios años después de un tratamiento primario con radioterapia, se podría aplicar un tratamiento radiante fraccionado o aun radioterapia estereotáctica luego de la resección quirúrgica.[71] En niños que inicialmente tuvieron quimioterapia como único tratamiento posquirúrgico, debido a la edad, la elección de la radioterapia es una opción si el paciente es mayor de cinco años. Varios agentes quimioterápicos han sido investigados para las recurrencias, incluida la temozolamida, pero la mayoría no mostraron ser efectivos.[74]

Pronóstico

El pronóstico para los ependimomas es relativamente pobre. La sobrevida a cinco años varía de 39% a 73% en varias series.[6, 7, 9, 13, 26, 51, 60, 74, 77, 78] A los diez años la sobrevida desciende a 41%-51%.[14, 27, 60, 79] Los pacientes que sobreviven sufren un relativo deterioro y usualmente presentan niveles bajos de inteligencia y pobre funcionamiento académico y social.[80, 81] Estos factores deben ser tenidos en cuenta cuando se decide la terapia para el tumor, pues la calidad de vida del paciente no debe ser comprometida buscando mayor longevidad.

Ependimomas del adulto

Los ependimomas en los adultos son mucho menos frecuentes que en la población pediátrica y a menudo son mal diagnosticados. Se manifiestan, como el caso descrito al principio de este capítulo, y componen aproximadamente el 2% de los tumores intracraneales en la adultez.[12, 82] Debido a esta poca frecuencia, los factores para configurar un pronóstico no han sido bien estudiados, aunque mucho de lo que se sabe del ependimoma en los niños es aplicable a los adultos. Las imágenes características del tumor son iguales, pero el diagnóstico diferencial en tumores de la FP en un niño y en un adulto es muy diferente.

Los pacientes adultos tienden a ser relativamente jóvenes —edad promedio por debajo de 45 años— y existe evidencia de que el pronóstico es mejor que en la población infantil.[25, 83, 84] Las tasas de sobrevida se correlacionan con la edad del paciente. Para pacientes menores de cuarenta años de edad, la sobrevida a cinco años fue de 74% ± 8% y a diez años alcanzó un 60% ± 10%. En pacientes mayores de cuarenta años de edad los valores de sobrevida a los cinco y diez años fueron 56% ± 11% y de 36% ± 12%, respectivamente.[85]

La estrategia para el tratamiento de los ependimomas en adultos es similar a la que se emplea en los niños. Se recomienda cirugía con resección máxima segura. La radioterapia postquirúrgica es útil, especialmente en presencia de tumor residual. No obstante, existe controversia acerca de si los pacientes que tuvieron resección máxima deben recibir algún otro tipo de terapia.[86] La práctica actual tiende a dejar que la experiencia médica y la preferencia del paciente decidan si la vigilancia con imágenes se realice a intervalos regulares o si se procede directamente con la radiación focalizada del campo. También otros factores, como enfermedad residual, edad del paciente y la presencia de metástasis tendrán influencia sobre la decisión del médico tratante.

El pronóstico, en general, para adultos con ependimomas intracraneales es variable. No obstante, la tasa de sobrevida a los cinco años fue de 56%-84%.[77, 82, 86]

Bibliografía

1 Bouffet E, Perilongo G, Canete A, et al. Intracranial ependymomas in children: a critical review prognostic factors and a plea for cooperation. Med Pediatr Oncol 1998; 30(6): 319-29.

2 Stiller CA, Allen MB, Eatock EM. Childhood cancer in Britain: the National Registry of Childhood umors and incidence rates 1978-1987. Eur J Cancer 1995; 31(12): 2028-34.

3 Gurney JG, Severson RK, Davis, S, et al. Incidence of cancer in children in the United States. Sex- race-, and 1-year age-specific rates by histologic type. Cancer 1995; 75(8): 2186-25.

4 Miller RW, Young JL, Novakovic B. Childhood cancer. Cancer 1995; 75(1): 395-405.

5 Samandouras G. The neurosurgeon's handbook. Oxford; New York: Oxford University Press, 2010.

6 Goldwein JW, Glauser TA, Packer RJ, et al. Recurrent intracranial ependymomas in children. Survival, patterns of failure, and prognostic factors. Cancer 1990; 66(3): 557-63.

7 Goldwein JW, Leahy JM, Packer RJ, et al. Intracranial ependymomas in children. Int J Radiat Oncol Biol Phys 1990; 19(6): 1497-502.

8 Robertson PL, Zeltzer PM, Boyett JM, et al. Survival and prognostic factors following radiation therapy and chemotherapy for ependymomas in children: a report of the Children's Cancer Group. J Neurosurg 1998; 88(4): 695-703.

9 Shaw EG, Evans RG, Scheithauer BW, et al. Postoperative radiotherapy of intracranial ependymoma in pediatric and adult patients. Int J Radiat Oncol Biol Phys1987; 13(10): 1457-62.

10 Gilles FH, Sobel EL, Tavare CJ, et al. Age-related changes in diagnoses, histological features, and survival in children with brain tumors: 1930-1979. The Childhood Brain Tumor Consortium. Neurosurgery 1995; 37(6): 1056-68.

11 Mehrazin M, Yavari P. Morphological pattern and frequency of intracranial tumors in children. Childs Nerv Syst 2007; 23(2): 157-62.

12 Kaye AH, Laws ER. Brain tumors: an encyclopedic approach (3°ed.). Edinburgh. New York: Saunders/ Elsevier, 2012.

13 Nazar GB, Hoffman HJ, Becker LE, et al. Infratentorial ependymomas in childhood: prognostic factors and treatment. J Neurosurg 1990; 72(3): 408-17.

14 Pollack IF, Gerszten PC, Martinez AJ, et al. Intracranial ependymomas of childhood: long-term outcome and prognostic factors. Neurosurgery 1995; 37(4): 655-66.

15 Rousseau P, Habrand JL, Sarrazin D, et al. Treatment of intracranial ependymomas of children: review of a 15-year experience. Int J Radiat Oncol Biol Phys 1994; 28(2): 381-6.

16 Sutton LN, Goldwein J, Perilongo, G, et al. Prognostic factors in childhood ependymomas. Pediatr Neurosurg 1990; 16(2): 57-65.

17 Tihan T, Zhou T, Holmes E, et al. The prognostic value of histological grading of posterior fossa ependymomas in children: a Children's Oncology Group study and a review of prognostic factors. Mod Pathol 2008; 21(2): 165-77.

18 Kurt E, Zheng PP, Hop WC, et al. Identification of relevant prognostic histopathologic features in 69 intracranial ependymomas, excluding myxopapillary ependymomas and subependymomas. Cancer 2006; 106(2): 388-95.

19 Salazar OM, Castro-Vita H, Van Houtte P, et al. Improved survival in cases of intracranial ependymoma afterradiation therapy. Late report and recommendations. J Neurosurg 1983; 59(4): 652-9.

20 Duffner PK, Krischer JP, Sanford RA, et al. Prognostic factors in infants and very young children with intracranial ependymomas. Pediatr Neurosurg 1998; 28(4): 215-22.

21 Jayawickreme DP, Hayward RD, Harkness WF. Intracranial ependymomas in childhood: a report of 24 cases followed for 5 years. Childs Nerv Syst 1995; 11(7): 409-13.

22 Mansur DB, Perry A, Rajaram V, et al. Postoperative radiation therapy for grade II and III intracranial ependymoma. Int J Radiat Oncol Biol Phys 2005; 61(2): 387-91.

23 Marks JE, Adler SJ. A comparative study of ependymomas by site of origin. Int J Radiat Oncol Biol Phys 1982; 8(1): 37-43.

24 Merchant TE, Haida T, Wang MH, et al. Anaplastic ependymoma: treatment of pediatric patients with or without craniospinal radiation therapy. J Neurosurg 1997; 86(6): 943-9.

25 Papadopoulos DP, Giri S, Evans RG. Prognostic factors and management of intracranial ependymomas. Anticancer Res 1990; 10(3): 689-92.

26 Figarella-Branger D, Civatte M, Bouvier-Labit C, et al. Prognostic factors in intracranial ependymomas in children. J Neurosurg 2000; 93(4), 605-13.

27 Ikezaki K, Matsushima T, Inoue T, et al. Correlation of microanatomical localization with postoperative survival in posterior fossa ependymomas. Neurosurgery 1993; 32(1): 38-44.

28 Sala F, Talacchi A, Mazza C, et al. Prognostic factors in childhood intracranial ependymomas: role of age and tumor location. Pediatr Neurosurg 1998; 28(3): 135-42.

29 McLaughlin MP, Marcus RB, Jr, Buatti JM, et al. Ependymoma: results, prognostic factors and treatment recommendations. Int J Radiat Oncol Biol Phys 1998; 40(4): 845-50.

30 McLendon RE, Lipp E, Satterfield D, et al. Prognostic marker analysis in pediatric intracranial ependymomas. J Neurooncol 2015; 122(2): 255-61.

31 Ross GW, Rubinstein LJ. Lack of histopathological correlation of malignant ependymomas with postoperative survival. J Neurosurg 1989; 70(1): 31-6.

32 Zemmoura I, Vourc'h P, Paubel A, et al. A deletion causing NF2 exon 9 skipping is associated with familial autosomal dominant intramedullary ependymoma. Neuro Oncol 2014; 16(2): 250-5.

33 Mack SC, Taylor MD. The genetic and epigenetic basis of ependymoma. Childs Nerv Syst 2009; 25(10): 1195-201.

34 Mack SC, Witt H, Piro RM, et al. Epigenomic alterations define lethal CIMP-positive ependymomas of infancy. Nature 2014; 506(7489): 445-50.

35 Palm T, Figarella-Branger D, Chapon F, et al. Expression profiling of ependymomas unravels localization and tumor grade-specific tumorigenesis. Cancer 2009; 115(17): 3955-68.

36 Peyre M, Commo F, Dantas-Barbosa C, et al. Portrait of ependymoma recurrence in children: biomarkers of tumor progression identified by dual-color microarray-based gene expression analysis. PLoS One 2010; 5(9): 29-32.

37 Rogers HA, Mayne C, Chapman RJ, et al. PI3K pathway activation provides a novel therapeutic target for pediatric ependymoma and is an independent marker of progression-free survival. Clin Cancer Res 2013; 19(23): 6450-60.

38 Tabori U, Ma J, Carter M, et al. Human telomere reverse transcriptase expression predicts progression and survival in pediatric intracranial ependymoma. J Clin Oncol 2006; 24(10): 1522-8.

39 Poppleton H, Gilbertson RJ. Stem cells of ependymoma. Br J Cancer 2007; 96(1): 6-10.

40 Taylor MD, Poppleton H, Fuller C, et al. Radial glia cells are candidate stem cells of ependymoma. Cancer Cell 2005; 8(4): 323-35.

41 Milde T, Hielscher T, Witt H, et al. Nestin expression identifies ependymoma patients with poor outcome. Brain pathology 2012; 22(6): 848-60.

42 Wani K, Armstrong TS, Vera-Bolanos E, et al. A prognostic gene expression signature in infratentorial ependymoma. Acta Neuropathol 2012; 123(5): 727-38.

43 Witt H, Mack SC, Ryzhova M, et al. Delineation of two clinically and molecularly distinct subgroups of posterior fossa ependymoma. Cancer Cell, 2011; 20(2): 143-57.

44 Waha A, Koch A, Hartmann W, et al. Analysis of HIC-1 methylation and transcription in human ependymomas. Int J Cancer 2004; 110(4): 542-9.

45 Rogers HA, Kilday JP, Mayne C, et al. Supratentorial and spinal pediatric ependymomas display a hypermethylated phenotype which includes the loss of tumor suppressor genes involved in the control of cell growth and death. Acta Neuropathol 2012; 123(5): 711-25.

46 Li AM, Dunham C, Tabori U, et al. EZH2 expression is a prognostic factor in childhood intracranial ependymoma: A Canadian Pediatric Brain Tumor Consortium study. Cancer 2015; 121(9): 1499-507.

47 Karakoula K, Jacques TS, Phipps KP, et al. Epigenetic genome-wide analysis identifies BEX1 as a candidate tumor suppressor gene in pediatric intracranial ependymoma. Cancer Lett 2014; 346(1): 34-44.

48 Yu L, Baxter PA, Voicu H, et at. A clinically relevant orthotopic xenograft model of ependymoma that maintains the genomic signature of the primary tumor and preserves cancer stem cells in vivo. Neuro Oncol 2010; 12(6): 580-4.

49 Cachia D, Wani K, Penas-Prado M, et al. C11orf95-RELA fusion present in a primary supratentorial ependymoma and recurrent sarcoma. Brain Tumor Pathol 2015; 32(3): 105-11.

50 Parker M, Mohankumar KM, Punchihewa C, et. al. C11orf95-RELA fusions drive oncogenic NF-kappaB signalling in ependymoma. Nature 2014; 506 (7489): 451-5.

51 Jaing TH, Wang HS, Tsay PK, et al. Multivariate analysis of clinical prognostic factors in children with intracranial ependymomas. J Neurooncol 2004; 68(3): 255-61.

52 Perilongo G, Massimino M, Sotti G, et al. Analyses of prognostic factors in a retrospective review of 92 children with ependymoma: Italian Pediatric Neuro-oncology Group. Med Pediatr Oncol 1997; 29(2): 79-85.

53 Schroeder TM, Chintagumpala M, Okcu MF, et al. Intensity-modulated radiation therapy in childhood ependymoma. Int J Radiat Oncol Biol Phys 2008; 71(4): 987-93.

54 Ailon T, Dunham C, Carret AS, et al. The role of resection alone in select children with intracranial ependymoma: the Canadian Pediatric Brain Tumor Consortium experience. Childs Nerv Syst 2015; 31(1): 57-65.

55 Foreman NK, Love S, Gill SS, et al. Second-look surgery for incompletely resected fourth ventricle ependymomas: technical case report. Neurosurgery 1997; 40(4): 856-60.
56 Korshunov A, Golanov A, Sycheva R, et al. The histologic grade is a main prognostic factor for patients with intracranial ependymomas treated in the microneurosurgical era: an analysis of 258 patients. Cancer 2004; 100(6): 1230-7.
57 Maksoud YA, Hahn YS, Engelhard HH. Intracranial ependymoma. Neurosurg Focus 2002; 13(3): 4.
58 Tanriover N, Ulm AJ, Rhoton AL, et al. Comparison of the transvermian and telovelar approaches to the fourth ventricle. J Neurosurg 2004; 101(3): 484-98.
59 Doxey D, Bruce D, Sklar F, et al. Posterior fossa syndrome: identifiable risk factors and irreversible complications. Pediatr Neurosurg 1999; 31(3): 131-6.
60 van Veelen-Vincent ML, Pierre-Kahn A, Kalifa C, et al. Ependymoma in childhood: prognostic factors, extent of surgery, and adjuvant therapy. J Neurosurg 2002; 97(4): 827-35.
61 van Baarsen KM, Grotenhuis JA. The anatomical substrate of cerebellar mutism. Med Hypotheses 2014; 82(6): 774-80.
62 Ferrante L, Mastronardi L, Acqui M, et al. Mutism after posterior fossa surgery in children. Report of three cases. J Neurosurg 1990; 72(6): 959-63.
63 Garcia Conde M, Martin Viota L, Febles Garcia P, et al. Severe cerebellar mutism after posterior fossa tumor resection. An Pediatr (Barc) 2007; 66(1): 75-9.
64 Catsman-Berrevoets CE, Van Dongen HR, Mulder PG, et al. Tumor type and size are high risk factors for the syndrome of "cerebellar" mutism and subsequent dysarthria. J Neurol Neurosurg Psychiatry 1999; 67(6), 755-7.
65 Nejat F, El Khashab M, Rutka JT. Initial management of childhood brain tumors: neurosurgical considerations. J Child Neurol 2008; 23(10): 1136-48.
66 Mork SJ, Loken AC. Ependymoma: a follow-up study of 101 cases. Cancer 1977; 40(2): 907-15.
67 Rogers L, Pueschel J, Spetzler R, et al. Is gross-total resection sufficient treatment for posterior fossa ependymomas? J Neurosurg 2005; 102(4): 629-36.
68 Merchant TE, Li C, Xiong X, et al. Conformal radiotherapy after surgery for pediatric ependymoma: a prospective study. Lancet Oncol 2009; 10(3): 258-66.
69 Lo SS, Chang EL, Sloan AE. Role of stereotactic radiosurgery and fractionated stereotactic radiotherapy in the management of intracranial ependymoma. Expert Rev Neurother 2006; 6(4): 501-7.
70 Mansur DB, Drzymala RE, Rich KM, et al. The efficacy of stereotactic radiosurgery in the management of intracranial ependymoma. J Neurooncol 2004; 66(1-2): 187-90.
71 Merchant E, Boop FA, Kun LE, et al. A retrospective study of surgery and reirradiation for recurrent ependymoma. Int J Radiat Oncol Biol Phys 2008; 71(1): 87-97.
72 MacDonald SM, Safai S, Trofimov A, et al. Proton radiotherapy for childhood ependymoma: initial clinical outcomes and dose comparisons. Int J Radiat Oncol Biol Phys 2008; 71(4): 979-86.
73 Bouffet E, Foreman N. Chemotherapy for intracranial ependymomas. Childs Nerv Syst 1999; 15(10): 563-70.
74 Nicholson HS, Kretschmar CS, et al. Phase 2 study of temozolomide in children and adolescents with recurrent central nervous system tumors: a report from the Children's Oncology Group. Cancer 2007; 110(7): 1542-50.
75 Timmermann B, Kortmann RD, Kuhl J, et al. Combined postoperative irradiation and chemotherapy for anaplastic ependymomas in childhood: results of the German prospective trials HIT 88/89 and HIT 91. Int J Radiat Oncol Biol Phys 2000; 46(2): 287-95.
76 Kovalic JJ, Flaris N, Grigsby PW, et al. Intracranial ependymoma long term outcome, patterns of failure. J Neurooncol 1993; 15(2): 125-31.
77 Vanuytsel LJ, Bessell EM, Ashley SE, et al. Intracranial ependymoma: long-term results of a policy of surgery and radiotherapy. Int J Radiat Oncol Biol Phys 1992; 23(2): 313-9.
78 Shu HK, Sall WF, Maity A, et al. Childhood intracranial ependymoma: twenty-year experience from a single institution. Cancer 2007; 110(2): 432-41.
79 Healey EA, Barnes PD, Kupsky WJ, et al. The prognostic significance of postoperative residual tumor in ependymoma. Neurosurgery 1991; 28(5): 666-71.
80 Grill J, Renaux VK, Bulteau C, et al. Long-term intellectual outcome in children with posterior fosa tumors according to radiation doses and volumes. Int J Radiat Oncol Biol Phys 1999; 11: 137-45.
81 Mulhern RK, Merchant TE, Gajjar A, et al. Late neurocognitive sequelae in survivors of brain tumors in childhood. Lancet Oncol 2004; 5(7): 399-408.
82 Guyotat J, Signorelli F, Desme S, et al. Intracranial ependymomas in adult patients: analyses of prognostic factors. J Neurooncol 2002; 60(3): 255-68.
83 Lyons MK, Kelly PJ. Posterior fossa ependymomas: report of 30 cases and review of the literature. Neurosurgery 1991; 28(5): 659-64.
84 Read G. The treatment of ependymoma of the brain or spinal canal by radiotherapy: a report of 79 cases. Clin Radiol 1984; 35(2): 163-6.
85 Reni M, Brandes AA, Vavassori V, et al. A multicenter study of the prognosis and treatment of adult brain ependymal tumors. Cancer 2004; 100(6): 1221-9.
86 Metellus P, Barrie M, Figarella-Branger D, et al. Intracranial ependymomas in adult patients. Retrospective analysis of 121 cases from the multicentric French study. Neurochirurgie 2007; 53(2-3): 66-75.

10

Gliomatosis cerebral

Fabiana Lubiniecki • Paula Ypa • Federico Luis Fernández Molina • Javier Goland

Introducción

La gliomatosis cerebral (GC) es una neoplasia cerebral primaria de origen glial que se caracteriza por un patrón de crecimiento difuso e infiltrante aunque con preservación de parte de la citoarquitectura y del tejido neuronal adyacente. Por definición, compromete al menos tres lóbulos cerebrales. La localización más frecuente incluye a los hemisferios cerebrales y a los ganglios de la base.[1, 2] Menos frecuentemente puede extenderse al tronco cerebral y a la médula espinal.[3]

La presentación clínica no es característica y las neuroimágenes son inespecíficas. Presenta un comportamiento biológico habitualmente agresivo, por lo que la OMS la encuadra dentro de los gliomas grado III de malignidad.[1, 2, 4]

La evidencia respecto a la eficacia de los distintos abordajes terapéuticos se basa en series de casos clínicos, de modo que el tratamiento aún no está bien establecido. La mayoría de las investigaciones actuales se focalizan en identificar factores moleculares que puedan ser predictores de la respuesta a los tratamientos oncológicos.

Epidemiología

Existe mayor prevalencia de GC en varones que en mujeres; esta es de 1,3:1. La incidencia de esta enfermedad varía entre 0,6 a 8,2 casos por año según diferentes series. Aunque el intervalo de edad al diagnóstico va desde los primeros meses de vida hasta la vejez, la mayoría de los pacientes se distribuyen entre la tercera y cuarta década de vida.

La presentación en varones suele ser en edades más tempranas, con mayor incidencia de la estirpe oligodendrocítica y con mejor pronóstico que en la población femenina. Esto se relaciona con la mayor supervivencia observada en pacientes jóvenes y con esta estirpe tumoral.[5, 6]

Clínica

Las manifestaciones clínicas son variables e inespecíficas y difíciles de diferenciar de las del resto de los tumores encefálicos. Las series más representativas son las publicadas por Chen y cols. y por Jennings y cols., con 80 y 160 casos reportados, respectivamente. Los síntomas y signos de presentación más comunes descritos en dichas series son déficits focales sensitivos o motores, en primer lugar, seguidos de convulsiones, alteraciones cognitivas, cefalea y síndrome de hipertensión endocraneana.[7, 8]

Por otra parte, otras series han descrito afecciones de los pares craneales, déficits espinocerebelosos y trastornos psiquiátricos.[9-12]

Diagnóstico por imágenes

Las neuroimágenes más utilizadas son la tomografía computarizada (TC) y la resonancia magnética (RM) y son importantes para clasificar esta patología. De acuerdo con el patrón encontrado, este tumor se clasifica en dos tipos:[13]

- Tipo 1: Compromiso difuso sin una masa tumoral asociada.
- Tipo 2: Infiltración difusa sumada a una masa tumoral.

Tomografía computarizada. Se pueden observar alteraciones inespecíficas, como engrosamiento del cuerpo calloso, colapso de prolongaciones de los ventrículos laterales y tumefacción hemisférica. Otros hallazgos son la pérdida de diferenciación entre las sustancias gris y blanca, el engrosamiento de la corteza cerebral o ganglios basales. Habitualmente hay preservación del cerebelo aunque haya afectación del tronco encefálico. Raramente puede observarse realce de la lesión tras la inyección de contraste. Cuando esta aparece es tenue, difusa y heterogénea en la GC tipo 1 y localizada, homogénea y muy evidente en las GC tipo 2.

Resonancia magnética. Es la neuroimagen diagnóstica de elección. Se observan típicamente lesiones difusas, hipointensas en T1 e hiperintensas en T2 Y FLAIR (con mayor sensibilidad esta última), sin realce tras la administración de contraste (Figura 10.1). Comprometen la sustancia blanca hemisférica, ganglios basales y tálamo (75%), cuerpo calloso (50%) y tronco y médula (10%-15%).[14] Se observa, además, un aumento del volumen de los hemisferios cerebrales, que produce borramiento de los surcos, pobre demarcación entre sustancia gris y blanca, y colapso de los ventrículos. Es difícil diferenciar la extensión de las lesiones y el efecto de masa (edema) que generan (Figura 10.2). Pueden existir áreas "aisladas" de realce en T1 tras la administración de contraste.

La perfusión es negativa. El tensor de difusión muestra preservación de las fibras nerviosas. La secuencia T2 dinámica con contraste muestra disminución relativa del volumen sanguíneo cerebral, que se correlaciona con la ausencia de hiperplasia vascular.

Dado que el área de mayor anaplasia determina el curso clínico de la enfermedad, es importante definir su localización como objetivo para la toma de biopsia. El tejido tumoral con mayor contenido de células neoplásicas se puede localizar a través de la espectroscopia o en los sitios con mayor realce tras la administración de contraste.

En la espectroscopia estos tumores presentan mioinositol aumentado, colina normal o levemente elevada y NAA disminuido. Las áreas hiperintensas en T2 habitualmente presentan aumento de la relación Cho/cr y Cho/NAA, así como disminución de NAA/cr, en diferentes grados, y es mayor esta diferencia en las lesiones anaplásicas. Se ha informado que los pacientes con lesiones grado II mostraron una relación Cho/NAA de 1,3, mientras que en las lesiones grado III esta relación fue de 2,5.[15] La espectroscopia realizada en los márgenes de lesiones con imagen no patológica en T2 ha mostrado el aumento de la relación Cho/cr y disminución de la de NAA/cr.[15] Las biopsias tomadas de áreas con máximo aumento de la relación Cho/NAA mostraron densa infiltración por células neoplásicas (estrecha relación entre aumento de Cho/NAA y la anaplasia).

El lactato se encuentra aumentado en las lesiones de alto grado (III y IV), pero parecería no ser un factor pronóstico.[16]

Los diagnósticos diferenciales son vasculitis, encefalitis viral, desmielinización, leucoencefalopatía multifocal progresiva, linfoma, esclerosis múltiple y desórdenes metabólicos hereditarios o adquiridos.

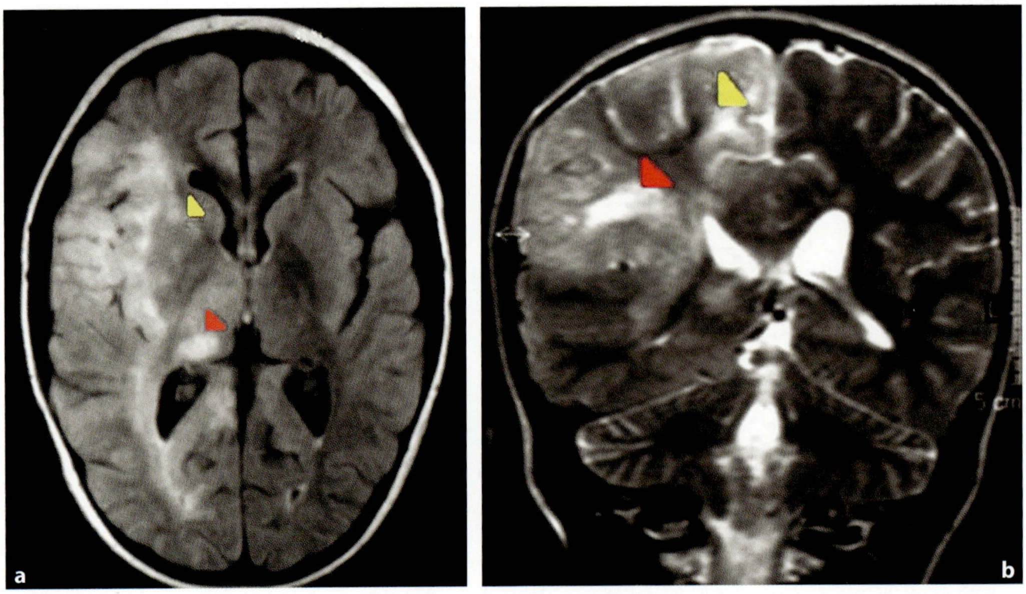

Figura 10.1 RM en secuencias FLAIR axial (**a**) y T2 coronal (**b**). Se indican con *flechas rojas* las lesiones nodulares y con amarillas las difusas. Se observan imágenes hiperintensas en ambas secuencias en forma difusa y otra en forma de masa tumoral. En el corte axial, se observa una masa tumoral localizada en el núcleo pulvinar del tálamo derecho y en forma difusa en el núcleo lenticular intercalada por parénquima normal. En el corte coronal, se observa una imagen nodular en la porción profunda de la circunvolución poscentral derecha y en forma difusa en el lóbulo paracentral ipsilateral.

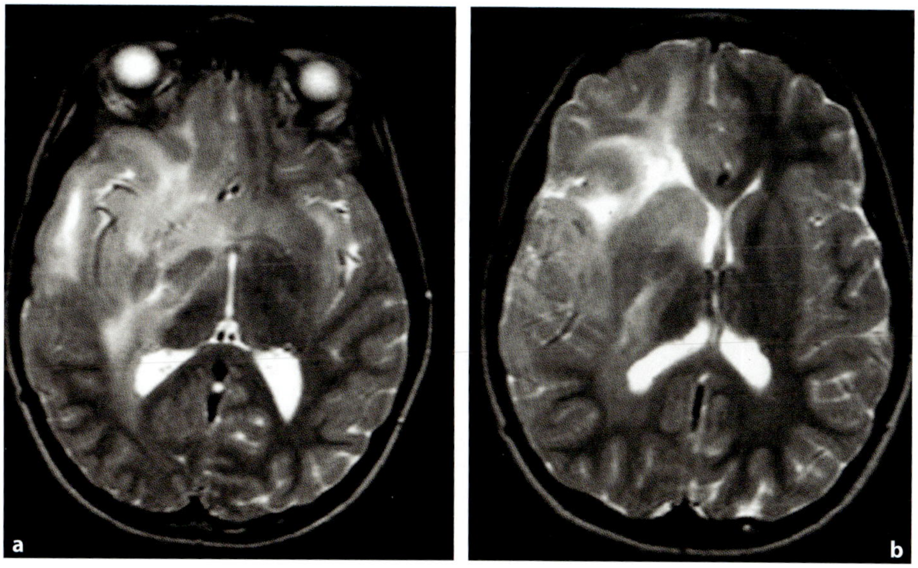

Figura 10.2 a, b RM en secuencias T2 cortes axiales. Se observan imágenes hiperintensas en forma difusa en los lóbulos frontal y temporal, ganglios basales y cápsula interna derechos. Además, se observa aumento del volumen en los lóbulos frontal y temporal derechos con borramiento de surcos y colapso parcial de la prolongación frontal del ventrículo lateral derecho. Poca diferenciación de la extensión de la lesión y el edema que esta genera.

Patología

Los diagnósticos patológicos de estos tumores provienen de biopsias, debido a la imposibilidad de una exéresis completa, por lo tanto, estos son solo representativos de una porción del tumor. No obstante, una lesión que compromete por lo menos tres lóbulos cerebrales es considerada un tumor de alto grado, aunque carezca de criterios de anaplasia celular en la biopsia.

El diagnóstico de GC corresponde morfológicamente a gliomas difusos infiltrantes e incluyen los astrocitomas difusos, oligodendrogliomas y oligoastrocitomas de diferentes grados (OMS II, III y IV). Sin embargo, los criterios de diagnóstico morfológico y molecular de gliomas definidos en la actual clasificación de la OMS del año 2007[2] no son suficientes para aplicarlos al diagnóstico de la GC. Esto se debe esencialmente a un problema de muestreo, a la variabilidad interobservador y a la dificultad de interpretar los resultados moleculares en este tipo de biopsias. A partir del Consenso de Haarlem celebrado en mayo de 2014 se han determinado algunas pautas para una nueva clasificación de la OMS de los tumores del SNC. Se sugiere describir no solo el diagnóstico histológico y el grado de malignidad, sino también la información molecular que se posea sobre la muestra analizada.[17]

Los gliomas difusos están constituidos por proliferaciones de células gliales con núcleos ovoides o elongados y con escaso citoplasma. En la GC las muestras tumorales pueden contener escasas células gliales neoplásicas con mínima atipia (Figura 10.3) o pueden observarse células pleomórficas entremezcladas. Suele haber parénquima nervioso sano adyacente a las células tumorales.

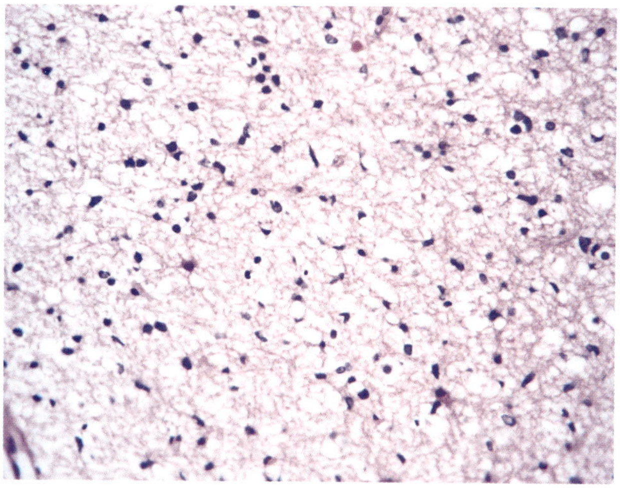

Figura 10.3 Glioma difuso infiltrante con muy baja densidad celular y mínima atipia citológica (H-E; 250x).

Es frecuente la presencia de estructuras secundarias. Se denominan así a las células neoplásicas localizadas en la zona subpial, subependimaria o perivascular (Figura 10.4); también pueden localizarse alrededor de células neuronales (esto último se denomina satelitosis perineuronal). Pueden observarse, además, pequeños focos de progresión a glioblastoma. El componente neoplásico descrito puede ser de estirpe astrocítica u oligodendrocítica (Figura 10.5). La actividad mitótica es, en general, baja, esencialmente en las formas tipo 1 y con imágenes que no captan el contraste.

El número de mitosis necesaria para considerar a un astrocitoma como anaplásico ha sido debatido en la

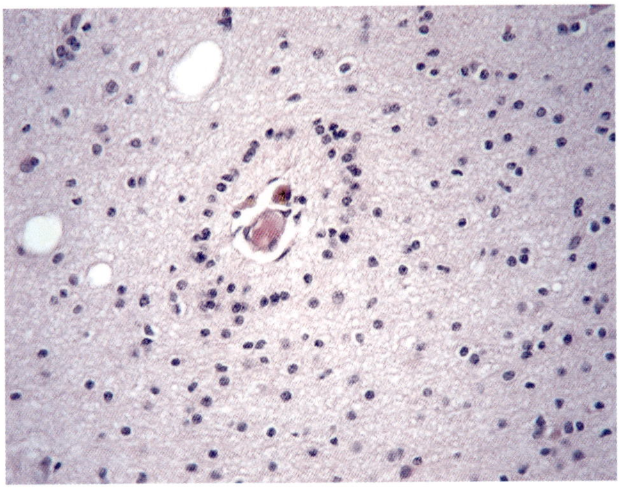

Figura 10.4 Signo secundario con condensación celular perivascular en la sustancia blanca hemisférica (H-E; 250x).

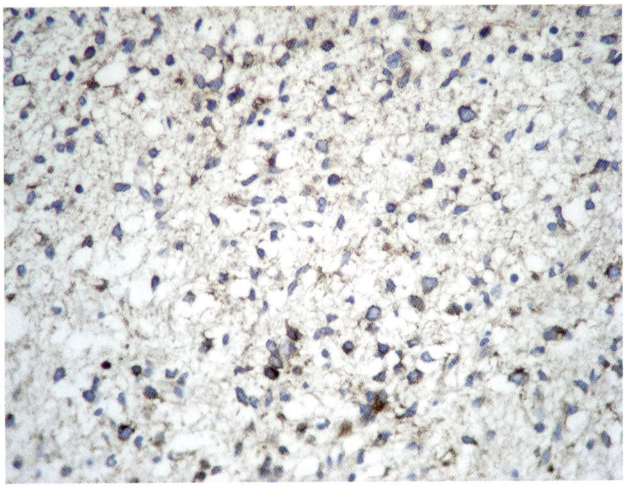

Figura 10.6 Elementos oligodendrocíticos destacados con NogoA (inmunohistoquímica para NogoA; 250x).

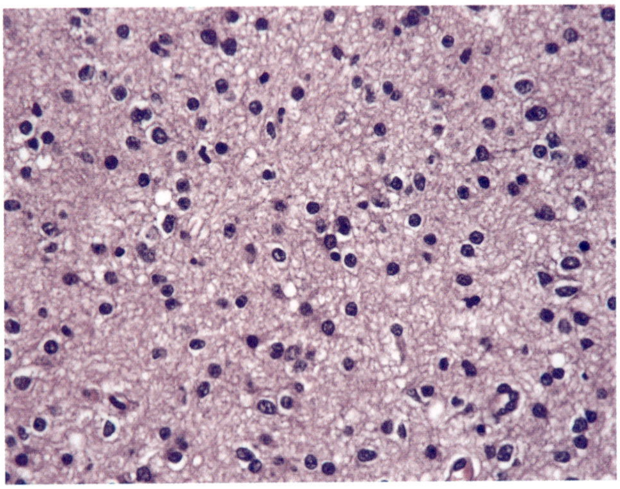

Figura 10.5 Oligodendroglioma difuso infiltrante, G II. (H-E; 250x).

clasificación actual, no obstante para biopsias estereotácticas la presencia de una sola mitosis es criterio diagnóstico suficiente. Habitualmente, en los casos en los que se toma la muestra de las áreas que realzan la imagen tras la inyección de contraste, se pueden observar los criterios de los tumores anaplásicos, incluida la hiperplasia microvascular, hallazgo más evidente en los casos con masa tumoral o de tipo 2.

Aspectos de inmunohistoquímica

Los inmunomarcadores más usados en gliomas incluyen, entre otros, GFAP, NogoA, IDH1 y ki67. La inmunomarcación con GFAP destaca la formación de procesos gliales, en tanto que el NogoA en estos casos colabora en identificar un componente oligodendrocítico (Figura 10.6).

Se ha demostrado que el astrocitoma difuso y el oligodendroglioma corresponden a entidades genéticamente bien definidas a diferencia del oligoastrocitoma.[18] La mayoría de los astrocitomas presentan mutaciones de p53 y ATRX (*alpha thalassemia/mental retardation* síndrome X-*linked*), mientras que los oligodendrogliomas presentan codeleción 1p/19q, mutaciones en CIC (homólogo al gen capicúa drosofila) y mutaciones en el TERT (promotor del gen de la transcriptasa reversa de la telomerasa). Ambas entidades comparten la alta frecuencia de mutaciones en IDH1.

La inmunomarcación para IDH1 desempeña un papel específico en el diagnóstico de GC, ya que permite diferenciar células reactivas de las neoplásicas. Esto es de gran utilidad diagnóstica para este tipo de tumores (Figura 10.7). Algunos estudios sugieren que la presencia de la mutación IDH1 sería un factor pronóstico favorable en casos de GC tipo 2, pero no resulta así para los casos tipo 1.[19-21] El índice de proliferación celular

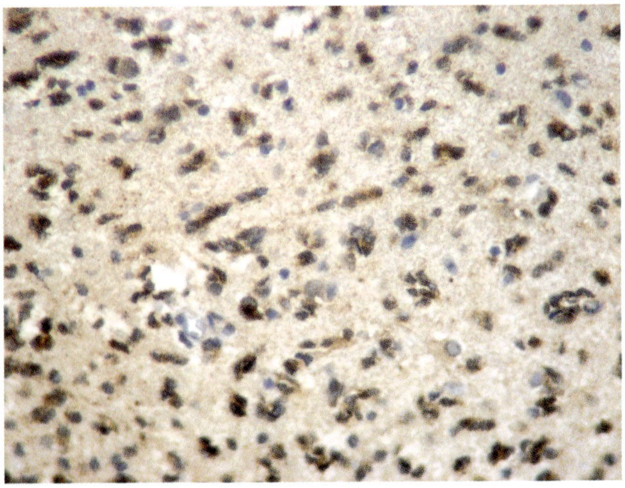

Figura 10.7 Positividad para IDH1 en células neoplásicas de GC con compromiso intracortical (inmunohistoquímica para IDH1; 250x).

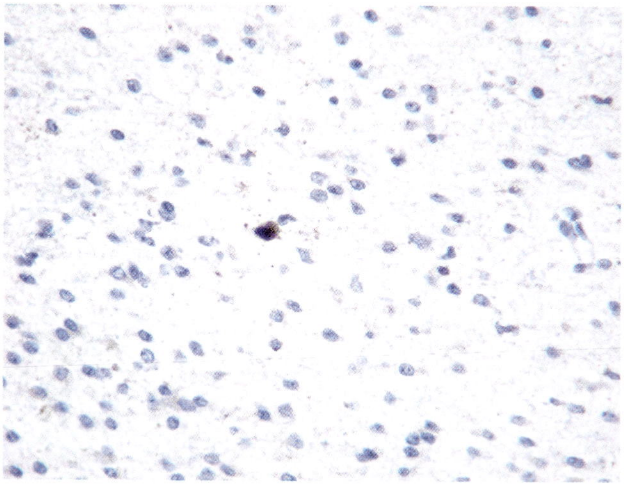

Figura 10.8 Cinética celular baja con presencia de un núcleo positivo para ki67 en forma aislada (inmunohistoquímica para ki67; 250x).

con ki67 puede ser bajo (Figura 10.8) o evidenciar un alto nivel de proliferación, aun sin otros criterios de malignidad (Figura 10.9). Esto se debe a que estos tumores son lesiones difusas con parénquima interpuesto, por lo que su cuantificación es dificultosa.

La principal causa de la disparidad de hallazgos e interpretaciones es la escasez de buen material estudiado en cada caso para realizar los adecuados análisis moleculares, sumada a la presencia de tejido cerebral normal interpuesto en el material procedente de biopsias. Es probable que la incorporación sistemática de los estudios moleculares y la nueva clasificación propuesta en Haarlem con el correlato morfológico-molecular permitan identificar subtipos de GC para estratificar distintos tratamientos y pronósticos.

Una hipótesis plantea que la GC constituye un subtipo de glioma difuso muy infiltrativo que luego de una serie de cambios moleculares se maligniza y evoluciona a GC tipo 2. Estos cambios moleculares serían similares a los observados en las transformaciones de los astrocitomas de bajo grado a astrocitomas anaplásicos o también denominados glioblastomas secundarios. Otra hipótesis alternativa indica que la GC es una entidad independiente del glioma difuso. Sus argumentos se basan en el hallazgo de alteraciones cromosómicas y marcadores moleculares distintos a los de los astrocitomas. Se han identificado en muestras de GC un elevado porcentaje de células positivas para Sox2 y Nestina (marcadores de precursores neurales) y para CD34 (marcador de células madre [*stem cell*]), lo que reflejaría una naturaleza más primitiva de este tumor con respecto a los astrocitomas.[22, 23]

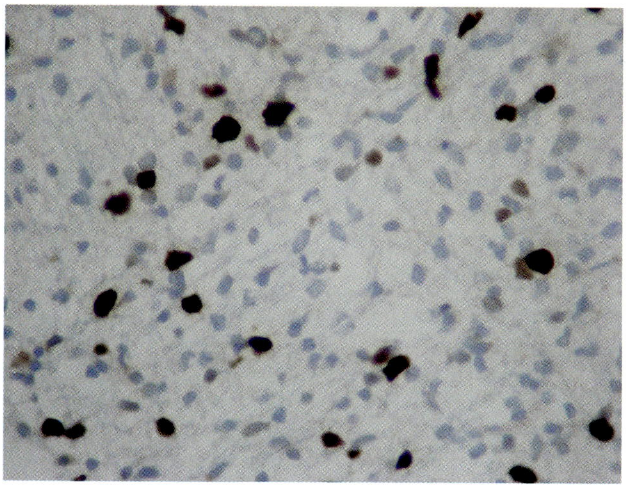

Figura 10.9 Glioma difuso infiltrante con alto índice proliferativo con ki67 (inmunohistoquímica para ki67; 400x).

Factores pronósticos

Los factores independientes de buen pronóstico más firmemente establecidos en relación con la sobrevida son, al igual que en otros gliomas, el índice de Karnofsky y el grado histológico. Otros factores de buen pronóstico se relacionan con las imágenes, como la ausencia de captación de contraste y el menor compromiso de sustancia gris con respecto a sustancia blanca.

Un estudio realizado en una muestra de 54 pacientes con diagnóstico de GC encontró sobrevida promedio de 20,5 meses en aquellos pacientes con Karnofsky mayor de 70 comparado con 9,5 meses de sobrevida en los pacientes con Karnofsky menor de 70. El mismo estudio encontró un promedio de sobrevida de 34 meses para los pacientes con GC grado II, 15,5 meses para aquellos con grado III, y 8,5 meses para grado IV, y la sobrevida libre de progresión fue de 21,5, 6,5 y 4 meses para grados II, III y IV, respectivamente.[24]

Una revisión de 296 casos reportó una sobrevida de 27 meses en pacientes con Karnofsky igual o mayor de 80, y de nueve meses para aquellos con Karnofsky menor de 80; y sobrevida de 20 meses en GC grado II; 11,5 meses, en grado III; y 8,5, en los de grado IV. El subtipo histológico también estaría relacionado con el pronóstico: los oligodendrogliomas tendrían mejor pronóstico que el resto, con una sobrevida de 36 meses en comparación con catorce meses en los GC mixtos y once meses en los astrocíticos.[25, 26]

La edad de presentación es otro factor pronóstico. Se ha descrito un promedio de 23 meses de sobrevida en pacientes menores de 46 años y de doce meses de sobrevida en mayores de 46 años;[24] otro estudio describe diecisiete meses de sobrevida frente a trece meses para pacientes menores y mayores de 42 años, respectivamente.[25]

Con respecto a los hallazgos de estudios patológicos, en una serie donde predominaba el tipo oligodendrocítico, se observó que la deleción 1p/19q se asociaba a una mayor sobrevida, como sucede con los oligodendrogliomas. También se observó una correlación significativa entre la presencia de esta mutación y la metilación de la MGMT, aunque en estos pacientes la ausencia de la metilación se asoció con un menor intervalo libre de progresión tumoral sin diferencias significativas con los metiladores positivos. Por otro lado, los valores elevados de Ki 67 y del índice Cho/NAA se relacionan con menor sobrevida.[27] Estudios aún no reproducidos indican que las deleciones de los cromosomas 13q y 10q y las ganancias del 7q, así como las mutaciones de los genes p53 y PTEN, se correlacionan con una pobre sobrevida.

Tratamiento

El esquema de tratamiento aún no está definido. Se trata de un tumor irresecable, por lo que la cirugía solo tiene un rol diagnóstico. La evidencia sobre la eficacia del tratamiento oncológico, quimioterapia (QT) o radioterapia (RDT), proviene de series de casos clínicos o revisiones retrospectivas de casos.

Al igual que en los demás gliomas, la RDT ha constituido la base del tratamiento hasta la última década. Su impacto relativo y contradictorio en la sobrevida, la falta de consenso en la dosis total, dosis/fracción y el tipo de irradiación (focal u holocraneal), así como los potenciales efectos adversos generados al irradiar grandes campos cerebrales, no despejan dudas sobre su beneficio terapéutico. Un estudio de 28 pacientes con GC tratados exclusivamente con radioterapia, con una dosis media de 55,8 Gy con un seguimiento promedio de 138 meses demostró una sobrevida promedio de veinte meses y con una sobrevida libre de progresión de la enfermedad de once meses. No encontraron relación entre la dosis y el volumen de irradiación con la sobrevida, pero sí con la respuesta inicial a la RDT.[28]

Se ha descrito la asociación entre radioterapia y mayor sobrevida de estos pacientes; se observó una sobrevida promedio mayor de veintiún meses en pacientes que recibieron RDT, comparada con 6,5 meses para aquellos que no la recibieron. La aparición de nuevas lesiones que realzan con contraste dentro de los seis meses del tratamiento serían variables independientes de progresión tumoral y de mal pronóstico.[29]

La administración de QT, junto con la RDT o de forma aislada, es una práctica cada vez más extendida, aunque también carece de un nivel de evidencia alto que lo respalde. Los quimioterápicos habitualmente empleados son esquemas de PCV (procarbacina, lomustina, vincristina) y temozolamida (TMZ), sin diferencias significativas en cuanto a sobrevida entre ambos. La TMZ presenta una menor incidencia de efectos adversos y permite administraciones prolongadas en el tiempo.[4] Un estudio que comparó los resultados de la radioterapia como único tratamiento y la RDT más QT adyuvante (TMZ o nitrosoureas) encontró que la sobrevida promedio fue de 24,2 meses para el grupo que recibió QT adyuvante contra 13,1 meses para el grupo control con RDT sola, mientras que la sobrevida libre de progresión de enfermedad fue de dieciséis y seis meses, respectivamente.[29]

La administración aislada de QT, sobre todo la TMZ, es planteada como posible estrategia de primera línea para los tumores de estirpe oligodendrocítica o para tumores que presentan la deleción 1p19q. En esos casos, la RDT queda como tratamiento de rescate después de la QT frente a una progresión de enfermedad. Esto permitiría retrasar la toxicidad por radiación y mantener cierta tasa de respuestas a esta segunda línea de tratamiento.

La efectividad de los agentes antiangiogénicos (bevacizumab, celecoxib) para la GC se encuentra en estudio. Finalmente, cabe resaltar la escasa utilidad de los corticoides en la GC, ya que existe un reducido componente de edema vasogénico, sobre todo en GC de tipo 1.

Conclusiones

La GC es un tumor cerebral, cuyo diagnóstico se realiza sobre la base del estudio patológico-molecular y los hallazgos en neuroimágenes. Se trata de un tumor irresecable muy infiltrante con parénquima de tejido nervioso sano interpuesto. Dado el gran pleomorfismo observado en estos tumores, la elección del tejido para la toma de biopsia en el diagnóstico es de suma importancia, ya que determinará el protocolo terapéutico que se utilizará. Se describen algunos factores de buen pronóstico, como el estado clínico (Karnofsky > 70) y edad (< 46 años), la estirpe tumoral y algunos hallazgos en las imágenes, como la menor captación de contraste o el menor compromiso de sustancia gris. Los tratamientos aceptados actualmente están constituidos por la RDT y la QT ya sea en forma combinada o secuencial. El promedio máximo de sobrevida observado alcanza los 27 meses.

El avance en el conocimiento de la GC probablemente ayudará a comprender los mecanismos de migración infiltrativa de las gliomatosis secundarias, hoy bastante frecuentes como resultado del uso de fármacos antiangiogénicos en el tratamiento de los glioblastomas.

Bibliografía

1 Fuller GN, Scheithauer BW. The 2007 revised World Health Organization (WHO) classification of tumours of the central nervous system: newly codified entities. Brain Pathol 2007; 17: 304-7.
2 Louis DN, Ohgaki H, Wiestler OD, Cavenee WK. WHO Classification of tumours of the central nervous system. Lyon: IARC, 2007.
3 Elshaikh MA, Stevens GHJ, Peerboom DM, et al. Gliomatosis cerebri. Treatment results with radiotherapy alone. Cancer 2002; 95: 2027-31.

4 Rudà R1, Bertero L, Sanson M. Gliomatosiscerebri: a review. Curr Treat Options Neurol 2014; 16(2): 273.
5 Taillibert S1, Chodkiewicz C, Laigle-Donadey F, et al. Gliomatosis cerebri: a review of 296 cases from the ANOCEF database and the literature. J Neurooncol 2006; 76(2): 201-5.
6 Sanson M1, Napolitano M, Cartalat-Carel S, Taillibert S. Gliomatosis cerebri. Rev Neurol 2005; 161(2): 173-81.
7 Jennings MT, Frenchman M, Shehab T, et al. Gliomatosis cerebri presenting as intractable epilepsy during early childhood. J Child Neurol 1995; 10: 37-45.
8 Chen S, Tanska S, Giannini C, et al Gliomatosis cerebri: clinical characteristics, management, and outcomes. J Neurooncol 2013; 112(2): 267-75.
9 Herrlinger U, Felsberg J, Kuker W, et al. Gliomatosis cerebri: molecular pathology and clinical course. Ann Neurol 2002; 52: 390-9.
10 Izumiyama H, Abe T, Tanioka D. Gliomatosis cerebri in a young patient showing various cranial nerve manifestations: a case report. Brain Tumor Pathol 2003; 20: 93-6.
11 Filley CM, Kleinschmidt-DeMasters BK, Lillehei KO, et al. Gliomatosis cerebri: neurobehavioral and neuropathological observations. Cogn Behav Neurol 2003; 16: 149-59.
12 Tikkakoski T, Ostrovska V, Ingo S, et al. Duodecim. Gliomatosis cerebri as cause of neuropsychiatric symptoms 2014; 130(12): 1183-7.
13 Mawrin C, Kirches E, Schneider-Stock R, et al. Analysis of TP53 and PTEN in gliomatosis cerebri. Acta Neuropathol 2003; 105: 529-36.
14 Zhang CP, Li HQ, Zhang WT, et al. Clinical manifestations and imaging characteristics of gliomatosis cerebri with pathological confirmation. Asian Pac J Cancer Prev 2014; 15(11): 4487-91.
15 Bendszus M, Warmuth-Metz M, Klein R, et al. MR spectroscopy in gliomatosis cerebri. AJNR Am J Neuroradiol. 2000 Feb; 21(2): 375-80.
16 Bruna J, Velasco R. Gliomatosis cerebri. Neurologia. 2010; 25(3): 143-7.
17 Louis DN, Perry A, Burger P, et al. International Society of Neuropathology-Haarlem Consensus. Guidelines for Nervous System Tumor Classification and Grading. Brain Pathology 2014; 24(5): 429-35.
18 Sahm F, Reuss D, Koelsche C. Farewell to oligoastrocytoma: in situ molecular genetics favor classification as either oligodendroglioma or astrocytoma. Acta Neuropathol 2014; 128 (4): 551-9.
19 Kwon MJ, Kim ST, Kong DS, ET AL. Mutated IDH1 is a favorable prognostic factor for type 2 gliomatosis cerebri. BrainPathol 2012; 22(3): 307-17.
20 Desestret V1, Ciccarino P, Ducray F, et al. Prognostic stratification of gliomatosis cerebri by IDH1 R132H and INA expression. J Neurooncol 2011; 105(2): 219-24.
21 Narasimhaiah D, Miquel C, Verhamme E, et al. IDH1 mutation, a genetic alteration associated with adult gliomatosis cerebri. Neuropathology 2012; 32(1): 30-7.
22 Min HS, Kim B, Park SH. Array-based comparative genomic hybridization and immunohistocuemical studies in gliomatosi cerebri. J Neurooncol 2008; 90: 259-66.
23 Kong DS, Kim MH, Park WY, et al. The progression of gliomas is associated with cancer stem cell phenotype. Oncology Reports 2008; 19: 639-43.
24 Chen SL, Tanaka S, Giannini C, et al. Gliomatosis cerebri: clinical characteristics, management, and outcomes. J Neurooncol 2013; 112(2): 267-75.
25 Taillibert S, Chodkiewicz C, Laigle-Donadey F, et al. Gliomatosis cerebri: a review of 296 cases from the ANOCEF database and the literature. Neurooncol 2006; 76(2): 201-5.
26 Sanson ML, Cartalat-Carel S, Taillibert S, et al. Initial chemotherapy in gliomatosis cerebri.; ANOCEF group. Neurology 2004; 63(2): 270-5
27 Inoue T, Kumabe T, Kanamori M, et al. Prognostic factors for patients with gliomatosis cerebri: retrospective analysis of 17 consecutive cases. T Neurosurg Rev 2010; 34(2): 197-208.
28 Kim K, Chie EK, Park HJ, et al. Exclusive radiotherapy for gliomatosis cerebri: long-term follow-up at a single institution. Clin Transl Oncol 2014; 16(9): 829-33.
29 Kong DS, Kim ST, Lee JI, et al. Impact of adjuvant chemotherapy for gliomatosis cerebri. BMC Cancer 2010; 10: 424.

11

Gliomas del tronco encefálico

Leonardo Rangel-Castilla • Robert F. Spetzler

Introducción

Los gliomas de tronco cerebral en adultos son raros y comprenden entre el 1,5% y el 2,5% de todos los tumores intracraneales. En la infancia, son más frecuentes y comprenden entre el 10% y el 20% de este tipo de tumores. La presentación en niños varía entre la infancia y la adolescencia, con un pico de edades entre los siete y los nueve años. En el pasado, las lesiones del tronco cerebral eran consideradas inoperables y el pronóstico para los pacientes era muy pobre. Las imágenes de resonancia magnética (RM) permitieron obtener información que condujo a una mejor comprensión de la fisiopatología de estos tumores. No obstante, el pronóstico general de estos gliomas en los niños sigue siendo muy pobre con menos del 30% de pacientes que sobreviven a los cinco años.[1] Los pacientes con lesiones difusas o malignas tienen un pronóstico aun peor, con una sobrevida media de menos de un año, comparado con el pronóstico de los que tienen lesiones de bajo grado, focales o exofíticas.[1] Los tumores del tronco cerebral en adultos son poco comunes, pero la tasa de sobrevida global es mejor que en niños, con una sobrevida media en adultos de siete años y una tasa de sobrevida a los cinco años del 58%.[2]

Presentación clínica

Las manifestaciones clínicas son variadas y se correlacionan con la tasa de crecimiento del tumor, la estructura y la localización. Los tumores difusos progresan rápidamente. Sus síntomas incluyen cefaleas, náuseas, vómitos, debilidad, compromiso de pares craneales (más comúnmente diplopía y nistagmo), aturdimiento y ataxia. Los pacientes con tumores pontinos y del mesencéfalo presentan compromiso de pares craneales e hidrocefalia. Los pacientes con gliomas difusos suelen presentar múltiples neuropatías, mientras que los que tienen lesiones focales tienden a manifestar compromiso de un solo nervio craneal. Un análisis reciente de pacientes adultos con glioma del tronco demostró que la mayoría de los pacientes presentaban en la escala de Karnofsky un puntaje de 80 con una media de duración de los síntomas anteriores a la presentación de dos meses. La presentación más común fue ataxia (42,4%) seguida por cefalea (27,3%), diplopía (24,2%) y debilidad facial (24,2%).[1]

Neuroimágenes y clasificación

La neuroimagen indicada para el estudio inicial de un paciente con sospecha diagnóstica de glioma de tronco cerebral es siempre la tomografía computarizada (TC), que podría revelar hidrocefalia y aumento de tamaño del tronco cerebral. La apariencia clásica en la imagen de TC de un glioma pontino difuso es la denominada "protuberancia negra".

La RM es esencial para la evaluación del tronco cerebral. Las lesiones difusas son hipointensas en las secuencias T1 y más grandes y mal delimitadas en las secuencias T2. Las lesiones más favorables se observan mejor delimitadas e isointensas en las secuencias T1 y con realce tras la administración de contraste (Figuras 11.1 y 11.2).

El sistema de clasificación más reciente propuesto por Choux[3] se basa en neuroimágenes y categoriza a estas lesiones en cuatro tipos diferentes: tipo I o difuso (*v.* Figura 11.1 local), tipo II o intrínseco local (*v.* Figura 11.2), tipo III o exofítico local, y tipo IV o

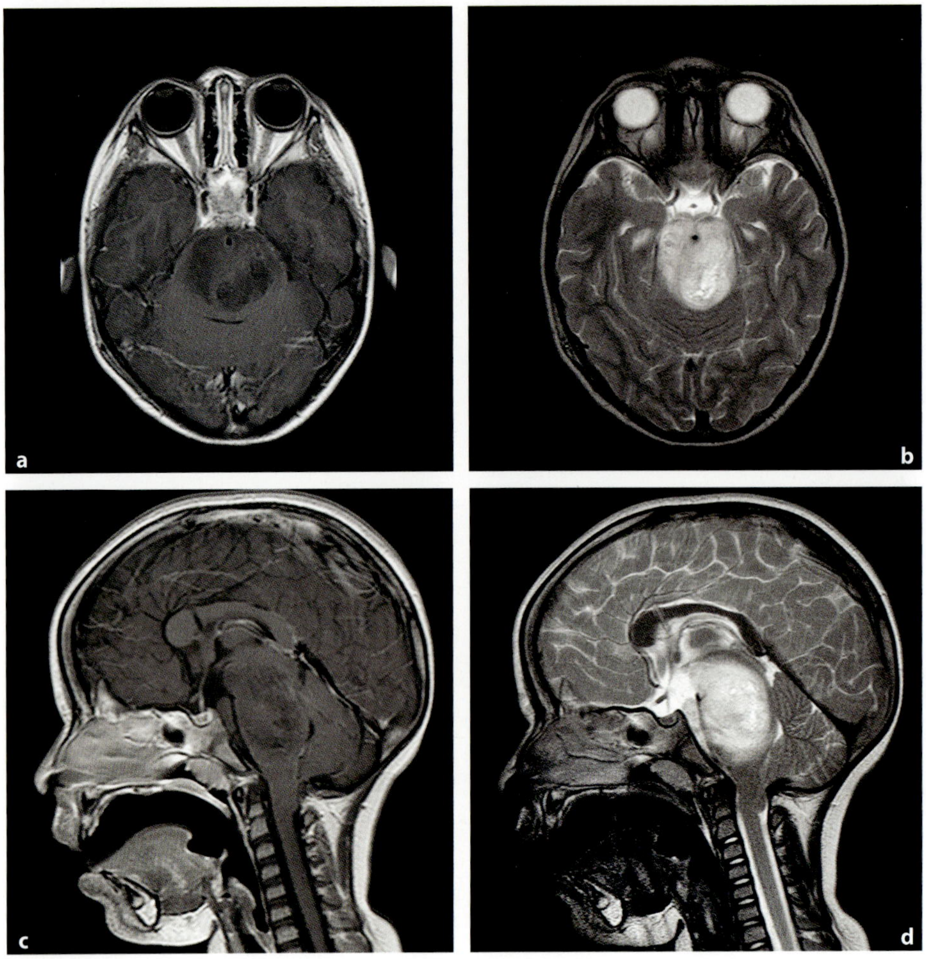

Figura 11.1 Glioma pontino difuso. **a, b** Imágenes axiales secuenciales de RM; T1 axial potenciada con contraste (**a**), y T2 potenciada (**b**) que demuestran una masa infiltrante dentro del tronco cerebral, hipointensa y sin realce con contraste. El tronco cerebral está agrandado en su circunferencia y ocupa la cisterna basal, colapsa el IV ventrículo y cubre la arteria basilar. **c, d** Imágenes secuenciales de RM, T1 potenciada sagital con contraste (**c**) y T2 potenciada (**d**), donde se puede ver un glioma pontino difuso que causa agrandamiento del tronco cerebral y desplaza al mesencéfalo dentro del tercer ventrículo. También la protuberancia es desplazada dentro del cuarto ventrículo con efecto de masa sobre el cerebelo que causa hernia de la amígdala hacia abajo a través del foramen magno. (Imágenes usadas con permiso del Instituto Neurológico Barrow).

cervicobulbar. La mayoría de los esquemas de clasificación de los tumores del tronco cerebral los clasifican sobre la base de su patrón de crecimiento: focal o difuso. Las clasificaciones más complejas subdividen a los tumores por su localización dentro del tronco cerebral, presencia o ausencia de componentes exofíticos y la presencia de hidrocefalia o hemorragias. En un análisis retrospectivo reciente de 34 pacientes adultos con gliomas del tronco cerebral, se encontró que el 51% de los pacientes tenía el tumor en la protuberancia; el 27%, en el bulbo; y el 15%, en el mesencéfalo. También se comprobó que el 73% de los tumores se extendían hacia otras regiones del tronco cerebral.[4-6]

Tumores focales

Los tumores focales son intrínsecos del tronco cerebral y pueden ser sólidos o quísticos. La mayoría de estos tumores son gliomas de bajo grado. Algunos tumores malignos pueden parecer inicialmente tumores focales. Generalmente, los tumores de la unión cervicobulbar son de bajo grado; su crecimiento está confinado frontalmente al haz córtico-espinal y al lemnisco medial[7] y no son tumores infiltrativos.

Tumores difusos

Los tumores difusos aparecen en RM como imágenes isointensas en las secuencias T1 e hiperintensas en las secuencias T2 con realce variable tras la administración de contraste. Los límites del tumor no están bien definidos y el tronco cerebral está agrandado y deformado. Los tumores difusos pueden causar protrusión al IV ventrículo, en el ángulo pontocerebeloso y en la cisterna prepontina (*v.* Figura 8.1).

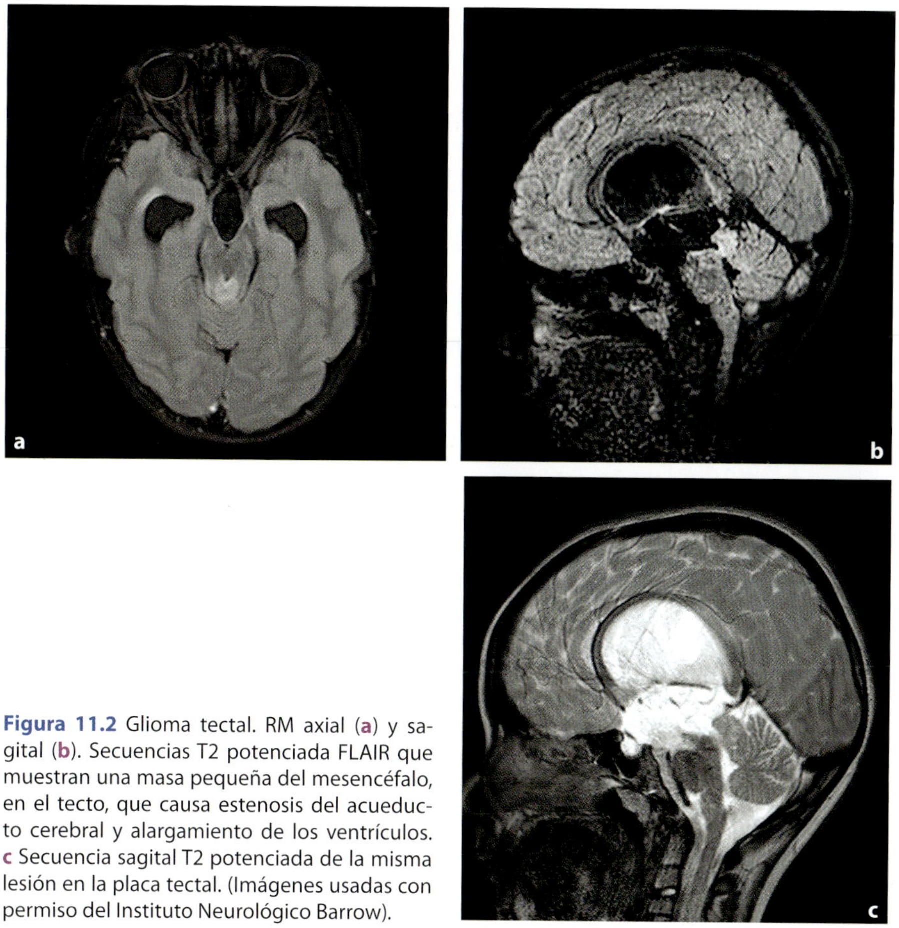

Figura 11.2 Glioma tectal. RM axial (**a**) y sagital (**b**). Secuencias T2 potenciada FLAIR que muestran una masa pequeña del mesencéfalo, en el tecto, que causa estenosis del acueducto cerebral y alargamiento de los ventrículos. **c** Secuencia sagital T2 potenciada de la misma lesión en la placa tectal. (Imágenes usadas con permiso del Instituto Neurológico Barrow).

Tumores exofíticos

Los tumores focales con un componente exofítico son, generalmente, de bajo grado y bien circunscriptos. Son exofíticos dorsales y crecen hacia el IV ventrículo o a la cisterna magna. Para establecer un pronóstico se tienen en cuenta los hallazgos clínicos y radiográficos.[8] En general, la presencia de signos focales y de larga duración son factores de pronóstico favorable. No obstante, pacientes con lesiones benignas pueden presentar compromiso de múltiples pares craneales, vías largas y ataxia. En consecuencia, los hallazgos clínicos y las imágenes radiológicas son importantes para determinar las opciones terapéuticas.

Localización

Los tumores del mesencéfalo tienen el mejor pronóstico (Figura 11.2). Las lesiones del tegmento tienen un curso benigno a pesar de su heterogeneidad y gran tamaño. En forma similar, las lesiones exofíticas que crecen dentro de la fosa interpeduncular pueden tener un pronóstico favorable. La topografía mesencefálica es un factor de buen pronóstico sin importar cualquiera de las otras características de la imagen de la RM. Los tumores bulbares tienen una evolución y un pronóstico moderado. Los tumores pontinos se corresponden con los tumores pontinos difusos y llevan el peor pronóstico.[4, 8]

Patrones de refuerzo en las imágenes

En los tumores del mesencéfalo, la ausencia de realce en las lesiones tectales es un factor favorable. La denominación de "glioma tectal" es incorrecta y procede de la era anterior a la RM; en la actualidad, se piensa que este tipo de lesiones representan casos de aparición tardía de estenosis del acueducto (*v.* Figura 8.2). La ausencia de realce en el tumor pontino expansivo se correlaciona con un pronóstico muy malo. En contraste, las lesiones con realce en el tecto (*tectum*) son consistentes con astrocitoma pilocítico y tienen un excelente pronóstico. La formación de quistes con paredes sin realce también está asociada con un pronóstico favorable. El patrón de crecimiento es importante en el contexto de tumores exofíticos dorsales y cervicobulbares.[9, 10] Los tumores exofíticos dorsales son, por lo general, consistentes con histología pilocítica. Su naturaleza benigna y limitada capacidad invasiva derivan de su original localización subependimal hacia un área de menor resistencia (ventrículo). Las lesiones en la unión cervicobulbar demuestran un patrón de crecimiento que se aleja de las fibras que se decusan ventralmente.[10] Las lesiones que se originan desde la columna cervical superior se desvían para el dorso hacia el óbex y pueden romperse dentro del ventrículo.

Histopatología

Los tumores focales del tronco cerebral son mayormente astrocitomas pilocíticos, gangliogliomas o astrocitomas fibrilares grado II. Los tumores cervicobulbares pueden tener diferente histopatología y ser muy similares a los tumores intrabulbares espinales, incluidos los ependimomas y gliomas.[11, 12] También se han reportado tumores raros, como los meduloepiteliomas y los tumores neuroectodérmicos primitivos generados en el tronco cerebral.[13] Los tumores pontinos difusos son invariablemente astrocitomas que varían de clasificación OMS grado II a grado IV, pero el grado histopatológico no se correlaciona con el curso clínico del paciente o con la respuesta al tratamiento.[8, 14] Por eso los pacientes son tratados de acuerdo con el cuadro clínico y los hallazgos de imágenes sin recurrir a la biopsia. En los gliomas del tronco cerebral el índice MIB varía del 0,8% al 38%; el P53 y el MGMT son positivos en el 80% y el 60% de los casos, respectivamente.[15] Buczkowicz y cols. estudiaron el espectro histológico y biológico de los gliomas del tronco cerebral (muestras obtenidas por biopsia o autopsia) en 72 casos y encontraron mutaciones K27M-H3 exclusivamente en astrocitomas OMS grado II-IV. Mutaciones K27M.1, ACVR1 y el fenotipo ALT se encontraron solo en astrocitomas OMS grado II-IV, mientras que las mutaciones PIK3CA y ganancia/amplificaciones de PDGFRA fueron demostradas también en astrocitomas OMS grado II-IV. En muestras derivadas de autopsias se observó una invasión difusa del tronco cerebral, el cordón espinal y el tálamo. Estos hallazgos demostraron que los gliomas del tronco cerebral poseen diversas variedades histológicas, incluidos casos que cumplen el criterio OMS para astrocitomas de grado II, pero que se comportan clínicamente como astrocitomas de alto grado y tienen mutaciones de histona K27M-H3.3. Estos resultados dan lugar a dudar si el esquema OMS para la gradación de astrocitomas es también aplicable a los gliomas del tronco cerebral.[16]

Manejo del paciente

Biopsia

En la actualidad, el diagnóstico por biopsia para el manejo de los gliomas del tronco cerebral es limitado. Para los gliomas difusos pontinos, la histología del tumor no contribuye a la toma de decisiones ni afecta el pronóstico. Cuando el paciente muestra evidencia clínica típica e imágenes de glioma difuso del tronco cerebral, la biopsia no está indicada.[17-19] En el futuro, si los marcadores moleculares que se desarrollen permiten mejorar la comprensión de la biología del glioma del tronco cerebral, la biopsia podría ser útil o necesaria para tomar decisiones sobre el tratamiento. Actualmente, solo se aconseja la resección completa o casi completa para los tumores focales o exofíticos.

Biopsia estereotáctica

Las biopsias de lesiones del tronco cerebral no son tan comunes como otras biopsias cerebrales por el riesgo que tiene el procedimiento. Otros estudios han demostrado que la biopsia estereotáctica del tronco cerebral puede ser hecha con seguridad y efectividad. Las tasas de complicaciones reportadas varían entre el 2,5% y el 7,75%.[20, 21] En adultos que presentan lesiones en el tronco que realzan tras la inyección de contraste, se deben considerar para el diagnóstico diferencial otras patologías, además de los gliomas malignos. Estos incluyen procesos infecciosos, como abscesos, tuberculomas y toxoplasmosis, y otras patologías no infecciosas, como linfomas, metástasis, enfermedades desmielinizantes y cavernomas.

Indicaciones de la cirugía

La cirugía está indicada solamente para lesiones focales con realce o lesiones exofíticas y, a menudo, es el tratamiento primario de elección. Los pacientes con gliomas difusos del tronco cerebral no obtendrán beneficios con la cirugía. La estructura anatómica compleja del tronco cerebral constituye un desafío para la intervención quirúrgica. Los tumores pueden distorsionar la anatomía normal del tronco cerebral comprometiendo, por ejemplo, los tubérculos cuadrigéminos superiores e inferiores o el piso del IV ventrículo y dificultan mucho la cirugía. El monitoreo neurofisiológico y la neuronavegación intraoperatorias han posibilitado una mejor planificación de la cirugía y la han hecho más segura. Los potenciales auditivos, somatosensitivos y motores evocados en el tronco cerebral se utilizan para monitorear las vías correspondientes durante el acto quirúrgico. El mapeo intraoperatorio del IV ventrículo ayuda a la identificación de los nervios craneales del tronco cerebral y su relación con el tumor.[22, 23] El cirujano utiliza una sonda monopolar para estimular el piso del IV ventrículo y registrar la respuesta de los músculos inervados por los nervios craneales VII, IX, X, XI y XII. En forma similar, se puede mapear el tracto corticoespinal en los pedúnculos cerebrales.[22] Se puede usar el estimulador manual Kartush (Medtronic, Xomed, Inc., Minneapolis, MN) para la estimulación focal del mesencéfalo con monitoreo electromiográfico. Esto le permite al neurocirujano identificar la localización del tracto arriba mencionado y diferenciarlo del tumor.

Consideraciones sobre cirugía del tronco cerebral

Cuando se considera el abordaje quirúrgico de los tumores del tronco cerebral, debe tenerse en cuenta la compleja anatomía intrínseca de esta región y la estructura neurovascular en la cisterna subaracnoidea vecina. La cirugía del tronco cerebral requiere técnica microquirúrgica muy cuidadosa para resecar el tumor. Para esto es necesario realizar movimientos precisos y tener un criterio operatorio adecuado. Un microscopio quirúrgico apropiado con pieza bucal o con un *zoom* y foco manejado por pedal son muy importantes. Se puede acceder a la mayoría de los tumores desde el lugar más cercano a la superficie, pero el acceso a algunos tumores intrínsicos requiere una incisión en la superficie del tronco cerebral.

Una incisión de 1 cm generalmente provee suficiente espacio para la resección de tumores grandes. Una vez que se llega al tumor, su consistencia determinará el método para su resección. Muestras del tumor deben ser enviadas para su análisis intraoperatorio. La histología establecerá si es factible realizar la resección máxima y si está indicada para este tumor. Los tumores deben ser resecados de un modo gradual. La resección quirúrgica debe limitarse al tumor para evitar dañar el tejido circundante. La resección del tumor debe detenerse cuando no se visualice una interfase entre el tumor y el tejido normal vecino. En tumores con un componente exofítico, la porción del tumor que protruye sirve a menudo de guía para el acceso a la lesión. El tronco cerebral es la estructura más frágil del cerebro y el uso de instrumentos estilo bayoneta le permitirá al cirujano realizar toda la retracción a través del corredor quirúrgico. Está contraindicado el uso de retractores fijos, ásperos o rígidos y el empleo de un asistente para realizar la retracción.

Los tumores bulbares focales se asocian con alto riesgo de morbilidad quirúrgica cuando la lesión es intraaxial.[24] Debido a la proximidad de los núcleos bajos de los nervios craneales, el daño puede estar relacionado con la manipulación quirúrgica o ser causado por edema o hipoxia durante el período posoperatorio. Si durante la cirugía el tronco cerebral fue muy manipulado, el paciente debe mantenerse intubado por unos pocos días con presión y oxigenación normales.

Abordajes quirúrgicos

El abordaje al tumor se decide sobre la base de su tamaño y de su localización. Los tumores del mesencéfalo pueden ser alcanzados a través de los abordajes orbitozigomático, interhemisférico transcalloso o infratentorial supracerebeloso, de acuerdo con la localización exacta dentro del mesencéfalo. Los tumores localizados en la protuberancia dorsal y el bulbo, en el piso del IV ventrículo y en la unión cervicobulbar dorsal se alcanzan a través de un abordaje suboccipital. Para las lesiones en la protuberancia posterolateral, pedúnculo cerebeloso lateral, bulbo lateral superior y ángulo pontocerebeloso, se puede utilizar el abordaje retrosigmoideo. Las lesiones ubicadas en la protuberancia inferolateral y bulbo anterolateral pueden ser alcanzadas a través de un abordaje lateral extendido (*far-lateral*).[25-28]

Tumores del mesencéfalo

Los tumores del mesencéfalo se dividen en gliomas tectales y tegmentales porque ambos son entidades completamente diferentes en términos de histología, tratamiento y pronóstico. Los gliomas tectales deberían ser llamados hamartomas tectales.

Casi todos los pacientes con hamartoma tectal presentan hidrocefalia causada por estenosis del acueducto y su tratamiento quirúrgico es una ventriculostomía endoscópica del tercer ventrículo (ETV). La biopsia no es necesaria. La mayoría de estos pacientes permanecen estables y no necesitan tratamiento adicional.[8, 17, 29, 30] Los tumores tectales raramente crecen, pero si lo hacen, al tratamiento por ETV debe agregarse resección quirúrgica del tumor y, en tal caso, el abordaje es similar al usado para las lesiones pineales. En nuestra institución preferimos el abordaje supracerebeloso infratentorial en línea media o paramedial. Los pacientes son posicionados en decúbito ventral o decúbito lateral oblicuo (posición en banco de plaza), pero nunca en posición sentada, debido al riesgo de embolia gaseosa. Siempre se usa neuronavegación. El cerebelo se moviliza suavemente hasta que se alcanza la cisterna cuadrigeminal o la cisterna *ambiens* y se drena el líquido cefalorraquídeo hasta obtener una buena relajación del cerebro. El tumor es delineado y se realiza la resección.

Las lesiones tegmentales del mesencéfalo también tienen un pronóstico relativamente bueno.[31] Estas lesiones pueden alcanzarse con un abordaje subtemporal y puede ser necesaria una sección del borde libre de la tienda. Si el tumor se extiende dentro de la fosa interpeduncular, es necesario un abordaje orbitozigomático o transilviano modificado. Las lesiones son frecuentemente poliquísticas y los pacientes tienen un buen curso luego de la resección máxima.

Tumores exofíticos dorsales

Los tumores exofíticos dorsales pueden ocupar totalmente el IV ventrículo. La extensión dentro del tronco cerebral se limita a la superficie subependimal, pero, no obstante, pueden distorsionar la anatomía normal del piso del IV ventrículo. El abordaje estándar es a través de una craneotomía por línea media suboccipital. Dependiendo de la extensión del tumor, puede ser necesario un abordaje con incisión parcial a través del vermis cerebeloso o un abordaje telovelar. Para una resección quirúrgica más precisa son necesarios la neuronavegación y la ecografía intraoperatoria. El objetivo es dejar una fina capa del tumor sobre el piso del IV ventrículo, pues la resección del tumor que excede ese límite significa un riesgo innecesario para las funciones vitales del tronco cerebral. Luego de la resección máxima los pacientes deben ser seguidos por posibles recurrencias.[32]

Tumores cervicobulbares

La mayoría de los tumores cervicobulbares se originan en la porción superior de la columna cervical y crecen ventralmente. Las técnicas quirúrgicas que se usan son similares a las que se utilizan para los tumores intrabulbares. Se realiza una larga mielotomía en la línea media para los tumores no expuestos y localizados en la profundidad de la superficie pial. La resección tumoral debe ser completada para poder obtener un control a largo plazo. Al igual que en otros tumores del tronco cerebral, el seguimiento por imágenes es imperativo y la cirugía es el método principal de tratamiento.[12]

Manejo posoperatorio

Los pacientes requieren observación estricta inmediatamente después de la cirugía. Aun cuando puedan ser extubados sin riesgo, es común que permanezcan intubados por 24-48 horas. Si los pacientes quedan intubados o se producen cambios en el estado neurológico, se debe efectuar una TC para evaluar las complicaciones potenciales como hematomas, hemorragias intraventriculares e hidrocefalia. Los pacientes pueden necesitar un drenaje ventricular externo para tratar la hidrocefalia obstructiva secundaria a una hemorragia intraventricular o a edema posquirúrgico del tronco cerebral. La extubación del paciente puede realizarse después de que una TC haya demostrado que no hay hidrocefalia, que el edema se resolvió, si el paciente despierta de la cirugía normalmente, y si los parámetros ventilatorios demuestran que el paciente puede respirar por sí mismo. No es infrecuente que algunos pacientes permanezcan en un estado de estupor o comatoso por un tiempo antes de despertar de la anestesia, especialmente en pacientes con tumores del mesencéfalo. Los pacientes operados por tumores del tronco cerebral inferior pueden tener disfagia, paresia de las cuerdas vocales y pérdida de los reflejos nauseosos y de la tos. Todos los pacientes deben ser evaluados luego de la cirugía por un especialista en deglusión.

Terapia adyuvante

Quimioterapia

Desafortunadamente, ningún agente quimioterápico solo o en combinación ha mostrado hasta el presente ser más efectivo que la radioterapia sola para los tumores del tronco cerebral. Algunos agentes, como el cisplatino, carboplatino, tiotepa, etopósido, topotecán y temozolamida han sido utilizados en gliomas del tronco cerebral.[33, 34] La tasa global de respuesta ha sido muy pobre, desde falta de respuesta hasta un 20% de respuesta. Algunos pacientes con estos tumores han tenido una respuesta parcial al interferón y al tamoxifeno.[35, 36] En la actualidad, la quimioterapia para los gliomas pontinos está en etapa de experimentación.[37, 38]

Radioterapia

Para los tumores difusos intrínsecos el único tratamiento efectivo es la radioterapia. Casi el 80% de los pacientes mejora con esta, pero el intervalo libre de progresión es de cinco a seis meses.[8] Solo el 20% de los pacientes sobrevive a los dos años. Se investigó la radioterapia hiperfraccionada con dosis que variaron de 64,8 a 78 Gy como alternativa a la radioterapia convencional, pero los resultados de ambos tratamientos fueron similares.[39] Dosis mayores de 70 Gy produjeron complicaciones con pérdida de audición, deficiencia hormonal y convulsiones de aparición tardía.[40] Algunos autores reportaron respuestas del 100% a la radioterapia convencional con 54 Gy en pacientes con tumores difusos intrínsecos, acompañadas de una mejoría significativa en la calidad de vida.[8] La radioterapia 3D conformada ha mostrado ser muy efectiva en pacientes con recurrencias locales luego de la resección quirúrgica, pues provee al lecho del tumor dosimetría uniforme en pequeñas fracciones.[8] Las recurrencias se producen en el 40% de los pacientes entre doce y dieciocho meses después de la cirugía. Se observó el control de las recurrencias a cuatro años en casi el 90% de los pacientes tratados con radioterapia conformada.[8]

Pronóstico

El pronóstico para pacientes con gliomas difusos del tronco cerebral es muy pobre. La sobrevida media es de 11-12 meses.[1, 6, 8, 12, 16, 33, 38] El objetivo del tratamiento en estos pacientes es mejorar la calidad de vida. Los pacientes con lesiones focales tienen un pronóstico mejor y la mayoría de ellos obtienen un control prolongado de la enfermedad; a los cinco años se observa un control del tumor en el 90% de los pacientes con tratamiento adecuado de las lesiones focales. Los gliomas tectales tienen un curso muy benigno y luego que la hidrocefalia fue tratada, los pacientes permanecen usualmente asintomáticos.

Conclusiones

Los gliomas difusos intrínsecos son tumores cerebrales comunes en pediatría. No son resecables con cirugía y los pacientes tienen un mal pronóstico. Los gliomas del tronco cerebral focales y exofíticos tienen un curso más benigno y el tratamiento de elección es la cirugía. Las terapias adyuvantes pueden ser de beneficio, pero, en general, no cambian el curso natural de la enfermedad. Se están investigando nuevas terapias para estos tumores. También se están estudiando los signos moleculares de estos tumores con el objetivo de descubrir tratamientos focalizados en la lesión, así como también la aplicación de quimioterapia intratumoral como una nueva forma de administrar las drogas.

Bibliografía

1 Babu R, Kranz PG, Agarwal V, et al. Malignant brainstem gliomas in adults: clinicopathological characteristics and prognostic factors. J Neurooncol 2014; 119(1): 177-85.
2 Kesari S, Kim RS, Markos V, et al. Prognostic factors in adult brainstem gliomas: a multicenter, retrospective analysis of 101 cases. J Neurooncol 2008; 88(2): 175-83.
3 Choux M. Brainstem tumors. In: Choux C, Di Rocco A, Hockley A (eds.). Pediatric Neurosurgery. New York: Churchill Livingstone, 2000; p. 471-91.
4 Barkovich AJ, Krischer J, Kun LE, et al. Brain stem gliomas: a classification system based on magnetic resonance imaging. Pediatr Neurosurg 1990; 16(2): 73-83.
5 Fischbein NJ, Prados MD, Wara W, et al. Radiologic classification of brain stem tumors: correlation of magnetic resonance imaging appearance with clinical outcome. Pediatr Neurosurg 1996; 24(1): 9-23.
6 Frazier JL, Jallo GI. Surgical management of brain stem tumors in adults. In: Quinones-Hinojosa A (eds.). Schmidek & Sweet Operative Neurosurgical Techniques. Vol 1. Philadelphia: Elsevier, 2012; p. 160-77.
7 Jallo GI, Kothbauer KF, Epstein FJ. Surgical management of cervicomedullary and dorsally exophytic brainstem tumors. In: RF Spetzler (ed.). Operative Techniques in Neurosurgery. Vol 3. Philadelphia: Saunders, 2000; p. 131-6.
8 Farmer JP, Montes JL, Freeman CR, et al. Brainstem Gliomas. A 10-year institutional review. Pediatr Neurosur 2001; 34(4): 206-14.
9 Stroink AR, Hoffman HJ, Hendrick EB, et al. Diagnosis and management of pediatric brain-stem gliomas. J Neurosurg 1986; 65(6): 745-50.
10 Epstein FJ, Farmer JP. Brain-stem glioma growth patterns. J Neurosurg 1993; 78(3): 408-12.
11 Epstein F, Wisoff J. Intra-axial tumors of the cervicomedullary junction. J Neurourg 1987; 67(4): 483-7.
12 Nair AP, Mehrotra A, Das KK, et al. Clinico-radiological profile and nuances in the management of cervicomedullary junction intramedullary tumors. Asian J Neurosurg 2014; 14; 9(1): 21-8.
13 Molloy PT, Yachnis AT, Rorke LB, et al. Central nervous system medulloepithelioma: a series of eight cases including two arising in the pons. J Neurosurg 1996; 84(3): 430-6.
14 Albright AL, Guthkelch AN, Packer RJ, et al. Prognostic factors in pediatric brain-stem gliomas. J Neurosurg 1986: 65(6): 751-5.
15 Oka H, Utsuki S, Tanizaki Y, et al. Clinicopathological features of human brainstem gliomas. Brain Tumor Pathol 2013; 30(1): 1-7.
16 Buczkowicz P, Hoeman C, Rakopoulos P, et al. Genomic analysis of diffuse intrinsic pontine gliomas identifies three molecular subgroups and recurrent activating ACVR1 mutations. Nat Genet 2014; 46(5): 451-6.
17 May PL, Blaser SI, Hoffman HJ, et al. Benign intrinsic tectal "tumors" in children. J Neurosurg 1991; 74(6): 867-71.
18 Pollack IF, Hoffman HJ, Humphreys RP, et al. The long-term outcome after surgical treatment of dorsally exophytic brain-stem gliomas. J Neurosurg 1993; 78(6): 859-63.
19 Albright AL, Packer RJ, Zimmerman R, et al. Magnetic resonance scans should replace biopsies for the diagnosis of diffuse brain stem gliomas: a report from the Children's Cancer Group. Neurosurgery 1993; 33(6): 1026-9.
20 Goncalves-Ferreira AJ, Herculano-Carvalho M, Pimentel J. Stereotactic biopsies of focal brainstem lesions. Surg Neurol 2003; 60(4): 311-20.
21 Sanai N, Wachhorst SP, Gupta NM, et al. Transcerebellar stereotactic biopsy for lesions of the brainstem and peduncles under local anesthesia. Neurosurgery 2008; 63(3): 460-6.
22 Quinones-Hinojosa A, Lyon R, Du R, et al. Intraoperative motor mapping of the cerebral peduncle during resection of a midbrain cavernous malformation: technical case report. Neurosurgery 2005; 56(2): 439.
23 Strauss C, Romstock J, Nimsky C, et al. Intraoperative identification of motor areas of the rhomboid fossa using direct stimulation. J Neurosurg 1993; 79(3): 393-9.
24 Warren KE, Frank JA, Black JL, et al. Proton magnetic resonance spectroscopic imaging in children with recurrent primary brain tumors. J Clin Oncol 2000; 18(5): 1020-6.
25 Abla AA, Spetzler RF. Minimally invasive, but not at the cost of maximally effective, in the surgical removal of brainstem cavernous malformations. World Neurosurg 2013; 79(5-6): 638-40.
26 Abla AA, Spetzler RF. Brainstem cavernoma surgery: the state of the art. World Neurosurg 2013; 80(1-2): 44-6.
27 Deshmukh VR, Rangel-Castilla L, Spetzler RF. Lateral inferior cerebellar peduncle approach to dorsolateral medullary cavernous malformation. J Neurosurg 2014; 121(3): 723-9.
28 Yagmurlu K, Rhoton AL (Jr), Tanriover N, et al. Three-Dimensional Microsurgical Anatomy and the Safe Entry Zones of the Brainstem. Neurosurgery 2014; 10(4): 602-19.
29 Torres-Corzo J, Rangel-Castilla L. Endoscopic third ventriculostomy. Contemporary Neurosurgery 2006; 28(17): 1-8.
30 Squires LA, Allen JC, Abbott R, et al. Epstein FJ. Focal tectal tumors: management and prognosis. Neurology 1994; 44(5): 953-6.
31 Guy G, Jan M, Guegan Y, et al. Surgical lesions of the brain stem. Neurochirurgi 1989; 35(1): 1-133.
32 Lee CC, Lin CF, Yang TF, et al. Telovelar approach for choroid plexus papilloma in the foramen of Luschka: a safe way using a neuromonitor. Clin Neurol Neurosurg 2012; 114(3): 249-53.
33 Hundsberger T, Tonder M, Hottinger A, et al. Clinical management and outcome of histologically verified adult brainstem gliomas in Switzerland: a retrospective analysis of 21 patients. J Neurooncol 2014; 118(2): 321-8.

34 Salmaggi A, Fariselli L, Milanesi I, et al. Natural history and management of brainstem gliomas in adults. A retrospective Italian study. J Neurol 2008; 255(2): 171-7.
35 Warren KE. Diffuse intrinsic pontine glioma: poised for progress. Front Oncol 2012; 2: 205.
36 Michalski A, Bouffet E, Taylor RE, et al. The addition of high-dose tamoxifen to standard radiotherapy does not improve the survival of patients with diffuse intrinsic pontine glioma. J Neurooncol 2010; 100(1): 81-8.
37 Bartels U, Wolff J, Gore L, et al. Phase 2 study of safety and efficacy of nimotuzumab in pediatric patients with progressive diffuse intrinsic pontine glioma. Neuro Oncol 2014; 16(11): 1554-9.
38 Bredlau AL, Korones DN. Diffuse intrinsic pontine gliomas: treatments and controversies. Adv Cancer Res 2014; 121: 235-59.
39 Freeman CR, Krischer J, Sanford RA, et al. Hyperfractionated radiotherapy in brain stem tumors: results of a Pediatric Oncology Group study. Int J Radiat Oncol Biol Phys 1988; 15(2): 311-8.
40 Freeman CR, Krischer JP, Sanford RA, et al. Final results of a study of escalating doses of hyperfractionated radiotherapy in brain stem tumors in children: a Pediatric Oncology Group study. Int J Radiat Oncol Biol Phys 30 1993; 27(2): 197-206.

12

Gliomas poco frecuentes

Pablo Marcelo Ajler • Gustavo Lucas Garategu • Ezequiel Goldschmidt • Álvaro Campero

Introducción

Los tumores del sistema nervioso central (SNC) son una enfermedad de baja prevalencia en la población general y las metástasis los tumores más frecuentes en esta localización. Los tumores primarios pueden originarse a partir de las neuronas o, en forma mucho más frecuente, de células gliales. En esta última categoría de tumores, existe una serie de lesiones de muy baja prevalencia a los que denominaremos gliomas poco frecuentes y serán descritos en este capítulo.

Muchas de estas entidades fueron incorporadas en forma reciente dentro de la clasificación de la Organización Mundial de Salud (OMS), como el tumor glioneuronal formador de rosetas del cuarto ventrículo o el tumor glioneuronal papilar (Tabla 12.1). Otras

Tabla 12.1 Clasificación de tumores de cerebro de la Organización Mundial de la Salud

Tumores neuroepiteliales
Tumores astrocíticos
Astrocitoma pilocítico
*Astrocitoma pilomixoide
*Astrocitoma subependimario de células gigantes
*Xantoastrocitoma pleomórfico
Astrocitoma difuso
Astrocitoma fibrilar
Astrocitoma gemistocítico
Astrocitoma protoplasmático
Astrocitoma anaplásico
Glioblastoma
Glioblastoma de células gigantes
*Gliosarcoma
Gliomatosis cerebral

▶

Tabla 12.1 Clasificación de tumores de cerebro de la Organización Mundial de la Salud

Tumores oligodendrogliales
Oligodendroglioma
Oligodendroglioma anaplásico
Tumores oligoastrocíticos
Oligoastrocitoma
Oligoastrocitoma anaplásico
Tumores ependimarios
Subependimoma
Ependimoma mixopapilar
Ependimoma
▪ Celular
▪ Papilar
▪ De células claras
▪ Tanicítico
Ependimoma anaplásico
Tumores del plexo coroideo
Papiloma del plexo coroideo
Papiloma del plexo coroideo atípico
Carcinoma del plexo coroideo
Otros tumores neuroepiteliales
*Astroblastoma
*Glioma coroideo del tercer ventrículo
*Glioma angiocéntrico
Tumores neuronales y glioneuronales
Gangliocitoma displásico de cerebelo (Lhermitte-Duclos)
Astrocitoma infantil desmoplásico
Ganglioglioma
*Tumor neuroepitelial disembrioplásico
Gangliocitoma
*Ganglioglioma
Ganglioglioma anaplásico
*Neurocitoma central
*Neurocitoma extraventricular
Liponeurocitoma cerebeloso
Tumor glioneuronal papilar
*Tumor glioneuronal formador de rosetas del IV ventrículo
Paraganglioma
Tumores de la región pineal
Tumores embrionarios
Tumores hematopoyéticos
Tumores de la región selar
*Pituicitoma
Tumores de los nervios craneales

*Subtipos de gliomas infrecuentes descritos en este capítulo.

lesiones están asociadas con enfermedades sistémicas o tumores localizados fuera del SNC, como el astrocitoma subependimario de células gigantes asociado a la esclerosis tuberosa.

En este capítulo se describirán tanto las características más importantes como las localizaciones más frecuentes, los hallazgos por imagen, la clínica de presentación, el tratamiento y el pronóstico de cada uno de estos tumores (Tabla 12.2)

Tabla 12.2 Comparación entre diferentes tipos tumorales de acuerdo con el sitio de aparición, RM, síntomas, tratamiento y pronóstico

	Localización	Imagen	Clínica	Tratamiento	Pronóstico
Astrocitoma pilomixoide	Hipotálamo-quiasma	Isointensos en T1, e hiperintensos en T2, toma de contraste variable, edema y necrosis variable	Déficit hormonal, hemianopsia	Quirúrgico	5-20 años de sobrevida
Xantoastrocitoma pleomórfico	Supratentorial con predilección en el lóbulo temporal	Nódulo mural isointenso en T1 que refuerza poscontraste asociado a un quiste	Cefalea, convulsiones	Quirúrgico	58% de sobrevida a los 10 años
Gliosarcoma	Temporal	Áreas necróticas, con captación heterogénea del contraste o como lesiones hiperdensas de márgenes bien definidos	Foco neurológico	Cirugía + quimioterapia + radioterapia	Mal pronóstico , sobrevida media 8 a 11 meses
Ganglioglioma	Lóbulo temporal y línea media	Sólido-quístico, refuerzo poscontraste, quistes hipointensos en T1 y FLAIR e hiperintensos en T2	Convulsiones	Quirúrgico	El 98% de sobrevida a los 7,5 años
Neurocitoma central	Intraventricular, cercana al septo	Lesión sólida isointensas en T1 y T2 con la sustancia gris cortical, en general refuerza poscontraste	Signos y síntomas de hipertensión endocraneal por hidrocefalia	Cirugía + radioterapia (solo en resección subtotal o anaplasia)	Bueno si la resección es completa
Tumor neuroepitelial disembrioplásico	Corteza temporal	Hipointensos en T1 e hiperintensos en T2, heterogéneo, realce variable, puede ser quístico y tener calcificaciones, sin efecto de masa	Convulsiones	Quirúrgico para tratar las convulsiones	Es rara la malignización
Astroblastoma	Cortico-subcortical frontoparietal	Hipointensos en T1 e hiperintensos en T2 y FLAIR, lesiones sólido-quísticas polilobuladas, realce homogéneo y edema vasogénico	Convulsiones	Exéresis completa + radioterapia	Depende del grado histológico
Astrocitoma subependimario de células gigantes	Intraventricular	Lesión intraventricular, isointensa en T1 e hiperintensa en T2, realce poscontraste	Signos y síntomas de hipertensión endocraneal por hidrocefalia	Se tratan solo si producen hidrocefalia	Bueno si se controla la hidrocefalia
Glioma angiocéntrico	Corteza con prolongaciones hacia los ventrículos	Hiperintensas en T2 y FLAIR, prolongaciones mamelonadas de la corteza a los ventrículos, escaso o nulo refuerzo poscontraste	Déficit focales, convulsiones	Quirúrgico	Se cura con la resección completa

Tabla 12.2 Comparación entre diferentes tipos tumorales de acuerdo con el sitio de aparición, RM, síntomas, tratamiento y pronóstico

	Localización	Imagen	Clínica	Tratamiento	Pronóstico
Glioma cordoide del tercer ventrículo	Parte anterior del tercer ventrículo, invaden el hipotálamo y desplazan el tallo pituitario	Isointensos en T1 con captación homogénea del contraste	Signos y síntomas de hipertensión endocraneal por hidrocefalia	Quirúrgico	Buena evolución con resección completa, esta tiene alta morbimortalidad por localización
Pituicitoma	Selar-supraselar	Hipointenso en T1, hiperintenso en T2, extenso realce poscontraste	Panhipopituitarismo, déficit visual	Quirúrgico	Recidiva si la resección es incompleta
Tumor formador de rosetas del cuarto ventrículo	Cuarto ventrículo	Hipointenso en T1 e hiperintenso en T2, variable realce poscontraste (50% con componente quístico)	Cefalea, ataxia, vértigo	Quirúrgico	Buena evolución

Clasificación histológica

Tumores neuroepiteliales astrocíticos

Astrocitoma pilomixoide

Introducción

Los astrocitomas pilocíticos (AP) son tumores de comportamiento benigno, grado I de acuerdo con la OMS, con una sobrevida a veinte años de 70%-80%, inclusive con una resección subtotal.[1]

Los astrocitomas pilomixoides (APM) estaban incluidos en los astrocitomas pilocíticos inicialmente hasta su descripción como entidades independientes en 1999.[2] Esta observación determinó la presencia de una variedad pilomixoide de ciertos astrocitomas con un pronóstico más desfavorable, con menor tiempo libre de enfermedad y mayor mortalidad. La diferenciación de este tipo de astrocitoma con el pilocítico es histológica.

Diagnóstico

Inicialmente se los halló en la región hipotalámica y quiasmática, pero se han descrito en la fosa posterior y también en la médula espinal.[3] El promedio de edad al diagnóstico es de dieciocho meses, pero pueden presentarse en toda la infancia.[4] La clínica de presentación suele estar asociada a un foco neurológico, más frecuentemente con alteraciones visuales o endocrinológicas. Otras manifestaciones clínicas posibles son comunes a otros tumores cerebrales, como las alteraciones en el desarrollo o deterioro del sensorio. Se trata de lesiones bien circunscriptas, con áreas sólidas o quísticas similares a los AP, con escasa o nula calcificación en la tomografía computarizada (TC) de encéfalo. En resonancia magnética (RM) son isointensos en T1 e hiperintensos en T2 con refuerzo tras la administración en forma errática. Puede observarse edema peritumoral, efecto de masa y necrosis (Figura 12.1). En la espectroscopia, se observa disminución en los niveles de colina, creatina y N-acetil aspartato. Los bajos los niveles de colina constituyen la principal diferencia con los AP.[5]

Los APM tienen un pronóstico más desfavorable que los AP, estudios comparativos presentan mayor recidiva local con el mismo porcentaje de resección. Tienen mayor incidencia de diseminación por el líquido cefalorraquídeo, y menor tiempo de sobrevida libre de enfermedad, con mayor mortalidad por la progresión tumoral.

Tratamiento

El tratamiento de los tumores de bajo grado en la población pediátrica es controvertido; a pesar de esto, siempre que la lesión sea accesible, la conducta quirúrgica con máxima resección es la de elección.[6,7] La ubicación en hipotálamo, hace muchas veces la resección completa imposible.

La terapia coadyuvante en estos pacientes está reservada para los siguientes casos:

- La recidiva local posterior a la exéresis completa.
- Tumores remanentes con déficit neurológico.
- Crecimiento de tumores parcialmente resecados.

La quimioterapia es la utilizada en la mayoría de los casos, ya que los pacientes en general son pediátricos y la radioterapia presenta efectos adversos en un sistema nervioso en desarrollo.

Xantoastrocitoma pleomórfico

Introducción

El xantoastrocitoma pleomórfico (XAP) es un tumor extremadamente infrecuente y fue descrito por primera vez en 1979 por Kepes y cols. en un estudio de doce casos.[8]

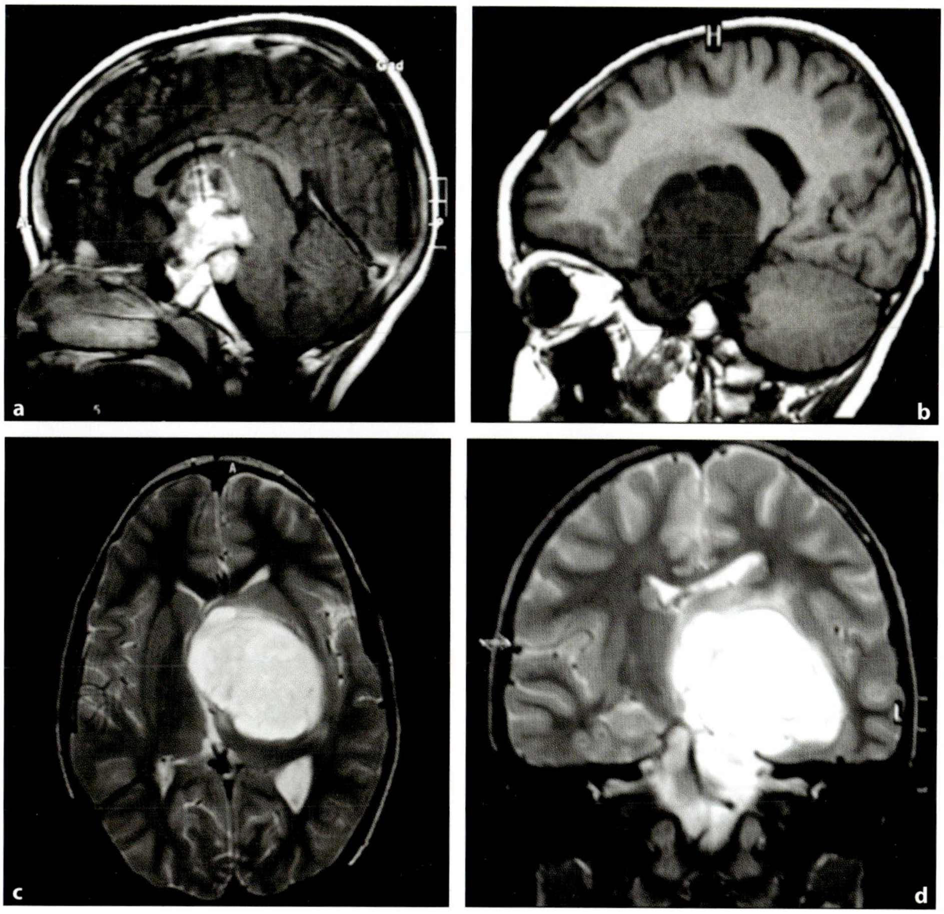

Figura 12.1 a-d RM de astrocitoma pilomixoide T1 y T2. Captan contraste en el T1 en forma variable (**a**), son isointensos en T1 (**b**) e hiperintensos en T2 (**c, d**).

Representa menos del 1% de los tumores astrocíticos. Tiene una edad promedio de presentación de 20,5 años[9] y no parece tener predilección por género o raza. La mayoría de los reportes de casos lo ubican superficialmente en el lóbulo temporal o parietal.[10] Otra característica es que puede presentarse como tumor mixto XAP-ganglioglioma e, inclusive, existen reportes de tumores con ambos componentes separados. Se han descrito también asociación de XAP con neurofibromatosis tipo 1, esclerosis tuberosa y síndrome de Sturge Weber.

Diagnóstico

La presentación clínica más frecuente es con cefalea y convulsiones y, según el tamaño tumoral, pueden estar asociados signos y síntomas de hipertensión endocraneal. Es poco frecuente la aparición de foco neurológico. En los estudios por TC se describen como lesiones de aspecto quístico asociados a un nódulo mural, el cual refuerza con el contraste. Puede presentar imágenes hiperdensas correspondientes a calcificaciones intratumorales y signos de remodelado óseo. La localización más frecuente es temporal o parietal, pero se han descrito en el tálamo y en el cerebelo. En la RM, se ve una lesión quística con un nódulo mural isointenso en T1, que refuerza tras la administración del contraste; la porción quística es hiperintensa en T2 y FLAIR. Pueden estar asociados a calcificaciones y edema aunque este suele ser mínimo. Es un tumor avascular o poco vascularizado.[10] Se discute el origen del tumor: para Kepes derivaría de los astrocitos subpiales que recubren la lámina basal, pero no hay acuerdo en la bibliografía.[8] Estos tumores generalmente se localizan en el espacio supratentorial principalmente en el lóbulo temporal y parietal, y afectan las leptomeninges. Histológicamente se caracterizan por ser lesiones formadas por células de aspecto ahusadas con núcleo elongado. Es característica la presencia de atipias y pleomorfismo nuclear. El grado de mitosis es variable y no suelen presentar áreas de necrosis. Son positivos para reticulina, S-100 y proteína gliofibrilar ácida (GFAP). Esta última puede también ser negativa. El Ki-67 suele ser menor del 1%. Pueden tener atipias cromosómicas como trisomías en los cromosomas 3, 5, 7, 15, 22. Los diagnósticos diferenciales principales son el glioblastoma, el gangliosarcoma, el meningioma, el hemangiosarcoma, el astrocitoma pilocítico juvenil y las metástasis. La presencia de una lesión temporal quística con nódulo mural en un paciente joven con historia de convulsiones debe orientar a pensar en un XAP.

Tratamiento

Debido a la baja prevalencia, la experiencia con este tipo de tumores es escasa; la cirugía es el tratamiento de elección y la exéresis suele ser completa. La sobrevida promedio a los cinco y diez años es del 71% y 58%, respectivamente.[11] El tratamiento adyuvante debería estar reservado en caso de progresión de enfermedad; se han descrito casos de transformación a astrocitoma anaplásico y a glioblastoma.

Gliosarcoma

Introducción

Los gliosarcomas (GS) fueron inicialmente descritos por Stroebe en 1895.[12] Se trata de un tumor con componentes gliomatosos y sarcomatosos.[13] Son poco frecuentes y constituyen del 1,8% al 2,8% de los gliomas, son más comunes en el sexo masculino y se dan mayormente en la sexta y séptima década de la vida.[14] Los GS fueron incluidos en la clasificación de la OMS en el año 2007 como una variante del glioblastoma multiforme. La descripción actual de estos tumores es la de una lesión con doble componente: glial y mesenquimático metaplásico. La porción glial presenta las características histológicas del glioblastoma y la parte mesenquimática puede originarse de tejido conectivo, muscular, óseo o grasa. Los GS suelen tener una menor mutación del factor de crecimiento epidérmico en relación con los glioblastomas.[15] Se observa mayor incidencia de este tumor en el lóbulo temporal aunque se han descrito casos de localización frontal.[16,17]

Diagnóstico

La clínica de presentación de estos tumores es similar a otros tumores de rápido crecimiento, con cefalea, déficit neurológico y convulsiones, según su localización. Clínicamente no pueden distinguirse de los glioblastomas.[18] Los hallazgos en las imágenes también son variables. En la TC, pueden verse áreas necróticas con captación heterogénea del contraste similar a la observada en los glioblastomas o lesiones hiperdensas de márgenes bien definidos similares a un meningioma en general de localización temporal. No existen muchos reportes que describan su aspecto en la RM, pero sería similar al de la TC, con realce heterogéneo, necrosis y edema peritumoral (Figura 12.2). La anatomía patológica es esencial para el diagnóstico, debido a la imposibilidad de hacerlo por las imágenes.

Una diferencia importante de los gliosarcomas con otros tumores cerebrales, en especial el glioblastoma, es su tendencia a dar metástasis, en especial por su componente sarcomatoso, lo que confirma la tendencia a la diseminación hematógena de los sarcomas.[19]

Tratamiento

Los tratamientos descritos para gliosarcoma incluyen la resección quirúrgica, radioterapia posoperatoria y quimioterapia con diferentes agentes.[20] En general, el tratamiento utilizado es el mismo que para los glioblastomas, pero por lo infrecuente de este tipo de tumores no hay series grandes para definir un tratamiento estándar. En cuanto a la cirugía, la mayoría de los reportes lo definen como tumores más circunscriptos y con mejor plano de disección que los glioblastomas, con algunas características similares a los meningiomas. El pronóstico de este tipo de tumores es malo, con una sobrevida media de cuatro meses sin tratamiento y de ocho a once meses con cirugía más radio y quimioterapia de acuerdo con lo publicado a la fecha.[20] La sobrevida global es similar a la del glioblastoma multiforme.

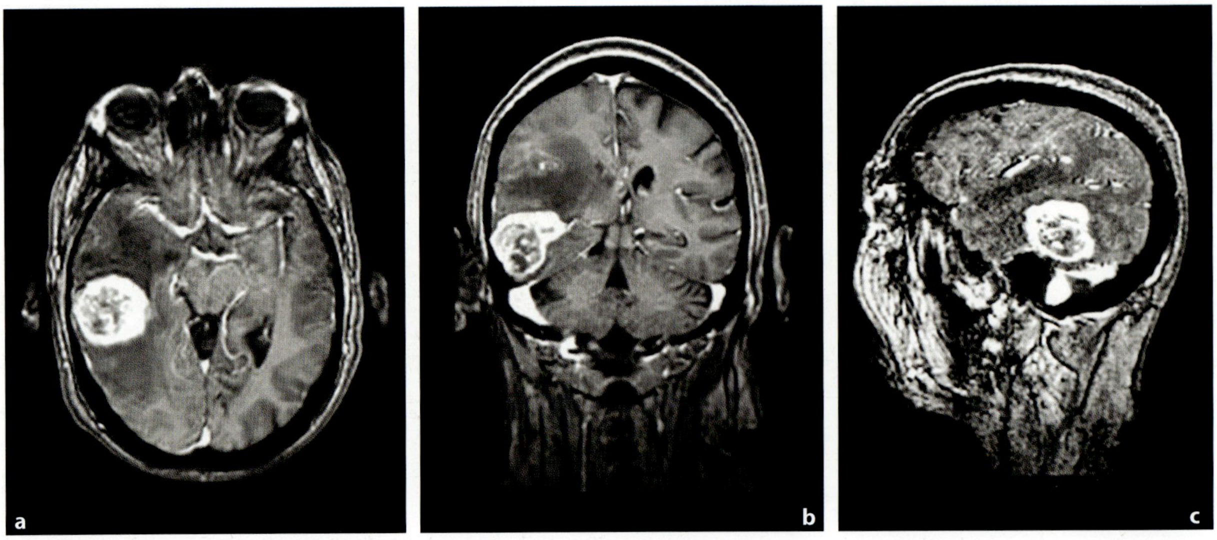

Figura 12.2 a-c Secuencias T1 con contraste cortes axial, coronal y sagital, respectivamente. Se observa una lesión temporal derecha con áreas necróticas y captación heterogénea del contraste, similar a los glioblastomas, con expresión cortical. Corresponden a un gliosarcoma.

Tumores derivados de estructuras neuronales y gliales

Gangliogliomas

Introducción

Los gangliogliomas (GG) fueron descritos inicialmente en 1930 como tumores de componente mixto astrocítico y neuronal.[21] Los GG son tumores extremadamente infrecuentes en la población adulta con una incidencia de 0,4% al 2%[22, 23] de los tumores cerebrales y son los más frecuentes en la población pediátrica, con una incidencia de entre 1% y 4%. No parecen tener preferencia por sexo o raza y la mayoría de los pacientes son menores de treinta años y el pico de incidencia es en la segunda década de la vida. Si bien inicialmente fueron descritos en el piso del tercer ventrículo, las series demuestran que la mayoría de los GG se localizan en los hemisferios cerebrales, con preponderancia por el lóbulo temporal: a pesar de esto puede estar afectada cualquier parte del SNC, en la población pediátrica son más comunes las presentaciones en la línea media aunque de forma menos frecuentes en el hipotálamo, vía óptica o cerebelo. Como ya se comentara, pueden presentarse formas mixtas con xantoastrocitomas pleomórficos, y se ha reportado diseminación leptomeníngea. Son en su gran mayoría lesiones intraaxiales

Diagnóstico

Su forma de presentación clínica más frecuente son las convulsiones que suelen ser refractarias al tratamiento.[24] Sin embargo, también se puede presentar con signos de hipertensión intracraneal, foco neurológico o proptosis (en el caso de localización intraorbitaria). En pacientes pediátricos, el síntoma inicial puede ser el aumento del perímetro cefálico secundario a hipertensión endocraneal crónica. En la TC de encéfalo se pueden observar dos grupos distintos: las formaciones quísticas y las sólidas.[25] No solo difieren en la morfología, sino que su localización es distinta, y las variantes sólidas se ubican primordialmente en el lóbulo temporal, mientras que las quísticas pueden estar en cualquier parte del SNC. Pueden presentar calcificaciones y grado variable de intensificación tras la administración de contraste. Los tumores anaplásicos suelen tener aspecto más heterogéneo, con captación de contraste. En la RM también se los describe como tumores quísticos, sólidos o mixtos.[26] Los quistes son hipointensos en T1 y FLAIR e hiperintensos en T2, la captación de contraste es variable (Figura 12.3). Otros estudios realizados demuestran hipometabolismo en la PET e hipoperfusión-isoperfusión en el SPECT. En la espectroscopia, el patrón característico es la reducción de los coeficientes colina/creatina, N-acetil aspartato/creatina y el aumento del coeficiente colina/N-acetil aspartato.[27] En cuanto a la anatomía patológica, macroscópicamente son lesiones grisáceas de consistencia variable a expensas de su componente quístico. Microscópicamente se observa el componente dual glial y neuronal asociado a escaso pleomorfismo, baja celularidad e índice mitótico. La malignización no es rara y, generalmente, se da a partir de su componente glial.[28] A través de la microscopia de barrido se pueden identificar los distintos tipos celulares: las células ganglionares, que poseen vesículas densas; las células gliales, con sus filamentos; y, por último, las células pertenecientes al mesénquima. En la inmunohistoquímica, las células ganglionares presentan positividad a sinaptofisina, una glicoproteína presente en la vesícula sináptica y la enolasa neuoronoespecífica; en cambio, los componentes gliales son positivos para GFAP. El diagnóstico diferencial debe plantearse con gangliocitoma,

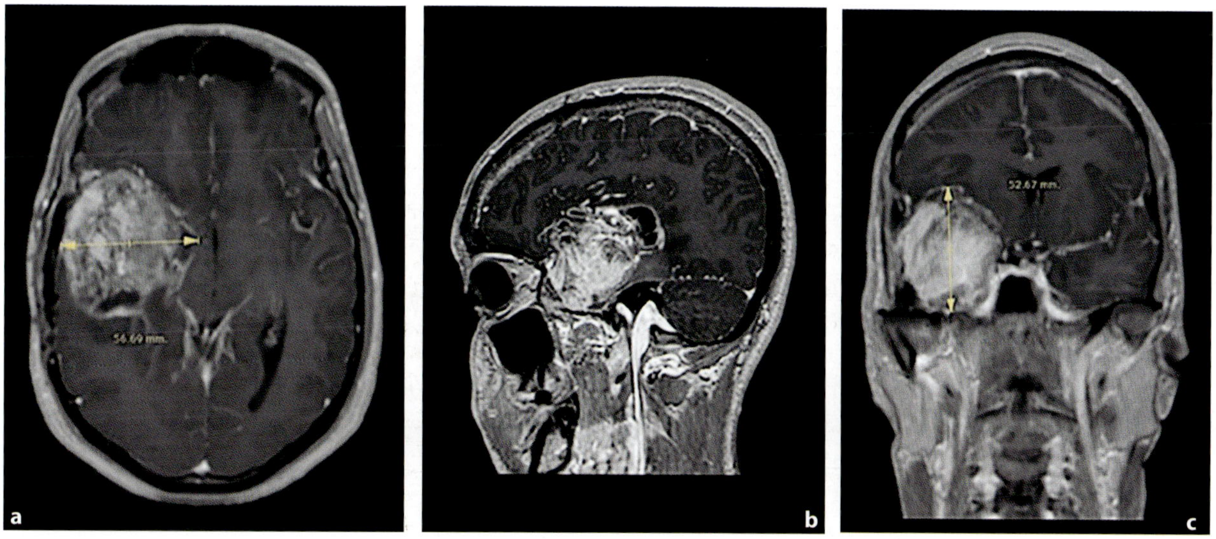

Figura 12.3 a-c Cortes T1 con contraste axial, sagital y coronal, respectivamente. Se observa una extensa lesión heterogénea en la región temporal derecha sólida, que realza contraste irregularmente. La imagen corresponde a un ganglioglioma con transformación maligna de su componente glial (glioblastoma).

tumor disembrioplásico neuroepitelial (TND) y oligondendroglioma. En este punto, el diagnóstico histológico es de suma importancia.

Tratamiento

El tratamiento de elección es el quirúrgico,[23] la resección completa otorga la mayor sobrevida en la mayoría de los casos;[28] debe plantearse siempre la resección total cuando hay componentes que afirmen la presencia de anaplasia. La radioterapia queda reservada para el caso de resecciones subtotales o en presencia de alto grado histológico. El uso de quimioterapia es controversial, ya que no existen reportes en la bibliografía que demuestren un claro beneficio, por lo que su uso queda relegado a pacientes con lesiones irresecables que presentaron progresión luego de la radioterapia. A pesar de esto, en general, su comportamiento es benigno y de buen pronóstico con una sobrevida a los 7,5 años del 98%.[23, 28]

Neurocitoma central

Introducción

El neurocitoma central (NC) fue agregado como una entidad separada a la clasificación de la Organización Mundial de la Salud en 1993 y el neurocitoma extraventricular recientemente en el 2007. Representan aproximadamente el 50% de los tumores intraventriculares en adultos, pero solo del 0,1% al 0,5% de los tumores del SNC, y son más frecuentes en asiáticos.[29] Generalmente, se presenta en niños y adultos jóvenes durante la tercera década de la vida aunque un 20% de los casos afectan a menores de dieciocho años.[30] En general, estos tumores se localizan en los ventrículos laterales, próximos al foramen de Monro, pero se han descrito neurocitomas extraventriculares.[31, 32]

Diagnóstico

Por tratarse de tumores intraventriculares, las manifestaciones clínicas se deben al aumento de la presión intracraneal en forma directa o indirecta, por hidrocefalia. En la TC se observan como una lesión expansiva isodensa de aspecto uninodular o multinodular, generalmente localizada en los ventrículos laterales o el tercer ventrículo, que presenta realce homogéneo tras la inyección de contraste. En la RM, estos tumores no presentan signos típicos y son lesiones sólidas isointensas con la sustancia gris cortical en T1 y T2 asociadas habitualmente a un refuerzo poscontraste; además, es común encontrar degeneración quística, calcificaciones y edema perilesional. El patrón espectroscópico presenta disminución de la relación N-acetil aspartato/colina y aumento de colina/creatina (Figura 12.4).[33] Microscópicamente, se observan células redondas u ovoides en una matriz fibrilar y halos perinucleares que obligan a hacer diagnóstico diferencial con los oligodendrogliomas. Con técnicas de inmunohistoquímica se obtiene positividad para sinaptofisina, S-100, Leu-7 y enolasa neuronoespecífica. Los diagnósticos diferenciales a plantearse son con meningioma, ependimoma, subependimoma, oligodendroglioma intraventricular, tumor de células germinales, etc.

Tratamiento

El tratamiento de elección es la cirugía tendiente a la resección total. La radioterapia adyuvante, en algunos casos, ha presentado mejores resultados a largo plazo.[34] En una revisión de retrospectiva de 438 pacientes tratados con sus autores concluyen que la radioterapia solamente debe utilizarse en casos de resecciones subtotales o tumores anaplásicos.[35] Las localizaciones extraventriculares y el alto grado histológico son factores de mal pronóstico.[29]

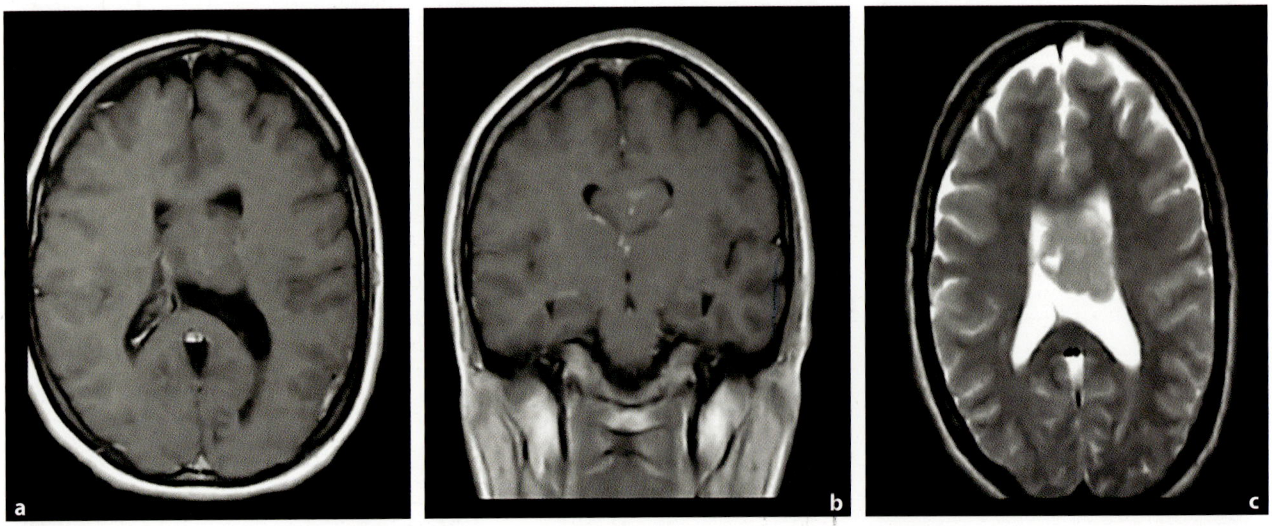

Figura 12.4 a, b Corte axial y sagital T1 con contraste. **c** Corte axial T2. Se observa una lesión en el ventrículo lateral, de aspecto sólida. Presenta realce tenue con la inyección de gadolíneo y se comporta hiperintensa en T2. Estas características son compatibles con neurocitoma central.

Tumor disembrioplásico neuroepitelial

Introducción

Se trata de tumores benignos generalmente supratentoriales de localización cortical, descritos por Daumas-Duport en 1993.[36] A partir de ese momento, han sido incorporados como parte de los tumores glioneuronales a la clasificación de tumores cerebrales de la Organización Mundial de la Salud como grado I. Son tumores que afectan en general a menores de diecinueve años y tienen ligera preponderancia en el sexo masculino; no parece haber predisposición genética ni racial. Su localización típica es en el lóbulo temporal.

Diagnóstico

Su mayor incidencia se da en los adultos jóvenes con historia de epilepsia refractaria. Los pacientes suelen presentarse con convulsiones y cefalea. Los signos de hipertensión endocraneal son raros. En la TC, se observa la presencia de lesiones expansivas seudoquísticas hipodensas localizadas en el lóbulo temporal aunque también pueden localizarse en el lóbulo frontal, parietal u occipital, y se han descrito casos de localización insular y en tronco cerebral.[37] En la RM de encéfalo, son lesiones hipointensas en T1 e hiperintensas en T2 que se comportan en forma heterogénea, con captación variable del contraste y pueden observarse tabiques intratumorales[38] (Figura 12.5). Se pueden encontrar además calcificaciones intratumorales. Una característica significativa es la ausencia de efecto de masa. Se ha descrito un halo hiperintenso en el FLAIR.[39] El tumor se puede visualizar y diferenciar del parénquima normal. Presenta límites bien demarcados en la mayoría de los casos. La consistencia es heterogénea, debido a que un 40% aproximadamente es de tipo quístico. A la microscopia convencional, se observa el componente glioneuronal mimetizando un oligodendroglioma asociado a una displasia cortical. Entre las entidades con las que se debe diferenciar se encuentran el ganglioglioma, el oligoastrocitoma mixto y el hamartoma.

Tratamiento

El tratamiento de elección es el quirúrgico con el objeto de controlar la epilepsia refractaria, ya que resultan lesiones estables en el tiempo. La realización de una biopsia estereotáxica puede generar un falso diagnóstico, debido a que la muestra pequeña puede confundirse con oligodendroglioma. Las recurrencias o aparición de nuevas áreas con realce poscontraste requieren un seguimiento estrecho, debido a la posible pero rara transformación maligna.[38] La radioterapia no da ningún beneficio y no existen reportes del uso de la quimioterapia.[40]

Tumores neuroepiteliales infrecuentes o de origen incierto.

Astroblastoma

Introducción

Constituye entre el 0,45% y el 2,8% de todos los gliomas; el más frecuente aparece en las primeras tres décadas de la vida sin predilección por raza y con ligera predilección por el sexo femenino de acuerdo con reportes recientes.[41, 42] Las primeras descripciones fueron atribuidas a Bailey y Bucy en el año 1930.[43] La localización más frecuente es córtico-subcortical en los lóbulos frontal y parietal, la tercera localización más frecuente

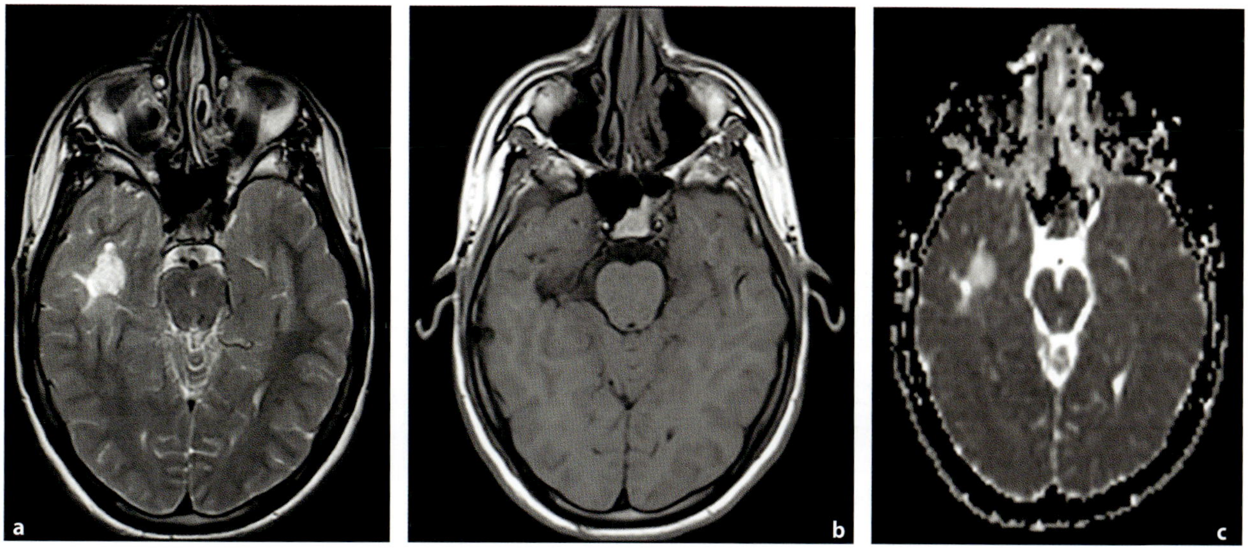

Figura 12.5 a-c Se observan cortes axiales de resonancia en secuencia T2, T1 y ADC respectivamente. En la región temporal basal derecha se identifica una lesión hipointensa en T1 e hiperintensa en T2 que facilita la difusión en ADC, que corresponde a un tumor neuroepitelial disembrioplásico.

es el lóbulo temporal aunque se han descrito casos en otras localizaciones, como el tronco cerebral.[44] Si bien su origen es incierto, se cree que estos tumores derivan de precursores de la astroglía; otras líneas de investigación apuntan a un proceso de desdiferenciación de los astrocitos adultos.

Diagnóstico

Los síntomas más frecuentes son las convulsiones y la cefalea, seguidos por cambios en la personalidad. En cuanto a sus características en los estudios por imágenes, estos tumores no presentan patrones propios: se caracterizan como lesiones sólidas superficiales polilobuladas asociadas a quistes con realce homogéneo de contraste y edema vasogénico, pueden presentar muchos quistes que dan imágenes de múltiples burbujas en la RM. Son hipointensos en T1 e hiperintensos en T2 y FLAIR. Presentan con frecuencia calcificaciones intratumorales sin un patrón característico. Muchas veces es confundido con una lesión extraaxial, por lo que, generalmente, presentan buen plano de fragmentación. El diagnóstico anatomopatológico es complejo, dada la similitud con tumores astrocíticos y ependimomas.[45] Macroscópicamente son lesiones sólido-quísticas bien circunscriptas de tamaño y consistencia variable, de color rosado-parduzco. Microscópicamente son células típicamente elongadas que presentan prolongaciones fusiformes que forman seudorrosetas perivasculares. Presentan pleomorfismo nuclear de leve a moderado, asociado con escasa actividad mitótica. Existe, sin embargo, una variedad de alto grado que presenta atipias, mitosis, necrosis y angiogénesis. Según últimos reportes, la mitad de estos tumores son de alto grado. En las pruebas de inmunohistoquímica, presenta positividad extensa a vimentina, S-100, antígeno de la membrana epitelial y a la enolasa neuronoespecífica, pero escasa positividad a la GFAP. Ante estas características, se deben plantear diversos diagnósticos diferenciales, sobre todo con aquellos gliomas formadores de seudorrosetas, como el astrocitoma gemistocítico, el ependimoma, y algunas metástasis, como las de carcinoma, melanoma y sarcomas.

Tratamiento

El tratamiento ideal es la resección completa, que es posible, debido al buen plano aracnoidal, y se logra en aproximadamente el 70% de los casos.[41] La radioterapia estaría indicada en pacientes con tumores anaplásicos. Algunos reportes refieren mejores resultados cuando la exéresis es completa y se agrega radioterapia.[45-47] El pronóstico depende del grado histológico.

Astrocitoma subependimario de células gigantes

Introducción

La inactivación de genes supresores de tumores (TSC1 y TSC2), se asocia a la esclerosis tuberosa (ET), una afección genética autosómica dominante con una frecuencia en la población general de 1/6000. Los individuos que la padecen tienen mayor riesgo de desarrollar tumores.[48]

Los pacientes con ET suelen tener nódulos subependimarios, que pueden tener calcio o bien captar contraste.[49] Entre un 5% y un 20% de los pacientes con ET desarrollan tumores cerebrales de bajo grado, conocidos como "astrocitomas subependimarios de células gigantes", originados en los nódulos subependimarios ya descritos. Estos tumores suelen aparecer en la zona del foramen de Monro y pueden ser unilaterales o bilaterales, son de lento crecimiento y puede producir hidrocefalia por obstrucción de la circulación del líquido cefalorraquídeo.

Son más frecuentes en el sexo masculino y la edad media de aparición de acuerdo con los reportes existentes es a los once años.[50]

Diagnóstico

El diagnóstico se realiza en función de la enfermedad de base y la presencia de hipertensión intracraneal secundaria a hidrocefalia. Es recomendable para los pacientes con ET realizar RM de encéfalo cada uno a tres años y, si se observa crecimiento de un nódulo subependimario, el intervalo de la RM debe acortarse.

En la RM de encéfalo, se observa una lesión intraventricular isointensa en T1 e hiperintensa en T2 que realza con el contraste y puede presentar calcificaciones. Es posible hallar nódulos subependimarios, túberes, desorganización de la corteza cerebral y dilatación ventricular. El astroctioma subependimario se presenta como una lesión bien circunscripta de color rosado, debido a su vascularización. No es infrecuente su asociación con focos de hemorragia. Microscópicamente se observan las células gigantes dentro de los túberes corticales, con amplio citoplasma eosinófilo; pueden encontrarse áreas de necrosis y de mitosis que se asocian a un peor pronóstico. Mediante estudios de inmunohistoquímica se observa positividad para la GFAP y S-100. Entre los diagnósticos diferenciales se deben distinguir de los ependimomas, subependimomas, neuroblastomas, oligodendrogliomas, astrocitomas y meningiomas. El diagnóstico es sencillo, debido al antecedente de ET y la localización intraventricular de las lesiones.

Tratamiento

Las recomendaciones de tratamiento para estos tumores es la observación estricta con imágenes y clínica; si aparecen síntomas de hidrocefalia, como cefalea náuseas vómitos, y crecimiento tumoral en las imágenes, la exéresis completa o subtotal es adecuada para controlar los síntomas.[51] El tratamiento de la hidrocefalia con una válvula de derivación constituye otra opción cuando la resección total no es posible.

Glioma angiocéntrico

Introducción

El glioma angiocéntrico es un tumor relativamente nuevo, agregado a la clasificación de la OMS en el 2007.[52] Si bien existen pocos casos descritos a la fecha, se trata de tumores supratentoriales de lento crecimiento muy parecidos en las imágenes a los astrocitomas de bajo grado.[53]

Diagnóstico

La mayor incidencia se da en adultos jóvenes con largo historial de epilepsia refractaria. En la RM de encéfalo se observan lesiones hiperintensas en T2 y en FLAIR de localización cortical, que presentan mamelones que pueden extenderse hacia los ventrículos con escaso o nulo realce tras la administración de contraste. Este hallazgo es patognomónico de este tipo de tumores.[54] Histológicamente los tumores se componen de células monomórficas con una orientación notablemente perivascular con reacción positiva variable a la GFAP y al antígeno de membrana epitelial.

Tratamiento

El tratamiento de elección es quirúrgico y la exéresis total puede significar la cura.[54, 55]

Glioma cordoide del tercer ventrículo

Introducción

El glioma cordoide del tercer ventrículo (GCTV) es un tumor extremadamente infrecuente con un componente glial y otro cordoide. Brat y cols. fueron quienes inicialmente lo describieron en 1998.[56] Es considerado un tumor de bajo grado por la OMS (grado II). Se manifiesta en adultos, con una edad media de presentación de 45 años y una preponderancia en el sexo femenino de 2 a 1.

Diagnóstico

Son tumores con forma ovoidea, bien delimitados y generalmente ubicados en el sector anterior del tercer ventrículo, están separados de la hipófisis, invaden el hipotálamo y desplazan hacia atrás el tallo pituitario, esto resulta de utilidad para diferenciarlos de los hamartomas hipotalámicos.[57] En la RM, son isointensos en T1 y captan el contraste en forma homogénea, suelen ser sólidos y en pequeño porcentaje presentan áreas quísticas. En la TC, son hiperdensos con captación homogénea del contraste. Se han descrito calcificaciones en su interior. Deben diferenciarse de otros tumores intraventriculares, como el ependimoma, el craneofaringioma, meningioma, neurocitoma, etc. Se caracterizan clínicamente por presentar síntomas y signos de hidrocefalia. Cuando la extensión supraselar es importante puede afectar al vía óptica o producir disfunción hipotálamo-hipofisaria.

Tratamiento

El tratamiento es quirúrgico siempre que la localización lo permita.[58] No se han reportado recidivas posteriores a resecciones completas.[59] La utilidad de la radio y quimioterapia en pacientes con resecciones parciales no puede determinarse, debido al bajo número de pacientes reportados. Debido a su localización, la resección completa presenta alta morbimortalidad.[58]

Pituicitomas

Introducción

Los pituicitomas son tumores gliales de bajo grado que derivan de células denominadas pituicitos, que rodean a los axones que transportan las hormonas secretadas por la neurohipófisis. Si bien durante mucho tiempo fueron confundidos con adenomas hipofisarios, estas lesiones tienen su origen en la porción posterior de la glándula. Debido a su reciente reclasificación y a su frecuente confusión con otras lesiones la incidencia exacta de esta patología es difícil de conocer y las publicaciones que lo reportan como tal son escasas, con alrededor de sesenta casos publicados.[60]

Diagnóstico

Aparecen como lesiones expansivas que nacen en la silla turca y se expanden con un patrón idéntico al de los adenomas. Producen clínica por compresión de la vía óptica y una hemianopsia progresiva. Además, los pacientes pueden desarrollar hiperprolactinemia por compresión del tallo pituitario, así como hipofunción hipofisaria.[61] La localización de este tumor puede ser intraselar, supraselar y paraselar. Esto es importante, ya que otras lesiones infrecuentes, como son el oncocitoma de células fusiformes o el tumor de célula granular, no se han encontrado nunca en una localización intraselar pura. En la TC suelen ser sólidos, hiperdensos y con un gran realce homogéneo tras la inyección de contraste. En la RM son isointensos en T1 e hiperintensos en T2, con un importante realce poscontraste dada por su extensa vascularización. En otras palabras, no existen diferencias con la imagen de un adenoma con la posible excepción del realce.[62] Sin embargo, se pueden observar signos que diferencian estas lesiones de los tumores derivados de la adenohipófisis: una clara separación del tumor de la glándula hipofisaria y el realce del tallo hipofisario que se puede traducir en un crecimiento a través de él, este fenómeno también se da en patología inflamatoria, como sarcoidosis y tuberculosis. La diferenciación con un adenoma es importante, ya que, debido a la extensa irrigación de los pituicitomas, la embolización preoperatoria y un abordaje transcraneal pueden ser de elección.

Tratamiento

La exéresis completa aparenta ser el tratamiento de elección, ya que las pocas recidivas se produjeron en pacientes con resecciones parciales. Como dijimos antes, la diferenciación con tumores más frecuentes de la región es relevante, ya que la vía de abordaje de estas lesiones es preferentemente transcraneal por tratarse de tumores duros y de gran vascularización.

Tumor formador de rosetas de IV ventrículo

Introducción

Se trata de un tumor glioneuronal de muy rara aparición; fue incluido en la clasificación de la OMS del 2007 a partir de una serie de once pacientes, luego de la cual solo veinte casos más fueron publicados. Estas lesiones aparecen en la fosa posterior en la línea media e histológicamente se caracterizan por presentar la formación de rosetas asociadas a un componente astrocítico.[63] La edad de presentación es entre 12 y 59 años y es prevalente en adultos jóvenes (media de 31,9 años), la relación hombre-mujer es de 1: 2,1.[64]

Diagnóstico

Los síntomas de presentación más comunes son la cefalea, la ataxia y el vértigo. Estos aparecen de forma insidiosa y, excepto los casos de hidrocefalia aguda, evolucionan de forma crónica a medida que el volumen tumoral aumenta. La RM muestra un tumor isointenso o hipointenso en T1, hiperintenso en T2 con un grado variable de realce tras la inyección de contraste. El 50% de los casos reportados tienen un componente quístico y es frecuente la aparición de lesiones satélites. Histológicamente presenta rosetas neurocíticas y seudorrosetas alrededor de los vasos. Los diagnósticos diferenciales son el astrocitoma pilocítico, el oligodendroglioma, el TND y el neurocitoma. El astrocitoma pilocítico es probablemente el tumor más difícil de diferenciar, ya que comparte localización y características radiológicas; histológicamente, sin embargo, son muy diferentes, ya que el astrocitoma pilocítico no presenta las características rosetas. El resto de los diagnósticos diferenciales pueden ser histológicamente similares, pero su localización es supratentorial.[65]

Tratamiento

El tratamiento es quirúrgico y la radioterapia no es de utilidad. La posibilidad de resecarlos completamente depende de la invasión de estructuras nobles del tronco, que haría de una resección total un procedimiento con alta morbilidad. Es un tumor de comportamiento poco agresivo e, incluso, las resecciones subtotales parecen controlar la enfermedad.[66]

Bibliografía

1 Wisoff JH, Boyett JM, Berger MS, et al. Current neurosurgical management and the impact of the extent of resection in the treatment of malignant gliomas of childhood: a report of the Children's Cancer Group trial no. CCG-945. J Neurosurg 1998; 89: 52-9.

2 Tihan T, Fisher PG, Kepner JL, et al. Pediatric astrocytomas with monomorphous pilomyxoid features and a less favorable outcome. J Neuropathol Exp Neurol 1999; 58: 1061-8.

3 Komotar RJ, Mocco J, Jones J, et al. Pilomyxoid astrocytoma: diagnosis, prognosis, and management, Neurosurg Focus 2005; 18(6): 7.

4 Komotar RJ, Carson BS, Rao C, et al. Pilomyxoid astrocytoma of the spinal cord: report of three cases. Neurosurgery 2005; 56: 191.

5 Brown MT, Friedman HS, Oakes WJ, et al. Chemotherapy for pilocytic astrocytomas. Cancer 1993; 71: 3165-72.

6 Rilliet B, Vernet O. Gliomas in children: a review. Childs Nerv Syst 2000; 16: 735-41.

7 Cohen KJ, Broniscer A, Glod J. Pediatric glial tumors. Curr Treat Options Oncol 2001; 2: 529-36.

8 Kepes JJ, Rubinstein LJ, Eng LF. Pleomorphic xanthoastrocytoma: A distinctive meningocereberal glioma of young subjects with relatively favorable prognosis. A study of 12 cases. Cancer 1979; 44:1839-52.

9 Kubicky CD, Sahgal A, Chang EL, Lo S. Rare primary central nervous system tumors Rare Tumors 2014; 6(3): 5449.

10 Lim S, Kim JH, Kim SA, et al. Prognostic factors and therapeutic outcomes in 22 patients with pleomorphic xanthoastrocytoma. J Korean Neurosurg Soc 2013; 53(5): 281-7.

11 Gallo P, Cecchi PC, Locatelli F, et al. Pleomorphic xanthoastrocytoma: long-term results of surgical treatment and analysis of prognostic factors. Br J Neurosurg 2013; 27(6): 759-64.

12 Stroebe H . Ueber Entstehung und Bau der Gehirnglioma. Beitr Pathol Anat Allg Pathol 1895; 19: 405-86.

13 Cerda-Nicolas M, Kepes J. Gliofibromas (including malignant forms) and gliosarcomas: a comparative study and review of literature. Acta Neuropathol 1993; 85: 349-61.

14 Lutterbach J, Guttenberger R, Pagenstecher A. Gliosarcoma: a clinical study. Radiother Oncol 2001; 61: 57-64.

15 Miller C, Perry A Glioblastoma: morphologic and molecular genetic diversity. Arch Pathol Lab Med 2006; 131: 397-406.

16 Parekh H, O'Donovan DG, Sharma RR, et al. Primary cerebral gliosarcoma: report of 17 cases. Br J Neurosurg 1995; 9: 171-8.

17 Perry J, Ang LC, Bilbao JM, et al Clinicopathologic features of primary and postirradiation cerebral gliosarcoma. Cancer 1995; 75: 2910-8.

18 Machuca T, Prevedello DM, Pope LZ, et al. Gliosarcoma: report of four cases with immunohistochemical findings. Arq Neuropsiquiatr 2004; 62: 608-12.

19 Yokoyama H, Ono H, Mori K, et al. Extracranial metastasis of glioblastoma with sarcomatous component. Surg Neurol 1985; 24: 641-5.

20 Rodriguez F, Scheithauer BW, Jenkins R, et al. Gliosarcoma arising in oligodendroglial tumors ("oligosarcoma"): a clinicopathologic study. Am J Surg Pathol 2007; 31: 351-62.

21 Kaye AH, Laws ER. Brain tumors: an encyclopedic approach. Edinburgh: Churchill Livingstone, 1995.
22 Miller G, Towfighi J, Page RB. Spinal cord ganglioglioma presenting as hydrocephalus. J. Neurooncol 1990; 9: 147-52.
23 Bendersky D, Tedesco N, Christiansen S, et al. Epilepsy due to a temporal ganglioglioma and its subsequent malignant transformation into a primitive neuroectodermal tumor. Surg Neurol Int 2012; 3:79.
24 Diepholder HM, Schwechheimer K, Mohadjer M, et al. A clinicopathologic and immunomorphologic study of 13 cases of ganglioglioma. Cancer 1991; 68: 2192-201.
25 Castillo M, Davis PC, Takei Y, et al. Intracranial ganglioglioma: MR, CT, and clinical findings in 18 patients. AJNR Am J Neuroradiol 1990; 11: 109-14.
26 Zhang D, Henning TD, Zou LG, et al. Intracranial ganglioglioma: clinicopathological and MRI findings in 16 patients. Clin Radiol 2008; 63: 80-91.
27 Im SH, Chung CK, Cho BK, et al. Intracranial ganglioglioma: preoperative characteristics and oncologic outcome after surgery. J Neurooncol 2002; 59: 173-83.
28 Luyken C, Blumcke I, Fimmers R, et al. Supratentorial gangliogliomas: histopathologic grading and tumor recurrence in 184 patientes with a median follow-up of 8 years. Cancer 2004; 101(1): 146.
29 Patel DM, Schmidt RF, Liu JK. Update on the diagnosis, pathogenesis and treatment strategies for central neurocytoma. J Clin Neurosci 2013; 20(9): 1193-9.
30 Schmidt MH, Gottfried ON, von Koch CS, et al. Central neurocytoma: a review J Neurooncol 2004; 66: 377-84.
31 Kerkovsky M, Zitterbart K, Svoboda K, et al. Central neurocytoma: the neuroradiological perspective. Childs Nerv Syst 2008; 24: 1361-9.
32 Yang GF, Wu SY, Zhang LJ, et al. Imaging findings of extraventricular neurocytoma: report of 3 cases and review of the literature. Am J Neuroradiol 2009; 30: 581-5.
33 Chuang MT, Lin WC, Tsai HY, et al. 3-T proton magnetic resonance spectroscopy of central neurocytoma: 3 case reports and review of the literature. J Comput Assist Tomogr 2005; 29: 683-8.
34 AS, Menon G, Easwer HV, Nair S. Extraventricular neurocytoma, a comprehensive review. Acta Neurochir (Wien) 2014; 156(2): 349-5.
35 Rades D, Fehlauer F, Schild SE, et al. Treatment of atypical neurocytomas. Cancer 2004; 100: 814-7.
36 Daumas-Duport C.: Dysembryoplastic neuroepithelial tumours. Brain Pathol 1993; 3: 283-95.
37 O'Brien DF, Farrell M, Delanty N, et al. The Children's Cancer and Leukaemia Group guidelines for the diagnosis and management of dysembryoplastic neuroepithelial tumours. Br. J. Neurosurg 2007; 21: 539-49.
38 Ray WZ, Blackburn SL, Casavilca-Zambrano S, Barrionuevo C, et al. Clinicopathologic features of recurrent dysembryoplastic neuroepithelial tumor and rare malignant transformation: a report of 5 cases and review of the literature. J Neurooncol 2009; 94(2): 283-92.
39 Parmar HA, Hawkins C, Ozelame R, et al. Fluid-attenuated inversion recovery ring sign as a marker of dysembryoplastic neuroepithelial tumors. J. Comput. Assist. Tomogr 2007; 31: 348-53.
40 Daumas-Duport C, Scheithauer BW, Chodkiewicz JP, et al. Dysembryoplastic neuroepithelial tumor: a surgically curable tumor of young patients with intractable partial seizures. Report of thirty-nine cases. Neurosurgery 1988; 23: 545-56.
41 de la Garma VH, Arcipreste AA, Vazquez FP, et al. High-grade astroblastoma in a child: Report of one case and review of literature. Surg Neurol Int 2014; 5: 111.
42 Husain AN, Leestma JE. Cerebral astroblastoma: immunohistochemical and ultrastructural features. Case report. J. Neurosurg 1986; 64: 657-61.
43 Bailey P, Bucy PC. Astroblastomas of the brain. Acta Psychiatr Neurol 1930; 5: 439-61.
44 Notarianni C, Akin M, Fowler M, et al. Brainstem astroblastoma: a case report and review of the literature. Surg. Neurol 2008; 69: 201-5.
45 Agarwal V, Mally R, Palande D, Velho V. Cerebral astroblastoma: a case report and review of literatura. Asian J Neurosurg 2012; 7(2): 98-100.
46 Caroli E, Salvati M, Esposito V, et al. Cerebral Astroblastoma. Acta Neurochir (Wien) 2004; 146: 629-33.
47 Bonin JM, Rubinstein LJ. Astroblastomas: apathological study of 23 tumors, with a postoperative follow-up in 13 patients. Neurosurgery 1989; 25: 6-13.
48 Osborne JP, Fryer A, Webb D. Epidemiology of tuberous sclerosis. Ann NY Acad Sci 1991; 615: 125-7.
49 Goh S, Butler W, Thiele EA. Subependymal giant cell tumors in tuberous sclerosis complex. Neurology 2004; 63(8): 1457-61.
50 Cuccia V, Zuccaro G, Sosa F, et al. Subependymal giant cell astrocytoma in children with tuberous sclerosis. Childs Nerv Syst 2003; 19(4): 232-43.
51 Nagib MG, Haines SJ, Erickson DL, Mastri AR. Tuberous sclerosis: a review for the neurosurgeon. Neurosurgery 1984; 14(1): 93-8.
52 Brat DJ, Scheithauer BW, Fuller GN, Tihan T. Newly codified glial neoplasms of the 2007 WHO classification of tumors of the central nervous system: angiocentric glioma, pilomyxoid astrocytoma and pituicytoma. Brain Pathol 2007; 17: 319-24.
53 Wang M, Tihan T, Rojiani AM, et al. Monomorphous angiocentric glioma: a distinctive epileptogenic neoplasm with features of infiltrating astrocytoma and ependymoma. J Neuropathol Exp Neurol 2005; 64: 875-81.
54 Shakur SF, McGirt MJ, Johnson MW, et al. Angiocentric glioma: a case series. J Neurosurg Pediatr 2009; 3(3): 197-202.
55 Chen G, Wang L, Wu J, et al. Intractable epilepsy due to angiocentric glioma: a case report and m inireview. Exp Ther Med 2014; 7(1): 61-5.
56 Castellano-Sanxhez AA, Recine MA, Restrepo R, et al Choroid Tumor: a novel tumor of the third ventricle. Ann Diagn Pathol 2000; 4: 373-8.
57 Grand S, Pasquier B, Gay E, et al. Chordoid gliomoa of the third ventricle: Ct and MRI, including perfusion data. Naurorradiology 2002; 44: 842-6.
58 Vanhauwaert DJ, Clemente F, Van Dorpe J, Deruytter MJ. Chordoid glioma of the third ventricle. Acta Neurochir (Wien) 2008; 150(11): 1183.
59 Raizer JJ, Shetty T, Gutin PH, et al. Chordoid glioma:report of a case with unusual histologic features, ultrastructural study and review of the literatura. J Neuro Oncol 2003; 63: 39-47.

60 Chu J, Yang Z, Meng Q, Yang J. Pituicytoma: case report and literature review. Br J Radiol 2011; 84: 55-7.
61 Covington MF, Chin SS, Osborn AG. Pituicytoma, spindle cell oncocytoma, and granular cell tumor: clarification and meta-analysis of the world literature since 1893. AJNR Am J Neuroradiol 2011; 32: 2067-72.
62 Hammoud DA, Munter FM, Brat DJ, et al Magnetic resonance imaging features of pituicytomas: analysis of 10 cases. J Comput Assist Tomogr 2010; 34: 757-61.
63 Figarella-Branger D, Soä ylemezoglu F, Burger PC: Central neurocytoma and extraventricular neurocytoma. in: Louis DN, Ohgaki H, Wiestler OD, Cavenee WK (eds.). WHO Classification of Tumours of the Central Nervous System (4º ed.). Lyon: IARC Press, 2007; p. 106-9.
64 Komori T, Scheithauer BW, Hirose T. A rosette-forming glioneuronal tumor of the fourth ventricle: infratentorialNeurol Med Chir (Tokyo) 50, March, 2010 RGNT of the Fourth Ventricle form of dysembryoplastic neuroepithelial tumor? Am J Surg Pathol 2002; 26: 582-91.
65 Joseph V, Wells A, Kuo YH, et al. The `rosette-forming glioneuronal tumor' of the fourth ventricle. Neuropathology 2009; 29: 309-14.
66 Tan CC, Gonzales M, Veitch A. Clinical implications of the infratentorial rosette-forming glioneuronal tumor: case report. Neurosurgery 2008; 63: 175-6.

13

Gliomas espinales

Pablo Jalón • Alfredo Guiroy • Juan José Mezzadri

Introducción

Habitualmente los tumores espinales se dividen en extradurales (55%), intradurales extramedulares (40%) e intramedulares (5%). Algunos autores también proponen como una variedad aparte a los tumores que se encuentran en el cono medular y el filum terminal (*filum terminale*).

Los tumores intramedulares (TIM) son tumores infrecuentes. Representan solo un 5%-10% de todas las neoplasias del sistema nervioso central (SNC), y son diez veces menos frecuentes que los tumores intracraneales, con una incidencia de 3-10/100 000 habitantes.[1, 2] Si bien estos tumores son raros, los más frecuentes son los gliomas, que toman relevancia, debido a la gran morbilidad, discapacidad y mortalidad que generan, por dañar una estructura tan noble y sensible, como es la médula espinal.

Con el advenimiento y masificación de la resonancia magnética (RM), actualmente se diagnostican cada vez más TIM poco sintomáticos o asintomáticos, lo cual nos permite en algunos casos la oportunidad de realizar un diagnóstico y tratamiento precoz.

El objetivo de este capítulo es presentar los gliomas intramedulares y describir desde su epidemiología y clasificación hasta los distintos tratamientos y su pronóstico.

Epidemiología y clasificación

Los gliomas espinales (GE) son las neoplasias intramedulares más frecuentes, aproximadamente un 80%.[3] La relación entre tumores de bajo y alto grado de malignidad es de 3:1. En la población adulta el más frecuente es el ependimoma (50%-60%), mientras que en la población infantil el más frecuente es el astrocitoma (60%). Se dan más en hombres jóvenes de raza blanca y la edad promedio de presentación de los GE es de 38 ± 17 años.

En los GE se utiliza la misma clasificación que en los gliomas intracraneales (OMS 2007) (Tabla 13.1).[4] A su vez, cada uno de estos tumores se clasifica en diferentes grados de malignidad basándose en el grado de proliferación celular, presencia de atipias, necrosis y número de mitosis.

El diagnóstico histopatológico es de vital importancia, pues es el principal factor que determina la resecabilidad, la necesidad de tratamiento adyuvante, la morbilidad y la sobrevida.

Ependimomas

Son los GE más frecuentes, entre el 37% y el 60% de todos los TIM en adultos y el 30% en niños. Tienen un pico de incidencia entre la cuarta y la quinta década de la vida.[5] Afectan más a la médula cervical y luego a la región dorsal alta. Al proceder de células ependimarias, suelen ser tumores centrales, aunque al crecer pueden abarcar todo el tamaño del canal espinal. Si bien no son tumores encapsulados, son bien circunscriptos, no infiltran el parénquima adyacente, histológicamente suelen ser benignos y de crecimiento lento.

La histología varía desde subtipos benignos, como el celular o el tanicítico (OMS grado II) y mixopapilar (OMS grado I), con muy buen pronóstico, hasta variedades anaplásicas (OMS grado III) con un comportamiento más agresivo y mal pronóstico. La diseminación metastásica es infrecuente y la alteración del cromosoma 22 se relaciona con la neurofibromatosis tipo 2.

Tabla 13.1 Versión modificada y reducida de la clasificación de la OMS de tumores espinales[4]

Tumores neuroepiteliales	Grado de OMS
Tumores astrocíticos (gliales)	
Astrocitoma pilocítico	I
Xantoastrocitoma pleomórfico	II
Astrocitomas fibrilares	II
Astrocitomas anaplásicos	III
Glioblastoma multiforme	IV
Tumores oligodendrogliales	
Oligodendroglioma	II
Oligodendroglioma anaplásico	III
Tumores de células ependimarias	
Ependimoma	II
Ependimoma mixopapilar	I
Subependimoma	I
Gliomas mixtos	
Oligoastrocitoma mixto	II
Oligoastrocitoma anaplásico	III
Tumores neuronales y mixtos glioneurales	
Gangliocitoma	I
Ganglioglioma	I-II
Ganglioglioma anaplásico	III
Tumor neuronal disembrioplásico	I
Paraganglioma	I
Ganglioglioma infantil desmoplásico	I

Ependimoma mixopapilar

Son los tumores más comunes del cono medular y del filum terminal (90%). Son más frecuentes en hombres, con un pico de incidencia a los cuarenta años. Son tumores de crecimiento local, que rara vez dan diseminaciones al pulmón o los ganglios linfáticos. El síntoma más común de presentación es el dolor, aunque un 25% debutan con un síndrome de cauda equina.

Subependimomas

Son tumores raros que aparecen con más frecuencia en la región intracraneal, cerca de las paredes de los ventrículos laterales o del cuarto ventrículo. En la médula, son más frecuentes en hombres y afectan el segmento cervical. Suelen ser invasivos e infiltran los cordones posteriores.[6]

Astrocitomas

Son los TIM más frecuentes en pediatría, el 90% en menores de diez años y el 60% en adolescentes[7] y los segundos más frecuentes en los adultos (del 36% al 45%) especialmente antes de los treinta años. Se subclasifican en astrocitomas de bajo grado de malignidad (pilocítico y fibrilares) y de alto grado de malignidad (astrocitoma anaplásico y glioblastoma multiforme). La gran mayoría de los astrocitomas en adultos son fibrilares, con un 75% a un 80% de bajo grado[8] y, en pediatría, el porcentaje llega al 90%.

El grado de malignidad, junto con la edad joven y la magnitud de la resección han sido identificados como factores pronósticos significativos.[9] La médula dorsal se afecta con más frecuencia, seguida de la cervical, con compromiso de múltiples segmentos y en su máxima expresión se describen los tumores holomedulares. Suelen ser tumores hipercelulares, grandes, sin márgenes evidentes, de naturaleza infiltrante, que afectan el diámetro completo de la médula, y suelen ser más exofíticos que los ependimomas. El 20% se asocia con la formación de siringe (*syrinx*). El tamaño del tumor no refleja necesariamente su potencial de malignidad. Y está descripta la asociación con la enfermedad de von Recklinghausen o neurofibromatosis tipo 1.

Los astrocitomas de grado III y IV, a diferencia de los craneales, son raros y representan un 7,5% de todos los GE[10] y de un un 15% a un 25% de todos los astrocitomas, pero con el mismo mal pronóstico, de 6 a 72 meses de sobrevida desde el diagnóstico, según reportan distintos trabajos.[11-14] Un estudio reciente describe una sobrevida global para los astrocitomas de grado 1 a los cinco años del 82%, y del 70%, 28% y 14% para los grado 2, 3 y 4, respectivamente.[9] Solo un 0,2% a un 1,5% son glioblastomas multiformes.[10] Un 60% se ubica en la columna cervical y la unión cervicodorsal y también suelen aparecer en pacientes jóvenes (entre los 35 y 40 años).[15, 16] Están descritas diseminaciones tumorales por el líquido cefalorraquídeo (LCR) hasta en la mitad de los casos reportados y, aunque muy infrecuentes, también metástasis fuera del sistema nervioso.[13, 17] También se encuentran en la bibliografía casos de hidrocefalia comunicante secundaria a estos tumores, descritos entre el 1% y 8% de los TIM. La explicación sugerida responde al compromiso leptomeníngeo tumoral[16] o la hiperproteinorraquia, que ocluiría la circulación del LCR en el espacio subaracnoideo, junto con procesos de aracnoiditis y sangrados tumorales.[18, 10, 19]

Gangliogliomas

Proceden de células neuronales y astrocitos. Son tumores raros, 1,1% de todos los TIM,[20] afecta más comúnmente a la población pediátrica y a ambos sexos por igual.[21] Son lesiones de crecimiento lento y raramente pueden presentar transformación a formas más agresivas, como el ganglioglioma anaplásico.

Presentación clínica

El síntoma inicial suele ser el dolor de espalda, de instalación gradual, que puede estar localizado en la región donde se encuentra el tumor, aunque también puede tener irradiación radicular y suele ser más intenso en la mañana. En etapas más avanzadas aparecen debilidad muscular, trastornos en la sensibilidad y alteraciones en la marcha. No es raro ver escoliosis asociadas, sobre todo en tumores de bajo grado de malignidad. Finalmente, aparecen los trastornos esfinterianos.

La velocidad de progresión de los síntomas tiene una muy buena relación con el grado de malignidad de los GE.[22, 23] Así, los gliomas de bajo grado tardan meses o años en desarrollar síntomas, mientras que los de alto grado debutan con clínica compatible en pocas semanas o meses. El tiempo de progresión de los síntomas también se relaciona con la sobrevida.

Métodos diagnósticos

Ante la sospecha clínica, el método de elección es la RM con contraste endovenoso y sin este. Con una sensibilidad y especificidad de más del 90% para el diagnóstico de los TIM, la RM permite determinar no solo su localización y extensión, sino también realces anómalos, quistes y siringomielia asociadas. En algunos casos, la RM aporta datos que acercan el diagnóstico a etiologías específicas, aunque el diagnóstico de certeza será siempre histopatológico.

Los distintos GE tienen algunas características distintivas en la RM. En ocasiones, como en la neurofibromatosis, ante la evidencia de lesiones craneales, en los ependimomas se recomienda realizar una RM de todo el neuroeje, ya que se ha descrito la diseminación tumoral por el LCR y la presencia de lesiones multifocales.

En la RM, los ependimomas suelen ser isointensos o hipointensos en T1 y pueden presentar señal de hiperintensidad multinodular en el T2. Se acompañan frecuentemente de edema peritumoral, pueden presentar quistes intratumorales y tienen tendencia a la hemorragia, que, en ocasiones, da el "signo de la caperuza" (reborde tumoral hipointenso en T2, que corresponde a una cubierta de hemosiderina residual) (Figura 13.1). Habitualmente refuerzan homogéneamente con el gadolinio, y la mayoría presenta siringes asociadas en los polos craneal o caudal (84%). Kim y cols. determinaron que el factor más distintivo en RM a favor del ependimoma frente al astrocitoma era la presencia de siringohidromielia.[24]

Los ependimomas mixopapilares pueden ser isointensos o hiperintensos en el T1 (por acumulación de mucina) e hiperintensos en el T2 y realzan con el contraste.

Los astrocitomas suelen mostrarse isointensos o hipointensos en el T1 e hiperintensos en el T2, y realzan con el gadolinio en forma heterogénea. Puede existir un

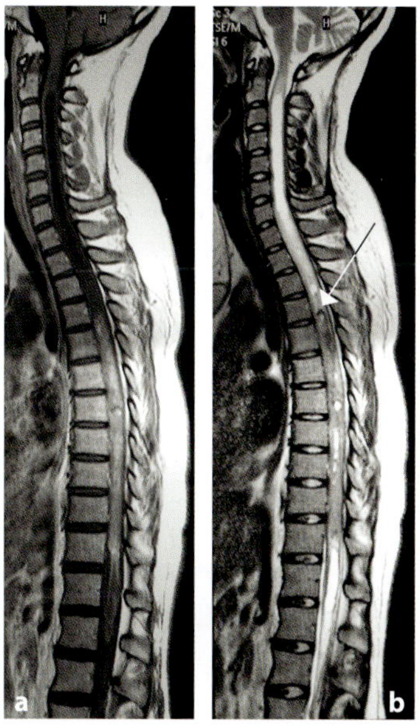

Figura 13.1 RM con cortes sagitales de un ependimoma. **a** Con gadolinio muestra un refuerzo relativamente homogéneo y cavidad siringomiélica asociada. **b** En T2 se observa una hiperintensidad multinodular con focos de necrosis y edema medular. La *flecha* marca el signo de la caperuza.

componente quístico intratumoral, más frecuente que en los ependimomas, que a diferencia de las siringes o "quistes reactivos", realza con el contraste. Las hemorragias intratumorales son infrecuentes (Figura 13.2).

Los gangliogliomas se ven isointensos en T1 e hiperintensos en T2 en la RM. Suelen tener quistes tumorales grandes y refuerzo focal que se extiende a la superficie pial sin refuerzo central. No suelen acompañarse de edema, sangrados ni calcificaciones.

Arima y cols. definen características en las imágenes de RM de los tumores intramedulares más frecuentes (hemangioblastomas, ependimomas y astrocitomas) con un alto índice de diagnóstico positivo. Propio de los hemangioblastomas describen al edema medular y el realce homogéneo a la inyección de contraste. Para los ependimomas el edema medular, el realce a la inyección de contraste con focos de necrosis y una ubicación central en la médula. Finalmente, para los astrocitomas el edema medular, una respuesta al contraste inespecífica y una ubicación medular excéntrica. Habiendo evaluado estos puntos, presentan un 89% de diagnósticos correctos en su serie de 28 casos. Con el 100% para los hemangioblastomas, el 90% para los ependimomas y el 100% para los astrocitomas.[25]

En los GE, también son de utilidad la tomografía computarizada (TC) y las radiografías simples dinámicas, porque permiten evaluar la estabilidad espinal segmentaria y global para planear el abordaje quirúrgico y para evaluar la eventual necesidad de fusión luego de la resección tumoral.

La obtención de LCR no tiene utilidad para el diagnóstico de los GE, pero puede resultar de utilidad cuando existan dudas diagnósticas con las diferentes patologías, como mielitis inflamatorias o infecciosas, procesos desmielinizantes, carcinomatosis meníngea o procesos linfoproliferativos.

Diagnóstico diferencial

Los signos y síntomas de los TIM pueden prestarse a confusión con un amplio espectro de patologías, que incluyen síndromes dolorosos musculoesqueléticos (fibromialgia), enfermedades autoinmunes (mielitis transversa y esclerosis múltiple), enfermedades degenerativas (hernia discal, canal estrecho), lesiones vasculares (cavernomas, malformaciones arteriovenosas), procesos infecciosos (sífilis, radiculitis viral, absceso epidural), esclerosis lateral amiotrófica y muchos otros cuadros.

Como se mencionó previamente, un buen interrogatorio y un detallado examen neurológico pueden descartar la mayoría de los diagnósticos diferenciales. Por ejemplo, una evolución por brotes, con reagudizaciones, es mucho más característica de una esclerosis múltiple que la evolución gradual y lenta de un TIM. Un cuadro de compromiso motor y ausencia de síntomas sensitivos es más compatible con una esclerosis lateral amiotrófica que con un TIM.

El diagnóstico diferencial con la patología extramedular no suele ser un problema aunque lesiones medulares inflamatorias, como en la mielitis transversa, la esclerosis múltiple y la sarcoidosis, o lesiones traumáticas, como el edema medular o la siringomielia, pueden dar una imagen muy similar a un TIM. Característicamente

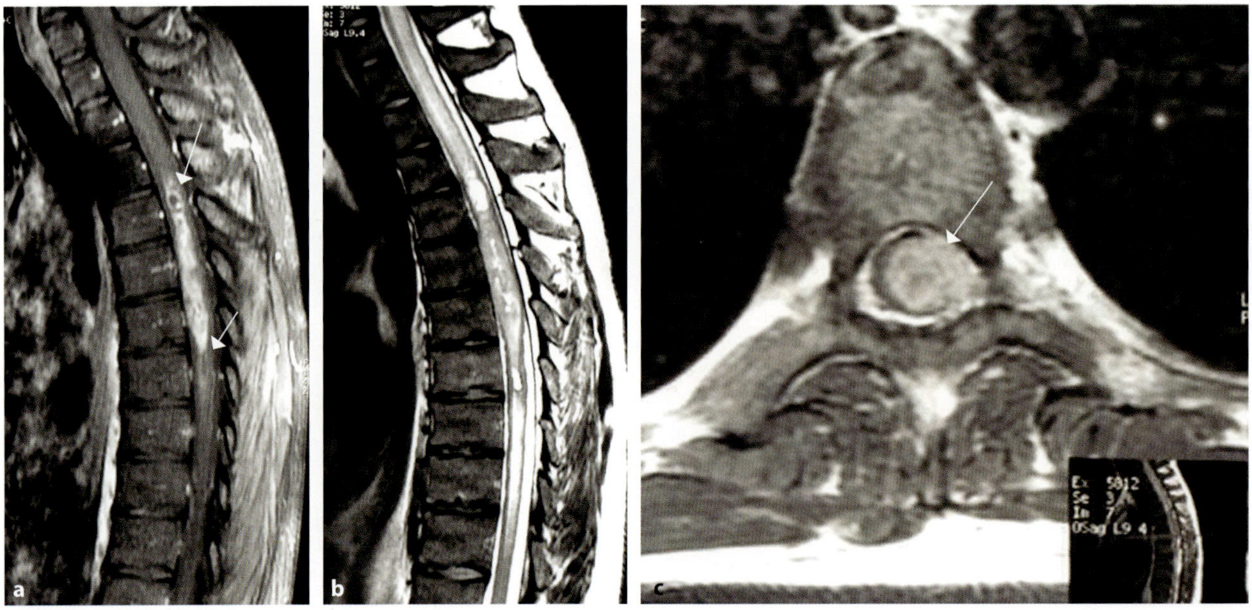

Figura 13.2 RM con astrocitoma grado 2 en un varón de 29 años. **a** Con gadolinio muestra realce heterogéneo y quistes intratumorales (*flechas*). **b** En T2 se observa la lesión hiperintensa, quistes intratumorales y el edema medular. **c** Corte axial con contraste que evidencia la disposición excéntrica con una porción exofítica (*flecha*).

estos refuerzan con la inyección del contraste en la RM y producen un aumento en el diámetro medular. Estas dos características deberían ser suficientes para despejar las dudas en la mayoría de los casos.

Cuando las imágenes son consistentes con un TIM, distintas modalidades de RM pueden ayudarnos a realizar un diagnóstico más específico. Las lesiones congénitas intramedulares con alto contenido lipídico, como el lipoma, quistes dermoides y epidermoides mostrarán una disminución en la intensidad de la señal en una RM con supresión grasa, además de no reforzar con el contraste y ubicarse principalmente en el cono medular o en relación con las raíces. El gradiente eco es útil para identificar focos hemorrágicos o productos sanguíneos que no se observan en las ponderaciones convencionales.

Las metástasis medulares son menos del 5% de los TIM, con pulmón y mama como los primarios más frecuentes.[3] Los hemangioblastomas son lesiones benignas, vasculares, derivadas de precursores eritrocitarios. Son el tercer TIM en frecuencia, entre el 2% y el 15% del total y entre el 15% y el 25% de los casos están asociados a la enfermedad de von Hippel-Lindau.[26] En la RM se muestran como nódulos que refuerzan homogéneamente con la inyección de contraste, asociados a un quiste, con edema perilesional y ensanchamiento de la médula espinal.

En ocasiones, los pacientes tienen historia o clínica de afección visual concomitante; en estos casos, puede resultar útil realizar potenciales evocados visuales para descartar neuritis óptica o neuromielitis óptica de Devic.

Tratamiento

Cirugía

En principio, el tratamiento de los GE es quirúrgico. El abordaje para casi la totalidad de ellos es posterior, mediante una laminectomía estándar, que permita abordar a la lesión en toda su extensión, de polo a polo y que incluya los quistes en la región rostral o caudal si los hubiere, a no ser que la intención sea solo realizar una biopsia. Se sugiere la apertura dural al nivel de la línea media, respetando la aracnoides, que será incidida en un segundo tiempo. Está descrita la utilización de la ecografía intraoperatoria para verificar la ubicación del tumor antes de la apertura de la duramadre, práctica que puede ser muy útil según la experiencia del autor.

Una vez expuesta la médula espinal, con el microscopio quirúrgico se examina la superficie dorsal medular y se identifica el rafe medio. En ocasiones, por rotación de la médula, presencia de tejido cicatrizal, edema o distorsión de la anatomía, ubicar esta estructura puede resultar dificultoso. Pero su ubicación se puede estimar encontrando el punto medio entre las entradas de las dos raíces dorsales de un segmento u observando las pequeñas venas que salen del tabique medial posterior. En cualquier caso, siempre es recomendable guiarse por un segmento de médula sana visible en el abordaje cefálico o caudal. Este paso es crucial para realizar una mielotomía posterior medial que no dañe las columnas posteriores.

Yanni y cols. describen una técnica de mapeo de los cordones posteriores para ubicar electrofisiológicamente la línea media y reducir así la morbilidad relacionada con la disfunción de los cordones posteriores.[27] En los casos de un tumor muy lateral o una médula rotada, se puede realizar la mielotomía por la zona de entrada de la raíz dorsal.

Una vez aplicados los puntos de tracción a la piamadre y con una mielotomía que exponga el tumor en toda su extensión, el próximo objetivo es identificar un buen plano de disección entre el parénquima medular y el tumor. La identificación de este plano va a determinar la posibilidad o no de una resección microscópica completa y suele ser más sencillo en los polos del tumor en relación con un quiste polar o una cavidad siringomiélica.

Un estudio anatomopatológico intraoperatorio, durante etapas tempranas del procedimiento, es recomendable y condicionará la conducta quirúrgica. Sin embargo, mientras el cirujano tenga un buen plano de disección, la resección completa de la lesión debe ser el objetivo del procedimiento.

Se recomienda la resección en bloque del tumor, especialmente con los ependimomas (Figura 13.3). De no ser posible el aspirador ultrasónico será una herramienta útil para "desarmar" el tumor con ondas de alta frecuencia y aspirarlo con el fin de proceder al vaciamiento tumoral y facilitar la disección en los márgenes con mínima manipulación o distorsión del tejido sano circundante.

La utilización de monitoreo neurofisiológico intraoperatorio ha demostrado disminuir el riesgo de déficit posoperatorio y mejorado la evolución posoperatoria.[28] Se recomiendan sistemas de monitoreo multimodales, con potenciales evocados sensitivos, motores y electromiograma que permiten la evaluación de las vías ascendentes

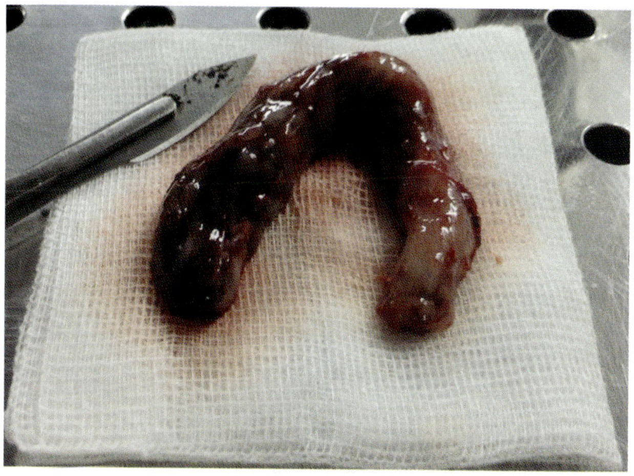

Figura 13.3 Pieza operatoria de ependimoma resecado en bloque.

y descendentes. Sutter describe una sensibilidad del 89% y una especificidad del 99% para el diagnóstico de lesiones intraoperatorias con déficit neurológico posoperatorio utilizando estos sistemas.[29, 30] Anestésicos intravenosos y omisión de la relajación muscular optimizan los resultados.

Luego de la resección total o parcial del tumor se procede al cierre dural. De ser posible se recomienda el cierre de la aracnoides y luego de la duramadre, lo que disminuye así el riesgo de adherencias y una eventual médula anclada. La sutura de la duramadre debe ser hermética para evitar la fístula de LCR y se aplica también un sellador dural (cola de fibrina, etc.).

Los glucocorticoides han sido usados por más de cincuenta años en el tratamiento de los tumores del SNC asociados con edema vasogénico y la dexametasona es la primera opción por su larga vida media, baja actividad mineralocorticoide (de retención de sodio y agua) y bajo riesgo de inducir psicosis. Son múltiples los mecanismos de acción descritos, como reducir el edema asociado al tumor, un efecto neuroprotector, un efecto antiangiogénico, modulador de la reacción inflamatoria y hasta un efecto directo sobre la proliferación de células tumorales y la apoptosis. Su utilización está ampliamente difundida durante el preoperatorio, intraoperatorio y posoperatorio.

Deformidad posoperatoria

Los tumores intramedulares suelen abordarse a través de una laminectomía (LM) cervical o dorsal en múltiples niveles.

La experiencia práctica nos enseña que en el mediano y largo plazo, la resección de las láminas puede producir inestabilidad y alterar la alineación espinal. La incidencia, según el segmento y el número de niveles afectados, puede llegar a ser del 46% en adultos y del 100% en niños.[31, 32]

Al realizar una LM, además de resecar las láminas, dañamos los músculos y su inervación. Esto perjudica la acción de banda de tensión que los músculos paraespinales ejercen sobre el arco posterior, con lo que se altera la postura erecta y favorece el desarrollo de cifosis.[33, 34]

Luego de una LM, en los segmentos lordóticos de la columna, la carga axial se desplaza anteriormente y sobrecarga los discos y cuerpos vertebrales. Esto tiene consecuencias extrínsecas (luxación por hipermovilidad) e intrínsecas (incremento de la espondilosis por mayor estrés discal) sobre la columna (Figura 13.4).[35]

La inestabilidad empeora cuando, además, se resecan las facetas articulares, sobre todo cuando la resección es mayor del 50% de su tamaño.[35, 36]

El correlato clínico de los cambios poslaminectomía son el dolor axial y el déficit neurológico por compresión medular en el vértice de la deformidad (cuello de cisne o cifosis focal).

En una revisión reciente,[37] se enumeraron y analizaron los probables factores de riesgo de deformidad poslaminectomía en la cirugía de los tumores intramedulares (Tabla 13.2). Parecería ser que el riesgo de cifosis se incrementaría cuando se asocian dos o más factores de riesgo.[38]

Sciubba y cols.[39] realizaron un estudio retrospectivo sobre LM cervicales, realizadas en los pasados diez años, en 32 casos (edad media: 41 ± 17) con tumores intradurales (18 intramedulares – 14 extramedulares). Luego de

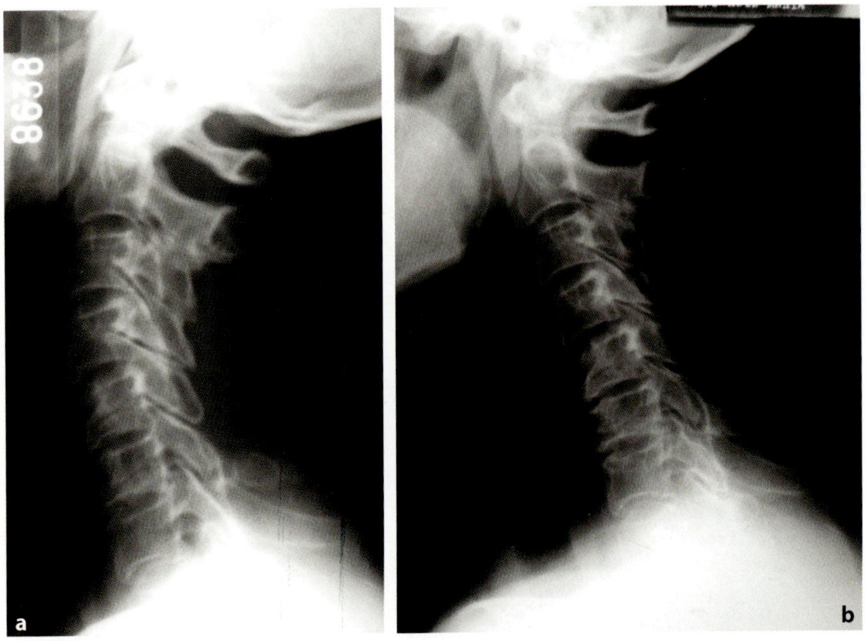

Figura 13.4 Rx de columna cervical. **a** Laminectomía realizada por un canal estrecho cervical. **b** Veinticuatro meses después se observa una cifosis con luxación C4-C5 y mayor espondiloartrosis en los niveles inferiores.

Tabla 13.2 Factores de riesgo de deformidad poslaminectomía

- Edad (en niños y jóvenes más que en adultos)
- Extensión de la laminectomía y facetectomía
- Número de láminas removidas
- Ubicación de la laminectomía (C2 y charnela cervicodorsal)
- Hipolordosis preoperatoria
- Daño medular preoperatorio
- Radioterapia perioperatoria

un seguimiento promedio de 25,2 meses el 33% (4/12) con LM $\geq$ 3 niveles requirió fusión en comparación con el 5% (1/20) con LM $\leq$ 2 niveles. Además, el 36% (4/11) con mielopatía motora requirió fusión en comparación con el 5% (1/21) con mielopatía sensitiva o radiculopatía.

Joaquim y cols.[40] realizaron una revisión sistemática, que incluyó toda la bibliografía publicada entre 1980-2011, para saber en qué casos de LM para la resección de tumores intraespinales era conveniente realizar una fusión. Todas las publicaciones analizadas fueron series de casos con evidencia limitada (nivel IV). Si bien parecía que la edad juvenil era un factor de riesgo, la baja calidad de la evidencia hizo imposible la confección de un algoritmo de tratamiento preventivo.

Una alternativa teóricamente razonable a la LM, para evitar inestabilidad, es la laminoplastia (LP). Matsunaga y cols.[41] comunicaron en un estudio retrospectivo sobre pacientes con canal estrecho cervical que, seis años después de la cirugía, existía cifosis en el 33% de los pacientes con LM (n: 37) y en el 6% de los pacientes con LP (n: 64).

Sin embargo, McGirt y cols.[42] compararon la LM (180 casos) frente a la LP (58 casos) en forma retrospectiva para conocer la incidencia de deformidades, en una serie de 238 pacientes con tumores intradurales (102 intramedulares). Luego de un seguimiento de catorce meses el 5% de las LP y el 21% de las LM desarrollaron una deformidad aunque estas diferencias no fueron significativas.

Más recientemente, Ahmed y cols.[43] en un estudio retrospectivo sobre 55 pacientes menores de veintiún años operados con diagnóstico de tumor intramedular, luego de un seguimiento medio de 9,3 años, notaron deformidad posoperatoria en el 16% de los casos. El análisis univariado y multivariado reconoció como factores de riesgo a la cifoescoliosis preoperatoria y a la LM/LP en más de 4 niveles.

Knafo y cols.,[44] en un estudio retrospectivo sobre 63 pacientes con una edad media de 39,2 años y diagnóstico de tumor intramedular, midieron la deformidad preoperatoria y posoperatoria mediante el ángulo de Cobb. El análisis univariado mostró que fueron factores de riesgo la edad $\leq$ 30 años, una LM > de 4 niveles y la inclusión de una unión espinal. El análisis multivariado mostró que fueron factores de riesgo solo la edad y el número de niveles laminectomizados. Un análisis de regresión lineal mostró que una fórmula que incluía el ángulo de Cobb, la edad, la extensión de la laminectomía y la inclusión de una unión espinal podría predecir y calcular el riesgo de deformidad.

Como podemos ver, la bibliografía indica que es posible la aparición de inestabilidad con deformación espinal luego de la exéresis de tumores intramedulares por LM y que quizás la LP no ejerza el efecto protector esperado. Sin embargo, debemos reconocer que la calidad de la evidencia no es buena. Los datos han sido aportados por series de casos retrospectivas o por estudios comparativos retrospectivos no aleatorizados. No es posible conocer cuál es la conducta más apropiada. No obstante, creemos que, luego de realizar el abordaje, tratar de reconstruir las estructuras anatómicas normales ayudaría a evitar la inestabilidad posoperatoria (Figura 13.5). Si esto no es posible, inevitablemente se debería realizar una artrodesis instrumentada, teniendo en cuenta la presencia de los factores de riesgo anteriormente citados.

Resultados, pronóstico y tratamiento adyuvante

En los ependimomas, un estudio reciente reportó, sobre una población de más de 1500 pacientes, una sobrevida global a los cinco años del 92% para el grado I y del 97% y el 58% para los grados II y III, respectivamente. También se identificaron al bajo grado, la poca edad y la magnitud de la resección como factores pronósticos de una buena evolución.[9]

Característicamente los ependimomas presentan un buen plano de disección entre el tumor y el parénquima medular, lo que permite una resección microscópica

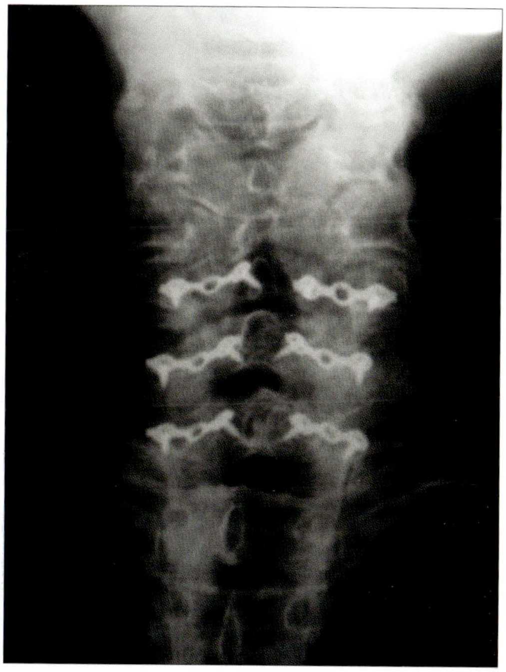

Figura 13.5 Rx de columna cervical que muestra la reposición de las láminas y su fijación con miniplacas luego de la resección tumoral.

completa que varía en las distintas series entre el 89% y el 97% con una recidiva entre el 0% y 9% a los diez años sin tratamiento adyuvante.[15, 45, 46]

La utilidad de la radioterapia en el tratamiento de estos tumores es controversial. Se han publicado diversos trabajos que describen beneficios en el control local de la lesión y en la sobrevida a los cinco años, con dosis que varían desde los 4000 Gy a los 5400 Gy, pero no se ha determinado una relación entre dosis y respuesta.[47]

Debido a la evolución generalmente benigna de estos pacientes, el consenso en los tumores grado II es el seguimiento con RM en los casos de resección microscópica completa o con pequeña persistencia tumoral o recurrencia, sin radioterapia adyuvante. Si la lesión progresa, la recirugía es siempre una opción, al igual que la radioterapia tardía. Con los ependimomas anaplásicos la radioterapia es recomendada.

Los esquemas de quimioterapia como tratamiento en ependimomas medulares son extrapolaciones de la experiencia en este tipo de tumores cerebrales y, sobre todo, en población pediátrica. El nivel de evidencia es muy limitado y suele reservarse para pacientes con resección parcial, recurrencia o donde las otras posibilidades terapéuticas estarían contraindicadas. Los quimioterápicos más utilizados son el etopósido, el inhibidor de la topoisomerasa 2 o sales de platino.[48] Y estudios más recientes reportaron alguna respuesta a la temozolamida.[49]

También los ependimomas mixopapilares suelen tener buen pronóstico por sus altas posibilidades de resección completa.

El tratamiento inicial de los astrocitomas consiste en la mayor resección quirúrgica segura posible o una biopsia. Seguido por observación o algún tratamiento adyuvante, como radioterapia. Como estas lesiones son infiltrantes, la resección total, a diferencia de los ependimomas, es poco frecuente. Con un 12% en el grado II y un 0% en los grados III y IV.[50]

La bibliografía existente es ambigua respecto del tratamiento para los astrocitomas. Hay estudios que asocian a la cirugía con una peor evolución, tanto para los grados bajos como los altos,[51, 52] mientras que otros reportan mejor pronóstico.[53, 54] Otros autores reportan que la extensión de la resección no afecta significativamente la evolución.[55-59]

De la misma manera, la evidencia es inconsistente en relación con la radioterapia, que ha sido asociada con peor evolución,[9, 54] sin cambios en la evolución[51, 55, 59, 60] o con mejor evolución[47, 61-63] en distintos estudios.

La eficacia de la quimioterapia en el tratamiento de los astrocitomas ha sido evaluada en pocos estudios. Dos de ellos reportan que no hay un impacto significativo en la evolución, mientras que otro[64] informa sobre un beneficio estadísticamente significativo en el período libre de enfermedad para los pacientes con astrocitomas infiltrantes grado II, III y IV, utilizando una variedad de esquemas quimioterápicos. La temozolamida fue el quimioterápico más utilizado aunque, probablemente, por la pequeña muestra y los cambios de esquemas por toxicidad, no encontraron diferencias significativas entre los distintos esquemas quimioterápicos.

La radioterapia estaría indicada en pacientes con tumores de alto grado, que han sido solo biopsiados, o con enfermedad progresiva. Los astrocitomas pilocíticos suelen poder ser resecados en forma completa y los estudios no demuestran mejoría en la evolución con radioterapia.[61] Para las lesiones de alto grado no se reportan beneficios con un tratamiento quirúrgico agresivo, de manera que la conducta habitual es la biopsia quirúrgica y radioterapia.

El tratamiento recomendado en los gangliogliomas es la resección quirúrgica completa. La radioterapia estaría contraindicada por no mejorar la evolución y hasta está descrito que favorecería la malignización del tumor.[65] La poca experiencia con quimioterápicos se extrapola de las lesiones intracraneales, con temozolamida y procarbacina, lomustina y vincristina.

Conclusiones

Los gliomas espinales son los tumores intramedulares más frecuentes. En adultos, lo es el ependimoma, mientras que en niños lo es el astrocitoma. Se clasifican según el grado de malignidad y la relación de bajo grado / alto grado es de 3:1. La resección quirúrgica completa es el tratamiento de elección en los gliomas espinales. En los tumores infiltrantes y de alto grado, estaría indicada, además, la radioterapia y la quimioterapia.

Bibliografía

1 Hayat MA. Tumors of the Central Nervous System. Vol 6. New York: Springer, 2013.

2 Chamberlain MC, Tredway TL. Adult primary intradural spinal cord tumor: a review. Curr Neurol Neurosci Rep 2011; 11: 320-8.

3 Samartzis D, Gillis C, Shih P, et al. Intramedullary Spinal Cord Tumors: Part: 1- Epidemiology, Pathophysiology, and Diagnosis. Global Spine J 2015; 5(5): 425-35.

4 Louis DN, Ohgaki H, Wiestler OO, Cavenee WK. WHO Classification of Tumours of the Central Nervous System. IARC: Lyon, 2007.

5 Yoshii S, Shimizu K, Ido K, Nakamura T. Ependymoma of the spinal cord and the cauda equina región. J Spinal Disord 1999; 12(2): 157-61.

6 McLendon RE, Rosenblum MK, Bigner DD. Russell & Rubinstein´s Pathology of Tumors of the Nervous System (7º ed.). Baltimore: Williams & Wilkins, 1989.

7 Connelly ES. Spinal cord tumors in adults. En: Youmans JR (eds.). Neurological Surgery. WB Saunders: Philadelphia, 1984; p. 3196-214.

8 Epstein FJ, Farmer J-P, Freed D. Adult intramedullary astrocytomas of the spinal cord. J Neurosurg 1992; 77: 355-9.

9 Milano MT, Johnson MD, Sul J, et al. Primary spinal cord glioma: a Surveillance, Epidemiology, and End Results database study. J Neurooncol 2010; 98(1): 83-92.
10 Ciappetta P, Salvati M, Capoccia G, et al. Spinal glioblastoma: report of seven cases and review of the literature. Neurosurgery 1991; 28: 302-6.
11 Allen JC, Aviner S, Yates AJ, et al. Treatment of high-grade spinal cord astrocytoma of childhood with "8-in-1" chemotherapy and radiotherapy: a pilot study of CCG-945. Children's Cancer Group. J Neurosurg 1998; 88: 215-20.
12 Tendulkar RD, Pai Panandiker AS, Wu S, et al. Irradiation of Pediatric High-Grade Spinal Cord Tumors. Int J Radiat Oncol Biol Phys 2010; 78(5): 1451-6.
13 Santi M, Mena H, Wong K, et al. Spinal cord malignant astrocytomas. Clinicopathologic features in 36 cases. Cancer 2003; 98: 554-61.
14 Adams H, Avendano J, Raza SM, et al. Prognostic factors and survival in primary malignant astrocytomas of the spinal cord: a population-based analysis from 1973 to 2007. Spine 2012; 37: 727-35.
15 Guidetti B, Mercuri S, Vagnozzi R. Long-term results of the surgical treatment of 129 intramedullary spinal gliomas. J Neurosurg 1981; 54: 323-30.
16 Henson JW. Spinal cord gliomas. Editorial review. Current Opinion in Neurology 2001; 14: 679-82.
17 Cohen AR, Wisoff JH, Allen JC, Epstein F. Malignant astrocytomas of the spinal cord. J Neurosurg 1989; 70: 50-4.
18 Morais N, Mascarenhas L, Soares-Fernandes JP, et al. Primary spinal glioblastoma: A case report and review of the literature. Oncology Letter 2013; 5: 992-6.
19 Asano M, Kitamura K, Seo Y, et al. Spinal cord glioblastoma multiforme with intracranial dissemination – case report. NeurolMed Chi (Tokyo) 1990; 30: 489-94.
20 Park SH, Chi JG, Cho BK, et al. Spinal cord ganglioglioma in childhood. Pathol Res Pract 1993; 189: 189-96.
21 Haddad SF, Moore SA, VanGilder JC. Ganglioglioma: 13 years of experience. Neurosurgery 1992; 31:171-82.
22 Rodrigues GB, Waldron JN, Wong S, Laperriere NJ. A retrospective analysis of 52 cases of spinal cord glioma managed with radiation therapy. Int J Radiat Oncol Biol Phys 2000; 48: 837-42.
23 Bouffet E, Pierre-Kahn A, Marchal JC, et al. Prognostic factors in pediatric spinal cord astrocytoma. Cancer 1998; 83: 2391-9.
24 Kim DH, Kim JH, Choi SH, es al. Differentiation between intramedullary spinal ependymoma and astrocytoma: Comparative MRI analysis. Clinical Radiology 2014; 69: 29-35.
25 Arima H, Hasegawa T, Togawa D, et al. Feasibility of a novel diagnostic chart of intramedullary spinal cord tumors in magnetic resonance imaging. Spinal Cord 2014; 52(10): 769-73.
26 Neumann HPH, Eggert HR, Weigel K, et al. Hemangioblastomas of the central nervous system: a 10-year study with special reference to von Hippel-Lindau syndrome. J Neurosurg 1989; 70: 24-30.
27 Yanni DS, Ulkatan S, Deletis V, et al. Utility of neurophysiological monitoring using dorsal column mapping in intramedullary spinal cord surgery. J Neurosurg Spine 2010; 12: 623-8.
28 Sala F, Palandri G, Basso E, et al. Motor evoked potential monitoring improves outcome after surgery for intramedullary spinal cord tumors: a historical control study. Neurosurgery 2006; 58(6): 1129-43.
29 Sutter M, Deletis V, Dvorak J, et al. Current opinions and recommendations on multimodal intraoperative monitoring during spine surgeries. Eur Spine J 2007; 16(2): 232-7.
30 Sutter M, Eggspuehler A, Grob D, et al. The diagnostic value of multimodal intraoperative monitoring (MIOM) during spine surgery: a prospective study of 1,017 patients. Eur Spine J 2007; 16(2): 162-70.
31 Yasuoka S, Peterson HA, MacCarty CS. Incidence of spinal column deformity after multilevel laminectomy in children and adults. J Neurosurg 1982; 57: 441-5.
32 McAllister BD, Rebholz BJ, Wang JC. Is posterior fusion necessary with laminectomy in the cervical spine? Surg Neurol Int 2012; 3(3): 225-31.
33 White AA, Panjabi MM, Thomas CL. The clinical biomechanics of kyphotic deformities. Clin Orthop Relat Res 1977; 128: 8-17.
34 Pal GP, Sherk HH. The vertical stability of the cervical spine. Spine 1988; 13: 447-9.
35 Kumaresan S, Yoganandan N, Pintar FA, et al. Finite element modeling of cervical laminectomy with graded facetectomy. J Spinal Disord 1997; 10: 40-6.
36 Raynor RB, Pugh J, Shapiro I. Cervical facetectomy and its effect on spine strength. J Neurosurg 1985; 63: 278-82.
37 Fassett DR, Clark R, Brockmeyer DL, Schmidt MH. Cervical spine deformity associated with resection of spinal cord tumors. Neurosurg Focus 2006; 20 (2): 2.
38 Katsumi Y, Honma T, Nakamura T. Analysis of cervical instability resulting from laminectomies for removal of spinal cord tumor. Spine 1989; 14: 1171-6.
39 Sciubba DM, Chaichana KL, Woodworth GF, et al. Factors associated with cervical instability requiring fusion after cervical laminectomy for intradural tumor resection. J Neurosurg Spine 2008; 8: 413-9.
40 Joaquim AF, Cheng I, Patel AA. Postoperative spinal deformity after treatment of intracanal spine lesions. Spine J 2012; 12: 1067-74.
41 Matsunaga S, Sakou T, Nakansisi K. Analysis of the cervical alignment following laminoplasty and laminectomy. Spinal Cord 1999; 37: 20-4.
42 McGirt MJ, Garcés-Ambrossi GL, Parker SL, et al. Short-term progressive spinal deformity following laminoplasty versus laminectomy for resection of intradural spinal tumors: analysis of 238 patients. Neurosurgery 2010; 66: 1005-12.
43 Ahmed R, Menezes AH, Awe OO, et al. Long-term incidence and risk factors for development of spinal deformity following resection of pediatric intramedullary spinal cord tumors. J Neurosurg Pediatr 2014; 13: 613-21.
44 Knafo S, Court C, Parker F. Predicting sagital deformity after surgery for intramedullary tumors. Clinical article. J Neurosurg Spine 2014; 21: 342-7.
45 Epstein FJ, Farmer J-P, Freed D. Adult intramedullary spinal cord ependymomas: the result of surgery in 38 patients. J Neurosurg 1993; 79: 204-20.
46 Hanbali F, Fourney DR, Marmor E, et al. Spinal cord ependymoma: radical surgical resection and outcome. Neurosurgery 2002; 51:1162-172.
47 Nowak-Sadzikowska J, Glinski B. The value of postoperative radiotherapy of primary spinal cord glioma. Rep Pract Oncol Radiother 2002; 7(4): 139-47.

48 Chamberlain MC. Etoposide for recurrent spinal cord ependymoma. Neurology 2002; 58: 1310-1.

49 Chamberlain MC, Johnston SK. Temozolomide for recurrent intracranial supratentorial platinum-refractory ependymoma. Cancer 2009; 115: 4775-82.

50 Raco A, EspositoV, Lenzi J, et al. Long-term follow-up of intramedullary spinal cord tumors: a series of 202 cases. Neurosurgery 2005; 56: 972-81.

51 Raco A, Piccirilli M, Landi A, et al. High-grade intramedullaryastrocytomas: 30 years' experience at the Neurosurgery Department of the University of Rome "Sapienza". J NeurosurgSpine 2010; 12: 144-153.

52 Constantini S, Miller DC, Allen JC, et al. Radical excision of intramedullaryspinalcordtumors: surgicalmorbidity and long-termfollow-up evaluation in 164 children and youngadults. J Neurosurg 2000; 93(2): 83-193.

53 Nakamura M, Chiba K, Ishii K, et al. Surgical outcomes of spinal cord astrocytomas. Spinal Cord 2006; 44: 740-5.

54 Przybylski GJ, Albright AL, Martinez AJ. Spinal cord astrocytomas: long term results comparing treatments in children. Childs Nerv Syst 1997; 13: 375-82.

55 McGirt MJ, Goldstein IM, Chaichana KL, et al. Extent of surgical resection of malignant astrocytomas of the spinal cord: outcome analysis of 35 patients. Neurosurgery 2008; 63: 55-60.

56 Epstein FJ, Farmer JP, Freed D. Adult intramedullary astrocytomas of the spinal cord. J Neurosurg 1992; 77: 355-9.

57 Huddart R, Traish D, Ashley S, et al. Management of spinal astrocytoma with conservative surgery and radiotherapy. Br J Neurosurg 1993; 7: 473-81.

58 Sandler HM, Papadopoulos SM, Thornton AF Jr, Ross DA. Spinal cord astrocytomas: results of therapy. Neurosurgery 1992; 30(4): 490-3.

59 Kim MS, Chung CK, Choe G, et al. Intramedullary spinal cord astrocytoma in adults: postoperative outcome. J Neurooncol 2001; 52: 85-94.

60 Townsend N, Handler M, Fleitz J, et al. Intramedullary spinal cord astrocytomas in children. Pediatr Blood Cancer 2004; 43: 629-32.

61 Minehan KJ, Brown PD, Scheithauer BW, et al. Prognosis and treatment of spinal cord astrocytoma. Int J Radiat Oncol Biol Phys 2009; 73: 727-33.

62 Minehan KJ, Shaw EG, Scheithauer BW, et al. Spinal cord astrocytoma: pathological and treatment considerations. J Neurosurg 1995; 83: 590-5.

63 Abdel-Wahab M, Etuk B, Palermo J, et al. Spinal cord gliomas: a multiinstitutional retrospective analysis. Int J Radiat Oncol Biol Phys 2006; 64: 1060-71.

64 Fakhreddine MH, Mahajan A, Penas-Prado M, et al. Treatment, prognostic factors, and outcomes in spinal cords astrocytomas. Neuro Oncology 2013; 15: 406-12.

65 Rumana CS, Valadka AB. Radiation therapy and malignant degeneration of benign supratentorial gangliogliomas. Neurosurgery 1998; 42: 1038-43.

14

Gliomas ópticos

Leonardo Rangel-Castilla • Robert F. Spetzler

Introducción

Los gliomas de la vía óptica (GVO) son tumores poco frecuentes. Representan el 1% de todos los tumores intracraneales con una incidencia anual de 1/100000;[1] en la infancia, alcanzan el 3%-5% de todos los tumores del cerebro.[2-4] Cerca del 80%-90% de los niños con estos tumores presentan síntomas antes de los veinte años de edad, mientras que el 60%-75% lo hacen antes de los diez años de edad. La frecuencia es levemente mayor en mujeres.[1] Existe una estrecha asociación entre los GVO y la neurofibromatosis tipo 1 (NF1). La incidencia de los gliomas del nervio óptico en pacientes con NF1 varía entre el 8% y el 31%, mientras que la incidencia de NF1 en pacientes con gliomas del quiasma o del nervio óptico varía del 10% al 70%.[5] Los pacientes con gliomas del quiasma siguen un curso más agresivo que con los gliomas del nervio óptico y se presentan a menudo con un síndrome diencefálico (hipersomnia y caquexia).[4] La historia natural de los GVO es controvertida, presenta largos períodos de inactividad y se reportaron casos de regresión espontánea.[1] Aunque algunos GVO pueden ser inactivos, la mayoría de ellos siguen un curso progresivo y causan deterioro clínico. En general, son localmente invasivos y algunos pueden tener una progresión maligna. Su tendencia a la diseminación puede llegar a ser hasta veinte veces superior a la que se observa en otros tumores de bajo grado.[1]

Presentación clínica

Los síntomas y signos dependen de la localización del tumor aunque la mayoría de los pacientes tienen síntomas visuales. Los pacientes con gliomas del nervio óptico intraorbitario presentan compromiso de la agudeza visual, estrabismo y proptosis. Los enfermos con tumor intracraneal presentan pérdida de la visión, síndromes visuales del quiasma (hemianopsia bitemporal, hemianopsia homónima, cuadrantopsia superior o inferior, etc.), alteraciones endocrinas-hipotalámicas e hidrocefalia obstructiva.[4, 6, 7] Debido a la fuerte asociación de NF1 con los GVO, es aconsejable un examen ocular anual hasta los seis años de edad en niños con NF1 asintomática.[8-10] En algunos pacientes se pueden observar pubertad precoz y crecimiento acelerado, por lo que es esencial seguir el crecimiento con tablas confiables en pacientes con NF1.[11]

Neuroimágenes y clasificación

El diagnóstico de GVO se confirma con imágenes de resonancia magnética (RM). Los gliomas de la vía óptica también se ven en imágenes de tomografía computarizada (TC), pero la RM es el método de elección. La imagen característica de RM muestra una lesión isointensa e hipointensa en T1, e hiperintensa en T2, con realce homogéneo luego de la inyección de contraste (Figura 20.1). Los tumores pueden ser bilaterales con crecimiento circunferencial y con desplazamiento inferior del segmento intraorbitario del nervio óptico.[12, 13] En pacientes con NF1 los gliomas pueden extenderse a lo largo de los tractos ópticos hacia el ganglio geniculado lateral y los lóbulos temporales (Figura 20.2). Es común observar hidrocefalia obstructiva causada por obstrucción del foramen de Monro o del tercer ventrículo. La tomografía por emisión de positrones (PET) y la RM son útiles para monitorear la evolución de la enfermedad y su respuesta al tratamiento.[14]

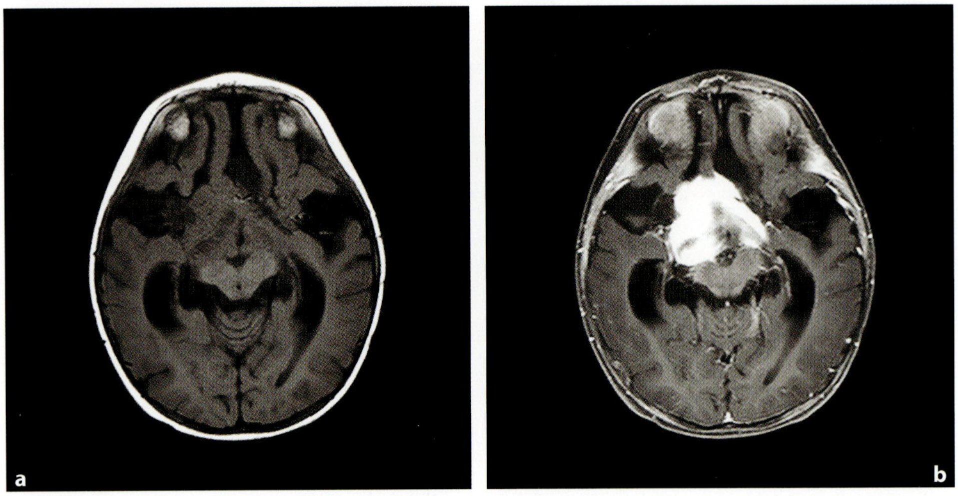

Figura 14.1 Glioma óptico. Imágenes de RM axiales ponderadas en T1 sin gadolinio (**a**) y con gadolinio (**b**); se observa una masa grande y heterogénea supraquiasmática con extensión anterior y posterior a los lóbulos frontales y al tronco cerebral. La masa también causa hidrocefalia obstructiva. (Utilizada con permiso del Barrow Neurological Institute).

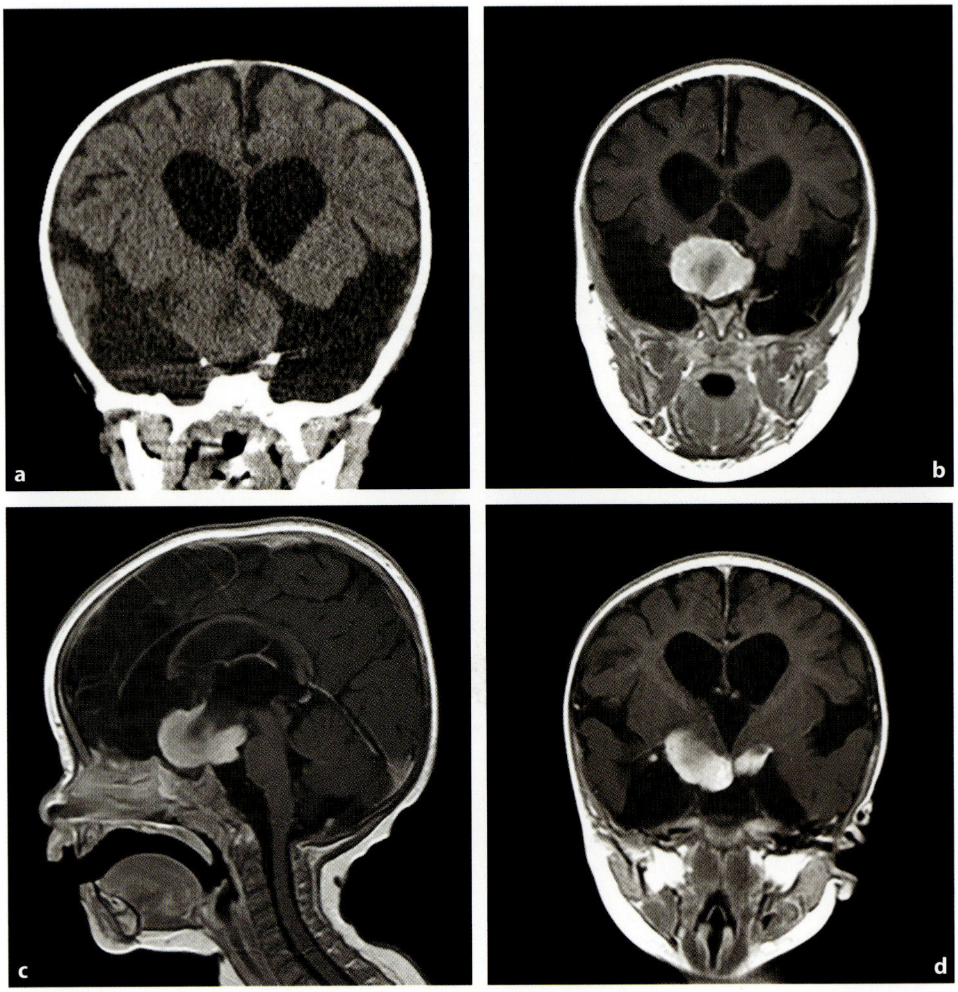

Figura 14.2 Glioma óptico. Imagen de RM coronal ponderada en T1 sin gadolinio (**a**) y con gadolinio (**b**); Se observa una masa grande heterogénea supraquiasmática que desplaza al piso del tercer ventrículo hacia arriba. Se constata el agrandamiento de los ventrículos. **c** RM sagital en T1, con gadolinio; se ve una masa grande supraselar que se extiende hacia arriba contra los lóbulos frontales y dentro de la fosa interpeduncular. **d** Imagen coronal de RM en T1 con gadolinio, muestra la infiltración posterior del tumor hacia adentro del ganglio geniculado lateral vía los tractos ópticos. (Utilizado con permiso del Barrow Neurological Institute).

Histopatología

En general, los GVO son tumores de bajo grado y se han reportado astrocitomas pilocíticos y fibrilares.[15, 16] La mayoría de estos tumores son pilocíticos.[17] Los astrocitomas pilocíticos demuestran el característico modelo bifásico de las fibras de Rosenthal y los cuerpos granulares eosinofílicos. Un subgrupo de GVO fue descrito recientemente como astrocitomas pilomixoides. Estos tumores poseen células piloides en un fondo fibrilar y mixoide. Los astrocitomas pilomixoides tienen una conducta más agresiva que los tumores pilocíticos.[4] Los tumores pilomixoides poseen un modelo de crecimiento intraneural o perineural.

Anteriormente, algunos autores consideraron a los GVO como formaciones hamartomatosas de los nervios ópticos. No obstante, esta teoría ha perdido adeptos debido a aspectos histológicos, a sus características invasivas y por la posibilidad de transformación maligna del tumor. Algunos GVO pueden exhibir marcadores de proliferación celular, identificados usando MIB-1, que es un anticuerpo del antígeno Ki-67. Un MIB-1 de 2%-3% posee una conducta tumoral más agresiva.[18] Neurofibromin, un derivado genético de NF1, es un regulador negativo de RAS (la proteína que promueve la división celular). Alteraciones de la función del neurofibromin desregula la función de RAS y causa proliferación celular y crecimiento del tumor.[18] Un aumento de tamaño de GVO es, generalmente, el resultado de degeneración quística, hemorragia o acumulación de mucus.

Tratamiento

El enfoque terapéutico de los GVO comprende una conducta conservadora, cirugía, radioterapia y quimioterapia. Los tumores pequeños y asintomáticos se controlan con seguimiento clínico y radiográfico. Los pacientes que presentan síntomas de pérdida de la visión, efecto de masa, hidrocefalia o trastornos endocrinos pueden requerir tratamiento más agresivo. En el pasado, el tratamiento de elección de GVO fue radiación, pero este método ha caído en desuso en pacientes pediátricos, debido a los efectos secundarios de la radiación, que incluyen alteraciones endócrinas y cognitivas, crecimiento secundario del tumor y angiopatía moyamoya.[4]

Cirugía

El papel de la cirugía en el tratamiento de los GVO ha sido controvertido. La resección total es posible solamente en tumores limitados a un nervio óptico, ya que este procedimiento causa ceguera. La resección parcial con vaciamiento es útil en algunos casos en que el tumor produce efectos de masa o hidrocefalia obstructiva, ya que esta cirugía, por lo general, no afecta el promedio de sobrevida global. Uno de los objetivos de la resección parcial es abrir las vías de circulación del líquido cefalorraquídeo. Las indicaciones para el tratamiento quirúrgico incluyen pacientes con invasión de un nervio que cause proptosis progresiva o desfiguración con ceguera, y también en casos de tumores exofíticos del quiasma acompañados de hidrocefalia.[19] Se han reportado casos de remisión espontánea de GVO luego de la resección quirúrgica incompleta o una biopsia sin terapia adyuvante.[6, 15, 20, 21] Se preconiza la cirugía, cuando es posible, para posponer el tratamiento radiante en los niños más jóvenes.[22]

La extensión de la remoción del tumor no influiría en la sobrevida de pacientes con astrocitoma pilomixoide en comparación con los astrocitomas pilocíticos. Este curso menos favorable de los tumores pilomixoides está relacionado con sus características anatomopatológicas. La resección quirúrgica agresiva en vez de resección radical del astrocitoma pilocítico permite una remisión prolongada, debido al crecimiento lento de este tumor. La cirugía está contraindicada en lesiones infiltrantes. Los pacientes del subgrupo NF1 constituyen un grupo diferente en quienes la cirugía tiende con mayor frecuencia a ser inefectiva.[6, 23] Debe tenerse en cuenta que estos tumores no crecen luego de los seis años de edad, por lo cual la cirugía no se justifica. Los resultados de la cirugía son más favorables cuando la lesión está limitada a un nervio óptico (92% de sobrevida quince años después de la resección total del tumor). No obstante, los tumores con localización posterior al quiasma tienen peor pronóstico, ya que los pacientes alcanzan una sobrevida sin recurrencias de 41% a los diez años de la cirugía.[24]

Abordajes quirúrgicos y técnicas

El criterio para determinar el abordaje quirúrgico apropiado para el tratamiento de los GVO depende de la localización y la extensión del tumor. El abordaje para acceder a la órbita incluye la orbitotomía supraorbitaria y la orbitotomía lateral. Para las lesiones intracraneales pueden usarse los abordajes pterional y orbitocigomático.

Orbitotomía supraorbitaria

Este abordaje ha sido utilizado por neurocirujanos para lesiones vasculares del polígono de Willis anterior y para algunos tumores intradurales. También se ha usado una incisión en la ceja para el abordaje transperiorbitario a la órbita. Luego de realizar la craneotomía, se abre la duramadre y se identifican y retraen los músculos elevador palpebral y recto superior. Las lesionas intraconales y extraconales pueden ser resecadas. El ángulo de este abordaje permite la resección de los tumores del nervio óptico lejos del globo ocular con mínima manipulación del cerebro y la órbita. Esta cirugía combina el abordaje extracraneal en la ceja con las ventajas de la craneotomía frontobasal. Es un procedimiento mixto entre el abordaje únicamente extracraneal y el transcraneal. Los resultados cosméticos de esta técnica son comparables con la orbitotomía lateral pues se oculta la cicatriz dentro de la ceja. La desventaja es el área hiperestésica temporaria en el territorio del nervio supraorbitario.

Orbitotomía lateral

Es un abordaje para lesiones laterales al nervio óptico, que permite exponer el lado temporal de la órbita y está indicado para tumores del lado lateral, dorsal y basal del nervio óptico. Luego de realizada la craneotomía, la porción lateral de la órbita es abordada entre el músculo recto superior y el recto lateral. Los tumores localizados en el ápex de la órbita no deben ser operados a través de esta vía. Para tener acceso a los tumores apicales de la órbita, los autores preconizan la craneotomía estándar pterional o la orbitocigomática.

Craneotomía pterional y orbitocigomática

Estos abordajes están ampliamente descritos en la bibliografía. Ambos permiten una excelente visualización del lado lateral y superior de la órbita posterior y del canal óptico, como así también de la fisura orbital superior, el quiasma óptico y tracto óptico. La parte superior de la órbita media también puede ser expuesta. Los tumores localizados al dorso o laterales al nervio óptico y los localizados en los espacios extraconales e intraconales de la órbita pueden ser fácilmente alcanzados. Los tumores basales o mediales al nervio óptico no pueden ser operados a través de este abordaje. El abordaje orbitocigomático o cualquiera de sus variantes permiten la visualización de lesiones ubicadas en regiones más posteriores como el quiasma óptico y el tracto óptico. El abordaje orbitocigomático es necesario para el tratamiento de tumores de gran tamaño con expansión posterior.

Radioterapia

La terapia radiante ha sido en el pasado el pilar del tratamiento de los GVO,[25] pero ese criterio ha cambiado. En la actualidad, la radioterapia se reserva para el tratamiento de GVO progresivos en niños mayores de 5-7 años de edad.[26] Otros autores han demostrado el beneficio mínimo de la radioterapia comparada con los resultados de la cirugía o el tratamiento conservador sobre la tasa de progresión, la preservación de la visión y la sobrevida durante diez años. Nuevas técnicas de radioterapia han mostrado buenos resultados en GVO. Por ejemplo, la terapia con haces de protones provee radiación a la lesión con gran precisión. Desafortunadamente, esta técnica no está ampliamente disponible y aún no ha demostrado ser superior a las técnicas estándar de la radioterapia.[13] La recomendación actual es que la terapia radiante no debe estar en la primera línea de tratamiento. Los niños mayores de diez años de edad deben ser tratados con 45-50 Gy en fracciones de 160-200 cGy cada una. El tratamiento en niños entre 7-10 años de edad es más complicado y puede justificarse, o no, que reciban radiación.[6, 27] La forma más común de tratamiento es con radiación externa. Los rayos X de intensidad modulada tienen la ventaja de proteger a las estructuras críticas de dosis excesivas. La radiación estereotáctica multifraccionada con acelerador lineal permite minimizar la lesión a los márgenes del tumor. Los pacientes con NF1 expuestos a la terapia radiante tienen un riesgo superior al promedio para desarrollar endocrinopatías, anormalidades del desarrollo, disfunciones neurocognitivas y vasculopatías, por lo que la radioterapia debe usarse con extrema precaución en estos pacientes.

Quimioterapia

La quimioterapia ha sido considerada tratamiento de primera línea para pacientes con GVO sintomáticos que presentan pérdida de visión, disfunción pituitaria y disfunción hipotalámica. La quimioterapia es útil en tumores que han sobrepasado la etapa de observación y se ha convertido en el tratamiento de elección en niños menores de tres años de edad con enfermedad sintomática o progresiva.[6] Se han propuesto varios regímenes quimioterápicos con resultados diferentes. Packer y cols. propusieron un régimen con carboplatino y vincristina durante un período de inducción de diez semanas, seguido por una fase de mantenimiento de 48 semanas, con un aumento de la sobrevida sin progresión de 75% a los dos años y un 50% a los cinco años. También reportaron, basados en imágenes, reducción del tamaño del tumor en 63% de los pacientes. Los pacientes de cinco años o menos de edad tuvieron una respuesta notablemente favorable al tratamiento.[28, 29] Este esquema terapéutico es el más comúnmente usado.

Se ha demostrado que la temozolamida estabiliza la enfermedad en más del 50% de los pacientes sin mostrar toxicidad significativa y es considerada una buena opción en pacientes con enfermedad progresiva. Otro esquema es la combinación de cisplatino y etopósido, que da como resultado un 78% de sobrevida libre de progresión a los tres años, con mejoría de la agudeza visual y un aceptable nivel de toxicidad en la mayoría de los pacientes.[30] Otros estudios han demostrado beneficios con la utilización de varios esquemas que utilizan uno o más agentes en el tratamiento de pacientes con gliomas de grado bajo. Los regímenes han incluido monoterapia con carboplatino, ciclofosfamida, etopósido, etopósido, vincristina, actinomicina D y vincristina.[6]

Pronóstico

La historia natural y el pronóstico de los GVO son variables y se basan en la presencia o ausencia de NF1 y hallazgos histológicos. En general, los gliomas de la vía óptica tienden a ser de bajo grado y de crecimiento lento con prolongados períodos de sobrevida de los pacientes. La presencia de NF1 y la localización anterior del tumor predice un pronóstico más favorable, mientras que la aparición de la enfermedad a edad temprana va asociada con un peor pronóstico.[4] En la mayoría de los pacientes con GVO, la enfermedad sigue un curso asintomático o indolente.

Los pacientes con GVO confinado al nervio óptico tienen una tasa de sobrevida del 100%. Si el tumor se extiende al quiasma y al hipotálamo la sobrevida disminuye al 90% en pacientes con tratamiento o sin este.[13, 31] Los pacientes con enfermedad progresiva también tienen buena sobrevida. Recomendaciones recientes sugieren que los GVO no deben ser tratados, a menos que se observe una clara progresión de la enfermedad. La regresión espontánea sin tratamiento previo ha sido bien documentada en pacientes con NF1 o sin esta.[7, 15, 32, 33] Otros autores han publicado resultados diferentes. En una revisión de más de 1100 pacientes con GVO, 40% de los enfermos con tumores en la vía óptica anterior tuvieron progresión o recurrencia de la enfermedad y el 33% de los pacientes había fallecido en un período de doce años. Al inicio de la enfermedad, el 21% tenía 20/40 de visión mientras que el 45% tenían 20/200 o mejor visión, y el 21% experimentó pérdida progresiva de la visión.[17] Los pacientes con tumores del quiasma tuvieron diferente pronóstico. Este grupo tuvo una tasa de progresión del 42%, mortalidad asociada a la enfermedad del 29% y una tasa de 77% de compromiso de la agudeza visual. El tratamiento no modificó el pronóstico en estos pacientes, que fue peor en aquellos con tumor en el hipotálamo y en el tercer ventrículo. La mortalidad ligada al tumor en estos pacientes fue de 43% y la tasa de recurrencia y progresión alcanzó al 51%. El pronóstico de la visión fue similar al de otros grupos, con un 71% de los pacientes que presentaban visión estable.[17]

Los pacientes con astrocitoma pilomixoide tuvieron un pronóstico desfavorable. En comparación con pacientes con astrocitoma pilocítico, el astrocitoma pilomixoide tuvo una tasa alta de recurrencia del tumor local (75% frente a 50%) y diseminación por el líquido cefalorraquídeo (14% frente a 0%).[34] La sobrevida global en pacientes con astrocitoma pilomixoide fue de 63 meses, mientras que en enfermos con astrocitoma pilocítico alcanzó a 213 meses.

Conclusiones

Los gliomas de las vías ópticas tienen una conducta clinicopatológica variable. En general, son tumores de crecimiento lento; los pacientes tienen con frecuencia disminución de la visión, que se estabiliza con el tiempo y a menudo se los puede seguir clínicamente sin tratamiento. La cirugía es la mejor opción para tumores confinados al nervio óptico. Está indicada en tumores adyacentes a estructuras neurovasculares que causan efecto de masa, incluidos el nervio óptico contralateral, el quiasma, el tercer ventrículo, la arteria carótida y las arterias cerebrales media y anterior. La cirugía también está indicada en pacientes con hidrocefalia. La quimioterapia es considera como tratamiento de primera línea para la mayoría de los GVO, seguida por radioterapia en niños de mayor edad. El pronóstico es variable, pero más favorable en niños con histología pilocítica. En pacientes con la variedad pilomixoide, la enfermedad sigue un curso más agresivo y con peor pronóstico.

Bibliografía

1 Rutka J. Optic pathways gliomas. In: Albright AL, ed. Principles and practice of pediatric neurosurgery. New York: Thieme; 2008; p. 552-9.

2 Ahn Y, Cho BK, Kim SK, et al. Optic pathway glioma: outcome and prognostic factors in a surgical series. Childs Nerv Syst 2006; 22(9): 1136-42.

3 Bartels U, Hawkins C, Jing M, et al. Vascularity and angiogenesis as predictors of growth in optic pathway/hypothalamic gliomas. J Neurosurg 2006; 104(5): 314-20.

4 Binning MJ, Liu JK, Kestle JR, et al. Optic pathway gliomas: a review. Neurosurg Focus 2007; 23(5): 2.

5 Bettegowda C. Supratentorial tumors in the pediatric population: multidisciplinary management. In: Quinones-Hinojosa A (ed.). Schmidek & Sweet Operative Neurosurgical Techniques. Vol 1. Philadelphia: Elsevier 2012; p. 669-83.

6 Jahraus CD, Tarbell NJ. Optic pathway gliomas. Pediatr Blood Cancer 2006; 46(5): 586-96.

7 Liu GT. Optic gliomas of the anterior visual pathway. Curr Opin Ophthalmol 2006; 17(5): 427-31.

8 Lama G, Esposito Salsano M, Grassia C, et al. Neurofibromatosis type 1 and optic pathway glioma. A long-term follow-up. Minerva Pediatr 2007; 59(1): 13-21.

9 Listernick R, Charrow J, Greenwald M, et al. Natural history of optic pathway tumors in children with neurofibromatosis type 1: a longitudinal study. J Pediatr 1994; 125(1): 63-6.

10 Listernick R, Charrow J, Gutmann DH. Comments on neurofibromatosis 1 and optic pathway tumors. Am J Med Genet 2001; 102(1): 105.

11 Listernick R, Ferner RE, Piersall L, et al. Late-onset optic pathway tumors in children with neurofibromatosis 1. Neurology 2004; 63(10): 1944-6.

12 Erkal HS, Serin M, Cakmak A. Management of optic pathway and chiasmatic-hypothalamic gliomas in children with radiation therapy. Radiother Oncol 1997; 45(1): 11-5.

13 Pepin SM, Lessell S. Anterior visual pathway gliomas: The last 30 years. Semin Ophthalmol 2006; 21(3): 117-24.

14 Peng F, Juhasz C, Bhambhani K, et al. Assessment of progression and treatment response of optic pathway glioma with positron emission tomography using alpha-[(11)C]methyl-L-tryptophan. Mol Imaging Biol 2007; 9(3): 106-9.

15 Hoffman HJ, Humphreys RP, Drake JM, et al. Optic pathway/hypothalamic gliomas: a dilemma in management. Pediatr Neurosurg 1993; 19(4): 186-95.

16 Suarez JC, Viano JC, Zunino S, et al. Management of child optic pathway gliomas: new therapeutical option. Childs Nerv Syst 2006; 22(7): 679-84.

17 Dutton JJ. Gliomas of the anterior visual pathway. Surv Ophthalmol 1994; 38(5): 427-52.
18 Avery RA, Fisher MJ, Liu GT. Optic pathway gliomas. J Neuroophthalmol 2011; 31(3): 269-78.
19 Astrup J. Natural history and clinical management of optic pathway glioma. Br J Neurosurg g 2003; 17(4): 327-35.
20 Medlock MD, Madsen JR, Barnes PD, et al. Optic chiasm astrocytomas of childhood. 1. Long-term follow-up. Pediatr Neurosurg 1997; 27(3): 121-8.
21 Medlock MD, Scott RM. Optic chiasm astrocytomas of childhood. Surgical management. Pediatr Neurosurg 1997; 27(3): 129-36.
22 Wisoff JH. Management of optic pathway tumors of childhood. Neurosurg Clin N Am 1992; 3(4): 791-802.
23 Deliganis AV, Geyer JR, Berger MS. Prognostic significance of type 1 neurofibromatosis (von Recklinghausen Disease) in childhood optic glioma. Neurosurgery 1996; 38(6): 1114-8.
24 Jenkin D, Angyalfi S, Becker L, et al. Optic glioma in children: surveillance, resection, or irradiation? Int J Radiat Oncol Biol Phys 1993; 25(2): 215-25.
25 Taveras JM, Mount LA, Wood EH. The value of radiation therapy in the management of glioma of the optic nerves and chiasm. Radiology 1956; 66(4): 518-28.
26 Listernick R, Ferner RE, Liu GT, et al. Optic pathway gliomas in neurofibromatosis-1: controversies and recommendations. Ann Neurol 2007; 61(3): 189-98.
27 Grabenbauer GG, Schuchardt U, Buchfelder M, et al. Radiation therapy of optico-hypothalamic gliomas (OHG)--radiographic response, vision and late toxicity. Radiother Oncol 2000; 54(3): 239-45.
28 Packer RJ, Bilaniuk LT, Cohen BH, et al. Intracranial visual pathway gliomas in children with neurofibromatosis. Neurofibromatosis 1988; 1(4): 212-22.
29 Packer RJ, Savino PJ, Bilaniuk LT, et al. Chiasmatic gliomas of childhood. A reappraisal of natural history and effectiveness of cranial irradiation. Childs Brain 1983; 10(6): 393-403.
30 Massimino M, Spreafico F, Cefalo G, et al. High response rate to cisplatin/etoposide regimen in childhood low-grade glioma. J Clin Oncol 2002; 20(20): 4209-16.
31 Tow SL, Chandela S, Miller NR, et al. Long-term outcome in children with gliomas of the anterior visual pathway. Pediatr Neurol 2003; 28(4): 262-70.
32 Liu GT, Brodsky MC, Phillips PC, et al. Optic radiation involvement in optic pathway gliomas in neurofibromatosis. Am J Ophthalmol 2004; 137(3): 407-14.
33 Parsa CF, Hoyt CS, Lesser RL, et al. Spontaneous regression of optic gliomas: thirteen cases documented by serial neuroimaging. Arch Ophthalmol 2001; 119(4): 516-29.
34 Komotar RJ, Burger PC, Carson BS, et al. Pilocytic and pilomyxoid hypothalamic/chiasmatic astrocytomas. Neurosurgery 2004; 54(1): 72-9.

15

Gliomas talámicos

Zoe Z. Zhang • Stephen J. Haines • Matthew A. Hunt

Introducción

El tálamo está localizado en el centro del cerebro y procesa importante información sensitiva ascendente y motora descendente entre la corteza y las áreas distales del sistema nervioso. También regula funciones más complejas en áreas relacionadas con la emoción y el conocimiento. Rodea al tercer ventrículo lateralmente y está ubicado muy cerca de otras estructuras importantes como la cápsula interna, el hipotálamo y el mesencéfalo.[1] Los gliomas talámicos se originan de la glía presente en el tálamo o los pedúnculos cerebrales. Otros tumores primarios del sistema nervioso central (SNC), como el linfoma, pueden estar localizados en el tálamo, ya que tienden a tomar una localización periventricular. Los tumores metastásicos también pueden alcanzar el tálamo y dificultar la diferenciación con los tumores primarios del SNC. Los gliomas talámicos son un desafío en el campo de la neurocirugía por su alto riesgo quirúrgico y su habitual naturaleza maligna.

Incidencia

La incidencia anual de los tumores gliales es de, aproximadamente, 4,7/100 000. En el tálamo, la incidencia es menor de 0,3/100 000.[2] Existen diferentes tipos y grados de gliomas que varían de acuerdo con la edad y topografía de la lesión. Se describe una distribución bimodal según la edad y la malignidad; el astrocitoma pilocítico benigno es el más común presente en pacientes jóvenes y el glioblastoma multiforme maligno el más frecuente en los pacientes de mayor edad.[3]

Manifestaciones clínicas

La sintomatología depende del tamaño, localización, presencia de edema y la tasa de crecimiento de la lesión. Los gliomas talámicos tienen tendencia al crecimiento exofítico dentro de los ventrículos vecinos o causar obstrucción del acueducto de Silvio, lo que lleva a la hidrocefalia. Esto se presenta con síntomas de hipertensión intracraneal, como cefaleas, náusea, vómitos y disminución de la conciencia. Otros síntomas incluyen foco motor, sensitivo, visual o deterioro cognitivo.[4, 5]

Imágenes

Las imágenes por tomografía computarizada (TC) presentan masas en el tálamo que son típicamente hipodensas y pueden tener o no realce tras la administración de contraste según el grado del tumor. La resonancia magnética (RM) es el mejor estudio diagnóstico por imágenes para objetivar los límites del tumor. Las imágenes varían de acuerdo con el grado tumoral. Los tumores OMS grado I, como el astrocitoma pilocítico, presentan refuerzo de la imagen luego de la administración de contraste y pueden tener numerosos quistes asociados. Los tumores OMS grado II manifiestan habitualmente cambios espontáneos en la señal en las secuencias T2 y FLAIR sin realce tras la administración de contraste, y los tumores grados III/IV generalmente presentan numerosas imágenes heterogéneas en las secuencias T2 y FLAIR e importante refuerzo con el contraste en la secuencia T1. También se observa hidrocefalia asociada que puede ser confirmada por cambios en los límites de los ventrículos en T2 o FLAIR (por edema periependimario) como también dilatación del tercer ventrículo y del ventrículo lateral típicos de hidrocefalia por obstrucción.[6-8] Imágenes con tensor de difusión (ITD) siguen a las fibras de la substancia blanca y pueden incrementar la exactitud en la localización del tumor y mostrar posibles infiltraciones.[9-11] La espectroscopia por RM determina la concentración de varios metabolitos que ayudan a determinar la tasa de recambio celular en el tumor y sugieren grado y malignidad.[12] En la Figura 15.1 se observan ejemplos de diferentes imágenes de distintos tipos de gliomas.

Clasificación de gliomas

La clasificación se determina comúnmente por el estudio histopatológico del tumor. Actualmente, el análisis patológico incluye el examen de característica morfológicas, como la forma de la célula, los cambios mitóticos y la presencia de cambios anaplásicos, que se realizan con coloraciones de tipo inmunohistoquímicas para identificar a las células de origen, el grado de malignidad y sus firmas genéticas. Un número pequeño de estos tumores son causados por desórdenes hereditarios, entre los que se incluyen la neurofibromatosis, la esclerosis tuberosa y el síndrome Li-Fraumeni.[13]

Origen celular y grados tumorales

Los ependimomas surgen de las células ependimarias, los astrocitomas surgen de astrocitos y los oligodendrogliomas se originan en los oligodendrocitos. Estos son los tres tipos de células gliales que pueden producir gliomas. La clasificación de la Organización Mundial de la Salud (OMS) es el sistema más aceptado para describir los gliomas. Presenta una gradación que varía desde grado I a grado IV según la actividad mitótica, atipia celular, signos de hemangiogénesis, y necrosis. El astrocitoma pilocítico (OMS grado I) es el glioma más común en niños, mientras que los glioblastomas multiformes (OMS grado IV) predominan en los adultos.[14]

Variaciones moleculares y pruebas genéticas

Los gliomas talámicos pueden formarse de manera intrínseca a partir de la mutación de genes en un ADN dañado o deberse a alteraciones genéticas/epigenéticas heredadas. El origen extrínseco deriva de radiaciones electromagnéticas, infección por citomegalovirus, dieta rica en N-nitroso y por exposición a carcinógenos del medio ambiente.

Existen notables diferencias moleculares entre el glioma y la glía normal cuando se evalúan por la técnica

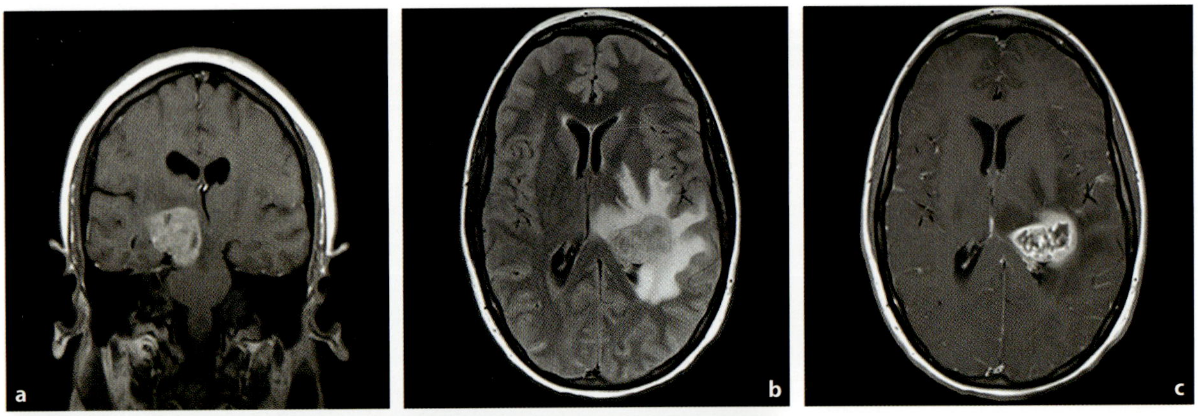

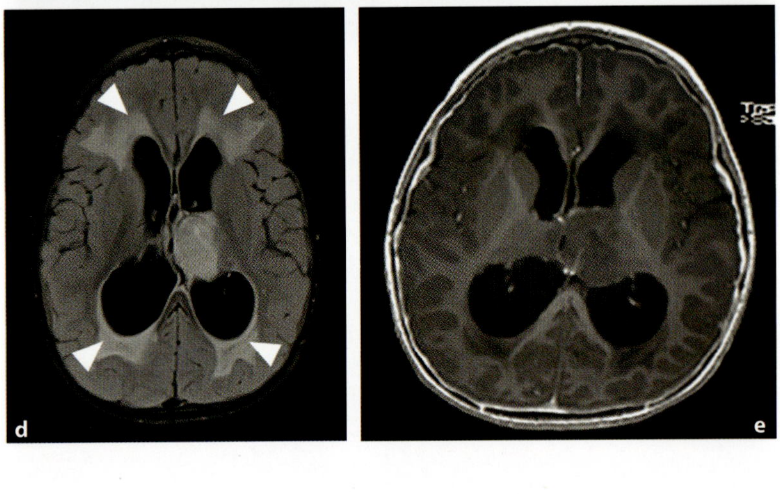

Figura 15.1 Ejemplos de gliomas. **a** Imagen por RM T1 poscontraste de un astrocitoma pilocítico (OMS grado I). **b, c** FLAIR y T1 poscontraste de un gliosarcoma (OMS grado IV). **d, e** FLAIR y T1 poscontraste que muestran un astrocitoma (OMS grado II). Nótese la hidrocefalia con la imagen de edema periependimario (*capping*) sobre los ventrículos (*flechas blancas*).

chip de ADN. La lista de diferencias incluye a marcadores celulares mitóticos y proliferativos (ej. MIB-1, Ki-67) receptores de factores de crecimiento (ej. TGFα, EGF, FGF, PDGF, TGFβ, TrkC, VEGF) y marcadores señaladores (ej. Bcl-2, Fas/Apo1/CD95).

Ciertos marcadores moleculares del glioma ayudan a interpretar la etiología de la enfermedad, lo que a su vez puede facilitar el desarrollo de nuevas estrategias preventivas y terapéuticas. Las alteraciones genéticas que bloquean la expresión de genes y proteínas reparadoras de ADN, desempeñan un papel central en la génesis del tumor. La metilación del promotor del gen reparador de ADN O^6-metilguanina-ADN- metiltransferasa (MGMT) está presente en el 51,3% al 66% de las muestras de glioblastoma. La expresión proteica de MGMT puede estar reducida por el aumento de los niveles de un micro-ARN, miR-181d, un objetivo de MGMT mARN 3'UTR, que inhibe la producción de la proteína MGMT.

La expresión epigenética de otra proteína reparadora de ADN, la proteína de reparación por escisión del grupo de complementación cruzada 1, conocida como "ERCC1", fue encontrada en una selección de 32 gliomas. En diecisiete de estos gliomas (53%) la expresión proteica de ERCC1 estaba reducida o ausente. En doce (37,5%) la reducción se debió a metilación del promotor ERCC1. En otros cinco gliomas con expresión proteica de ERCC1, la reducción pudo deberse a alteraciones epigenéticas del ARNm que pudieron afectar la expresión de ERCC1.

Las mutaciones en gliomas se originan con frecuencia en los genes de isocitrato dehidrogenasa (IDH) 1 o 2. La mutación de IDH1 se manifiesta aproximadamente en 80% de los gliomas de bajo grado y en gliomas de alto grado secundarios. Las células mutantes de IDH1 y IDH2 producen un exceso del intermediario metabólico 2-hidroxiglutarato, que se une a sitios catalíticos de enzimas importantes en la alteración de histona y del promotor de metilación de ADN. Esto genera ADN asociado con el fenotipo metilador de islas CpG (CIMP) que causa hipermetilación del promotor y el concomitante silencio de los genes supresores tumorales como el MGMT y ERCC1.[15] Mutaciones de IDH1 o IDH2 pueden incrementar el estrés oxidativo que daña al ADN. Se infiere entonces que las mutaciones de IDH1 e IDH2 modulan las mutaciones que dan origen a la formación de gliomas.[16]

Cuando la expresión de genes reparadores de ADN está reducida, el daño del ADN se acumula en las células a un nivel mayor de lo normal, y esto aumenta la frecuencia de mutaciones. Los marcadores moleculares, incluidas la codeleción cromosómica 1p/19q y las mutaciones de IDH1, se correlacionaron con una mejor respuesta al tratamiento y sobrevida del paciente. Estrategias terapéuticas futuras pueden dirigirse a esas vías y a las de proteína-quinasa mitógeno-activada (MAPK), P13K/AKT y señalador NOTCH. La Tabla 15.1 resume los marcadores moleculares observados en cada tipo tumoral y la referencia bibliográfica correspondiente a cada información.[17-19]

Tabla 15.1 Resumen de características moleculares conocidas de gliomas talámicos

Marcadores moleculares	Mecanismos asociados y significación clínica
Mutación de isocitrato dehidrogenasa (IDH)	Las mutaciones de IDH1 o IDH2 aumentan el estrés oxidativo celular, dañan el ADN y facilitan así la formación de gliomas. Las mutaciones IDH1 están fuertemente asociadas con la codeleción del alelo 1p/19q y la metilación del promotor MGMT. La mutación IDH1 tiene un significado pronóstico importante para la sobrevida global.
Codeleción cromosómica del alelo 1p/19q (gen P16/CDKN2A)	La pérdida del alelo 1p/19q es predictiva de crecimiento lento y mejor sobrevida global luego de terapia adyuvante con radioterapia o quimioterapia.
Promotor de metilación MGMT	La metilación del promotor del gen reparador del MGMT contribuye con la formación de los gliomas.
Mutación H3F3A K27M	Las mutaciones de H3F3A son comunes en gliomas de pacientes pediátricos. Aparecen, por lo común, en el tálamo o en la protuberancia.
Mutación o fusión BRAF	La vía BRAF tiene un rol importante en la proliferación celular, migración, diferenciación y angiogénesis. Las alteraciones comunes del BRAF son la mutación puntual V600E y la fusión truncada de KIAA1549. Es predictiva para pacientes mayores con glioblastoma tratados con temozolomida.[21]
Deleción 10q (gen PTEN) o inhibición De PTEN por vía aberrante Akt/mTOR	El PTEN es un gen supresor tumoral localizado en 10q23. La inhibición o mutación del PTEN o la pérdida de la heterogenicidad en el locus de PTEN se encuentran frecuentemente en tumores astrocíticos difusos e infiltrantes de alto grado y son predictivos de anaplasia y corta sobrevida.[22, 23]
EGFR/EGFRvIII	Una alta amplificación de EGFR y la expresión de EGFRvIII se observan en tumores más agresivos. Varios estudios han reportado que EGFR/EGFRvIII tienen cruzada con el factor de transcripción oncogénico STAT3 y con el receptor tirosina-quinasa.[24, 25]

▶

Tabla 15.1 Resumen de características moleculares conocidas de gliomas talámicos

Marcadores moleculares	Mecanismos asociados y significación clínica
Mutación de genes CIC y FUBP1	Los genes CIC (homólogo de drosofila capicúa) y 1a proteína 1 de unión al elemento *up stream far* (FUBP1) están localizados en 19q13 y 1p31, respectivamente. La ausencia de CIC y de la expresión de FUBP1 aceleran la recurrencia de los gliomas. La mutación de CIC es también un marcador de mal pronóstico, especialmente en tumores que tienen la codeleción 1p/19q.[26]
Mutación p53	La mutación p53 se produce durante la tumorogénesis y está asociada con un pronóstico de sobrevida pobre en pacientes con glioblastoma. También puede indicar menor sensibilidad a la droga temozolomida.[27, 28]
Polimorfismo de genes	Algunos genes reparadores de ADN (ERCC1, ERCC2 y reparadores de ADN XRCC1) están asociados con un aumento del riesgo de formación de un glioma.[29]

En pacientes pediátricos, la mutación de H3F3A K27M estuvo presente en diez de once (91%) pacientes. No se vio mutación en siete pacientes mayores, lo que sugiere que los gliomas talámicos de alto grado en adultos jóvenes, niños y adolescentes, frecuentemente tienen mutación H3F3A K27M.[20]

Tratamiento

El tratamiento de los gliomas talámicos depende del tipo celular y del grado de malignidad. A menudo, se realiza un tratamiento combinado usando cirugía, radioterapia y quimioterapia. La resección quirúrgica de los tumores talámicos constituye un desafío por la localización profunda de la lesión, el riesgo de lesionar estructuras vecinas y la presencia de una red vascular compleja. La combinación de múltiples modalidades terapéuticas constituye el enfoque aceptado para el tratamiento de estas lesiones.[30]

Biopsia

En aquellos tumores en los que la resección quirúrgica no es posible, será necesario realizar una biopsia estereostática para poder establecer el diagnóstico patológico y determinar otra posible modalidad de tratamiento. Para obtener la muestra del tejido, se puede utilizar estereotaxia con marco para guiar la biopsia o sin este. La aspiración de los componentes del quiste puede ayudar a reducir el efecto de masa. Las biopsias se pueden hacer también por endoscopia, especialmente si se planea realizar una ventriculostomía endoscópica de tercer ventrículo para el tratamiento de hidrocefalia obstructiva o se trata de un tumor exofítico localizado en los ventrículos laterales.[31, 32]

Resección del tumor

La resección quirúrgica de un tumor talámico depende de su localización, de la malignidad del tumor y del estado del paciente. La mayor resección de tejido tumoral sin daño de tejidos periféricos mejora la sobrevida global. No obstante, un metaanálisis realizado en el 2015 indica que no existe suficiente evidencia a favor de la resección de gliomas infiltrativos de alto grado.[33-35]

Abordaje quirúrgico

Debido a la distorsión estructural que circunda al tálamo por la expansión del tumor y el edema, es importante reducir el daño de vías importantes utilizando neuronavegación basada en la identificación de trayectoria a través de RM de difusión potenciada.[9] Muchos abordajes son similares a los usados para el abordaje de los ventrículos laterales, en particular porque gran parte del tálamo está inmediatamente adyacente al ventrículo lateral.

Abordajes transventriculares. Son apropiados para pacientes con ventrículos dilatados. La identificación de la vena talamoestriada puede servir para fijar los límites de la cápsula interna y del núcleo subtalámico. El abordaje infratentorial supracerebeloso transventricular es una opción cuando se trata de un tumor localizado en el núcleo pulvinar del tálamo. Los abordajes supratentoriales transcorticales pueden realizarse desde la región frontal a la parietooccipital de acuerdo con la localización del tumor y áreas funcionales.

Abordaje interhemisféricos. Son adecuados para tumores altos. En forma similar, este abordaje puede ser ajustado hacia adelante o hacia atrás según la localización del tumor. La habilidad de manipular la lesión a lo largo de este corredor contribuye a evitar daños de grandes venas tributarias y arterias pericallosas.

Abordaje transtemporal. Se hace a través de una incisión entre los giros temporal superior y medio. Esta ruta reduce el riesgo de daño vascular.

Abordaje pterional transilviano-transinsular. Es apropiado para tumores que invaden o afectan de cerca a la ínsula. La incisión se hace, por lo común, por encima del medio del surco (*sulcus*) poscentral.[36]

Abordaje endoscópico. Puede hacerse por vía transfrontal o interhemisférico. El abordaje transfrontal es más adecuado para tumores pequeños o para biopsias. El abordaje interhemisférico puede ser usado para resecar tumores grandes. Este abordaje ofrece la oportunidad de tratar la hidrocefalia y permite la ventriculostomía endoscópica del tercer ventrículo. Si la lesión es más posterior o de gran tamaño, la porción del catéter ventricular del *shunt* ventriculoperitoneal puede ser dejada a lo largo del trayecto endoscópico.[31]

Como el tálamo está ubicado en profundidad, todos los abordajes mencionados son muy estrechos y limitados, especialmente el abordaje infratentorial supracerebeloso transventricular, que está restringido por la vena basal de Rosenthal. No hay abordajes estandarizados, sino que más bien depende de la preferencia del cirujano.

Instrumentos y tecnologías relevantes

Existen muchas diferencias entre el tejido patológico y el tejido cerebral normal. Esto incluye el número de canales de potasio, sodio, cloro y calcio en la superficie de la célula, la relación entre proteínas y lípidos, la permeabilidad de la red vascular y la autofluorescencia. En lo físico, los tejidos pueden variar en firmeza, color o conductividad. Nosotros confiamos habitualmente en la vista y manos del cirujano para diferenciar el tejido normal del anormal, pero en los gliomas talámicos profundos aun el cirujano más experimentado puede tener dificultades para diferenciar un tejido aparentemente normal de un tejido tumoral con textura normal. Más abajo incluimos algunas tecnologías que aumentan la exactitud y seguridad en la resección de tumores.

La neuronavegación

Es un procedimiento ideal para localizar y delinear las lesiones. Sistemas de navegación como ultrasonido, TC y RM pueden guiar la biopsia y la remoción del tumor. Debido a la superioridad de las imágenes de RM, su uso se ha hecho estándar para planificar abordajes. Imágenes con tensores de difusión con rastreo de fibras pueden cargarse en el sistema navegador para ayudar a definir la localización del tumor y la posible infiltración de tejidos vecinos. Este procedimiento puede delinear los bordes del tumor y las áreas elocuentes y ayudar a evitar déficits posquirúrgicos. La RM intraoperatoria es útil para determinar la persistencia de tumor residual luego de la cirugía. En lesiones de gran tamaño o muy profundas, la resección del tumor puede cambiar los efectos de masa y lograr cambios aun en lesiones que han sido mapeadas con neuronavegación. La imágenes de RM intraoperatoria pueden luego ser reiteradas en la neuronavegación.

Ultrasonido intraoperatorio

Es un sistema de tiempo real de navegación que puede ser muy útil para lesiones profundas. Es especialmente útil para diferenciar entre tumores sólidos y quísticos; pero no para identificar la presencia de tumores residuales.[37-39]

Toma de muestras intraoperatorias

El análisis histológico de biopsias y áreas sospechosas es el procedimiento estándar, pero puede ser poco realista, debido al tiempo y seguridad en la localización. La localización del tumor puede hacerse más rápida a través de las diferencias moleculares entre las muestras del tumor. El uso de espectrometría de masas con ionización por desorción con electroespray (DESI-MS) para analizar la diferencia en lípidos de gliomas demostró ser práctico para definir los márgenes del tumor. Debido al análisis hecho en tiempo casi real, la espectrometría de masas intraoperatoria puede ser adaptada para guiar la cirugía.[40, 41]

Monitoreo electrofisiológico

El mapeo funcional intraoperatorio con electroestimulación bipolar puede ser usado para guiar la resección y evitar daños de vías normales, especialmente si la lesión es cercana a áreas elocuentes. El monitoreo electrofisiológico se ha usado, incluyendo potenciales somato-sensitivos evocados, potenciales motores evocados y EMG de músculos oculomotores, para estimulación perioperativa pequeña y directa del tracto piramidal cuando la cápsula interna corre riesgo.

Demarcación visual aumentada del tumor

Se determina usando autofluorescencia o tinturas para delinear; puede ser útil en tiempo real para demarcar el tumor *in situ* con medios visuales. Un método probado para identificar gliomas con luz azul es el 5-ácido aminolevulínico (5-ALA). Debido a que los gliomas carecen de la enzima ferroquelatasa, luego de la administración de 5-ALA el tejido tumoral acumula fluoróforo protoporfirina IX que exhibe mayor fluorescencia bajo luz azul que el tejido normal circundante.[42, 43]

Sistema ultrasónico de aspiración

Puede ayudar a fragmentar y aspirar tumores duros con mínimo movimiento y vibración de estructuras neurales adyacentes.[44]

Radioterapia

La radioterapia incluye a la radiación fraccionada de haz externo y las radioterapias, como el bisturí gamma (*gamma knife*) y el CyberKnife®, que evitan la radiación de tejido normal y disminuyen la morbilidad. La utilidad de la radiocirugía en gliomas no ha sido aún definida.

Quimioterapia

La temozolamida (TMZ) es el principal agente quimioterapéutico usado en el tratamiento de los gliomas. Puede atravesar la barrera hematoencefálica y es especialmente útil en los gliomas de alto grado como el glioblastoma multiforme. Un metaanálisis realizado en 2008 mostró que el tratamiento con temozolamida prolonga la sobrevida, demora la progresión y produce pocos efectos adversos. Estudios recientes en los gliomas de alto grado mostraron resultados alentadores usando agentes antiangiogénicos como el bevacizumab en combinación con quimioterapia convencional.[45]

Tratamientos combinados

Se obtiene una leve pero clara mejoría en la sobrevida cuando se usa quimioterapia asociada a radioterapia.

Otros tratamientos emergentes y complementarios

En la actualidad, los gliomas no son analizados solamente por su grado, sino también por sus propiedades genéticas y moleculares. Actualmente existen terapias experimentales, como la inmunoterapia y la terapia génica, que pueden impactar en futuros tratamientos de los gliomas.

Terapia de campo de tumores

Es una modalidad de tratamiento no invasivo regional antimitótico. Campos eléctricos alternativos de baja intensidad (1-3 V/cm) y frecuencias de 100-300 kHz rompen el montaje del huso mitótico y conducen a la dislocación dielectroforética de macromoléculas y organelas intracelulares durante la citoquinesis. Este efecto interfiere en la mitosis de las células tumorales y retarda la progresión de la enfermedad. El NovoTTF®-100A (Novocure, Portsmouth, NH) está aprobado por la FDA para uso en pacientes con GBM recurrente. En un estudio controlado aleatorizado que lo compara con la terapia convencional, la terapia de campo de tumores (TTFields) mostró ser claramente favorable especialmente en términos de toxicidad y calidad de vida. La aplicación de TTFields usando NovoTTF®-100A se hace a través de electrodos colocados en el cuero cabelludo. La terapia con TTFields aún no es indicada en forma sistemática para gliomas talámicos.[46-49]

Inmunoterapia

La inmunoterapia capitaliza la especificidad del sistema inmune de destruir selectivamente células tumorales y resguardar el tejido normal. Es un campo emergente que estimula la inmunidad antitumoral en pacientes basada en antígenos específicos del tumor. Algunos antígenos asociados al tumor incluyen al receptor del factor de crecimiento epidérmico (EGFR) variedad III. Proteínas del citomegalovirus humano, asociadas al tumor PD-L1, etc. Hay actualmente numerosos ensayos clínicos (vacuna de células dendríticas, vacuna para proteína shock de calor y vacuna del receptor del factor de crecimiento epidérmico [EGFEvIII]) que muestran resultados iniciales promisorios en el tratamiento de la enfermedad.[50-52]

Terapia génica

Los gliomas surgen como resultado de una mutación genética de un ADN dañado que no fue reparado o por alteraciones epigenéticas. La terapia génica funciona enviando transgenes o vectores virales adentro de las células que pueden expresar señales citotóxicas o suicidas para matar a las células del glioma. Pueden también amplificar la respuesta inmune antitumoral o modificar el microambiente del tumor a través del bloqueo de la angiogénesis. Finalmente, la terapia génica puede también actuar por terapia oncolítica viral. Esta estrategia utiliza virus capaces de replicarse e infectar las células del tumor, luego, destruirlas y evitar así la transferencia de esos genes. Se están haciendo ensayos clínicos, pero la terapia génica hasta el presente no ha sido aprobada por la FDA.[53, 54]

Factores pronóstico, resultados y complicaciones

Por la ubicación del tálamo, agregado a las propiedades invasivas de los gliomas, el pronóstico en general es pobre en comparación con las lesiones supratentoriales. Otros factores que inciden en el pronóstico incluyen si el tumor es unilateral o bilateral, el tamaño, el grado de malignidad y los métodos de tratamiento realizados.[55] Luego de la cirugía es común observar nuevas alteraciones neurológicas o agravamiento de los síntomas ya existentes, que incluye déficits sensitivos y motores, compromiso del estado de conciencia y trastornos del lenguaje. No obstante, se han observado largas sobrevidas luego de la resección total o parcial del tumor.

La información disponible en la bibliografía sobre la morbilidad de gliomas talámicos en niños es escasa. Debido a la alta tasa de astrocitomas pilocíticos en niños, el pronóstico general del glioma talámico es más favorable que en los adultos. La mayor sobrevida se observó en niños con gliomas de bajo grado en la región talámica, con una tasa del 90% en cuatro años.[56] Todos los tipos de gliomas tienen un rango amplio de sobrevida según la edad del paciente, histología del tumor, extensión de la resección y bilateralidad de la lesión. Todos los gliomas talámicos en adultos y en niños tienen una tasa de sobrevida global a los cinco años del 37% al 73%. No obstante, en pacientes con gliomas de alto grado, la tasa de sobrevida a los cinco años fue de casi 0%.[57, 58]

Conclusiones

Los gliomas talámicos constituyen un desafío para los neurocirujanos tanto por su localización profunda como por su proximidad a estructuras nerviosas importantes. Esto hace que la resección total del tumor sea difícil, a lo que se agrega el riesgo de déficits neurológicos secuelares posquirúrgicos. Existen variaciones moleculares y genéticas que aconsejan el uso de tratamientos adyuvantes y pueden contribuir, junto con la terapia multimodal convencional, a mejorar la sobrevida del paciente.

Bibliografía

1 Herrero MT, Barcia C, Navarro JM. Functional anatomy of thalamus and basal ganglia. Childs Nerv Syst 2002; 18(8): 386-404.

2 Larjavaara S, Mäntylä R, Salminen T, et al. Incidence of gliomas by anatomic location. Neuro Oncol 2007; 9(3): 319-25.

3 Hoffman HJ, Soloniuk DS, Humphreys RP, et al. Management and outcome of low-grade astrocytomas of the midline in children: a retrospective review. Neurosurgery 1993; 33(6): 964-71.

4 Sainte-Rose C, Crimmins DW, Grill J. "Thalamic Gliomas". Oncology of CNS Tumors. 2nd Ed. Spring-Verlag Berlin Heidelberg 2010; 405-17.

5 Martínez-Lage JF, Pérez-Espejo MA, Esteban JA, et al. Thalamic tumors: clinical presentation. Childs Nerv Syst 2002; 18(8): 405-11.

6 Nakano Y, Yamamoto J, Takahashi M, et al. Pilocytic astrocytoma presenting with atypical features on magnetic resonance imaging. J Neuroradiol 2014; 42(5): 278-82.

7 Arbizu J, Dominguez PD, Diez-Valle R, Vigil C, et al. Neuroimaging in brain tumors. Rev Esp Med Nucl 2011; 30: 47-65.

8 Upadhyay N, Waldman AD. Conventional MRI evaluation of gliomas. Br J Radiol 2011; 84(2): 107-111.

9 Kis D, Mate A, Kincses ZT, et al. The role of probabilistic tractography in the surgical treatment of thalamic gliomas. Neurosurgery 2014; 10(2): 262-72.

10 Berman JI, Berger MS, Mukherjee P, et al. Diffusion-tensor imaging-guided tracking of fibers of the pyramidal tract combined with intraoperative cortical stimulation mapping in patients with gliomas. J Neurosurg 2004; 101: 66-72.

11 Berman JI, Berger MS, Chung SW, et al. Accuracy of diffusion tensor magnetic resonance imaging tractography assessed using intraoperative subcortical stimulation mapping and magnetic source imaging. J Neurosurg 2007; 107: 488-94.

12 Bulik M, Jancalek R, Vanicek J, et al. Potential of MR spectroscopy for assessment of glioma grading. Clin Neurol Neurosurg 2013; 115: 146-53.

13 Sadetzki S, Bruchim R, Oberman B, et al. Description of selected characteristics of familial glioma patients - results from the Gliogene Consortium. Eur J Cancer 2013; 49: 1335-45.

14 Louis DN, Ohgaki H, Wiestler OD, et al. The 2007 WHO classification of tumours of the central nervous system. Acta Neuropathol 2007; 114(2): 97-109.

15 Yin AA, Zhang LH, Cheng JX, et al. The predictive but not prognostic value of MGMT promoter methylation status in elderly glioblastoma patients: a meta-analysis. PLoS One 2014; 9: 85102.

16 van den Bent MJ, Dubbink HJ, Marie Y, et al. IDH1 and IDH2 mutations are prognostic but not predictive for outcome in anaplastic oligodendroglial tumors: a report of the European Organization for Research and Treatment of Cancer Brain Tumor Group. Clin Cancer Res 2010; 16: 1597-604.

17 Cairncross G, Jenkins R. Gliomas with 1p/19q codeletion: a.k.a. oligodendroglioma. Cancer J 2008; 14: 352-7.

18 Jenkins RB, Curran W, Scott CB, et al. Pilot evaluation of 1p and 19q deletions in anaplastic oligodendrogliomas collected by a national cooperative cancer treatment group. Am J Clin Oncol 2001; 24: 506-8.

19 Riemenschneider MJ, Jeuken JW, Wesseling P, et al. Molecular diagnostics of gliomas: state of the art. Acta Neuropathol 2010; 120: 567-84.

20 Aihara K, Mukasa A, Gotoh K, et al. H3F3A K27M mutations in thalamic gliomas from young adult patients. Neuro Oncol 2014; 16: 140-6.

21 Robinson GW, Orr BA, Gajjar A. Complete clinical regression of a BRAF V600E-mutant pediatric glioblastoma multiforme after BRAF inhibitor therapy. BMC. Cancer 2014; 14: 258.

22 Kim YH, Nobusawa S, Mittelbronn M, et al Molecular classification of low-grade diffuse gliomas. Am J Pathol 2010; 177: 2708-14.

23 Ohgaki H, Kleihues P. Genetic alterations and signaling pathways in the evolution of gliomas. Cancer Sci 2009; 100: 2235-41.

24 Schulte A, Liffers K, Kathagen A, et al. Erlotinib resistance in EGFR-amplified glioblastoma cells is associated with upregulation of EGFRvIII and PI3Kp110delta. Neuro Oncol 2013; 15: 1289-301.

25 Biernat W, Huang H, Yokoo H, et al. Predominant expression of mutant EGFR (EGFRvIII) is rare in primary glioblastomas. Brain Pathol 2004; 14: 131-6.

26 Chan AK, Pang JC, Chung NY, et al. Loss of CIC and FUBP1 expressions are potential markers of shorter time to recurrence in oligodendroglial tumors. Mod Pathol 2014; 27: 332-42.

27 Cui W, Kong X, Cao HL, et al. Mutations of p53 gene in 41 cases of human brain gliomas. Ai Zheng 2008; 27: 8-11.

28 Wang X, Chen JX, Liu JP, et al. Gain of function of mutant TP53 in glioblastoma: prognosis and response to temozolomide. Ann Surg Oncol 2014; 21: 1337-44.

29 Adel FM, Schwartzbaum J, Frumento P, et al. Association between DNA repair gene polymorphisms and risk of glioma: a systematic review and meta-analysis. Neuro Oncol 2014 16: 807-14.

30 Sai Kiran NA, Thakar S, Dadlani R, et al. Surgical management of thalamic gliomas: case selection, technical considerations, and review of literature. Neurosurg Rev 2013; 36: 383-93.

31 Selvapandian S. Endoscopic management of thalamic gliomas. Minim Invasive Neurosurg 2006; 49(4): 194-6.

32 Yurtseven T, Erşahin Y, Demirtaş E, et al. Neuroendoscopic biopsy for intraventricular tumors. Minim Invasive Neurosurg 2003; 46(5): 293-9.

33 Almenawer SA, Badhiwala JH, Alhazzani W. Biopsy versus partial versus gross total resection in older patients with high-grade glioma: a systematic review and meta-analysis. Neuro Oncol 2015; 17(6): 868-81.

34 Sanai N, Berger MS. Glioma extent of resection and its impact on patient outcome. Neurosurgery 2008; 62(4): 753-64.

35 Quigley MR1, Maroon JC. The relationship between survival and the extent of the resection in patients with supratentorial malignant gliomas. Neurosurgery 1991; 29(3): 385-8.

36 Ozek MM, Ture U. Surgical approach to thalamic tumors. Childs Nerv Syst 2002; 18: 450-6.

37 Barone DG, Lawrie TA, Hart MG. Image guided surgery for the resection of brain tumours. Cochrane. Database. Syst Rev 2014; 1:9685.

38 Mezger U, Jendrewski C, Bartels M. Navigation in surgery. Langenbecks Arch Surg 2013; 398: 501-14.

39 Petridis AK, Anokhin M, Vavruska J, et al. The value of intraoperative sonography in low grade glioma surgery. Clin. Neurol Neurosurg 2015; 131: 64-8.

40 Calligaris D, Norton I, Feldman DR, et al. Mass spectrometry imaging as a tool for surgical decision-making. J Mass Spectrom 2013; 48: 1178-87.

41 Barbosa BJ, Mariano ED, Batista CM, et al. Intraoperative assistive technologies and extent of resection in glioma surgery: a systematic review of prospective controlled studies. Neurosurg Rev 2015; 38 (2): 217-27.

42 Moriuchi S, Yamada K, Dehara M, et al. Use of 5-aminolevulinic acid for the confirmation of deep-seated brain tumors during stereotactic biopsy. Report of 2 cases. J Neurosurg 2011; 115: 278-80.

43 Ritz R, Feigl GC, Schuhmann MU, et al. Use of 5-ALA fluorescence guided endoscopic biopsy of a deep-seated primary malignant brain tumor. J Neurosurg 2011; 114: 1410-3.

44 Albright AL, Sclabassi RJ. Use of the Cavitron ultrasonic surgical aspirator and evoked potentials for the treatment of thalamic and brain stem tumors in children. Neurosurgery 1985; 17: 564-8.

45 Levy S, Chapet S, Mazeron JJ. Management of gliomas. Cancer Radiother 2014; 18: 461-7.

46 Kanner AA, Wong ET, Villano JL, et al. Post Hoc analyses of intention-to-treat population in phase III comparison of NovoTTF-100A system versus best physician's choice chemotherapy. Semin Oncol 2014; 41(6): 25-34.

47 Kirson ED, Dbaly V, Tovarys F, et al. Alternating electric fields arrest cell proliferation in animal tumor models and human brain tumors. Pro Natl Acad Sci U S A 2007; 104: 10152-7.

48 Kirson ED, Gurvich Z, Schneiderman R, et al. Disruption of cancer cell replication by alternating electric fields. Cancer Res 2004; 64: 3288-95.

49 Stupp R, Wong ET, Kanner AA, et al. NovoTTF-100A versus physician's choice chemotherapy in recurrent glioblastoma: a randomised phase III trial of a novel treatment modality. Eur J Cancer 2012; 48: 2192-202.

50 Hegde M, Bielamowicz KJ, Ahmed N. Novel approaches and mechanisms of immunotherapy for glioblastoma Discov Med 2014; 17: 145-54.

51 Oh T, Sayegh ET, Fakurnejad S, Oyon D, et al. Vaccine therapies in malignant glioma. Curr Neurol Neurosci Rep 2015; 15(1): 508.

52 Xu LW, Chow KK, Lim M, et al. Current vaccine trials in glioblastoma: a review. J Immunol Res 2014; 2014: 796856.

53 Murphy AM, Rabkin SD. Current status of gene therapy for brain tumors. Transl Res 2013; 161: 339-54.

54 Wang JY, Bettegowda C. Genetics and immunotherapy: using the genetic landscape of gliomas to inform management strategies. J Neurooncol 2015; 123(3): 373-83.

55 Pathy S, Jayalakshmi S, Chander S, et al. Prognostic Factors Influencing the Outcome of Thalamic Glioma. Neurol India 2002; 50: 37-40.

56 Gajjar A, Sanford RA, Heiderman R, et al. Low-grade astrocytoma: a decade of experience at St. Jude Children's Research Hospital. J Clin Oncol 1997; 15(8): 2792-9.

57 Bernstein M, Hoffman HJ, Halliday WC, et al. Thalamic tumors in children. Long-term follow-up and treatment guidelines. J Neurosurg 1984; 61(4): 649-56.

58 Reardon DA, Sanford RA, et al. Bithalamic involvement predicts poor outcome among children with thalamic glial tumors. Pediatr Neurosurg 1998; 29(1): 29-35.

16

Gliomas insulares

Francesco Signorelli • Rodolfo Maduri • Domenico Chirchiglia • Isabelle Pelissou-Guyotat • Jacques Guyotat • Afif Afif

Introducción

Los gliomas de bajo grado (GBG) infiltran el lóbulo de la ínsula y los opérculos perisilvianos en un 25%, mientras que los gliomas de alto grado (GAG) se extienden dentro dela ínsula en aproximadamente el 10% de los casos.[1] Estos tumores constituyen un desafío para los cirujanos y son manejados en forma conservadora en centros no especializados. No obstante, la naturaleza evolutiva de estos tumores compromete la función de áreas elocuentes adyacentes.[2-4] Generalmente, los pacientes se presentan sin déficit neurológico, debido a que el tumor se localiza dentro de la corteza insular. Los déficits neurológicos son a menudo secundarios a efecto de masa del tumor o menos frecuentemente por infiltración, fuera de la ínsula, de áreas elocuentes ya sea corticales o subcorticales,[2, 5-7] lo cual facilita una resección quirúrgica oncológicamente más efectiva.[2, 5, 7-11] Para poder realizar una cirugía segura de esta región, es imprescindible conocer muy bien la anatomía y las funciones de las áreas silviana y sus estructuras vasculares para disminuir los riesgos de déficits posoperatorios permanentes, que en la actualidad son menores del 10%.[2, 3, 9, 12, 13] El objetivo de este capítulo es proveer una revisión actualizada del tratamiento quirúrgico de los gliomas insulares, sobre la base de los conocimientos de anatomía insular y sus funciones originados en nuestra experiencia y en la de otros autores.[2, 5-9, 14]

Anatomía quirúrgica y funciones de la ínsula

La ínsula de Reil está localizada anatómica y funcionalmente en el cruce del neocórtex y el allocórtex.[3, 12, 13, 15-18] En las primeras etapas del desarrollo cerebral de la vida fetal la ínsula está localizada en la superficie lateral de cada hemisferio y precede al desarrollo del opérculo fronto-témporo-parietal.[19] Durante el desarrollo, la ínsula se desplaza en profundidad y queda escondida por el opérculo perisilviano para formar el piso de la fisura silviana.[19] Su forma semeja a una pirámide cuyo ápex está localizado justo por debajo del ápex de la porción del opérculo en el lóbulo frontal inferior (LFI). En una vista lateral, la ínsula tiene forma trapezoide rodeada de cuatro surcos, anterior, superior, posterior e inferior (Figura 16.1 y 16.2).[17] El surco insular central divide la ínsula en dos partes, una anterior que incluye tres giros cortos (anterior, medio y precentral), y otra posterior compuesta por dos largos giros (poscentral y posterior) (*v.* Figura 16.2). El surco insular central es una continuidad, sin interrupción, del surco central del cerebro.[17] Los dos giros insulares anteriores están cubiertos por las porciones orbital, triangular y opercular (*pars orbitalis, triangularis* y *opercularis*) del giro frontal inferior, mientras que los giros insulares precentral y poscentral y la porción superior del giro insular posterior están cubiertos por los opérculos precentral, subcentral y poscentral (Figura 16.3). El opérculo temporal cubre el limen o umbral de la ínsula (*limen insulae*) y la porción inferior del giro insular posterior. El borde anterior de la pirámide (surco periinsular anterior) corresponde a la superficie anterior del giro corto anterior, el giro transverso estrecho y un giro insular accesorio inconstante. El borde superior (surco periinsular superior) corresponde a la superficie superior de los tres giros insulares cortos y al giro insular poscentral. El borde posterior (surco periinsular posterior) corresponde a la superficie posterior del giro insular poscentral y

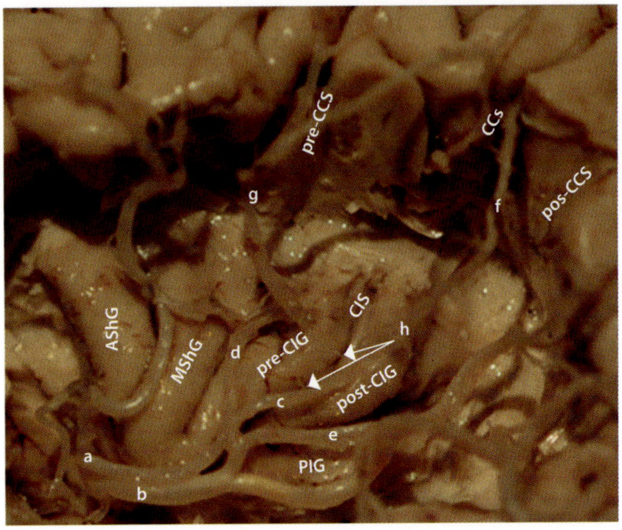

Figura 16.1 Vista macroscópica de muestra cadavérica de la ínsula izquierda fijada en formalina. Muestra la arteria cerebral media (MCA) y las colaterales (arterias insular y opercular) en la superficie insular lateral y región suprasilviana. a: rama superior de MCA; b: rama inferior de MCA; c: arteria del surco insular central; d: arteria del surco insular precentral; e: arteria del surco insular poscentral; f: arteria del surco central cerebral (Rolando); g: arteria del surco precentral cerebral; h: perforador corto insular; AShG: giro corto anterior; MShG: giro corto medio; pre-CIG: giro insular pre-central; pos-CIG: giro insular poscentral; PIG: giro insular posterior; CIS: surco insular central; CCs: surco cerebral central; pre-CCS: surco precentral; pos-CCS: surco cerebral poscentral.

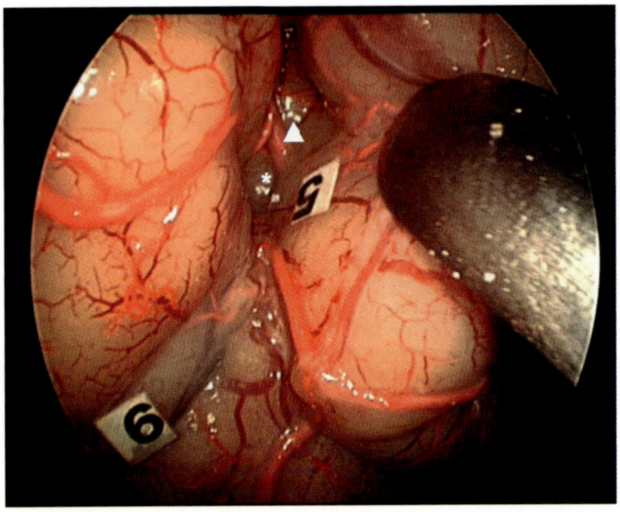

Figura 16.2 Vista endoscópica de espécimen cadavérico fresco de la rama anterior de SF (fisura silviana) izquierda, que demuestra la relación del opérculo frontal y lateral con el lóbulo insular anterior. La marca 5 está al nivel del ápex de la porción triangular del GFI (giro frontal inferior), la marca 6 está sobre el STG (giro temporal superior) debajo de la porción opercular de GFI. La espátula abre el S y F en el punto silviano anterior y descubre el ápex insular (*asterisco*). Segmento M2 de la MCA izquierda (*punta de la flecha*). SF (fisura silviana); GFI (giro frontal inferior); STG (giro temporal superior).

posterior, y delimita la porción ascendente posterior de la fisura de Silvio. El borde inferior (surco periinsular inferior) corresponde a la superficie inferior del giro insular

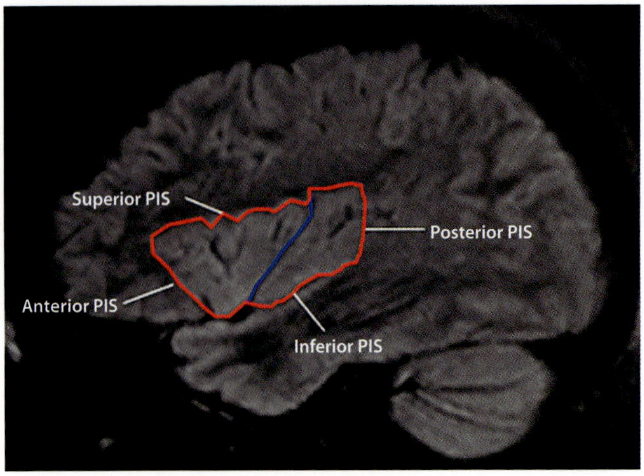

Figura 16.3 RM, corte sagital ponderado en FLAIR, que muestra el surco periinsular (*rojo*), que le da a la ínsula una forma trapezoide, y el surco central (*azul*), que divide el lóbulo insular y el giro corto, enfrente del surco central, y el giro largo detrás. PIS (surco periinsular).

posterior y al limen insular, y delimitan la fisura silviana en profundidad. La base de la pirámide se asienta en la cápsula extrema, y en su profundidad y en dirección lateral/media está el claustro, la cápsula externa y el putamen con su subyacente globo pálido. Todo el perímetro de la ínsula lo componen los cuatro surcos periinsulares (anterior, superior, posterior e inferior)[16] y no es interrumpido con excepción de la porción antero-inferior, al nivel del limen insular, que representa el límite insular medio. El limen es una estructura de substancia blanca que contiene la parte central del fascículo uncinado, que se extiende en la línea media desde la substancia perforada anterior al polo insular a lo largo del tronco silviano y está situado en paralelo con la estría lateral olfatoria cuando es visto desde una perspectiva fronto-basal.[20] El fascículo fronto-occipital inferior proyecta al nivel del surco periinsular inferior, mientras que el fascículo arcuato (FA) sigue el surco periinsular anterior.[21, 22]El tracto córtico-espinal desciende desde la corona radiada y se une al segmento posterior del surco periinsular superior para entrar en el brazo posterior de la cápsula interna.

La ínsula recibe sangre de ramas colaterales de la arteria cerebral media (ACM), en particular de los segmentos M1 y M2. Luego de su bifurcación, las ramas de ACM siguen el eje de los surcos insular y periinsular y continúa con un vaso perforante corto tamaño mediano que provee irrigación sanguínea al lóbulo insular,[17, 20, 23] que puede ser coagulada durante la cirugía, mientras que los vasos perforantes largos por encima del lóbulo posterior tienen un diámetro mayor, que irriga la corona radiada, particularmente las fibras córtico-espinales y tálamo-corticales, que deben ser protegidas durante la resección quirúrgica (*v.* Figura 16.1).[7] Además, durante cirugía en y alrededor de la ínsula, el cirujano debe ser cuidadoso de la posición y el curso de las ramas lentículo-estriadas, cuyo daño constituye la lesión más común de déficit permanente posoperatorio.[2, 7, 8, 12, 13] La mayoría de las ramas lentículo-estriadas se originan alrededor de la bifurcación de la arteria cerebral media y surgen con una distribución casi igual antes y después de la bifurcación aunque el número que se origina en el segmento M1 de esta arteria se incrementa en proporción con su longitud.[24] No obstante, la longitud del segmento M1, la distancia media desde el ápex insular hasta la porción más lateral de la arteria lentículo-estriada es menor de 1,5 cm.[24] El surco periinsular marca la transición del segmento M2 a M3, que provee irrigación sanguínea a los opérculos frontoparietal y temporal, mientras que la superficie convexa del opérculo demarca el segmento M4 de la arteria cerebral media y provee irrigación sanguínea a la mayor parte de la corteza lateral (*v.* Figura 16.1).[25]

Siendo una estructura paralímbica, la ínsula conecta el allocórtex y el neocórtex en ambos sentidos.[12, 13, 15, 26] Es adyacente al área perisilviana esencial del lenguaje, área auditiva primaria, áreas motoras primarias (AMP) y sensitivas (ASP) de la cara inferior, además de las vías subcorticales que están relacionadas con estas áreas.[22, 27, 28] Existe evidencia que indica el papel de la ínsula en muchas funciones como el olfato, el gusto, inhibición recíproca visual-vestibular, integración del estímulo sensorial con respuestas autonómicas y emocionales.[12, 13, 29] Además, la ínsula es considerada un área accesoria sensitivo-motora comprometida con la planificación motora e iniciación de la articulación del lenguaje.[17, 30, 31] El control simpático del tono cardiovascular y la percepción del dolor sugieren un rol integrador adicional con estructuras límbicas cercanas. En realidad, se considera que la ínsula está relacionada con la disfunción de la conducta característica de la esquizofrenia.[32]

Presentación clínica

La presentación clínica de los gliomas insulares depende en gran medida del grado del tumor. Los gliomas de bajo grado presentan epilepsia en el 58% de los casos, que puede ser resistente al tratamiento en el 25% de los pacientes.[33] La semiología de la epilepsia insular refleja la heterogeneidad de la anatomía funcional de la región.[34] Puede semejarse a una epilepsia del lóbulo temporal,[31, 35, 36] o a epilepsia hipermotora nocturna originada en el lóbulo frontal.[34, 37] Las características habituales de las convulsiones de origen insular son las de una epilepsia parcial con síntomas respiratorios, viscerosensitivos o de alimentación oral.[38, 39] La propagación de las descargas a la corteza de los opérculos frontal y parietal puede causar parestesia facial o constricción laríngea, ilusiones gustatorias e hipersalivación con parálisis facial posictal.[31, 40] La extensión a la corteza del opérculo temporal puede producir alucinaciones auditivas o afasia sensorial.[41] La propagación adicional sobre la convexidad central produce manifestaciones contralaterales sensitivas o motoras. Los pacientes con GBG insular presentan generalmente pocos o ningún déficit neurológico.[2, 5, 12, 13, 15, 22, 26, 42] La evaluación neurofisiológica puede revelar grados variables de trastorno cognitivo como lentitud de ideas, memoria de trabajo e imágenes, déficit de memoria para reconocimiento de palabras, limitaciones del lenguaje, además de declinación de la atención y funciones ejecutivas.[15, 43-46] Puede aparecer déficit neurológico secundario a edema regional, convulsiones o efectos adversos de drogas antiepilépticas (AED).[47, 48] Por otra parte, los GAG causan frecuentemente edema vasogénico circundante con infiltración del tejido nervioso que lleva a la hipertensión endocraneal y desórdenes evidentes en las funciones sensitivo-motoras y del lenguaje.[49, 50]

Evaluación radiológica

Las imágenes de resonancia magnética (RM) en T2 potenciada e imágenes de recuperación de inversión atenuada por líquido (FLAIR) muestran con más precisión la extensión infiltrativa de los GBG, que puede estar limitada por el lóbulo de la ínsula (Yasargil tipo 3a) o incluir a los opérculos perisilvianos (tipo 3b) y otras áreas paralímbicas, como las regiones orbitofrontal y temporopolar (tipo 5) con (tipo 5b) compromiso de estructuras límbicas o sin estas (tipo 5a) (Figuras 16.4-16.6). [51] El análisis volumétrico es particularmente importante para evaluar con precisión la carga tumoral, que tiene un probado valor para evaluación del pronóstico y el seguimiento del curso del tumor.[2, 6, 11, 52] En realidad, los pacientes con volumen tumoral prequirúrgico menor de 30 cm^3 tienen un mejor pronóstico que aquellos con un volumen tumoral preoperativo mayor de 30 cm^3.[52] Además, la imagen de RM en relación con la masa del tumor y sus márgenes tiene valor pronóstico. Los GBG con mejor pronóstico tienen un patrón de crecimiento proliferativo que origina una masa tumoral de forma regular y márgenes agudos y cuyo volumen es equivalente en imágenes prequirúrgicas de RM T1 potenciada poscontraste y T2 potenciada antes de la cirugía. Por el contrario, los GBG con pronóstico menos favorable se difunden a lo largo de la materia gris y tienen forma compleja con digitaciones más evidentes en imágenes T2 potenciada que en T1 potenciada (*v.* Figuras 16.4-16.6). Esta diferencia de pronóstico podría deberse a que el modelo difuso de crecimiento tiene relación con una menor resección del tumor comparado con el modelo proliferativo.[53] La RM funcional,[3, 54] magnetoencefalografía[55] y tomografía por emisión de positrones[56] ayudan a definir la distribución cortical de las funciones de lenguaje, auditivas, sensitivas y motoras. Por otra parte, las imágenes con tensor de difusión (TD) y, en particular, la tractografía ayudan a delinear los principales tractos que

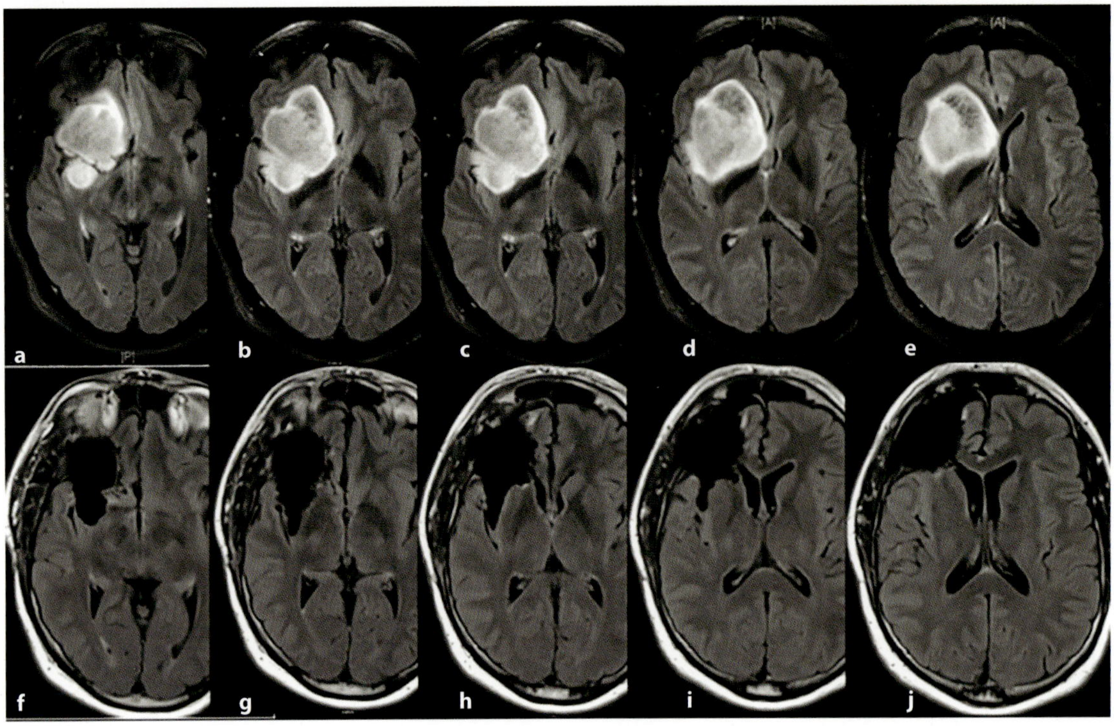

Figura 16.4 a-e RM, cortes axiales ponderados en FLAIR de un paciente de 35 años de edad con convulsiones generalizadas y desorden de atención y concentración, debido a un glioma de bajo grado fronto-témporo-insular tipo 5A Yasargil, con un patrón de crecimiento proliferativo y cuyo volumen prequirúrgico era de 93 cm³. **f-j** RM en FLAIR seis meses luego de la operación. Se observa la remoción completa del tumor. A un año de seguimiento, el paciente tenia un KPS de 100%, control óptimo de las convulsiones (Engel clase I) y recuperación completa del desorden cognitivo. KPS: escala de performance de Karnofski.

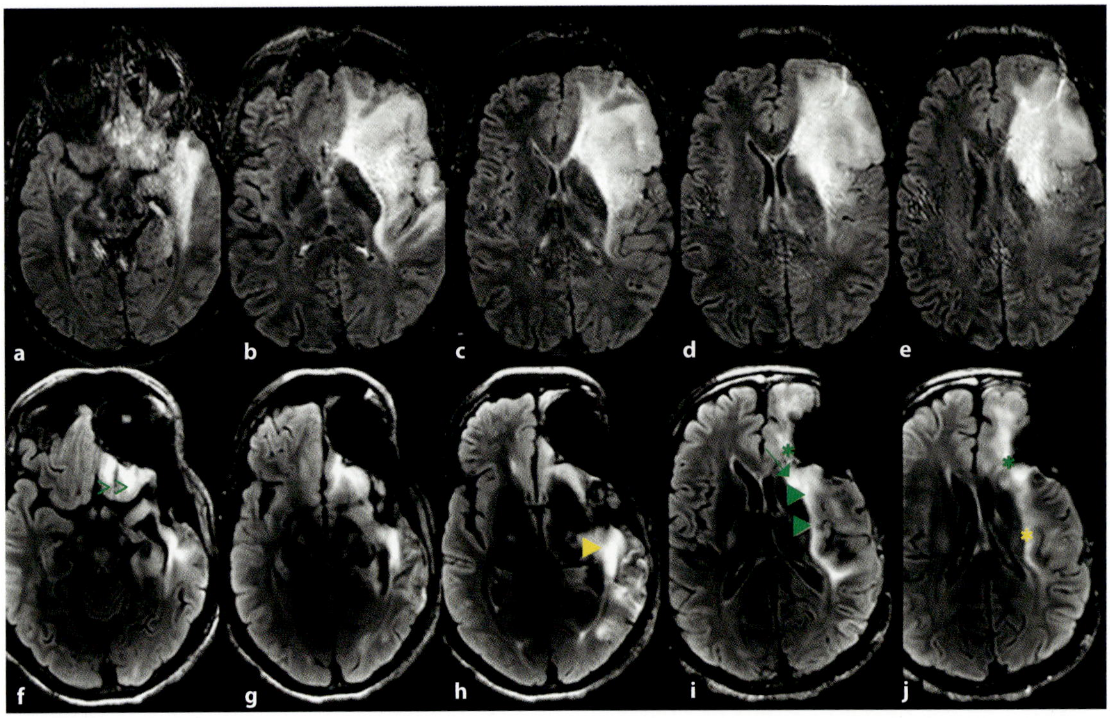

Figura 16.5 a-e RM en FLAIR de un paciente de 33 años de edad con convulsiones generalizadas secundarias y alteraciones de memoria laboral producidas por un GBG difuso izquierdo tipo 5B de Yasargil, con un volumen preoperatorio de 295 cm³. **f-j** RM en FLAIR a los seis meses de la cirugía, en la que se observa el 78% de remoción del tumor con infiltración residual de la substancia perforada anterior (marcador negro), lóbulo insular posterior (*punta de flecha amarilla*), cabeza del caudado (*punta de flecha verde*), IFOP (*punta de flecha verde*), AF (*asterisco verde*) y tracto piramidal (*asterisco amarillo*). Luego de un año de seguimiento, el paciente tiene un puntaje de KPS de 80%, buen control de las convulsiones (Engel clase II) y déficit de la memoria residual de trabajo. AF: fascículo arcuato; IFOF: fascículo fronto-occipital inferior; KPS: escala de performance de Karnofski.

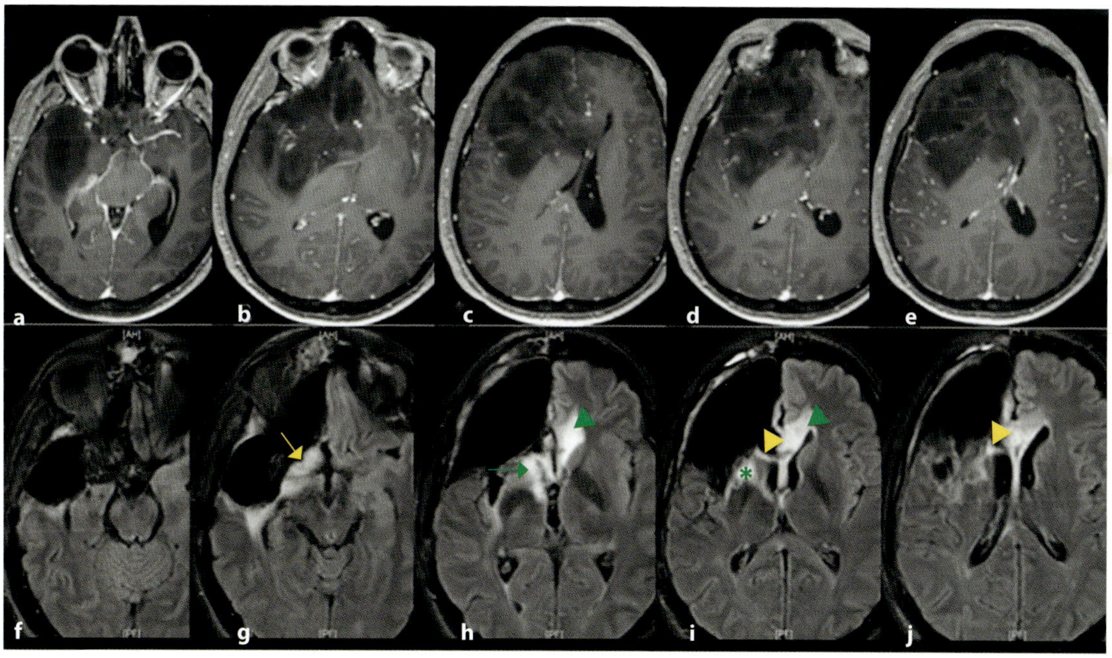

Figura 16.6 a-e RM en T1 con realce en un paciente de cuarenta años de edad con convulsiones generalizadas secundarias, alteraciones de la memoria de trabajo, de la atención y de la concentración, debido a un glioma de bajo grado fronto-témporo-insular izquierdo, tipo 5B Yasargil, con un patrón de crecimiento difuso y proliferativo y un volumen preoperatorio de 295 cm^3. **f-j** RM en FLAIR seis meses luego de la cirugía. Se observa el 98% de remoción del tumor, con infiltración residual de la substancia perforada anterior (*flecha amarilla*), cabeza de caudado (*flecha verde*), cápsula interna (*asterisco verde*), cuerpo calloso (*punta de flecha amarilla*) y materia blanca del lóbulo frontal contralateral (*punta de flecha verde*). Al año de la cirugía el paciente presentaba un KPS de 90%, buen control de las convulsiones (Engel clase II) sin alteraciones cognitivas. KPS: escala de performance de Karnofski.

rodean la ínsula (Figura 16.7).[32, 53] Uniendo los esquemas anatómicos corticales y subcorticales 3D con mapas funcionales individuales, se obtiene información muy importante para planificar la cirugía. Más recientemente, esta información se suplementa con estimulación eléctrica cortical y subcortical intraoperatoria como medida final para optimizar la resección del tumor mientras se preserva la función local.[5, 13, 21, 22, 26, 27]

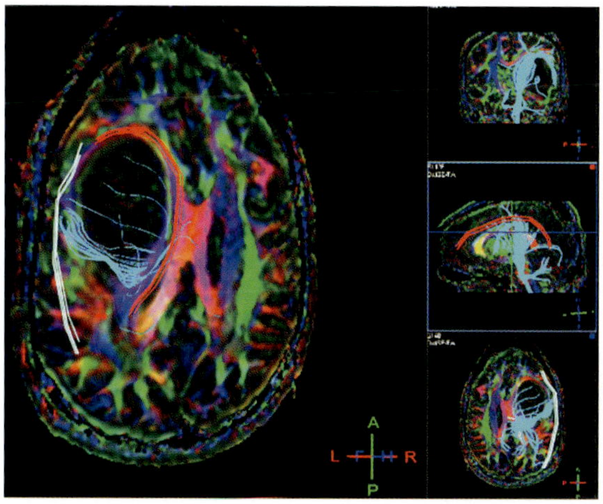

Figura 16.7 Tractografía DTI de un glioma de bajo grado en lóbulo insular que muestra el tracto piramidal (*azul*) desplazado a posteromedial, el AF (*rojo*) anterosuperior y el IFOF (*verde*) hacia abajo. DTI: imagen con tensor de difusión; IFOF: fascículo fronto-occipital inferior.

Procedimiento quirúrgico

La preparación para la cirugía es de gran importancia para reducir el malestar del paciente, en particular cuando se realiza la craneotomía con el paciente despierto y, para mejorar la ergonomía de la cirugía, que resultará en un mapeo funcional creíble, disminución del tiempo operativo y una mejor exposición de las estructuras insulares y periinsulares.

En los pacientes con anestesia general se coloca una almohadilla de apoyo debajo del hombro ipsilateral y se rota la cabeza 60° hacia el lado contralateral con el cuello extendido y el cigoma en el punto más alto para permitir a los opérculos frontal y temporal separarse y abrir la fisura silviana evitando retracción, lo cual es útil para el abordaje transilviano como así también para el subpial (Figura 16.8). Además, la posición facilita una mejor orientación de la perspectiva quirúrgica hacia el lóbulo posterior de la ínsula que está escondido en el opérculo subcentral y la porción posterior del opérculo temporal.[7] En nuestros servicios aplicamos rutinariamente el mapeo de estimulación eléctrica córtico-subcortical (EECS) para localizar y respetar áreas elocuentes y realizar la resección del tumor con límites anatómicos y funcionales.

Cuando la cirugía es en el hemisferio dominante, se utiliza la técnica del paciente despierto durante parte del procedimiento. En este caso particular, nosotros

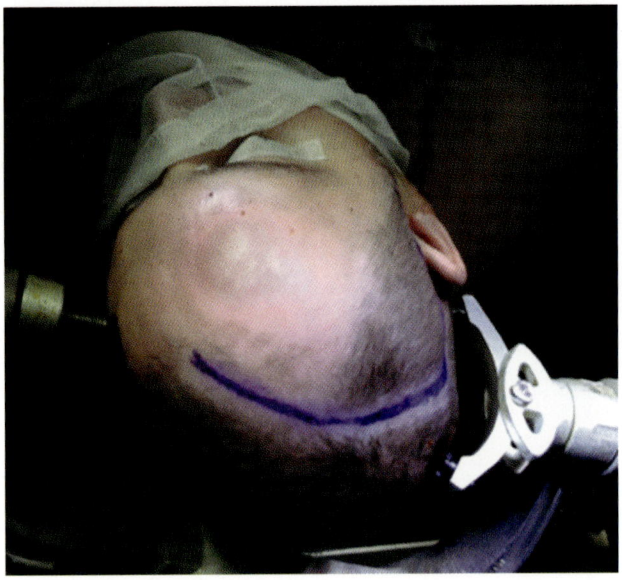

Figura 16.8 Posición de la cabeza para la resección del glioma insular con anestesia general.

preferimos la posición lateral con la cabeza en la línea media paralela al piso y el cuello levemente extendido para facilitar el uso de máscara laríngea y separar la trayectoria quirúrgica paralela al eje antero-posterior del lóbulo insular desde la barrera entre el anestesista y el cirujano. Adoptamos esta trayectoria porque preferimos acceder a la ínsula vía subpial en vez de la vía transilviana, así se evita la manipulación de las ramas de la arteria cerebral media y la retracción del opérculo perisilviano, y, de esta forma, acelerar el mapeo funcional y acrecentar la confiabilidad del procedimiento.

El acceso subpial del lóbulo insular en el hemisferio dominante se hace a través de la porción orbitaria y, si está libre de áreas de lenguaje, también a través de la porción triangular del giro frontal inferior (GFI) que expone la superficie de la piamadre desde el surco periinsular anterior hasta el ápex insular. La resección subpial del lóbulo insular posterior hecha a través de una relativamente estrecha corticotomía es complicada y requiere excesiva retracción de la pía, incluidos los vasos silvianos y el opérculo perisilviano cuando la perspectiva del cirujano es perpendicular al eje antero-posterior insular.

Con el paciente dormido con la máscara laríngea se hace craneotomía fronto-témporo-parietal amplia, que expondrá la rama horizontal de la fisura silviana desde la porción orbitaria hasta el surco poscentral, que es la abertura del surco más ancha dentro de la fisura silviana y que, generalmente, corresponde en profundidad al rincón posterosuperior de la ínsula. Para la apertura dural el paciente está totalmente despierto y se saca la máscara laríngea. Se aplica estimulación bipolar sobre la superficie cortical con un electrodo de puntas separadas por 5 mm que envían impulsos de onda cuadrada bifásicas (1 ms por fase) con una frecuencia de 60 pulsos por segundo. La estimulación cortical comienza con 1 mA y se ajusta con incrementos de 0,5 mA hasta que se produce la detención del lenguaje o movimientos clónicos hemifaciales derechos o de miembros superiores mientras se estimula la porción opercular o el giro precentral, que determina el nivel óptimo de corriente para la estimulación.[3, 21, 28] Generalmente, la corriente no excederá de 3 mA.

La resección subpial del opérculo frontal periinsular se hace desde la porción orbital hacia la opercular sin alcanzar la porción más anterior de los sitios del lenguaje localizados en el GFI. Esto expone el lóbulo anterior de la ínsula desde el limen al ápex. Se hace resección pial adicional debajo de la porción opercular y el lóbulo subcentral hacia arriba y por debajo del giro temporal superior (GTS), hacia abajo. Las resecciones subpiales de los opérculos frontal y temporal no dominantes son más extensas y pueden alcanzar AMP y la vena de Labbé, lo que permite una visión directa de todo el lóbulo anterior hasta el surco insular central y el surco periinsular inferior (Figura 16.9).

La resección profunda es la que se realiza en el surco periinsular inferior. En el hemisferio dominante, cuando dirige la resección hacia al medio del polo insular en dirección al limen insular, antes de entrar a la cápsula externa-extrema, se aplica estimulación subcortical buscando el fascículo occípito-frontal inferior (FOF), cuyo mapeo de estimulación eléctrica produce parafasia semántica[57] y constituye el límite inferior de la resección en profundidad.[15, 21, 22, 57-60] Extendiendo hacia el medio la resección a través del limen insular, pueden ponerse en peligro las arterias lentículo-estriadas, que se originan principalmente desde el lado medial o superior de la arteria cerebral media, casi 5 mm o menos alrededor de la bifurcación y, a veces, desde ramas tempranas de M1.[23] Lesiones o espasmos producidos por

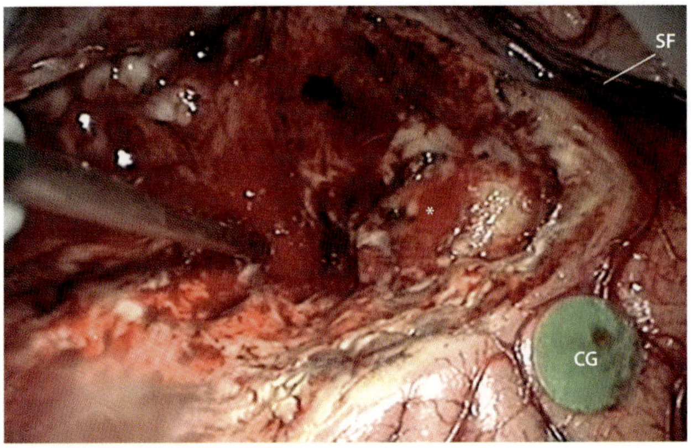

Figura 16.9 El mismo caso de la Figura 16.6. Craneotomía del lado derecho. Luego que la resección del opérculo central conduce al giro central, se expone el lóbulo insular anterior infiltrado por tumor (*asterisco*). *Rótulo verde*: CG, cuya estimulación produce flexión de la mano. Nótese la perspectiva del cirujano, perpendicular a SF. CG: giro central; SF: fisura silviana.

la manipulación de las arterias lentículo-estriadas resultará en hemiplejia permanente y es la complicación más temida de este tipo de cirugía.[5, 7, 9, 28] El límite de resección anterior y anterosuperior en el hemisferio dominante está localizado a la altura del surco periinsular anterior y superior y coincide con la porción anterior del FA, que está detrás del lóbulo insular anterior y asciende por detrás del LFI. La estimulación del FA origina parafasias y trastornos en la repetición de palabras.[21] Detrás y en profundidad del GFI y del giro frontal medial en la dirección del cuerno frontal, la resección del ventrículo lateral debe alternarse con un mapeo por estimulación eléctrica para identificar y respetar el fascículo subcalloso medial. Este fascículo conecta el área motora suplementaria dominante (AMS) y el giro cingulado con la cabeza del núcleo caudado, cuyo mapeo produce alteraciones del lenguaje con compromiso en la repetición o sin este.[21] Habiendo ejecutado la resección en un plano inferior por debajo del lóbulo posterior de la ínsula y al nivel del surco periinsular inferior, puede seguirse el fascículo fronto-occipital inferior, esto permite determinar el límite inferior de la resección.[3, 8] La resección subpial del lóbulo insular posterior se realiza por debajo del giro subcentral y el campo visual del cirujano en esta fase de la cirugía está orientado hacia el lado posterior lejano (Figura 16.10). La visión del cirujano está aún más restringida en las porciones posteriores de los giros frontal inferior y temporal superior en el hemisferio dominante, donde el opérculo perisilviano incluye áreas corticales del lenguaje. Mientras procede en dirección posterior, el ángulo visual del cirujano es cada vez más estrecho debajo de la superficie pial del opérculo perisilviano, que rodea las ramas de los segmentos M2 y M3[8] y culmina en la parte más profunda de la fisura silviana. Esto representa la parte más difícil de la cirugía, no solo por la perspectiva visual restringida del cirujano, sino

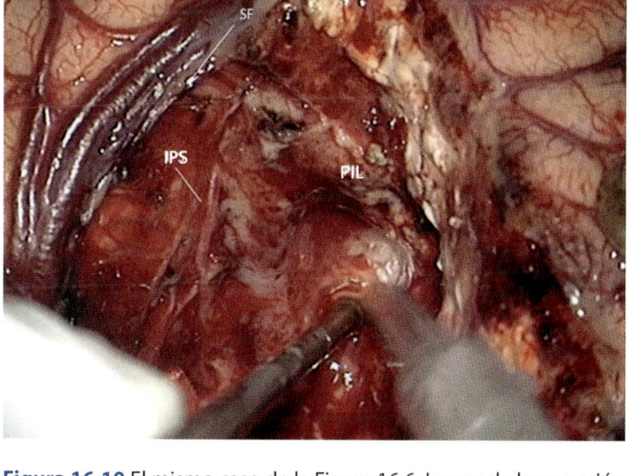

Figura 16.10 El mismo caso de la Figura 16.6. Luego de la resección del lóbulo insular anterior, la orientación se cambia para una perspectiva paralela a SF a lo largo del eje insular mayor para poder continuar la resección hacia el lóbulo insular posterior (PIL). SF: fisura silviana; IPS: surco periinsular inferior.

también porque el segmento M2 de la arteria cerebral media usualmente genera ramos perforantes que irrigan las vías corticotalámica y talamocortical dentro de la corona radiada.[7, 20] Además, la corteza insular posterior puede incluir sitios del lenguaje cuya estimulación resulta en trastornos de nominación[6, 8, 61] y la resección del tumor se acerca al extremo posterior de la cápsula interna. En realidad, la resección posterosuperior se detiene cuando el mapeo localiza el tracto piramidal que corre desde la corona radiada dentro de la extremidad posterior de la cápsula interna,[3, 8] mientras que en el lado inferior y más superficialmente, la estimulación del cuerpo estriado anterior en el hemisferio dominante puede producir disartria y fijar el limite medio de la cirugía.[8]

La neuronavegación es útil para definir los límites del tumor y las interrelaciones anatómicas con estructuras neurales y vasculares. Pero su confiabilidad es limitada por los cambios en el cerebro producidos por una gran masa tumoral o por el edema que la acompaña.

Consideraciones oncológicas

Los tumores de bajo grado (OMS grado II) son esencialmente de crecimiento lento.[62] Pese a ello, crecen constantemente con un promedio de 4 mm por año.[4] Invaden la sustancia blanca y las áreas funcionales vecinas y, eventualmente, se transforman en anaplásicos con un intervalo medio de 7-8 años y una sobrevida medial global de diez años.[14, 63-66]

Considerando que los gliomas de bajo grado usualmente afectan a adultos jóvenes de 30-40 años de edad,[60, 63] es de suma importancia desarrollar una estrategia efectiva de tratamiento que aleje el impacto negativo que tienen esos tumores en pacientes en la etapa más activa de sus vidas. La radioterapia ha tenido poco efecto en el pronóstico de los GBG y ha mostrado tener influencia en la sobrevida libre de progresión, pero no en la sobrevida global.[67, 68] La quimioterapia mejora el pronóstico mayormente en casos de tumores con deleción en los cromosomas 1p y 10q y es poco efectiva como único tratamiento.[69, 70] Varios excelentes estudios indicaron que el grado de resección quirúrgica de los gliomas cerebrales influye sobre la sobrevida y la calidad de vida de los pacientes[2, 7-9, 11, 51] y existen algunas buenas razones para tratar agresivamente a esos tumores: la citorreducción es efectiva para disminuir el efecto de masa de la lesión y presumiblemente también reducen el número de células neoplásicas que se pueden reproducir y dar origen a recurrencias del tumor e invadir áreas elocuentes, o sufrir una transformación anaplásica.[71, 72] Esto hace que la cirugía siga siendo el tratamiento de elección de los tumores de bajo grado y debería ser propuesta inmediatamente después del diagnóstico certero para prevenir las consecuencias del crecimiento del tumor y un posible curso anaplásico.[8, 73] No obstante, debe tenerse en cuenta que los pacientes con diagnóstico de GBG tienen sintomatología de presentación más bien moderada y mayormente participan de una vida social y laboral normal, por lo que la cirugía debe ser segura y preservar en lo posible las funciones y calidad de vida. Ha habido importantes avances en el campo del mapeo funcional preoperatorio e intraoperatorio como también en el de los tratamientos complementarios (radiación y quimioterapia posquirúrgica), que han modificado el criterio del manejo conservador a un tratamiento activo en forma temprana,[2, 7-9, 11, 51] aún en tumores localizados en áreas elocuentes, como los del lóbulo insular y área periinsular, que representan un porcentaje significativo de los GBG.[1]

Consideraciones funcionales

En la presentación del enfermo, la evaluación neurofisiológica sistemática, fluidez verbal, funciones ejecutivas, atención, memoria y calidad de vida deben integrarse a la labor preoperatoria y al seguimiento del tumor para determinar su impacto y su tratamiento sobre las funciones cerebrales y como guía de la terapia.[60] Aun cuando los déficits motores y sensitivos, como los del lenguaje, son infrecuentes en los GBG en general, en los tumores insulares en particular (cerca del 10% de los pacientes)[42] el agravamiento de algunas funciones, particularmente en el área cognitiva es usual aun en casos de pacientes con vida sociolaboral normal.[74] Los autores que apuntan a resecciones muy amplias adaptadas a límites funcionales, frecuentemente reportan agravamiento neurológico en el posoperatorio inmediato en la mayoría de los casos, que, por lo general, dura no más de uno a dos meses, pero demuestra la cercanía de la resección respecto a zonas elocuentes del tejido nervioso.[14] No obstante, determinar los límites de la resección de acuerdo con las áreas córtico-subcorticales funcionales individuales mejora la sobrevida, los resultados funcionales a largo plazo, el control de la epilepsia y la calidad de vida comparación con series que se basan principalmente en límites anatómicos.[6, 8, 27, 33] En realidad, los gliomas, especialmente los de bajo grado en comparación con los de alto grado, inducen una reformulación funcional de las áreas elocuentes del cerebro como se demostró en estudios preoperatorios y posoperatorios,[12, 15, 60] lo que permite explicar por qué los pacientes que tienen lesiones, inclusive voluminosas, en áreas anatómicamente elocuentes presentan agravamiento funcional leve.[12, 13, 15, 22, 42] La reformulación funcional es altamente variable entre pacientes y pronostica la variabilidad espacial y temporal de áreas elocuentes que no pueden ser identificadas con seguridad sobre la base de límites anatómicos. Por lo tanto, debido a la plasticidad cerebral, áreas perilesionales o alejadas pueden recuperar las funciones perdidas del tejido cerebral infiltrado por el tumor, o desconectado, e inducir la recuperación posquirúrgica de déficits funcionales preoperatorios en particular en el área cognitiva,[6, 8, 14] presente en hasta el 90% de los pacientes con glioma.[14, 43-46, 75] Se desprende de estos datos que la cirugía puede tener un impacto positivo en la sobrevida y la compensación funcional y recuperación.[2, 5, 7, 9-13, 15, 51, 57, 73]

Conclusiones

Los gliomas insulares representan un desafío quirúrgico, por la importancia funcional de la ínsula y el tejido circundante y por el difícil acceso a su superficie oculta detrás de los opérculos perisilvianos. El desarrollo de técnicas de imagen anatómica y funcional preoperatorios suplementado con mapeo intraoperatorio facilita al cirujano la posibilidad de planear y llevar a cabo resecciones quirúrgicas amplias de los gliomas que anteriormente eran considerados inoperables si se buscaba un riesgo aceptable. Se desprende de esto que la optimización de la remoción del tumor con el retorno de algunas funciones mejora la calidad de vida y la sobrevida.

Bibliografía

1 Duffau H, Capelle L. Preferential brain locations of low-grade gliomas. Cancer 2004; 100(12): 2622-6.
2 Sanai N, Polley MY, Berger MS. Insular glioma resection: assessment of patient morbidity, survival, and tumor progression. Journal of neurosurgery 2010; 112(1): 1-9.
3 Signorelli F, Guyotat J, Schneider F, et al. Technical refinements for validating functional MRI-based neuronavigation data by electrical stimulation during cortical language mapping. Minimally invasive neurosurgery. MIN 2003; 46(5): 265-8.
4 Mandonnet E, Delattre JY, Tanguy ML, et al. Continuous growth of mean tumor diameter in a subset of grade II gliomas. Annals of neurology 2003; 53(4): 524-8.
5 Signorelli F, Guyotat J, Elisevich K, Barbagallo GM. Review of current microsurgical management of insular gliomas. Acta Neurochir (Wien) 2010; 152(1): 19-26.
6 Duffau H. Surgery of low-grade gliomas: towards a 'functional neurooncology'. Current opinion in oncology 2009; 21(6): 543-9.
7 Hentschel SJ, Lang FF. Surgical resection of intrinsic insular tumors. Neurosurgery 2005; 57(1): 176-83.
8 Duffau H. A personal consecutive series of surgically treated 51 cases of insular WHO Grade II glioma: advances and limitations. Journal of neurosurgery 2009; 110(4): 696-708.
9 Lang FF, Olansen NE, DeMonte F, et al. Surgical resection of intrinsic insular tumors: complication avoidance. Journal of neurosurgery 2001; 95(4): 638-50.
10 Conger AR, Cohen-Gadol AA. Resection of dominant insular low-grade gliomas: microsurgical techniques and mapping strategies: operative 3-dimensional video. Neurosurgery 2014; 10(3): 490.
11 Simon M, Neuloh G, von Lehe M, et al. Insular gliomas: the case for surgical management. Journal of neurosurgery 2009; 110(4): 685-95.

12 Duffau H, Capelle L, Lopes M, et al. The insular lobe: physiopathological and surgical considerations. Neurosurgery 2000; 47(4): 801-10.
13 Duffau H, Gatignol P, Mandonnet E, et al. New insights into the anatomo-functional connectivity of the semantic system: a study using cortico-subcortical electrostimulations. Brain: a journal of neurology 2005; 128(4): 797-810.
14 Duffau H. New concepts in surgery of WHO grade II gliomas: functional brain mapping, connectionism and plasticity-a review. J Neurooncol 2006; 79(1): 77-115.
15 Duffau H, Taillandier L, Gatignol P, Capelle L. The insular lobe and brain plasticity: Lessons from tumor surgery. Clinical neurology and neurosurgery 2006; 108(6): 543-8.
16 Afif A, Becq G, Mertens P. Definition of a stereotactic 3-dimensional magnetic resonance imaging template of the human insula. Neurosurgery 2013; 72(1): 35-46.
17 Afif A, Mertens P. Description of sulcal organization of the insular cortex. Surgical and radiologic anatomy: SRA 2010; 32(5): 491-8.
18 Afif A, Minotti L, Kahane P, Hoffmann D. Middle short gyrus of the insula implicated in speech production: intracerebral electric stimulation of patients with epilepsy. Epilepsia 2010; 51(2): 206-13.
19 Afif A, Bouvier R, Buenerd A, et al. Development of the human fetal insular cortex: study of the gyration from 13 to 28 gestational weeks. Brain structure & function. Dec 2007; 212(3-4): 335-46.
20 Ture U, Yasargil MG, Al-Mefty O, Yasargil DC. Arteries of the insula. Journal of neurosurgery 2000; 92(4): 676-87.
21 Duffau H, Peggy Gatignol ST, Mandonnet E, Capelle L, Taillandier L. Intraoperative subcortical stimulation mapping of language pathways in a consecutive series of 115 patients with Grade II glioma in the left dominant hemisphere. Journal of neurosurgery. Sep 2008;109(3):461-471.
22 Duffau H, Thiebaut de Schotten M, Mandonnet E. White matter functional connectivity as an additional landmark for dominant temporal lobectomy. J Neurol Neurosurg Psychiatry. May 2008;79(5): 492-5.
23 Varnavas GG, Grand W. The insular cortex: morphological and vascular anatomic characteristics. Neurosurgery Jan 1999; 44(1): 127-36.
24 Tanriover N, Rhoton AL Jr, Kawashima M, et al. Microsurgical anatomy of the insula and the sylvian fissure. Journal of neurosurgery 2004; 100(5): 891-922.
25 Rhoton AL Jr. The cerebrum. Anatomy. Neurosurgery 2007; 61(1): 37-118.
26 Desmurget M, Bonnetblanc F, Duffau H. Contrasting acute and slow-growing lesions: a new door to brain plasticity. Brain : a journal of neurology 2007; 130(4): 898-914.
27 Duffau H, Lopes M, Arthuis F, et al. Contribution of intraoperative electrical stimulations in surgery of low grade gliomas: a comparative study between two series without (1985-96) and with (1996-2003) functional mapping in the same institution. J Neurol Neurosurg Psychiatry 2005; 76(6): 845-51.
28 Sanai N, Berger MS. Intraoperative stimulation techniques for functional pathway preservation and glioma resection. Neurosurgical focus Feb 2010; 28(2): 1.
29 Duffau H, Capelle L. Incontinence after brain glioma surgery: new insights into the cortical control of micturition and continence. Case report. Journal of neurosurgery Jan 2005; 102(1): 148-51.
30 Naidich TP, Kang E, Fatterpekar GM, et al. The insula: anatomic study and MR imaging display at 1.5 T. AJNR. American journal of neuroradiology 2004; 25(2): 222-32.
31 Isnard J, Guenot M, Sindou M, Mauguiere F. Clinical manifestations of insular lobe seizures: a stereo-electroencephalographic study. Epilepsia 2004; 45(9): 1079-90.
32 Makris N, Goldstein JM, Kennedy D, et al. Decreased volume of left and total anterior insular lobule in schizophrenia. Schizophrenia research 2006; 83(2-3): 155-71.
33 Duffau H, Capelle L, Lopes M, et al. Medically intractable epilepsy from insular low-grade gliomas: improvement after an extended lesionectomy. Acta Neurochir (Wien) 2002; 144(6): 563-72.
34 Ryvlin P, Minotti L, Demarquay G, et al. Nocturnal hypermotor seizures, suggesting frontal lobe epilepsy, can originate in the insula. Epilepsia 2006; 47(4): 755-65.
35 Penfield W, Faulk ME, Jr. The insula; further observations on its function. Brain: a journal of neurology 1955; 78(4): 445-70.
36 Barba C, Barbati G, Minotti L, et al. Ictal clinical and scalp-EEG findings differentiating temporal lobe epilepsies from temporal 'plus' epilepsies. Brain: a journal of neurology 2007; 130(7): 1957-67.
37 Dobesberger J, Ortler M, Unterberger I, et al. Successful surgical treatment of insular epilepsy with nocturnal hypermotor seizures. Epilepsia 2008; 49(1): 159-62.
38 Ostrowsky K, Isnard J, Ryvlin P, et al. Functional mapping of the insular cortex: clinical implication in temporal lobe epilepsy Epilepsia 2000; 41(6): 681-6.
39 Guenot M, Isnard J. Epilepsy and insula. Neuro-Chirurgie 2008; 54(3): 374-81.
40 Prats JM, Garaizar C, Garcia-Nieto ML, Madoz P. Opercular epileptic syndrome: an unusual form of benign partial epilepsy in childhood. Revista de neurología 1999; 29(4): 375-80.
41 Bancaud J. Clinical symptomatology of epileptic seizures of temporal origin. Revue neurologique 1987; 143(5): 392-400.
42 DeAngelis LM. Brain tumors. The New England journal of medicine 2001; 344(2): 114-23.
43 Tucha O, Smely C, Preier M, Lange KW. Cognitive deficits before treatment among patients with brain tumors. Neurosurgery 2000; 47(2): 324-33.
44 Laack NN, Brown PD, Ivnik RJ, et al. Cognitive function after radiotherapy for supratentorial low-grade glioma: a North Central Cancer Treatment Group prospective study. International journal of radiation oncology, biology, physics 2005; 63(4): 1175-83.
45 Goldstein B, Armstrong CL, John C, Tallent EM. Attention in adult intracranial tumors patients. Journal of clinical and experimental neuropsychology 2003; 25(1): 66-78.
46 Goldstein B, Obrzut JE, John C, et al. The impact of low-grade brain tumors on verbal fluency performance. Journal of clinical and experimental neuropsychology 2004; 26(6): 750-8.

47 Klein M, Engelberts NH, van der Ploeg HM, et al. Epilepsy in low-grade gliomas: the impact on cognitive function and quality of life. Annals of neurology 2003; 54(4): 514-20.
48 Meyers CA, Hess KR. Multifaceted end points in brain tumor clinical trials: cognitive deterioration precedes MRI progression. Neuro-oncology 2003; 5(2): 89-95.
49 Vanaclocha V, Saiz-Sapena N, Garcia-Casasola C. Surgical treatment of insular gliomas. Acta Neurochir (Wien) 1997; 139(12): 1126-34.
50 Zentner J, Meyer B, Stangl A, Schramm J. Intrinsic tumors of the insula: a prospective surgical study of 30 patients. Journal of neurosurgery 1996; 85(2): 263-71.
51 Yasargil MG, von Ammon K, Cavazos E, et al. Tumours of the limbic and paralimbic systems. Acta Neurochir (Wien) 1992; 118(1-2): 40-52.
52 Ius T, Isola M, Budai R, et al. Low-grade glioma surgery in eloquent areas: volumetric analysis of extent of resection and its impact on overall survival. A single-institution experience in 190 patients: clinical article. Journal of neurosurgery 2012; 117(6): 1039-52.
53 Ius T, Pauletto G, Isola M, et al. Surgery for insular low-grade glioma: predictors of postoperative seizure outcome. Journal of neurosurgery 2014; 120(1): 12-23.
54 Roux FE, Boulanouar K, Ranjeva JP, et al. Usefulness of motor functional MRI correlated to cortical mapping in Rolandic low-grade astrocytomas. Acta Neurochir (Wien) 1999; 141(1): 71-9.
55 Makela JP, Forss N, Jaaskelainen J, et al. Magnetoencephalography in neurosurgery. Neurosurgery 2006; 59(3): 493-510.
56 Sobottka SB, Bredow J, Beuthien-Baumann B, Reiss G, Schackert G, Steinmeier R. Comparison of functional brain PET images and intraoperative brain-mapping data using image-guided surgery. Computer aided surgery : official journal of the International Society for Computer Aided Surgery 2002; 7(6): 317-25.
57 Almairac F, Herbet G, Moritz-Gasser S, et al. The left inferior fronto-occipital fasciculus subserves language semantics: a multilevel lesion study. Brain structure & function 2015; 220(4): 2983-95.
58 Duffau H. The usefulness of the asleep-awake-asleep glioma surgery. Acta Neurochir (Wien) 2014; 156(8): 1493-4.
59 Duffau H, Moritz-Gasser S, Gatignol P. Functional outcome after language mapping for insular World Health Organization Grade II gliomas in the dominant hemisphere: experience with 24 patients. Neurosurgical focus 2009; 27(2): 7.
60 Duffau H, Taillandier L. New concepts in the management of diffuse low-grade glioma: Proposal of a multistage and individualized therapeutic approach. Neuro-oncology 2015; 17(3): 332-42.
61 Whitaker HA, Ojemann GA. Graded localisation of naming from electrical stimulation mapping of left cerebral cortex. Nature 1977; 270(5632): 50-1.
62 Kleihues P, Sobin LH. World Health Organization classification of tumors. Cancer 2000; 88(12): 2887.
63 Walker DG, Kaye AH. Low grade glial neoplasms. Journal of clinical neuroscience : official journal of the Neurosurgical Society of Australasia 2003; 10(1): 1-13.
64 Wessels PH, Weber WE, Raven G, et al. Supratentorial grade II astrocytoma: biological features and clinical course. The Lancet. Neurology 2003; 2(7): 395-403.
65 Cavaliere R, Lopes MB, Schiff D. Low-grade gliomas: an update on pathology and therapy. The Lancet. Neurology 2005; 4(11): 760-70.
66 Johannesen TB, Langmark F, Lote K. Progress in long-term survival in adult patients with supratentorial low-grade gliomas: a population-based study of 993 patients in whom tumors were diagnosed between 1970 and 1993. Journal of neurosurgery 2003; 99(5): 854-62.
67 Karim AB, Afra D, Cornu P, et al. Randomized trial on the efficacy of radiotherapy for cerebral low-grade glioma in the adult: European Organization for Research and Treatment of Cancer Study 22845 with the Medical Research Council study BRO4: an interim analysis. International journal of radiation oncology, biology, physics 2002; 52(2): 316-24.
68 van den Bent MJ, Afra D, de Witte O, et al. Long-term efficacy of early versus delayed radiotherapy for low-grade astrocytoma and oligodendroglioma in adults: the EORTC 22845 randomised trial. Lancet 2005; 366(9490): 985-90.
69 Chahlavi A, Kanner A, Peereboom D, et al. Impact of chromosome 1p status in response of oligodendroglioma to temozolomide: preliminary results. J Neurooncol 2003; 61(3): 267-73.
70 Hoang-Xuan K, Capelle L, Kujas M, et al. Temozolomide as initial treatment for adults with low-grade oligodendrogliomas or oligoastrocytomas and correlation with chromosome 1p deletions. Journal of clinical oncology: official journal of the American Society of Clinical Oncology 2004; 22(15): 3133-8.
71 Sanai N, Mirzadeh Z, Berger MS. Functional outcome after language mapping for glioma resection. The New England journal of medicine 2008; 358(1): 18-27.
72 McGirt MJ, Goldstein IM, Chaichana KL, Tobias ME, Kothbauer KF, Jallo GI. Extent of surgical resection of malignant astrocytomas of the spinal cord: outcome analysis of 35 patients. Neurosurgery 2008; 63(1): 55-60.
73 Sanai N, Berger MS. Glioma extent of resection and its impact on patient outcome. Neurosurgery 2008; 62(4): 753-64.
74 Duffau H. Preserving quality of life is not incompatible with increasing overall survival in diffuse low-grade glioma patients. Acta Neurochir (Wien) 2015; 157(2): 165-7.
75 Goldstein B, Obrzut JE, John C, et al. The impact of frontal and non-frontal brain tumor lesions on Wisconsin Card Sorting Test performance. Brain and cognition 2004; 54(2): 110-6.

17

Astrocitomas en niños

Derek L. Martínez • Julian Lin • Anthony M. Avellino

Introducción

Los astrocitomas en los niños comprenden un grupo variado de tumores en términos de histología, localización y pronóstico. La cirugía con terapia adyuvante o sin esta tiene un rol importante en el manejo de los pacientes con estos tumores. En este capítulo, discutiremos los astrocitomas más comúnmente hallados en la infancia y describiremos la epidemiología, sus características particulares, los hallazgos destacables en las imágenes y las estrategias para el tratamiento. Específicamente, discutiremos el astrocitoma juvenil pilocítico, el xantoastrocitoma pleomórfico, el astrocitoma subependimario de células gigantes y el astrocitoma fibrilar (generalmente de bajo grado). Los oligoastrocitomas mixtos y los oligodendrogliomas serán analizados juntos y, finalmente, los gliomas del tronco cerebral y el astrocitoma de alto grado completarán este capítulo.

Los tumores de origen astrocítico tienen una incidencia de aproximadamente 1:100 000 niños y comprenden un 25%-35% de los tumores en la población pediátrica.[1] Algunas enfermedades genéticas, como la esclerosis tuberosa, la neurofibromatosis y el síndrome canceroso Li-Fraumeni, se asocian con el desarrollo de astrocitomas específicos durante la infancia. La epidemiología de los astrocitomas cerebrales en niños es constante en todo del mundo, por lo que es común que los neurocirujanos pediátricos traten casi todos estos tumores.[2]

Astrocitoma pilocítico juvenil

Es la lesión benigna más común de la fosa posterior en niños, además de ser el astrocitoma más común, con una incidencia de 1:100 000 y representar el 12% de todos los tumores cerebrales pediátricos.[1] Las características en las neuroimágenes del astrocitoma pilocítico juvenil (APJ) consisten en un quiste de gran tamaño y un nódulo mural que realza intensamente tras la administración de contraste en la RM (Figura 17.1).

Habitualmente los pacientes se presentan con síntomas secundarios a hidrocefalia, debido a la alta frecuencia de la localización de fosa posterior y compresión del cuarto ventrículo. La combinación de náuseas matinales, vómitos y cefaleas son sugestivas y deberían hacer pensar a los pediatras no solo en trastornos digestivos, sino también en un posible problema de origen neurológico. La localización supratentorial es menos común.

Los tumores supratentoriales son genéticamente similares a los infratentoriales, excepto en aquellos pacientes con neurofibromatosis-1 (NF-1) con APJ óptico-hipotalámico (Figura 17.2). Estos tumores de las vías ópticas son de difícil resección quirúrgica y la radiación está claramente contraindicada en estos pacientes. Afortunadamente, la quimioterapia puede alcanzar una eficacia del 50% en estos casos.

El tratamiento quirúrgico es la primera opción para la mayoría de los APJ. En los casos que presenten hidrocefalia aguda, el drenaje ventricular externo (DVE) está indicado. No obstante, si la intervención quirúrgica de la lesión se realiza en el tiempo debido, el DVE no necesita ser colocado en forma aguda. En general, la hidrocefalia se resolverá luego de la resección quirúrgica y la derivación de líquido cefalorraquídeo definitiva no será necesaria. La Figura 17.3 es una foto intraoperatoria en la que se muestra un nódulo mural infratentorial en un paciente con APJ cístico. La resección del nódulo mural y el drenaje y colapso del quiste frecuentemente permiten su exéresis completa.

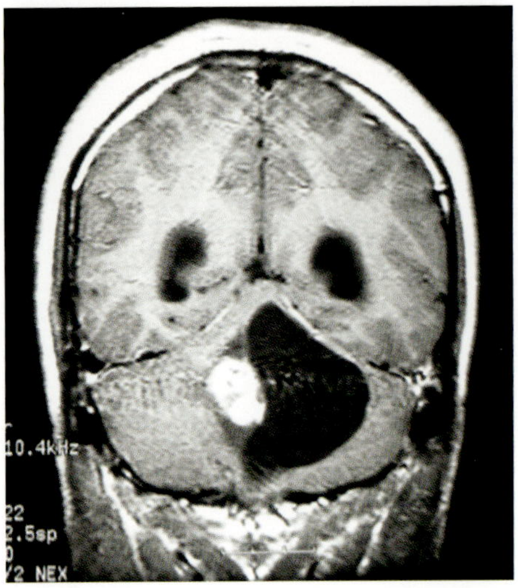

Figura 17.1 RM con contraste. Corte coronal en el que se observa un APJ infratentorial con un nódulo mural con realce y un gran quiste asociado.

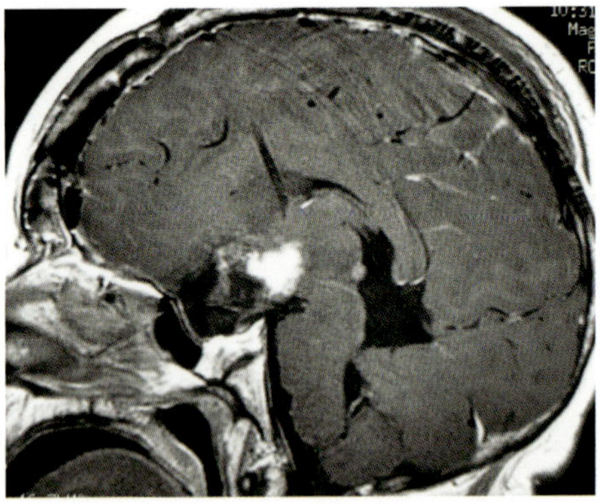

Figura 17.2 RM con contraste. Corte sagital. Control posoperatorio de resección subtotal de APJ óptico-hipotalámico.

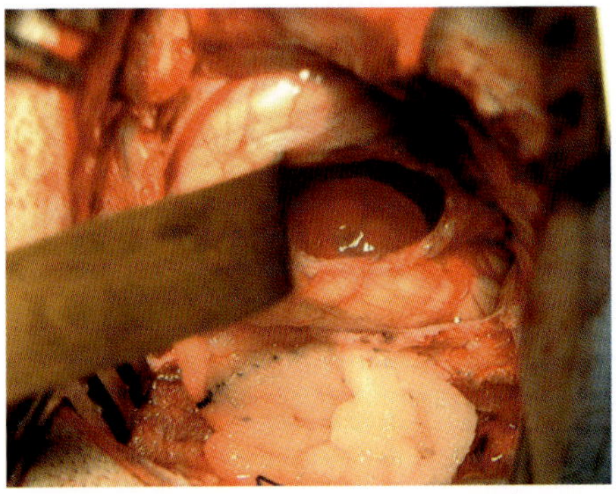

Figura 17.3 Foto intraoperatoria en la que se muestra el nódulo mural de un astrocitoma pilocítico juvenil quístico infratentorial.

Dado que este tumor es OMS grado I, la exéresis es generalmente curativa y se hace un seguimiento con imágenes a los seis meses poscirugía y luego una vez al año por cinco o diez años de la cirugía inicial, porque la mayoría de las recurrencias aparecen en una media de seis meses y usualmente dentro de los tres años.[3, 4] En aquellos pacientes en los que se realiza una resección subtotal, puede considerarse la aplicación de radioterapia adyuvante. No existe consenso sobre el papel de la radiación luego de la resección subtotal. No se han observado cambios significativos en la sobrevida tras la aplicación de dosis de hasta 30 Gy a 54 Gy en series de casos publicados.[5] Existe mucha evidencia sobre los trastornos cognitivos secundarios a la radiación en niños menores de tres años de edad, por lo que este tipo de tratamiento se demora lo más posible en estos pacientes.

La quimioterapia es usada actualmente en APJ progresivos e inoperables.[6] Además, en pacientes con resección subtotal y subsecuente progresión o cuando se realizó resección total con recurrencia. No obstante, se recomienda la reoperación antes de aplicar la terapia adyuvante. La sobrevida es excelente con estudios que indican 80%-90% de recuperación y la mayoría de los niños tienen una vida casi normal con pocos síntomas neurológicos como coordinación residual o disfunción cognitiva.[7, 8]

Xantoastrocitoma pleomórfico

El xantoastrocitoma pleomórfico (XAP) es un tumor poco común. Su forma de presentación habitual ocurre durante la infancia o la adultez temprana con convulsiones originadas en el lóbulo temporal. Constituyen menos del 1% de los tumores primarios del cerebro.[9]

Estos tumores son habitualmente supratentoriales y se caracterizan por presentar quistes voluminosos o múltiples quistes pequeños, cuyos componentes sólidos realzan tras la administración de gadolinio en RM (Figura 17.4). Es frecuente el edema vasogénico

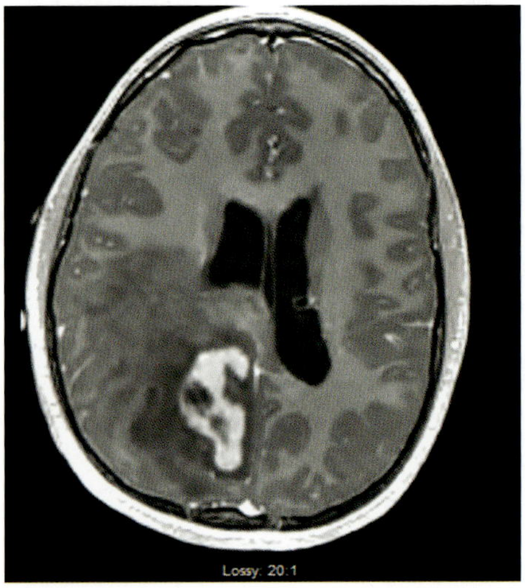

Figura 17.4 RM con contraste. Corte axial. Se observa un xantoastrocitoma pleomórfico occipital derecho con realce heterogéneo en un niño con NF-1.

peritumoral y la remodelación de la tabla interna del cráneo, debido al lento crecimiento tumoral.[10]

Presentan un origen predominantemente astrocítico y mutaciones del gen BRAF en casi todas las muestras. Se los clasifica como lesiones OMS grado II aunque algunos de estos tumores tienen índices mitóticos aumentados y pueden comportante en forma anaplásica y resultar en menor sobrevida, pero pese a ello no están clasificados como OMS grado III. Algunos autores prefieren clasificar a estos subtipos de tumores como XAP con caracteres anaplásicos. Las lesiones con mutaciones BRAF V600E tienen en conjunto un mejor pronóstico de sobrevida.[11]

La resección quirúrgica es el tratamiento de elección del XAP. El enfoque quirúrgico depende de la localización de la lesión y debe hacerse una exéresis completa siempre que sea posible. Algunos estudios demuestran que la resección total es un indicador pronóstico de la sobrevida con una media de 70% de sobrevida global a diez años. Las recurrencias pueden aparecer varios años después de la resección inicial, pero en las resecciones subtotales puede haber progresión del tumor a los pocos meses. En los casos de recurrencia, la reoperación es fundamental, mientras que el tratamiento adyuvante puede ser utilizado para lesiones de alto grado, aunque no se conocen normas para el criterio sobre el tratamiento.[12] La sobrevida libre de progresión y la sobrevida global dependen primariamente de la resección total del tumor. Se puede aplicar radioterapia convencional, pero no mejora la sobrevida global.[13]

Astrocitoma subependimario de células gigantes

Este subtipo de astrocitoma está fuertemente asociado a la esclerosis tuberosa, un desorden de los genes TSC1 y TSC2 que producen hamartina y tuberina anormales. Los pacientes con esclerosis tuberosa a menudo presentan angiofibromas, retrasos en el desarrollo y convulsiones. Los hallazgos de imágenes dentro del SNC incluyen displasia cortical, lesiones tuberosas y astrocitomas subependimarios de células gigantes (SEGA). La Figura 17.5 presenta un corte axial de RM con contraste, en el que se observa el realce de un SEGA en el ventrículo lateral derecho.

Por ser tumores OMS grado I, estas lesiones son frecuentemente asintomáticas hasta que causan hidrocefalia usualmente por obstrucción del foramen de Monro, que está adyacente al sitio de origen más común del tumor. El manejo terapéutico del SEGA incluye la resección quirúrgica con un abordaje preciso. En algunos casos estos tumores pueden ser alcanzados a través de endoscopia mínimamente invasiva, mientras que otros casos requieren craneotomía y microcirugía. La intervención quirúrgica puede ser necesaria en casos de hidrocefalia o

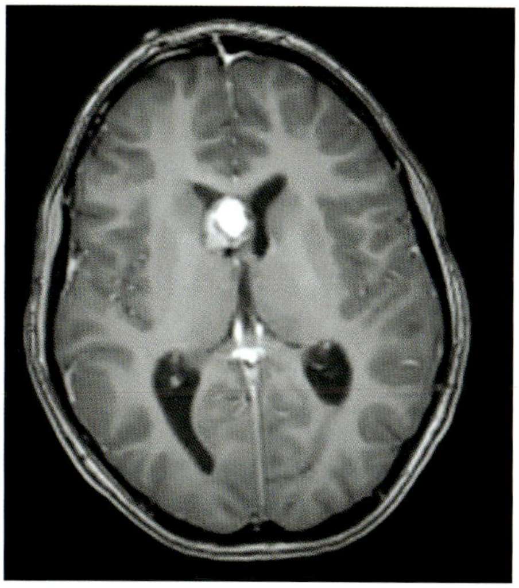

Figura 17.5 RM con contraste. Corte axial en el que se evidencia un SEGA con realce ventricular lateral derecho.

compresión del tumor a estructuras cerebrales adyacentes. Durante el tratamiento, ya sea por abordaje endoscópico o cirugía del tumor asociado a hidrocefalia, es útil la fenestración del tabique transparente (*septum pellucidum*) para permitir la comunicación entre los ventrículos laterales que facilitan el control de la hidrocefalia a largo plazo. Pueden emplearse imágenes seriadas de RM para el seguimiento de las lesiones asintomáticas o la resección subtotal de lesiones, debido a progresión del tumor.

Pruebas moleculares y genéticas han identificado la vía mTOR como parte integrante de este tumor. En consecuencia, los inhibidores de mTOR, como el everolimus, pueden ser administrados como tratamiento adyuvante. Se han reportado buenos resultados con terapia médica sola para lograr el control tumoral en aquellos casos sin hidrocefalia.[14] No obstante, otros estudios han sugerido que la terapia médica no debe suplantar la extirpación quirúrgica, pues hay evidencia del crecimiento del tumor cuando el tratamiento médico se interrumpe.[15] Estudios en progreso tratan de establecer el rol de la terapia médica con intervención quirúrgica o sin esta, pero es probable que la cirugía continúe siendo un aspecto importante del tratamiento, sobre todo ante la presencia de hidrocefalia.

Astrocitomas fibrilares difusos de bajo grado

Los astrocitomas difusos o gliomas de bajo grado en la población pediátrica parecen ser distintos a los tumores del adulto. Estos tumores constituyen aproximadamente la mitad de los tumores hemisféricos supratentoriales en niños.[2] Los pacientes pueden presentar convulsiones o déficit focal basado en la localización del tumor, que pudo haber estado progresando lentamente antes del diagnóstico. Las imágenes de RM de gliomas de bajo

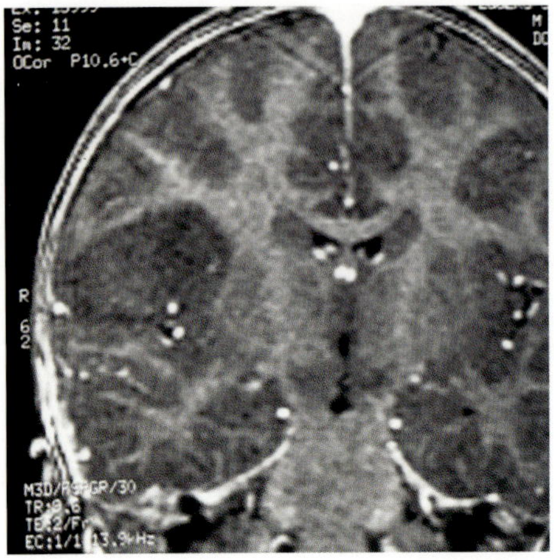

Figura 17.6 RM con contraste. Corte coronal en el que se aprecia un tumor fronto-insular derecho de bajo grado sin realce. Nótese el hallazgo sutil justo por encima de la fisura de Silvio.

grado consisten generalmente en señales de lesiones hipointensas en T1 e hiperintensas en T2 que pueden tener realce o no tras la administración de gadolinio (Figura 17.6). La resección quirúrgica es el tratamiento de elección, ya que la exéresis completa se asocia a una larga sobrevida. Se recomienda realizar imágenes seriadas para evaluar la recurrencia y en caso de recurrencia o presencia de lesión residual, se justifica tratamiento adyuvante. Otra opción viable en caso de recurrencia es la reoperación. Pueden usarse *a priori* tratamientos no quirúrgicos como terapia adyuvante. Se recurre a menudo a la quimioterapia en pacientes menores de tres años de edad para evitarla exposición a radiación y, generalmente, el tratamiento consiste en administrar vincristina y carboplatino. No existe acuerdo acerca del efecto de la radioterapia en la sobrevida de los pacientes con gliomas de bajo grado.[16-18]

El hallazgo de histología fibrilar y la resección quirúrgica incompleta se asocian a un pronóstico menos favorable para los astrocitomas pilocíticos. Además, mutaciones genéticas como p53, que generalmente se producen en los gliomas de bajo grado en adultos, no son frecuentes en la población pediátrica. La sobrevida global a veinte años llega al 87%.[19]

Oligodendroglioma y oligoastrocitoma mixto

Los tumores oligodendrogliales representan solo una proporción menor de gliomas en niños y adolescentes y están localizados principalmente en los hemisferios cerebrales. En una serie noruega reciente se hallaron las siguientes características epidemiológicas: constituyeron el 3,3% de todos los tumores del SNC de la población pediátrica operada; se observó mayor prevalencia en varones y el doble de incidencia en la segunda década con respecto a la primera década de vida.[17] Muy pocos casos tuvieron compromiso de la médula espinal.

Estudios recientes en adultos hallaron un mejor pronóstico en los pacientes con las siguientes características: jóvenes, lóbulo frontal, epilepsia como síntoma inicial, diagnóstico OMS grado II y codeleción 1p/19q. En el estudio noruego, el análisis 1p/19q se llevó a cabo en 16 de 35 pacientes y no se encontró codeleción en ningunos de ellos. Solo se vio un caso de deleción 1p sin deleción de 19q. Estos datos concuerdan con estudios previos que observaron que las deleciones 1p/19q son raras en pacientes menores de quince años de edad. Algunos de estos gliomas mixtos pueden ser clasificados como de grado III.

Algunos autores han encontrado que la resección total del tumor mejora los resultados en términos de prolongación de vida libre de recurrencia, pero no modifica la sobrevida global.

La edad también parece ser un factor en términos de sobrevida. Razack y cols. describieron en un estudio de diecinueve pacientes, un mejor pronóstico para niños menores de doce años de edad. En el estudio noruego, catorce pacientes eran menores de doce años de edad, de los cuales diez (71%) sobrevivieron; y veintiún pacientes del grupo eran mayores de doce años, de los cuales solo trece (62%) sobrevivieron. Lundar y cols. analizaron 35 pacientes pediátricos y encontraron un pronóstico más favorable en pacientes menores de doce años y mayores de tres años de edad.[20] En general, la mayoría de los exámenes indican que una larga sobrevida es más común en niños y adolescentes que en pacientes adultos con estos tumores.

En el estudio noruego descrito más de un tercio de los pacientes recibieron tratamiento radiante y casi la mitad de los pacientes presentaban diagnóstico de tumor de alto grado.[21] Todos los pacientes mayores de tres años con tumores OMS grado III recibieron tratamiento radiante y otros con tumores OMS grado II con tumor residual también; el uso o no de la radioterapia fue una decisión individual.

En resumen, los oligodendrogliomas y los oligoastrocitomas mixtos en niños son raros y aún más es encontrar codeleciones 1p/19q, como se observa en la población adulta. Los niños con oligodendroglioma y oligoastrocitomas mixtos tienen mejor pronóstico que los adultos luego de la resección quirúrgica y, a veces, la radiación está indicada en un contexto de tumores de alto grado.

Gliomas del tronco cerebral

Este es un grupo relativamente heterogéneo de tumores en términos de patología y gradación OMS, como también respecto al tipo de tratamiento indicado. Se describen cuatro subtipos: intrínseco difuso, exofítico dorsal, cérvico-bulbar y focal. Las características de las imágenes en algunos subtipos son esencialmente diagnósticas, pero para otros subtipos es necesaria la biopsia para el diagnóstico del tejido.

Los gliomas pontinos difusos tienen apariencia característica y no requieren diagnóstico histopatológico (Figura 17.7). Los pacientes se presentan a menudo con disfunción del tronco cerebral, que incluye parálisis de nervios craneales. En la población pediátrica, estos tumores tienen un pronóstico muy desfavorable. La resección quirúrgica solo está indicada si se produce hidrocefalia sintomática que obligue a colocar una válvula de derivación ventricular. Los paradigmas corrientes de radiación y quimioterapia no son efectivos para prolongar la sobrevida. En la actualidad, se están realizando ensayos clínicos utilizando una variedad de agentes quimioterápicos para lograr nuevas formas de tratamiento que puedan mejorar la sobrevida de estos pacientes. La radioterapia en dosis convencionales o hipofraccionadas también es objeto de estudio, sea como monoterapia o en combinación con la quimioterapia. No hay una buena comprensión de la biología de los gliomas pontinos difusos, lo que ha llevado a centros médicos en todo el mundo a buscar donación de tejido de biopsias o autopsias para realizar análisis genéticos y moleculares.[22]

El glioma exofítico dorsal comprende aproximadamente el 20% de los gliomas pediátricos del tronco cerebral y los pacientes tienden a presentar síntomas mínimos relacionados con hidrocefalia. Hallazgos de larga data referidos al tronco cerebral son poco comunes, lo que permite una presentación clínica distintiva comparado con los gliomas pontinos intrínsicos difusos. En la imagen de RM, estos tumores tienden a realzar fuertemente, pero hasta un 30% de los casos no muestran realce luego de la administración de gadolinio. En muchos casos el tumor nace en el piso del cuatro ventrículo y llena el IV ventrículo. En el análisis histopatológico la mayoría son tumores OMS grados I y II con apariencia pilocítica predominante. El tratamiento de elección es la resección quirúrgica de la masa exofítica y el abordaje quirúrgico se realiza a través del vermis cerebeloso. Es importante tener control en el piso del IV ventrículo durante la exéresis tumoral para evitar daño del tronco. El abordaje terapéutico inicial es solo cirugía sin otro tratamiento adyuvante aun en el caso de resección subtotal, ya que los períodos libres de progresión son prolongados (hasta una década o más en algunas series). En el caso de recurrencia o progresión, se ha empleado el tratamiento estándar con radiación hasta con 54 Gy, pero en pacientes jóvenes hay un alto riesgo de disfunción cognitiva inducida por la radiación. Para el tratamiento quimioterápico, generalmente se ha utilizado vincristina y cisplatino.[23]

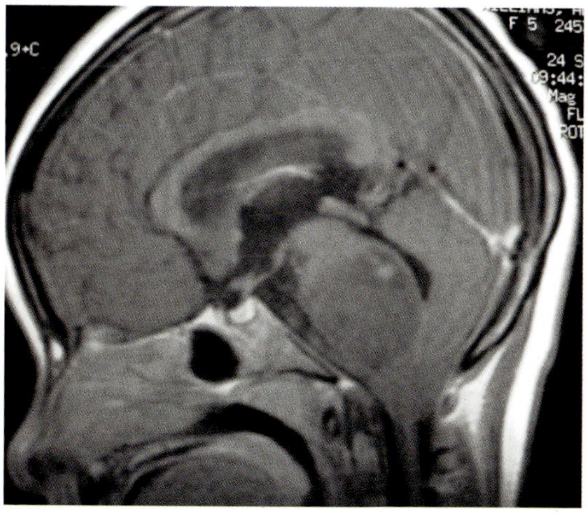

Figura 17.7 RM con contraste. Corte sagital en el que se observa un glioma pontino intrínseco difuso de gran tamaño y mínimo realce.

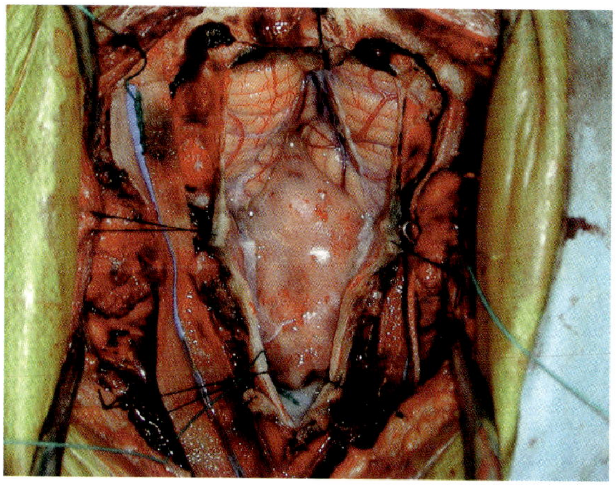

Figura 17.8 Foto intraoperatoria en la que se ve un glioma cérvico-bulbar con infiltración difusa del parénquima con resección subtotal.

Los gliomas cérvico-bulbares son las lesiones del tronco cerebral menos comunes en los niños. Pueden presentarse con síntomas de hidrocefalia, pero debido a su localización generalmente causan disfunción de nervios craneales del tronco cerebral, alteraciones sensitivas o problemas con el control de la motricidad de las extremidades. En algunos pacientes, esos tumores siguen un curso indolente y esto puede reflejar un mejor pronóstico a largo plazo. El estudio histopatológico demuestra generalmente un tumor pilocítico o fibrilar de bajo grado, pero pueden encontrarse gliomas de alto grado. Se recomienda la resección quirúrgica a través de una mielotomía medial y también es común la resección subtotal, debido a las estructuras vitales de esa región. La Figura 17.8 presenta una foto intraoperatoria de un glioma cérvico-bulbar que infiltra en forma difusa. El tumor se pudo remover en forma subtotal. Las terapias adyuvantes con radiación y quimioterapia son similares a las descritas para el glioma exofítico del tronco cerebral.

Astrocitomas de alto grado

Los gliomas de alto grado representan hasta un 25% de los tumores supratentoriales en niños.[2] Estos pacientes pueden presentar convulsiones o déficit focal relacionado con la localización del tumor y comúnmente tienen un comienzo rápido de los síntomas y déficits neurológicos focales en comparación con los pacientes con lesiones de bajo grado. Los astrocitomas de alto grado comprenden al astrocitoma anaplásico y al glioblastoma multiforme. En general, estas lesiones son mucho más comunes en la población adulta que en la pediátrica. Se desconoce la incidencia exacta de estos tumores en la población infantil.

Los astrocitomas de alto grado representan menos del 5% de los tumores intracraneales de la niñez.[24] Son OMS grado III (astrocitoma anaplásico) o IV (glioblastoma multiforme) y tienen imágenes de RM similares a las lesiones de bajo grado, pero con edema peritumoral muy marcado, realce heterogéneo y efecto de masa relativamente mayor (Figura 17.9). El tratamiento de elección para estas lesiones es la resección quirúrgica, con el objetivo de realizar resección total o máxima resección segura subtotal. La localización del tumor, la navegación intraoperatoria con guía de RM y el mapeo electrofisiológico ayudan a definir los márgenes quirúrgicos seguros. Como en el caso de los tumores en adultos, la RM intraoperatoria o el ultrasonido pueden ser útiles para mejorar el volumen del tumor resecado. Se emplea a menudo como tratamiento adyuvante la radiación fraccionada convencional de aproximadamente 50 Gy dirigida al lecho tumoral y a posibles residuos tumorales. Se han publicado muchos esquemas de tratamientos coadyuvantes con varios regímenes quimioterápicos, pero no se ha identificado un tratamiento estándar que sea superior a los demás, lo cual difiere con el escenario que se observa en adultos. Los estudios de la población pediátrica que utilizaron temozolamida y erlotinib como terapias adyuvantes no produjeron prolongación de la sobrevida.[25] Después de la intervención quirúrgica son necesarias imágenes seriadas para evaluar la recurrencia local que podría requerir una segunda cirugía o tratamiento adyuvante adicional.

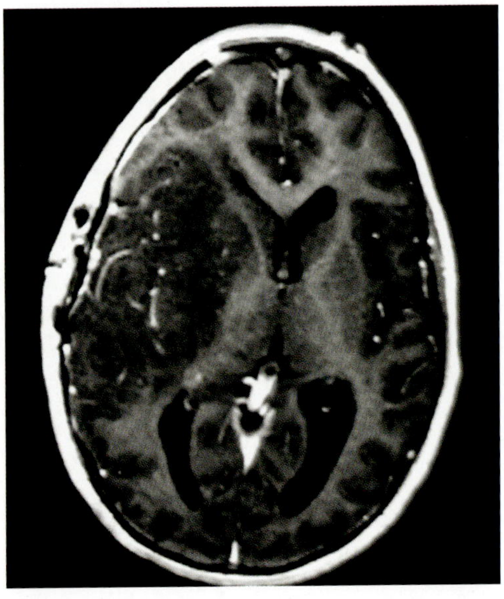

Figura 17.9 RM con contraste. Corte axial en el que se observa un astrocitoma grande de alto grado fronto-temporal derecho, sin realce.

La diseminación de la enfermedad requiere consideración adicional por las metástasis espinales en sobrevivientes de larga data, mientras que son muy poco frecuentes las metástasis en el momento de presentación de la enfermedad. El pronóstico global de los astrocitomas de alto grado en la población pediátrica sigue siendo malo. La sobrevida a cinco años en niños con glioblastoma es menos del 15%, y con astrocitoma anaplásico es menos del 30% a pesar del uso de terapias multimodales consistentes en resección quirúrgica máxima, radioterapia y diferentes regímenes terapéuticos.[25]

Conclusiones

En contraste con los astrocitomas en la población adulta, la mayoría de los astrocitomas en niños son benignos y pueden ser resecados con morbilidad mínima si están localizados en regiones no elocuentes. La radioterapia y la quimioterapia son útiles como adyuvantes en situaciones específicas. Algunos subtipos de astrocitomas, como los gliomas pontinos intrínsicos difusos no son bien conocidos, lo que dificulta el uso de un tratamiento efectivo. No obstante, se están haciendo esfuerzos significativos para caracterizar estos y otros tumores pediátricos del SNC.

Las modalidades de tratamiento están siendo investigadas en aproximadamente 65 ensayos clínicos registrados en la Organización Mundial de la Salud y 85 registrados en los Estados Unidos de Norteamérica. En general, la intervención neuroquirúrgica sigue siendo central para el tratamiento de los astrocitomas.

Bibliografía

1 Ostrom QT, Gittleman H, Liao P, et al. CBTRUS Statistical Report: Primary Brain and Central Nervous System Tumors Diagnosed in the United States in 2007-2011. Neuro-oncology 2014; 16(4): 1-63.
2 Jain A, Sharma MC, Suri V, et al. Spectrum of pediatric brain tumors in India: a multi-institutional study. Neurol India 2011; 59(2): 208-11.
3 Kim AH, Thompson EA, Governale LS, et. Recurrence after gross-total resection of low-grade pediatric brain tumors: The frequency and timing of postoperative imaging. J Neurosurg Pediatr 2014; 14(4): 356-64.
4 Dorward IG, Luo J, Perry A, et al. Postoperative imaging surveillance in pediatric pilocytic astrocytomas. J Neurosurg Pediatr 2010; 6(4): 346-52.
5 Herfarth KK, Gutwein S, Debus J: Postoperative radiotherapy of astrocytomas. Semin Surg Oncol 2001; 20(1): 13-23.
6 Brown MT, Friedman HS, Oakes WJ, et al. Chemotherapy for pilocytic astrocytomas. Cancer 1993; 71(10): 3165-72.
7 Ait Khelifa-Gallois N, Laroussinie F, Puget S, et al. Long-term functional outcome of patients with cerebellar

pilocytic astrocytoma surgically treated in childhood. Brain Inj 2014; 10: 1-8.
8 Pardal Souto MJ, Hernandez Marques C, Lassaletta Atienza A, et al. Low-grade gliomas: review of 10 years. An Pediatr (Barc) 2015; 82(2): 68-74.
9 Rao AA, Laack NN, Giannini C, et al. Pleomorphic xanthoastrocytoma in children and adolescents. Pediatr Blood Cancer 2010; 55(2): 290-4.
10 Moore W, Mathis D, Gargain L, et al. Pleomorphic xanthoastrocytoma of childhood: MR imaging and diffusion MR imaging features. AJNR Am J Neuroradiol 2014; 35(11): 2192-6.
11 Ida CM, Rodriguez FJ, Burger PC, et al. Pleomorphic xanthoastrocytoma: natural history and long-term follow-up Brain Path 2014; 25(5): 575-86.
12 Lim S, Kim JH, Kim SA, et al. Prognostic factors and therapeutic outcomes in 22 patients with pleomorphic xanthoastrocytoma. J Korean Neurosurg Soc 2013; 53(5): 281-7.
13 Perkins SM, Mitra N, Fei W, et al. Patterns of care and outcomes of patients with pleomorphic xanthoastrocytoma: a SEER analysis. J Neurooncol 2012; 110(1): 99-104.
14 Franz DN, Belousova E, Sparagana S, et al. Efficacy and safety of everolimus for subependymal giant cell astrocytomas associated with tuberous sclerosis complex (EXIST-1): a multicentre, randomised, placebo-controlled phase 3 trial. Lancet 2013; 381(9861): 125-32.
15 Ouyang T, Zhang N, Benjamin T, et al. Subependymal giant cell astrocytoma: current concepts, management, and future directions. Childs Nerv Syst 2014; 30(4): 561-70.
16 Mishra KK, Puri DR, Missett BT, et al. The role of up-front radiation therapy for incompletely resected pediatric WHO grade II low-grade gliomas. Neuro-oncology 2006; 8(2): 166-74.
17 Raikar SS, Halloran DR, Elliot M, et al. Outcomes of pediatric low-grade gliomas treated with radiation therapy: a single-institution study. J Pediatr Hematol Oncol 2014; 36(6): 366-70.
18 Paulino AC, Mazloom A, Terashima K, et al. Intensity-modulated radiotherapy (IMRT) in pediatric low-grade glioma. Cancer 2013; 119(14): 2654-9.
19 Bandopadhayay P, Bergthold G, London WB, et al. Long-term outcome of 4,040 children diagnosed with pediatric low-grade gliomas: an analysis of the Surveillance Epidemiology and End Results (SEER) database. Pediatr Blood Cancer 2014; 61(7): 1173-9.
20 Lundar T, Due-Tonnessen BJ, Egge A, et al. Neurosurgical treatment of oligodendroglial tumors in children and adolescents: A single-institution series of 35 consecutive patients. J Neurosurg Pediatr 2013; 12(3): 241-6.
21 Creach KM, Rubin JB, Leonard JR, et al. Oligodendrogliomas in children. J Neurooncol 2012; 106(2): 377-82.
22 Warren KE. Diffuse intrinsic pontine glioma: poised for progress. Front Oncol 2012; 2: 205.
23 Ghodsi M, Mortazavi A, Shahjouei S, et al. Exophytic glioma of the medulla: presentation, management and outcome. Pediatr Neurosurg 2013; 49(4): 195-201.
24 Tamber MS, Rutka JT: Pediatric supratentorial high-grade gliomas. Neurosurg Focus 2003; 14(2): 1.
25 Qaddoumi I, Kocak M, Panandiker SP et al. Phase II trial of erlotinib during and after radiotherapy in children with newly diagnosed high-grade gliomas. Front Oncol 2014; 4: 67.

18

Gliomas y epilepsia

Federico Sánchez González • Daniel Noli • Hugo Blas Pomata

Introducción

El primer reporte de un tumor cerebral asociado a crisis epilépticas fue publicado por Hughlings Jackson en 1882, en la revista *Brain*.[1] Se trataba de un paciente de treinta años de edad, con historia de epilepsia de doce años de evolución, que presentaba crisis parciales motoras que comenzaban en el pie derecho. El artículo describía la lesión responsable del cuadro clínico en la cual la autopsia había mostrado una lesión expansiva en el hemisferio izquierdo. De esta manera, se objetivaba por primera vez que un trastorno epiléptico crónico podía constituir el síntoma de un tumor cerebral e, inclusive, representar la primera y, a veces, única manifestación clínica.

Los tumores cerebrales son una de las causas más comunes de las epilepsias focales sintomáticas y representan alrededor del 5% de las crisis de inicio, y más del 10% de las epilepsias focales por lesión.[2] De todas maneras, tanto la incidencia de crisis como su tratamiento clínico varía entre los diferentes tipos tumorales.[3, 4] La incidencia de tumores cerebrales en los pacientes con epilepsia es de aproximadamente el 4%.[2] Del 30% al 50% de los pacientes con tumores cerebrales tienen una crisis epiléptica como primer signo de presentación de la enfermedad y del 10% al 30% de los pacientes con tumores cerebrales presentarán por lo menos una crisis durante su curso.[3, 5]

El estudio, planeamiento quirúrgico y la técnica quirúrgica de los gliomas se ha perfeccionado en las últimas décadas.[6] Esto ha permitido realizar resecciones tumorales más extensas, que aseguran un mejor pronóstico oncológico,[7] una mejor calidad de vida del paciente y una disminución en la incidencia de convulsiones asociadas.[8]

Los tumores benignos del sistema nervioso central presentan una alta incidencia de convulsiones asociadas. Alrededor del 75% de los pacientes con gliomas de bajo grado y entre el 80% y el 100% de los pacientes con tumores glioneuronales, incluidos los gangliogliomas (GGM) y tumores disembrioplásicos neuroepiteliales (TDN) desarrollan epilepsia. Las convulsiones constituyen el síntoma más frecuente de presentación en los gliomas de bajo grado.[3, 4] De hecho, la epilepsia en el paciente con diagnóstico de glioma es un factor pronóstico de baja malignidad y mayor sobrevida.[9-11] En la actualidad, el desarrollo de las neuroimágenes ha posibilitado la detección temprana de estas lesiones, lo que permite realizar un tratamiento oportuno y, por ende, un aumento en la sobrevida de los pacientes.

No obstante, esta mayor sobrevida determina la mayor prevalencia de epilepsia en este grupo de pacientes,[3] con empeoramiento de la calidad de vida, junto con efectos adversos de los fármacos antiepilépticos, principalmente en la esfera cognitiva.[8, 12]

En la Tabla 18.1 se asocian los diferentes tipos de tumores con la frecuencia de presentación de crisis epilépticas.

Con respecto a los gliomas de alto grado, la incidencia de epilepsia como síntoma inicial es menor.[3] Sin embargo, deben tenerse en cuenta ciertos aspectos, como la profilaxis anticonvulsivante preoperatoria y posoperatoria, según la localización del tumor y la región comprometida: el área motora primaria, las estructuras mesiales del lóbulo temporal, el giro (*girus*) recto y el cíngulo, por ejemplo, constituyen cortezas con menor umbral de descarga. Se ha planteado la hipótesis de que la epilepsia tenga una frecuencia menor en este tipo de tumor, debido

Tabla 18.1 Asociación entre tipo de tumor y frecuencia de presentación de crisis epilépticas*

Tipo de tumor	Frecuencia de crisis
TU glioneuronal: DNT	100%
TU glioneuronal: ganglioglioma	80%-90%
Astrocitoma de bajo grado	75%
Meningioma	29%-60%
Glioblastoma multiforme	29%-49%
Metástasis	20%-35%
Tumor leptomeníngeo	10%-15%
Linfoma primario de SNC	10%

* Modificada de: van Breemen MS, Wilms EB, Vecht CJ. Epilepsy in patients with brain tumours: epidemiology, mechanisms, and management. Lancet Neurol 2007; 6 (5): 421-30.

a la predilección de estas lesiones por la sustancia blanca[13] y su naturaleza infiltrativa, que destruiría las redes subcorticales para la diseminación de las descargas.

Más allá de la histología tumoral, los pacientes que presentan crisis como primer signo de un tumor cerebral tienen un mayor riesgo de crisis recurrentes y refractarias al tratamiento médico.[3, 5, 14] Esta refractariedad se reportó en alrededor del 50% de los pacientes con gliomas de bajo grado, y hasta en el 90%-100% de los TDN.[3, 4]

La topografía de la lesión constituye un factor de riesgo. El compromiso cortical es el principal factor predictor para el desarrollo de una epilepsia. El lóbulo occipital se asocia menos con epilepsia que el resto de los lóbulos cerebrales.[15]

Epileptogénesis tumoral

Si bien la etiología y la fisiopatología de la descarga eléctrica anómala en los pacientes con tumores cerebrales no está clara, existen múltiples factores de riesgo asociados con mayores descargas eléctricas, que son cambios en los tejidos adyacentes al tumor, la estirpe tumoral y la localización.[3] Desde ya, rige el principio del disbalance entre los mecanismos intracorticales excitatorios e inhibitorios, y la balanza se inclina hacia los primeros.[16]

Tejidos adyacentes al tumor

Las descargas anómalas nacen en la corteza adyacente al tumor, ya que las lesiones son usualmente inertes desde el punto de vista eléctrico.[17] Existe evidencia actual que apunta al papel específico de la región peritumoral, donde se ha observado aumento de la neurotransmisión glutamatérgica.[18] Existen, además, en esta región, migraciones neuronales aberrantes, cambios en las vesículas sinápticas, mayor comunicación intercelular a través de las uniones en hendidura (*union gap*) y un disbalance entre mecanismos excitatorios e inhibitorios a través de cambios en la concentraciones de GABA y glutamato.[19, 20] La irritación local, debido al crecimiento neuronal infiltrativo y la masa tumoral podría ser potencialmente epileptogénica, debido a la presencia de regiones cerebrales hipóxicas.[21] El edema cerebral y el efecto de masa del tumor no parecen tener relación con las crisis. De hecho, como se describió previamente, los tumores de alto grado se asocian a menos convulsiones que los de bajo grado.[3]

Estirpe tumoral

El tipo tumoral parece influir de manera significativa en la epileptogénesis. Por ejemplo, los tumores del desarrollo habitualmente muestran tejido cortical displásico adyacente, que tiene propiedades epileptogénicas. Estos tumores presentan células bien diferenciadas que producen neurotransmisores o moduladores que jugarían un papel importante en la epileptogénesis. Los tumores de lento crecimiento podrían en parte aislar regiones del cerebro a través de mecanismos vasculares o mecánicos, y esa desaferentización relativa de áreas corticales circunscriptas generaría circuitos anómalos epileptógenos.[17] Asimismo, este lento crecimiento es necesario para el desarrollo de cambios celulares focales o remotos relacionados con la epileptogénesis[19, 22] a diferencia de los tumores de rápido crecimiento (glioblastoma multiforme [GBM] o metástasis), donde el daño tisular de manera abrupta podría constituir el factor principal. En cuanto al tumor, la hipoperfusión y el aumento del metabolismo genera hipoxia transitoria o crónica, dentro de la lesión y en los tejidos adyacentes. Estos eventos provocan cambios en el pH de los fluidos intersticiales y provocan que las células se hinchen y, a la vez, generan daño en las células de la glía, que resulta en una excitación neuronal aumentada que favorece la epileptogénesis.[17]

Localización del tumor

En un tercio de los pacientes con tumores y epilepsia, el foco epileptógeno no corresponde con la localización tumoral. Esta epileptogénesis secundaria implica que existe un foco independiente a distancia de la lesión que podría estar provocando una actividad paroxística. Este foco secundario se ha observado principalmente en tumores temporales.[3] En pacientes jóvenes y en aquellos con enfermedad de larga duración, el riesgo de epilepsia secundaria es mayor.[23] Las dificultades en el manejo médico de la epilepsia en este grupo de pacientes están en relación con la refractariedad de las crisis, las interacciones potenciales entre drogas antiepilépticas y agentes quimioterápicos, y el riesgo de efectos adversos en la esfera cognitiva por el uso de fármacos antiepilépticos, a lo que se agrega el daño de la barrera hematoencefálica provocado por una eventual cirugía o radioterapia.[3]

Estrategia quirúrgica

La conducta quirúrgica depende del tipo de histología tumoral y de la región del cerebro afectada y debe tenerse en cuenta siempre el compromiso de áreas elocuentes y la extensión de la lesión.

Los tumores glioneuronales (GGM y TND) que se asocian a la epilepsia refractaria tienen baja probabilidad de malignización. La indicación quirúrgica es una cirugía de la epilepsia que tiene como objetivo disminuir el número de crisis o reducir la medicación. No obstante, debe evitarse siempre ocasionar un déficit funcional. Por ejemplo, los tumores adyacentes a las estructuras mesiales temporales, en los que la resección podría incluir el hipocampo, debe evaluarse el riesgo de una posible lesión de los circuitos de la memoria.[24-26]

Por el contrario, la indicación quirúrgica de las lesiones gliales, ya sean de bajo o alto grado, se basa en un criterio oncológico. En estos casos, la resección total aumenta la sobrevida[7] aunque muchas veces también disminuye el número e intensidad de las crisis comiciales.[14] La cirugía debe ser precoz, ya que esto también incidirá en la sobrevida, tanto en casos de tumores malignos como en aquellos con riesgo de transformación, como los gliomas de bajo grado.[27]

El paciente que presenta un tumor cerebral asociado a epilepsia refractaria, constituye un doble desafío terapéutico. Nuestros objetivos terapéuticos incluyen tratar en un mismo procedimiento la patología oncológica como el trastorno funcional asociado. Si la epilepsia constituye el síntoma predominante que ocasiona una discapacidad funcional grave, debe definirse en la etapa prequirúrgica si la resección de la lesión se extenderá o no más allá de la mera imagen oncológica, para contribuir a resolver los episodios ictales, y si existe compromiso de algún área elocuente. En otras palabras, será necesario delimitar el área epileptógena primaria (AEP), que podrá coincidir espacialmente con el tumor o extenderse más allá de sus límites. Esta información se obtiene mediante un protocolo de estudio establecido para cirugía de la epilepsia.[24] El tipo de cirugía a realizar varía según la topografía tumoral, por ejemplo, en los gliomas temporales adyacentes al sistema límbico, algunos autores consideran que la resección debe extenderse a estructuras aparentemente sanas en la RM, con el objetivo de mejorar la epilepsia.[25, 26]

Es indispensable realizar un abordaje multidisciplinario del paciente, que incluya neurólogos, neurooncólogos, epileptólogos, neurocirujanos, neuropsicólogos y neurorradiólogos experimentados. La epilepsia se evalúa desde el punto de vista semiológico, es decir, analizando en detalle las manifestaciones de cada evento crítico, desde su inicio hasta el final. El objetivo es estudiar la posibilidad de relación entre la lesión tumoral y las crisis comiciales. Es necesario considerar que, a la hora de presentar una crisis epiléptica, cada región del cerebro va a tener ciertas manifestaciones distintivas en cuanto a la semiología ictal. Sumado a esto, se adicionará la información obtenida por el EEG de superficie no crítico (interictal).

Ha sido motivo de discusión la necesidad de realización o no de un video-EEG, a pacientes con epilepsias de origen tumoral que están por ser sometidos a una cirugía.[28, 29] Consideramos que la realización de un video-EEG, con el objetivo de diseñar una estrategia quirúrgica adecuada, debería ser reservada para casos especiales como los siguientes:

- EEG con descargas interictales distantes o contralaterales a la localización tumoral.
- Semiología ictal no congruente con la localización tumoral.
- Tumores multifocales.
- Tumores con extensión bilateral.
- Larga evolución de la epilepsia.
- Adyacencia de la lesión tumoral a áreas elocuentes.
- Recurrencia de crisis luego de una resección tumoral.
- Sospecha de seudocrisis.

De esta manera podrá atribuirse o no relación causal del tumor con las crisis, aunque en algunos casos puede llegar a resultar insuficiente esta etapa de estudio no invasiva y deba recurrirse a la colocación de electrodos intracraneales para la consecución de este objetivo.

Como se ha explicado previamente, la evidencia actual apunta al rol específico de la región peritumoral donde se ha observado aumento de la neurotransmisión glutamatérgica.[18] Por lo tanto, la resección completa de la lesión, a veces asociada con una resección ampliada, cuando se sospecha que el área epileptogénica excede los límites de la lesión más allá de la corteza peritumoral inmediata, es habitualmente necesaria para el control de las crisis.[30, 31]

Podrían definirse algunos escenarios posibles, en pacientes con tumores de origen glial asociados a epilepsia.

Gliomas de alto grado. Resulta obligatoria la resección quirúrgica más extensa posible.[32] En estos casos el pronóstico oncológico predomina sobre el potencial impacto de la epilepsia. Pero, si bien las crisis son menos frecuentes en este grupo de lesiones,[3, 4] la presencia de epilepsia se asocia con una pobre calidad de vida,[33] especialmente en la etapa final de la enfermedad.[34] Por lo tanto, al momento de discutirse la indicación quirúrgica, no debería subestimarse su potencial impacto sobre la frecuencia de las crisis epilépticas.[35]

Gliomas de bajo grado. La posibilidad de transformación maligna es la regla que guía la conducta quirúrgica,[36] y el tratamiento sincrónico de la epilepsia debe ser contemplado en estos casos. La eficacia de la cirugía de la epilepsia en pacientes con gliomas de bajo grado no difiere de aquella reportada para los tumores glioneuronales, con 71% de los pacientes que alcanzan la ausencia de crisis posoperatorias, y es significativamente mayor el éxito luego de una resección completa con respecto a una parcial. Se ha demostrado también una falta de beneficio significativo en la utilización de electrocorticografía (EcoG), para guiar una resección extendida, más allá de los límites de una exéresis lesional total.[31] Ha sido demostrada una mayor supervivencia de pacientes cuando se realiza una resección tumoral completa frente a una resección subtotal o una biopsia.[7] Debe estudiarse el compromiso de áreas elocuentes, si bien los gliomas de bajo grado muchas veces permiten, gracias a su lento crecimiento y a la plasticidad neuronal, que determinadas regiones corticales funcionales puedan desplazarse a localizaciones adyacentes.[37] Para este tipo de casos, existen actualmente recursos tecnológicos que facilitan el planeamiento preoperatorio e intraoperatorio de la resección, por ejemplo, la tractografía, la RM funcional, la estimulación cortical y subcortical y la RM intraoperatoria, entre otros. Aunque para los gliomas grado II, la cirugía no representa una cura definitiva, los pacientes operados pueden sobrevivir hasta décadas, por lo tanto, preservar funciones neurológicas es prioritario.[14] Considerando el alto impacto que presentan las crisis en la calidad de vida de los pacientes,[12] la epilepsia refractaria podría considerarse como un factor decisivo a la hora de indicar una cirugía a un paciente en el cual inicialmente se había decidido adoptar una conducta expectante. Así como en los tumores glioneuronales, el pronóstico de la epilepsia luego del tratamiento quirúrgico de un glioma de bajo grado se correlaciona con la duración previa de la epilepsia.[31] Actualmente, se considera a la cirugía extensa y temprana de estas lesiones como el mejor tratamiento.[14] En un estudio reciente se ha demostrado que un tratamiento quirúrgico temprano de estas lesiones mejora la supervivencia total, así como la supervivencia libre de progresión de enfermedad.[27]

Tumores glioneuronales. En este grupo incluimos al GGM y TND. La asociación de estas entidades con epilepsia refractaria es frecuente, por lo tanto, constituyen casos adecuados para llevar a cabo una cirugía de epilepsia.[3, 4] El diagnóstico diferencial con los gliomas de bajo grado se basa en las características de las imágenes de la RM. El TND es habitualmente una lesión bien delimitada, con apariencia quística o poliquística, asociada a una deformación del cráneo adyacente.[38, 39] Los GGM se visualizan como lesiones bien definidas, con regiones quísticas y sólidas e incluyen frecuentemente calcificaciones. El refuerzo nodular es característico en estos últimos.[40] Luego de una resección inicial, es raro que un TND recurra, y solo se han reportado pocos casos de malignización observados luego de haberse realizado radioterapia con indicación indebida.[41] En el caso del GGM, se ha descrito una tasa de malignización del 5%, así como una progresión tumoral lenta o recurrencia luego de la resección subtotal en un 16%.[42] Tanto en el TND como en el GGM, el objetivo principal de la cirugía continúa siendo el control adecuado de la epilepsia, mediante la resección completa de la lesión. Una revisión sistemática ha reportado un 87% de pacientes libres de crisis luego de la resección total de un tumor glioneuronal y un 55% en el grupo de resecciones subtotales.[30] Estos hallazgos sugieren que la zona epileptógena podría extenderse más allá de la corteza peritumoral inmediata, y, por ejemplo, podría sospecharse que exista una región de displasia cortical asociada a un TND.[43] Varias técnicas han sido propuestas para evaluar la extensión del área epileptógena y, así, seleccionar la mejor estrategia quirúrgica. La EcoG intraoperatoria ha sido extensamente estudiada, pero, de acuerdo con un metaanálisis retrospectivo, no se encontró asociación con una mejor evolución posoperatoria de la epilepsia.[30] Para distinguir las formas no específicas del TND con otros dos subtipos (simple y complejo),[39] se ha propuesto un esquema basado en RM. Los pacientes en los cuales se observan criterios en la RM, para definir al TND como el subtipo no específico, requerirían una resección cortical extendida.[39] También se ha sugerido que el SPECT podría ser valioso para detectar displasias corticales asociadas a estos tumores.[44] En los casos en los que los tumores glioneuronales comprometan áreas elocuentes, deberá tenerse en cuenta un déficit posoperatorio potencial. Se ha establecido que en casos asociados a epilepsias graves, aun una resección subtotal podría contribuir a mejorar la frecuencia de crisis.[30] El momento de indicación de cirugía también es importante, si bien en la mayoría de los casos la conducta quirúrgica se decide una vez que se desarrolló la epilepsia refractaria, se ha observado un mejor pronóstico de la epilepsia mientras más precozmente se lleve a cabo el procedimiento.[30]

Estudios diagnósticos

Preoperatorios

En los últimos años, la calidad de las imágenes provistas por RM de cerebro en la etapa prequirúrgica ha mejorado de manera significativa, ya sea desde el punto de vista estructural como funcional. La accesibilidad a RM de 3 teslas permitió la identificación más clara de procesos patológicos que antes podían llegar a ser muy sutiles. La integración de estudios de imágenes anatómicos y funcionales permite planear cirugías de una manera más segura cuando las lesiones tumorales comprometen áreas elocuentes. Inclusive estos estudios integrados se pueden verter a dispositivos como los neuronavegadores para ser usados intraoperatoriamente.[6, 45, 46] La tractografía identifica las fibras y su relación con la lesión tumoral, es decir si existe desplazamiento o compromiso infiltrativo de estas. La RM funcional permite identificar áreas corticales motoras y del lenguaje, mientras que las imágenes del tensor de difusión y la tractografía permite observar la disposición subcortical de las vías. La espectroscopia por RM, la PET y la SPECT, deberán considerarse como herramientas útiles en esta etapa. Previamente se especificaron las indicaciones del video-EEG para completar la evaluación.

Intraoperatorios

La neuronavegación, la ecografía intraoperatoria y la RM intraoperatoria constituyen herramientas quirúrgicas que permiten diseñar con mayor precisión y menor agresión los abordajes quirúrgicos, así como realizar la mayor resección posible de la lesión.[45]

La estimulación cortical es esencial para prevenir el daño de áreas elocuentes en pacientes que presentan una lesión tumoral adyacente. Si la distancia desde la resección al área elocuente es mayor de 1cm, las posibilidades de déficit posoperatorio disminuyen significativamente.[6, 46] La estimulación es realizada con electrodos de tipo bipolar separados por 5 mm, con corriente bifásica de onda cuadrada, con estímulos desde 1 mA a 10 mA, con trenes de 4 s y una frecuencia de 60 Hz.[45] Con respecto al área motora, puede realizarse bajo anestesia general, sin la utilización de relajantes musculares. Inicialmente puede localizarse el surco central utilizando una tira de seis electrodos que se sitúa perpendicular a este, se realiza a continuación un potencial evocado somatosensitivo en el territorio del nervio mediano contralateral al hemisferio en estudio, con lo que se evidencia una inversión de la onda en el registro cortical en el surco central. Luego se procede a estimular la circunvolución prerrolándica en la búsqueda del límite del área motora primaria. En cuanto al lenguaje, debido a la variabilidad individual en la localización cortical de esta función, la estimulación cortical en el paciente despierto es indispensable para detectar esta función. La estimulación eléctrica cortical produce un efecto negativo en el área correspondiente, es decir, en el área de Broca se observa una afasia de expresión (mutismo), y en la de Wernicke, una afasia de comprensión. Esto debe ser evaluado intraoperatoriamente por un neuropsicólogo a través de una metodología específica.[45]

La ecografía intraoperatoria no ha demostrado mejorar la evolución posoperatoria de la epilepsia.[30]

Implante de electrodos (registro de video-EEG invasivo y estimulación de áreas elocuentes)

El objetivo de una cirugía realizada sobre un paciente que presenta un tumor cerebral asociado a epilepsia refractaria grave es realizar la mayor resección de lesión y al mismo tiempo mejorar la epilepsia. En pacientes en los que no se ha logrado mediante los estudios no invasivos (semiología ictal, RM, EEG, video-EEG) establecer una congruencia entre el tipo de crisis, la localización de las descargas interictales e ictales, y la ubicación de la lesión tumoral, se deberá considerar la utilización de electrodos intracraneales para registro crónico en una unidad de video-EEG. Por otro lado, esta metodología permitirá realizar estimulación eléctrica para detección y ubicación anatómica de las áreas elocuentes adyacentes al tumor.[47] Existen dos tipos de electrodos: las grillas subdurales y los electrodos profundos. Luego de realizado el implante en quirófano, el paciente será monitoreado en una sala especial, durante el tiempo que requiera el registro de varias crisis habituales. Puede ser necesario la reducción o, inclusive, la suspensión de la medicación antiepiléptica para registrar los eventos ictales.

Manejo farmacológico

Luego de una craneotomía y resección tumoral cerebral aumenta el riesgo de convulsiones que pueden generar deterioro neurológico y efectos deletéreos psicosociales adicionales. El tratamiento farmacológico de estos pacientes es un tema controvertido, debido a que no hay buena evidencia que sustente dicha estrategia. Es por ello prudente confrontar en cada paciente el riesgo/beneficio de instaurar este tratamiento.

La indicación de anticomiciales en forma profiláctica en el posoperatorio inmediato se realiza para evitar posibles convulsiones que podrían alterar la conciencia del paciente y ocultar complicaciones, como el sangrado o el edema cerebral,[48] además del riesgo de la morbilidad directa o secundaria a broncoaspiración, sobre todo en pacientes con crisis prolongadas que pueden presentar hipertensión endocraneal, herniación, hipoxia cerebral y muerte.[49, 50] También evitaría el desarrollo de epilepsia a largo plazo, ya que tendría un efecto modificador de la enfermedad que evita la epileptogénesis secundaria posoperatoria por efecto de encendido (*kindling*).[51-53] La droga más utilizada para profilaxis es la fenitoína;[54] otros anticomiciales de uso frecuente son el ácido valproico, la carbamazepina, la lamotrigina y el levetiracetam.[49]

La farmacodinamia de las drogas anticomiciales es diversa.[55] Se pueden organizar las drogas en dos grupos: amplio espectro y bajo espectro.

Drogas de amplio espectro (ácido valproico, lamotrigina y levetiracetam). Este grupo de fármacos son muy eficaces para controlar cualquier tipo de crisis.

Drogas de bajo espectro (fenitoína, carbamazepina, fenobarbital, primidona y gabapentina). Este grupo tiene mayor eficacia en el tratamiento de convulsiones simples parciales, complejas parciales o secundariamente generalizadas.

Los fármacos de primera generación, como la fenitoína, la carbamazepina, el fenobarbital y la primidona, se metabolizan por medio del sistema de la citocromo P450, y es el mismo mecanismo para la lamotrigina y el topiramato, aunque en un menor grado.[56, 57] El ácido valproico es una droga con metabolismo hepático sin inducción de enzimas hepáticas.[58]

La fenitoína ha sido históricamente la droga de mayor uso en la profilaxis perioperatoria, por no afectar significativamente el nivel de la conciencia y tener un rango de concentración sérica terapéutica bien establecida. No obstante, presenta una farmacocinética no lineal e imprevisible durante la primera semana de uso.[59]

Estas características farmacocinéticas generan inducción de los sistemas enzimáticos y aumentan el riesgo de interacción con agentes quimioterápicos, corticoides, inhibidores de la bomba de protones, bloqueantes H2, macrólidos, antidepresivos, benzodiacepinas y los antipsicóticos típicos. Como dato específicamente estudiado, la fenitoína, el fenobarbital y la carbamazepina alteran la eficacia de corticosteroides.[60, 61] Además, la fenitoína, la carbamazepina y el ácido valproico interactúan con otros antiepilépticos, lo que modifica sus concentraciones en sangre. Por último, existen diversas series que reportan un aumento en la susceptibilidad a efectos adversos de estas drogas en los pacientes con tumores cerebrales.[62]

El levetiracetam es una droga muy utilizada actualmente, debido a que presenta un período de carga más corto, con un efecto similar y menos efectos adversos que la fenitoína. Esta misma situación se encontró en la comparación del levetiracetam con el ácido valproico.[62-64]

Se han publicado numerosos trabajos, cuyos resultados sirven para orientar a los médicos tratantes sobre el riesgo relativo de crisis tempranas y de comienzo tardío en relación con el uso preventivo o no de anticomiciales, intentando formular una indicación específica para pacientes recientemente diagnosticados con tumores cerebrales.[53, 59, 65-67] Con el fin de ordenar y facilitar el abordaje del problema nos planteamos dos escenarios posibles.

Paciente con convulsiones y diagnóstico de tumor cerebral. Si el paciente se encuentra atravesando alguna situación clínica que facilita la aparición de crisis, tales como hipertensión endocraneal, alteraciones del medio interno o infecciones, entre otras, se deben tomar todas las medidas terapéuticas al alcance para resolverla con la mayor celeridad posible, a pesar que la indicación de anticomiciales no se modifique sustancialmente. El desconocimiento de estas intercurrencias puede llevar a intervenciones innecesarias o a generar falsas expectativas pronósticas. Por otro lado, el correcto diagnóstico permite evitar la consideración de una eventual falla terapéutica.

Paciente con tumor cerebral sin convulsiones. Se han realizado numerosos estudios controlados, aleatorizados de tratamiento con diversos anticomiciales como fenitoína, fenobarbital o ácido valproico frente a placebo.[65-67] Otros estudios organizaron a los pacientes según su patología e identificaron un grupo de pacientes con gliomas frente a otras afecciones.[53, 59]

A partir de estos trabajos, se realizó un análisis sistemático en el que se juntaron los cuatrocientos pacientes portadores de tumores intracraneales clasificados en 151 gliomas, 156 metástasis y 96 meningiomas. No se observó beneficio estadístico con el tratamiento profiláctico anticomicial en los pacientes con neoplasias del SNC. Esto fue así tanto para las crisis de aparición temprana (OR, 0.91; IC 95% 0,45-1,83), como en las de aparición tardía ($\geq$ 3 meses de inicio de DAE) (OR, 1,01; IC 95%, 0,51-1,98). Cuando se limitó el análisis a los pacientes con gliomas se arribó a la misma conclusión (OR, 3,46; IC 95%, 0,32-37,47).[15] Tampoco se observó un mayor control de las crisis en los pacientes con tratamiento profiláctico, por lo que no se recomienda su utilización en forma rutinaria.[68]

No obstante, la mayoría de los metaanálisis descritos se basan en estudios que evaluaron el efecto de anticomiciales tradicionales y, por ende, sus resultados se aplican a estos, y pueden utilizarse exclusivamente como un marco teórico al extrapolarse a anticomiciales más modernos. La continua publicación de estudios sobre el uso de los anticomiciales de nueva generación podría en un futuro próximo modificar las indicaciones particulares en su uso.

Conclusiones

Independientemente del tipo tumoral, la cirugía juega un importante rol terapéutico en el manejo de los pacientes con epilepsia de origen tumoral. La resección completa de la lesión está asociada con un buen pronóstico de la epilepsia, tanto en los tumores gliales de bajo grado, como en los glioneuronales.

La evaluación prequirúrgica cuidadosa de los pacientes permitirá adoptar la mejor conducta terapéutica disponible y asegurará la obtención el mejor pronóstico posible tanto oncológico como de la epilepsia.

Existen, además, importantes recursos técnicos intraoperatorios aplicables a casos particulares. La EcoG intraoperatoria, en la epilepsia asociada a tumores, no muestra un beneficio estadísticamente significativo en cuanto a pronóstico posoperatorio de la epilepsia. El implante de electrodos se reserva para casos con falta de congruencia significativa en la información obtenida en la etapa no invasiva.

Respecto al uso de anticonvulsivantes de manera profiláctica, según la evidencia actual, quedaría reservada para casos individualmente indicados, ya que la utilización preoperatoria o posoperatoria no ha demostrado modificar la aparición de crisis tempranas ni el desarrollo de epilepsia ulterior.

Bibliografía

1 Hughlings-Jackson J. Localised convulsions from tumour of the brain 1882; 5: 364-74.

2 Olafsson E, Ludvigsson P, Gudmundsson G, et al. Incidence of unprovoked seizures and epilepsy in Iceland and assessment of the epilepsy syndrome classification: a prospective study. The Lancet Neurology 4(10): 627-34.

3 van Breemen MS, Wilms EB, Vecht CJ. Epilepsy in patients with brain tumours: epidemiology, mechanisms, and management. Lancet Neurol 2007; 6(5): 421-30.

4 Ruda R, Trevisan E, Soffietti R. Epilepsy and brain tumors. Curr Opin Oncol 2010; 22(6): 611-20.

5 Glantz MJ, Cole BF, Forsyth PA, et al. Practice parameter: Anticonvulsant prophylaxis in patients with newly diagnosed brain tumors: Report of the Quality Standards Subcommittee of the American Academy of Neurology. Neurology 2000; 54(10): 1886-93.

6 Wilden JA, Voorhies, J, Mosier KM, et al, Strategies to maximize resection of complex, or high surgical risk, low-grade gliomas. Neurosurg Focus 2013; 34(2): 5.

7 Smith JS, Chang EF, Lamborn KR, et al. Role of extent of resection in the long-term outcome of low-grade hemispheric gliomas. J Clin Oncol 2008; 26(8): 1338-45.

8 Klein M, Engelberts NH, van der Ploeg HM, et al. Epilepsy in low-grade gliomas: the impact on cognitive function and quality of life. Ann Neurol 2003; 54(4): 514-20.

9 Leighton C, Fisher B, Bauman G, et al. Supratentorial low-grade glioma in adults: an analysis of prognostic factors and timing of radiation. J Clin Oncol 1997; 15(4): 1294-301.

10 Lote K, Stenwing AE, Skullerud K, Hirschberg H. Prevalence and prognostic significance of epilepsy in patients with gliomas. Eur J Cancer 1998; 34(1): 98-102.

11 Schaller B, Ruegg SJ. Brain tumor and seizures: pathophysiology and its implications for treatment revisited. Epilepsia 2003; 44(9): 1223-32.

12 Aaronson NK, Taphoorn MJB, Heimans JJ, et al. Compromised health-related quality of life in patients with low-grade glioma. J Clin Oncol 2011; 29(33): 4430-5.

13 Lee JW, Wen PY, Hurwitz, et al. Morphological characteristics of brain tumors causing seizures. Arch Neurol 2010; 67(3): 336-42.

14 Rheims S, Ducray F, Ryvlin P. Choosing the tumoral epilepsy surgery candidate. Epilepsia 2013; 54(9): 91-6.

15 Sirven JI, Wingerchuk DM, Deazkowski JF, et al. Seizure prophylaxis in patients with brain tumors: a meta-analysis. Mayo Clin Proc 2004; 79(12): 1489-94.

16 Schaller B. Influences of brain tumor-associated pH changes and hypoxia on epileptogenesis. Acta Neurol Scand 2005; 111(2): 75-83.

17 Wolf HK, Ross D, Blumcke L, et al. Perilesional neurochemical changes in focal epilepsies. Acta Neuropathol 1996; 91(4): 376-84.

18 Buckingham SC, Campbell SL, Haas BR, et al. Glutamate release by primary brain tumors induces epileptic activity. Nat Med 2011; 17(10): 1269-74.

19 Villemure JG, N. de Tribolet, Epilepsy in patients with central nervous system tumors. Curr Opin Neurol 1996; 9(6): 424-8.

20 Aronica E, Yankaya B, Jansen GH, et al. Ionotropic and metabotropic glutamate receptor protein expression in glioneuronal tumours from patients with intractable epilepsy. Neuropathol Appl Neurobiol 2001; 27(3): 223-37.

21 Wick, W, Menn O, Meisner C, et al. Pharmacotherapy of epileptic seizures in glioma patients: who, when, why and how long? Onkologie 2005; 28(8-9): 391-6.

22 Cascino GD. Epilepsy and brain tumors: implications for treatment. Epilepsia, 1990. 31(3): 37-44.

23 Morrell F, deToledo-Morrell L. From mirror focus to secondary epileptogenesis in man: an historical review. Adv Neurol 1999; 81: 11-23.

24 Ryvlin P, Rheims S. Epilepsy surgery: eligibility criteria and presurgical evaluation. Dialogues Clin Neurosci 2008; 10(1): 91-103.

25 Ghareeb F, Duffau H. Intractable epilepsy in paralimbic Word Health Organization Grade II gliomas: should the hippocampus be resected when not invaded by the tumor? J Neurosurg 2012; 116(6): 1226-34.

26 Englot DJ. Extent of Surgical Resection Predicts Seizure Freedom in Low-Grade Temporal Lobe Brain Tumors. Neurosurgery 2012; 70(4): 921-8.

27 Jakola AS, Myrmel KS, Kloster R, et al. Comparison of a strategy favoring early surgical resection vs a strategy favoring watchful waiting in low-grade gliomas. Jama 2012; 308(18): 1881-8.

28 Kennedy J, Schuele SU. Long-term monitoring of brain tumors: when is it necessary? Epilepsia 2013; 54(9): 50-5.

29 Hamer HM, Hong SN. Is an epilepsy presurgical evaluation necessary for mid-grade and high-grade brain tumors presenting with seizures? Epilepsia 2013; 54(9): 56-60.

30 Englot DJ, Berger MS, Barbaro NM, Chang EF. Factors associated with seizure freedom in the surgical resection of glioneuronal tumors. Epilepsia 2012; 53(1): 51-7.

31 Englot DJ, Berger MS, Barbaro NM, Chang EF. Predictors of seizure freedom after resection of supratentorial low-grade gliomas. A review. J Neurosurg, 2011; 115(2): 240-4.

32 Sanai N, Oikkey MY, McDermott MW, et al. An extent of resection threshold for newly diagnosed glioblastomas. J Neurosurg 2011; 115(1): 3-8.

33 Yavas C, Zorlu F, Ozyigit G, et al. Health-related quality of life in high-grade glioma patients: a prospective single-center study. Support Care Cancer 2012; 20(10): 2315-25.

34 Pace A, Villani V, Di Lorenzo C, et al. Epilepsy in the end-of-life phase in patients with high-grade gliomas. J Neurooncol 2013; 111(1): 83-6.

35 Englot DJ, Berger MS, Chang EF, Garcia PA. Characteristics and treatment of seizures in patients with high-grade glioma: a review. Neurosurg Clin N Am 2012; 23(2): 227-35.

36 Cavaliere R, Lopes MB, Schiff D. Low-grade gliomas: an update on pathology and therapy. Lancet Neurol 2005; 4(11): 760-70.

37 Duffau H. Awake surgery for incidental WHO grade II gliomas involving eloquent areas. Acta Neurochir (Wien), 2012. 154(4): p. 575-84; discussion 584.

38 Daumas-Duport, C., Dysembryoplastic neuroepithelial tumours. Brain Pathol 1993; 3(3): 283-95.

39 Chassoux F, Rodrigo S, Mellerino C, et al. Dysembryoplastic neuroepithelial tumors: an MRI-based scheme for epilepsy surgery. Neurology 2012; 79(16): 1699-707.

40 Adachi Y, Yagishita A. Gangliogliomas: Characteristic imaging findings and role in the temporal lobe epilepsy. Neuroradiology 2008; 50(10): 829-34.

41 Ray WZ, Blackburn SL, Casavilca-Zambrano S, et al., Clinicopathologic features of recurrent dysembryoplastic neuroepithelial tumor and rare malignant transformation: a report of 5 cases and review of the literature. J Neurooncol 2009; 94(2): 283-92.

42 Southwell DG, Garcia PA, Berger MS, et al. Long-term Seizure Control Outcomes After Resection of Gangliogliomas. Neurosurgery 2012; 70(6): 1406-14.

43 Daumas-Duport C, Varlet P, Bacha S, et al. Dysembryoplastic neuroepithelial tumors: nonspecific histological forms a study of 40 cases. J Neurooncol 1999; 41(3): 267-80.

44 Valenti MP, Froelich S, Armspach JP, et al. Contribution of SISCOM imaging in the presurgical evaluation of temporal lobe epilepsy related to dysembryoplastic neuroepithelial tumors. Epilepsia 2002; 43(3): 270-6.

45 Gonzalez-Darder JM, González-López P, Talamantes F, et al. Multimodal navigation in the functional microsurgical resection of intrinsic brain tumors located in eloquent motor areas: role of tractography. Neurosurg Focus 2010; 28(2): 5.

46 Hervey-Jumper SL, Berger MS. Role of surgical resection in low- and high-grade gliomas. Curr Treat Options Neurol 2014; 16(4): 284.

47 Kral T, Kurthen M, Schramm J, et al. Stimulation mapping via implanted grid electrodes prior to surgery for gliomas in highly eloquent cortex. Neurosurgery 2007; 61(1): 319-25.

48 De Santis A, Villani T, Sinisi M, et al. Add-on phenytoin fails to prevent early seizures after surgery for supratentorial brain tumors: a randomized controlled study. Epilepsia 2002; 43(2): 175-82.

49 Komotar RJ, Raper DM, Starke RM, et al. Prophylactic antiepileptic drug therapy in patients undergoing supratentorial meningioma resection: a systematic analysis of efficacy. J Neurosurg 2011; 115(3): 483-90.

50 Mason WP. Anticonvulsant prophylaxis for patients with brain tumours: insights from clinical trials. Can J Neurol Sci 200; 30(2): 89-90.

51 Calabresi P, Cupini LM, Centonze D, et al. Antiepileptic drugs as a possible neuroprotective strategy in brain ischemia. Ann Neurol 2003; 53(6): 693-702.

52 Kuijlen JM, Teernstra OP, Kessels AG, et al. Effectiveness of antiepileptic prophylaxis used with supratentorial craniotomies: a meta-analysis. Seizure, 1996 5(4): 291-8.

53 North JB, Penhall RK, Hanieh A, et al. Phenytoin and postoperative epilepsy. A double-blind study. J Neurosurg 1983; 58(5): 672-7.

54 Zachenhofer I, Donat M, Oberndorfer S, Roessler K. Perioperative levetiracetam for prevention of seizures in supratentorial brain tumor surgery. J Neurooncol 2011; 101(1): 101-6.

55 Kerrigan S, Grant R. Antiepileptic drugs for treating seizures in adults with brain tumours. Cochrane Database Syst Rev 2011; (8): 8586.

56 Mintzer S. Metabolic consequences of antiepileptic drugs. Curr Opin Neurol 2010; 23(2): 164-9.

57 Vecht CJ, van Breemen M. Optimizing therapy of seizures in patients with brain tumors. Neurology 2006; 67(12): 10-3.

58 Wen PY, Schiff D, Kesari S, et al. Medical management of patients with brain tumors. J Neurooncol 2006; 80(3): 313-32.

59 Lee ST, Lui TN, Chang CN, et al. Prophylactic anticonvulsants for prevention of immediate and early postcraniotomy seizures. Surg Neurol 1989; 31(5): 361-4.

60 Patsalos PN and Perucca E. Clinically important drug interactions in epilepsy: general features and interactions between antiepileptic drugs. Lancet Neurol 2003; 2(6): 347-56.

61 Patsalos PN, Perucca E. Clinically important drug interactions in epilepsy: interactions between antiepileptic drugs and other drugs. Lancet Neurol 2003; 2(8): 473-81.

62 Lim DA, Tarapore P, Chang E, et al. Safety and feasibility of switching from phenytoin to levetiracetam monotherapy for glioma-related seizure control following craniotomy: a randomized phase II pilot study. J Neurooncol 2009; 93(3): 349-54.

63 Milligan TA, Hurwitz S, Bromfield EB. Efficacy and tolerability of levetiracetam versus phenytoin after supratentorial neurosurgery. Neurology 2008; 71(9): 665-9.

64 Usery JB, Michael LM, Sills AK, Frinch CK. A prospective evaluation and literature review of levetiracetam use in patients with brain tumors and seizures. J Neurooncol 2010; 99(2): 251-60.

65 Forsyth PA, Weaver S, Fulton D, et al. Prophylactic anticonvulsants in patients with brain tumour. Can J Neurol Sci 2003; 30(2): 106-12.

66 Franceschetti S, Binelli S, Casazza M, et al. Influence of surgery and antiepileptic drugs on seizures symptomatic of cerebral tumours. Acta Neurochir (Wien) 1990; 103(1-2): 47-51.

67 Glantz MJ, Cole BF, Friedberg MH, et al. A randomized, blinded, placebo-controlled trial of divalproex sodium prophylaxis in adults with newly diagnosed brain tumors. Neurology 1996; 46(4): 985-91.

68 Sayegh ET, Fakurnejad S, Oh T, et al. Anticonvulsant prophylaxis for brain tumor surgery: determining the current best available evidence. J Neurosurg, 2014; 121(5): 1139-47.

19

Resección máxima segura de gliomas

Shawn L. Hervey-Jumper • Mitchel S. Berger

Introducción

La resección quirúrgica tiene un papel central en el tratamiento de gliomas de bajo y alto grado, y existe evidencia creciente acerca de la importancia de la extensión de la resección del glioma en mejorar el pronóstico del paciente y su calidad de vida. La resección de gliomas basada en resonancia magnética (RM) en secuencia FLAIR o con realce por contraste puede ser difícil de lograr, debido a la vecindad de estructuras elocuentes y la falta de certeza sobre los márgenes del tumor. La estimulación cortical intraoperatoria, la RM intraoperatoria (RMi) y la cirugía guiada por fluorescencia, son todos recursos intraoperatorios útiles para mejorar la extensión de la resección del tumor y minimizar la morbilidad. Las publicaciones actuales sugieren que una mayor extensión de la resección quirúrgica está asociada con una mayor sobrevida y mejor calidad de vida para los gliomas de alto y bajo grado. Este capítulo está focalizado en la evidencia que sustenta el rol de la cirugía para gliomas y técnicas para maximizar la extensión de la resección y disminuir la morbilidad.

Criterio basado en evidencia sobre el papel de la extensión de la resección en la cirugía del glioma

La evidencia existente demuestra que la extensión de la resección junto con la edad del paciente, histología del tumor, estado general y el estado de la enzima isocitrato deshidrogenasa (IDH), son elementos predictivos del pronóstico del paciente.[1-6] En años recientes, se puso énfasis en la comprensión de los efectos que produce la resección del glioma sobre la sobrevida sin progresión, la sobrevida global y el intervalo de tiempo hasta la transformación maligna.

Gliomas de bajo grado

Numerosos trabajos han estudiado la influencia de la extensión de la resección sobre la sobrevida del paciente, la transformación maligna y el control de los síntomas en los gliomas de bajo grado.[2-5, 7-24] El análisis volumétrico es el método estándar para el cálculo del volumen del tumor. En estudios donde no se usó este análisis para determinar la extensión de la resección, la mayoría mostró evidencia que apoya la extensión de la resección para una marcada mejoría en el tiempo libre de progresión y en la sobrevida global[3, 13, 16, 17, 19, 24] En los estudios que utilizaron análisis volumétrico se observó que la sobrevida a los cinco años de la resección máxima del tumor demostró mejoría en el 80% de los pacientes.[1, 9, 21] En conjunto, la bibliografía muestra un beneficio en la sobrevida media de 61,1 a 90 meses luego de la resección máxima.[18, 21, 25, 26]

Un análisis reciente basado en una población de pacientes noruegos trajo más claridad sobre datos referidos a la extensión de la resección.[27] Luego de la revisión de 157 pacientes tratados en dos hospitales universitarios con jurisdicción en dos regiones geográficas adyacentes, se observaron diferencias en la estrategia terapéutica. Los neurocirujanos del hospital A prefirieron solo la biopsia del tumor mientras que los del hospital B estuvieron a favor de una resección máxima temprana. La sobrevida de los pacientes, en general, fue superior en el grupo que tuvo resección máxima. La sobrevida media en pacientes con biopsia fue de 5,9 años mientras que el grupo que tuvo resección máxima temprana no había alcanzado aún la media de sobrevida al final del período de estudio. La estimación de la media de cinco años de sobrevida fue de 60% para los pacientes con biopsia y de 74% para el grupo que tuvo cirugía temprana.

El tiempo para la transformación maligna de un glioma de bajo grado (OMS grado II) a uno de alto grado (OMS grado III o IV) varía de 4 a 29 meses.[21, 28] La resección máxima quirúrgica es la principal opción terapéutica para demorar la transformación maligna. Estudios previos sugirieron que el 50% de los pacientes con glioma de bajo grado (OMS grado II) difuso, eventualmente se transforman en gliomas anaplásicos (OMS grado III) en un período de cinco años.[29] El seguimiento de pacientes con gliomas de bajo grado hemisférico mostró un tiempo medio hasta la progresión de 5,5 años y la media para la transformación maligna fue de 10,1 años.[21, 25] La extensión de la resección máxima sirvió para predecir la prolongación de la sobrevida libre de progresión maligna.

Es importante el manejo de los síntomas para mantener una alta calidad de vida de pacientes con gliomas de bajo grado. Las convulsiones son el síntoma inicial más frecuente en pacientes con gliomas. Un estudio reciente investigó diferencias en el control de las convulsiones en pacientes con resección subtotal, resección total y resección total más remoción de estructuras temporales mesiales. En los pacientes con resección subtotal, el 43% no tuvo convulsiones; a los que se le hizo resección total el 79% estuvo libre de convulsiones, mientras que el 87% no tuvieron convulsiones luego de la tumorectomía con hipocampectomía o resección neocortical temporal. Aunque no se realizaron ensayos clínicos aleatorizados, se observa un claro beneficio de la resección total en pacientes con epilepsias relacionada con el glioma.[30] En consecuencia, la mayor extensión de la resección en gliomas de bajo grado ofrece no solamente una mejor sobrevida, sino también el control de las convulsiones.

Gliomas de alto grado

A la fecha existen 32 trabajos publicados que exploraron los efectos de la extensión de la resección sobre la sobrevida de los pacientes con gliomas grado III y IV de la OMS.[1, 31-61] Veinticuatro de esos estudios usaron metodología no volumétrica, de los cuales trece respaldaron que la extensión de la resección es un factor que permite predecir el tiempo libre de progresión tumoral o la sobrevida. En seis trabajos se hizo análisis volumétrico y cuatro de ellos mostraron que la mayor extensión de la resección producía beneficios para la sobrevida.[1, 41, 42, 49, 52, 55] La mayor extensión de la resección mejora la sobrevida media de 64,9 a 75,2 meses en los gliomas grado III y de 11,3 a 14,5 meses en los gliomas de grado IV.

El tratamiento óptimo para los gliomas de alto grado recidivados continúa evolucionando. Las indicaciones para una reoperación incluyen la aparición de nuevos déficits neurológicos focales, efecto de masa, signos de hipertensión endocraneal, cefaleas, aumento de la frecuencia de las convulsiones, y evidencia radiológica de la progresión del tumor. La resección total en la recurrencia ofrece beneficios para la sobrevida cualquiera haya sido la extensión quirúrgica en la operación inicial.[32] Los factores que permiten predecir los beneficios de la reoperación incluyen un período de tiempo mínimo de seis meses entre las dos cirugías y un estado general favorable para su realización (Escala de Karnofsky Performance Status (KPS) puntaje ≥ 70).

Métodos para conseguir la resección máxima segura

El perfeccionamiento de la técnica quirúrgica, neuromonitoreo y neuroanestesia permiten una más segura y máxima resección del glioma. El mapeo cortical y subcortical, la cirugía guiada por fluorescencia, la neuronavegación y la RMi son todos procedimientos intraoperatorios para alcanzar este objetivo.

Estimulación directa cortical y subcortical

La estimulación directa para identificar las vías funcionales es un concepto central en neurocirugía. Usado por primera vez por Foerster y luego utilizado por Penfield, permite la identificación de funciones motoras, sensitivas y del lenguaje a través de pruebas directas intraoperatorias. Las variaciones individuales y la distorsión de las vías por el tumor hacen de esta prueba el método de referencia para la identificación y preservación de áreas funcionales. La predicción de áreas del lenguaje y sensitivo-motoras a través de imágenes funcionales o anatómicas son inadecuadas, debido a las variaciones individuales, la alteración de las vías por efecto de masa del tumor y la reorganización a través de la plasticidad del sistema nervioso central.[62] Los trastornos del lenguaje, la anomia y la alexia están con frecuencia localizadas muy lejos de los límites anatómicos del área de Broca.[62]

La estimulación directa despolariza un área focal de la corteza y estimula neuronas locales, que producen excitación o inhibición, lo que lleva a la difusión de la corriente por propagación vía ortodrómica o antidrómica. La estimulación bipolar usando una punta de 2 mm con 5 mm de separación permite la difusión local y un mapeo más preciso. En las técnicas de mapeo iniciales se hacían extensas craneotomías con el objetivo de identificar sitios funcionales positivos. No obstante, es posible usar una exposición menor, directa sobre la lesión, basándose en el mapeo negativo.[62] Las estrategias de mapeo negativo representan un cambio en las técnicas de mapeo y mantienen libre de exposición y manipulación las áreas elocuentes. Sabiendo que la mayoría de los gliomas recurren dentro de 1-2 cm del margen infiltrativo, el cirujano debe balancear el objetivo de la resección máxima del tumor con el mapeo intraoperatorio motor y del lenguaje para preservar sus funciones.

La neuroanestesia es muy importante para que la craneotomía con el paciente despierto sea exitosa y sin complicaciones. Es necesaria una constante comunicación entre el neurocirujano y el anestesiólogo para asegurar exactitud y seguridad del mapeo. La cirugía comienza con la colocación de los elementos para el monitoreo del paciente (sonda para la temperatura axilar, brazalete para la presión arterial, línea arterial) y premedicación con 2 mg de midazolam y 50 mg a 100 mg de fentanilo antes de posicionar al paciente. Para la sedación se aplica propofol (hasta 100 mg/kg/min) y remifentanilo (0,07-2,0 ug/kg/h). Dexmedetomidina (hasta 1 mg/kg/min) puede usarse como alternativa del propofol para pacientes selectos. El propofol/remifentanil se usa durante la inserción del catéter de Foley y la colocación del cabezal de Mayfield. El bloqueo anestésico del colgajo lo realiza el neurocirujano inyectando una mezcla de lidocaína al 1:1 con 1:100 000 de epinefrina, 0,5% bupivacaína más 4,5 mL de bicarbonato de sodio 8,4%. Luego de la incisión en la piel y remoción de la plaqueta ósea, todos los sedantes se suspenden y se le pide al paciente hacer varias respiraciones profundas para disminuir la hipercapnia antes de abrir la duramadre. Antes de que comience el mapeo, se recomienda tener una vía intravenosa exclusiva preparada con un bolo de 1 mg/kg de propofol con una llave de tres vías localizada a 15 cm del acceso venoso, que será utilizado para suprimir una eventual convulsión intraoperatoria. Una solución helada de ringer lactato para uso tópico debe estar disponible sobre el campo quirúrgico para suprimir eventuales crisis convulsivas.[63]

El mapeo comienza con una corriente estimuladora de 1,5-2 mA y se aumenta a un máximo de 6 mA si es necesario. Un generador de corriente continua envía ondas cuadradas bifásicas de 1,25 milisegundos en trenes de cuatro segundos a 60 Hz. Los sitios de estimulación marcados numéricamente y separados por 1 cm son colocados sobre el campo operatorio (Figura 19.1). Para mejorar la exactitud y limitar la actividad convulsiva subclínica, se utiliza la electrocorticografía, que determina el umbral de intensidad al cual se pueden presentar potenciales posdescargas. Las pruebas para valorar el lenguaje se realizan al menos tres veces y un sitio positivo se define como la inhabilidad de contar, nombrar objetos o leer palabras durante el 66% del tiempo de estimulación.[62] La prueba del lenguaje busca identificar sitios responsables de pérdida del habla, anomia y alexia a través de la estimulación. La pérdida del habla se define como la interrupción de contar números sin respuesta motora simultánea. La disartria puede ser diferenciada de la pérdida del lenguaje por la ausencia de contracción muscular involuntaria que afecta la locución. Para identificar sitios de lectura, se

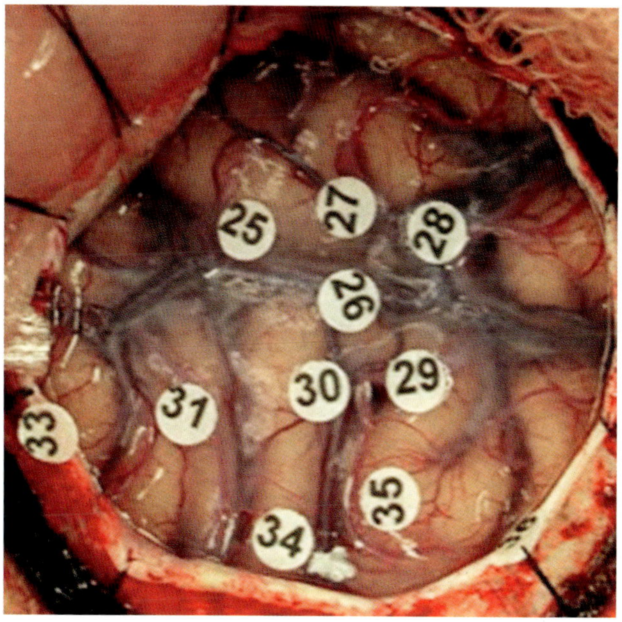

Figura 19.1 Prueba de estimulación cortical para la identificación de áreas del lenguaje en un paciente con glioma de bajo grado. Los marcadores numerados están separados por 1 cm.

aplica la misma estimulación durante la presentación de cuadros con palabras.

La función del lenguaje a largo plazo después de la estimulación intraoperatoria en pacientes con gliomas del hemisferio dominante grado II-IV, fue evaluada en una serie de 250 pacientes.[62] El 58% de los pacientes tenía identificado al menos un sitio funcional de lenguaje y la pérdida de la capacidad del habla a largo plazo fue del 1,6%.[62]

Cirugía del glioma por fluorescencia

La resección total de los gliomas de alto grado puede ser difícil y la mayoría de los neurocirujanos sobreestiman el grado de resección que pueden realizar.[64] El ácido 5-aminolevulínico (5-ALA) es un precursor no fluorescente de aminoácidos que induce la acumulación de porfirinas fluorescentes (principalmente la protoporfirina IX) en gliomas de alto grado. El 5-ALA exógeno aumenta la concentración intracelular de protoporfirinas fluorescentes en tumores malignos, que alcanza la concentración máxima a las seis horas de su administración y permanece alta por doce horas.[65] La protoporfirina IX tiene su banda de absorción más intensa en el espectro 380 ± 420 nm y emite fluorescencia roja a 635 nm y 704 nm en el tejido cerebral.[65] El 5-ALA se administra por vía oral tres horas antes de la inducción de la anestesia general con la intención de iniciar la resección tumoral 4-5 horas posteriores a la administración oral. Luego de colocar el filtro adecuado sobre el microscopio quirúrgico, se puede visualizar el tumor teñido por el colorante fluorescente mientras el operador intercambia las luces de blanca a violeta (Figura 19.2).

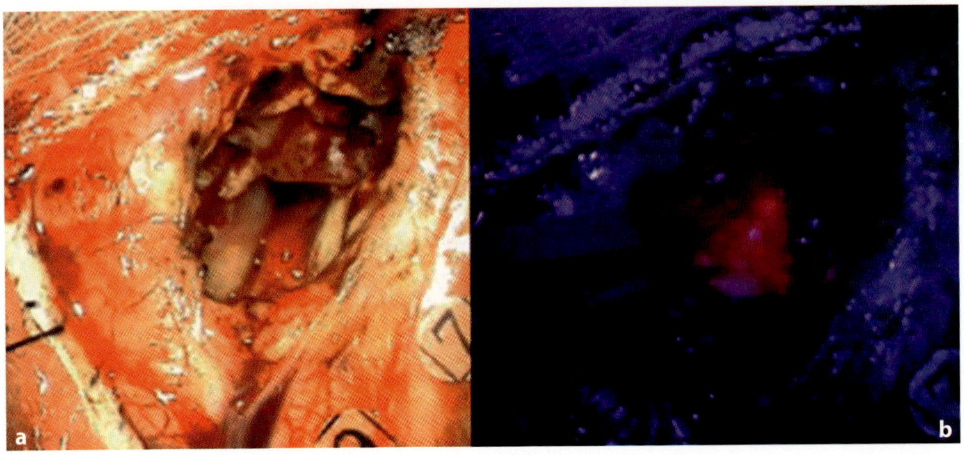

Figura 19.2 Resección guiada con 5-ALA en un paciente con glioblastoma frontal izquierdo (**a**). Después de la corticectomía, el microscopio de luz blanca (**b**) muestra un tumor visible, confirmado bajo luz violeta-azul como color rosa.

Estudios recientes han evaluado la eficacia de 5-ALA para mejorar la extensión de la resección y prolongar la sobrevida de los pacientes con gliomas.[66, 67] La remoción completa de todo el material fluorescente (resección completa con 5-ALA) ofrece más de seis meses de sobrevida en pacientes con glioma maligno sin aumento de déficits neurológicos posoperatorios.[66, 67] Un ensayo clínico de fase III conducido por el grupo de estudio del 5-ALA asignó 322 pacientes sospechosos de padecer glioma maligno a microcirugía convencional de luz blanca frente a cirugía por fluorescencia asistida con 5-ALA. Luego de un período de seguimiento de 35,4 meses, se observó que la resección completa se alcanzó en el 65% de los pacientes operados con 5-ALA y en el 36% de los pacientes tratados con microcirugía convencional de luz blanca. Los datos indican que los pacientes estudiados experimentaron un 50% de mejoría en seis meses de sobrevida sin progresión con cirugía por fluorescencia 41% frente a cirugía con microscopio óptico 21,1%.[67]

Neuronavegación

Las neuroimágenes funcionales no invasivas, como la RM funcional (RMf) y la magnetoencefalografía (MEG) fueron desarrolladas para generar mapas de trabajo de vías funcionales del cerebro. La neuronavegación puede, por lo tanto, generar mapas individuales de áreas funcionales y su relación con masas ocupantes dentro del cerebro. La variabilidad de la neuroanatomía individual, sumada a la distorsión, debido a la masa tumoral y la reorganización causada por plasticidad, hace insuficiente la identificación anatómica clásica de áreas funcionales. Estos estudios son de utilidad para determinar el riesgo que acompaña a la cirugía, la estrategia quirúrgica óptima y comunicar a los pacientes los resultados neurológicos potenciales posoperatorios.[68-70] La coherencia en estado de reposo medida con MEG puede mapear la conectividad funcional del cerebro.[70] Tarapore y cols. midieron las grabaciones MEG de todo el cerebro durante el estado de reposo en 79 pacientes con gliomas unilaterales cercanos o dentro de áreas sensitivas, motoras o de lenguaje durante los períodos preoperatorio y posoperatorio. Los pacientes con conectividad funcional por debajo de la línea de referencia funcional tuvieron una tasa de 29% de nuevos déficits neurológicos una semana después de la cirugía y 0% a los seis meses de seguimiento. En cambio, los pacientes con conectividad funcional elevada sufrieron un 60% de nuevos déficits a una semana y 25% a los seis meses. Los pacientes con tumores que presentan disminución de la conectividad funcional durante el estado de reposo tienen relativamente bajo riesgo de nuevos déficits neurológicos posquirúrgicos, mientras que aquellos con aumento de la conectividad durante el estado de reposo tienen un riesgo mayor de que aparezcan nuevos déficits neurológicos luego de la cirugía.[70] La neuronavegación es ampliamente usada en cirugía de tumores del cerebro y puede ser integrada con RMf y a la MEG para determinar áreas corticales con funciones sensitivas, motoras, de lenguaje y visuales (Figura 19.3).

Resonancia magnética intraoperatoria

Se ha demostrado que la cirugía de cerebro guiada con RMi puede aumentar la extensión de la resección del glioma y la sobrevida del paciente. Numerosos estudios han intentado cuantificar el efecto de la RMi sobre la extensión de la resección del tumor. La razón principal para el uso de la RMi en lugar de la resección guiada con neuronavegación convencional es evitar el desplazamiento del cerebro, debido a la pérdida de líquido cefalorraquídeo, tumor resecado o edema del tejido. La neuronavegación convencional es menos confiable durante la cirugía. La RMi ha mostrado que puede aumentar la extensión de la resección y la sobrevida de pacientes con glioma de bajo grado.[8, 71] Un estudio analizó doce pacientes con gliomas de bajo grado operados utilizando un RMi de 0,5 tesla. Cuando el cirujano

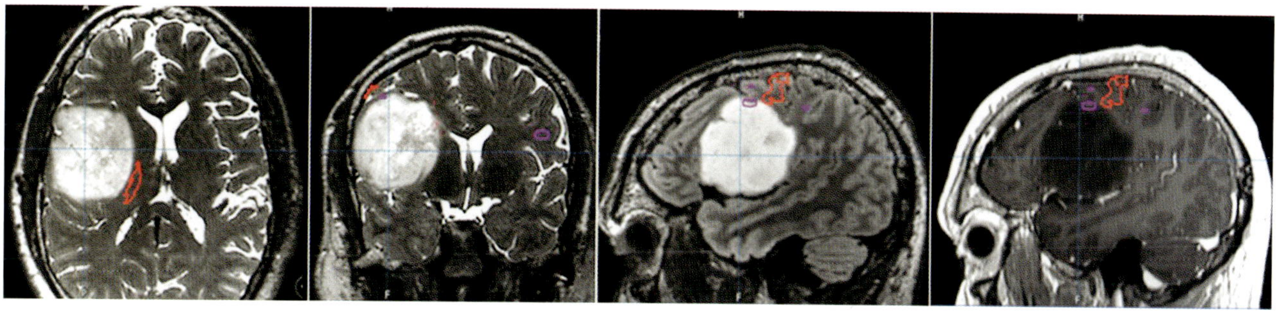

Figura 19.3 La neuronavegación identifica vías motoras, confirmadas con mapeo por estimulación directa cortical y subcortical.

consideró que estaba finalizada la cirugía, la RMi evidenció la presencia de restos tumorales. La extensión inicial de la resección fue de 68%. No obstante, luego de la resección adicional del tumor con el uso de la RMi, el análisis final reveló resección total en el 50% de los casos, el 90% de extensión de la resección en el 42% de los pacientes y menos del 85% de extensión de la resección en el 8% de los casos.[8] Un estudio similar no encontró diferencias en déficits neurológicos posoperatorios luego de usar la RMi.[72]

La RMi ha mostrado ser más efectiva que la cirugía guiada con neuronavegación en los tumores de alto grado. Los trabajos publicados demuestran que, usando RMi para la resección de estos tumores, se obtuvo una sobrevida media de 13,3 a 18,5 meses luego de la resección total y de 7,9 a 11,5 meses con resección subtotal.[73,74] Al igual que en las otras modalidades quirúrgicas, la extensión de la resección del glioma debe ser balanceada con la calidad de vida del paciente y la discapacidad neurológica a largo plazo.

Conclusiones

La resección máxima y segura de los gliomas de alto y bajo grado puede ser realizada usando una variedad de técnicas quirúrgicas. La estimulación directa con mapeo identifica sitios funcionales del lenguaje, sensitivos y motores que deben ser preservados mientras se remueve el tumor. La resección por fluorescencia usando 5-ALA le permite al cirujano distinguir entre tejido tumoral y tejido sano y ha mostrado que mejora la extensión de la resección y la sobrevida del paciente. La RMi combinada con neuronavegación busca compensar el desplazamiento del parénquima cerebral a través de la obtención de imágenes intraoperatorias en tiempo real. El uso de estas técnicas es crítico pues la cirugía con resección máxima está asociada a una mayor sobrevida y mejor control de crisis convulsivas en los pacientes con glioma.

Bibliografía

1 Lacroix M, Abi-Said D, Fourney DR, et al. A multivariate analysis of 416 patients with glioblastoma multiforme: prognosis, extent of resection, and survival. J Neurosurg 2001; 95: 190-8.

2 Lote K, Egeland T, Hager B, et al. Survival, prognostic factors, and therapeutic efficacy in low-grade glioma: a retrospective study in 379 patients. J Clin Oncol 1997; 15: 3129-40.

3 Nakamura M, Konishi N, Tsunoda S, et al. Analysis of prognostic and survival factors related to treatment of low-grade astrocytomas in adults. Oncology 2000; 58: 108-16.

4 Nicolato A, Gerosa MA, Fina P, et al. Prognostic factors in low-grade supratentorial astrocytomas: a uni-multivariate statistical analysis in 76 surgically treated adult patients. Surg Neurol 1995; 44: 208-21.

5 Scerrati M, Roselli R, Iacoangeli M, et al. Prognostic factors in low grade (WHO grade II) gliomas of the cerebral hemispheres: the role of surgery. J Neurol Neurosurg Psychiatry 1996; 61: 291-6.

6 Yan H, Parsons DW, Jin G, et al. IDH1 and IDH2 mutations in gliomas. N Engl J Med 2009; 360: 765-73.

7 Bauman G, Pahapill P, Macdonald D, et al. Low grade glioma: a measuring radiographic response to radiotherapy. Can J Neurol Sci 1999; 26: 18-22.

8 Claus EB, Horlacher A, Hsu L, et al. Survival rates in patients with low-grade glioma after intraoperative magnetic resonance image guidance. Cancer 2005; 103: 1227-33.

9 Hervey-Jumper SL, Berger MS. Role of surgical resection in low- and high-grade gliomas. Curr Treat Options Neurol 2014; 16: 284.

10 Ito S, Chandler KL, Prados MD, et al. Proliferative potential and prognostic evaluation of low-grade astrocytomas. J Neurooncol 1994; 19: 1-9.

11 Johannesen TB, Langmark F, Lote K. Progress in long-term survival in adult patients with supratentorial low-grade gliomas: a population-based study of 993 patients in whom tumors were diagnosed between 1970 and 1993. J Neurosurg 2003; 99: 854-62.

12 Karim AB, Maat B, Hatlevoll R, et al. A randomized trial on dose-response in radiation therapy of low-grade cerebral glioma: European Organization for Research and Treatment of Cancer (EORTC) Study 22844. Int J Radiat Oncol Biol Phys 1996; 36: 549-56.

13 Leighton C, Fisher B, Bauman G, et al. Supratentorial low-grade glioma in adults: an analysis of prognostic factors and timing of radiation. J Clin Oncol 1997; 15: 1294-301.

14 North CA, North RB, Epstein JA, et al. Low-grade cerebral astrocytomas. Survival and quality of life after radiation therapy. Cancer 1990; 66: 6-14.

15 Peraud A, Ansari H, Bise K, et al. Clinical outcome of supratentorial astrocytoma WHO grade II. Acta Neurochir 1998; 140: 1213-22.

16 Philippon JH, Clemenceau SH, Fauchon FH, et al. Supratentorial low-grade astrocytomas in adults. Neurosurgery 1993; 32: 554-9.

17 Rajan B, Pickuth D, Ashley S, et al. The management of histologically unverified presumed cerebral gliomas with radiotherapy. Int J Radiat Oncol Biol Phys 1994; 28: 405-13.

18 Sanai N, Berger MS. Glioma extent of resection and its impact on patient outcome. Neurosurgery 2008; 62: 753-64.

19 Shaw E, Arusell R, Scheithauer B, et al. Prospective randomized trial of low- versus high-dose radiation therapy in adults with supratentorial low-grade glioma: initial report of a North Central Cancer Treatment Group/Radiation Therapy Oncology Group/Eastern Cooperative Oncology Group study. J Clin Oncol 2002; 20: 2267-76.

20 Shibamoto Y, Kitakabu Y, Takahashi M, et al. Supratentorial low-grade astrocytoma. Correlation of computed tomography findings with effect of radiation therapy and prognostic variables. Cancer 1993; 72: 190-5.

21 Smith JS, Chang EF, Lamborn KR, et al. Role of extent of resection in the long-term outcome of low-grade hemispheric gliomas. J Clin Oncol 2008; 26: 1338-45.

22 van Veelen ML, Avezaat CJ, Kros JM, et al. Supratentorial low grade astrocytoma: prognostic factors, dedifferentiation, and the issue of early versus late surgery. J Neurol Neurosurg Psychiatry 1998; 64: 581-7.

23 Whitton AC, Bloom HJ. Low grade glioma of the cerebral hemispheres in adults: a retrospective analysis of 88 cases. Int J Radiat Oncol Biol Phys 1990; 18: 783-6.

24 Yeh SA, Ho JT, Lui CC, et al. Treatment outcomes and prognostic factors in patients with supratentorial low-grade gliomas. Br J Radiol 2005; 78: 230-5.

25 Capelle L, Fontaine D, Mandonnet E, et al. Spontaneous and therapeutic prognostic factors in adult hemispheric World Health Organization Grade II gliomas: a series of 1097 cases: clinical article. J Neurosurg 2013; 118: 1157-68.

26 Schomas DA, Laack NN, Rao RD, et al. Intracranial low-grade gliomas in adults: 30-year experience with long-term follow-up at Mayo Clinic. Neuro Oncol 2009; 11: 437-45.

27 Jakola AS, Myrmel KS, Kloster R, et al. Comparison of a strategy favoring early surgical resection vs a strategy favoring watchful waiting in low-grade gliomas. JAMA 2012; 308: 1881-8.

28 Frazier JL, Johnson MW, Burger PC, et al. Rapid malignant transformation of low-grade astrocytomas: report of 2 cases and review of the literature. World Neurosurg 2010; 73: 53-62.

29 Piepmeier J, Christopher S, Spencer D, et al. Variations in the natural history and survival of patients with supratentorial low-grade astrocytomas. Neurosurgery 1996; 38: 872-8.

30 Englot DJ, Han SJ, Berger MS, et al. Extent of surgical resection predicts seizure freedom in low-grade temporal lobe brain tumors. Neurosurgery 2012; 70: 921-8.

31 Barker FG, 2nd, Prados MD, Chang SM, et al. Radiation response and survival time in patients with glioblastoma multiforme. J Neurosurg 1996; 84: 442-8.

32 Bloch O, Han SJ, Cha S, et al. Impact of extent of resection for recurrent glioblastoma on overall survival: clinical article. J Neurosurg 2012; 117: 1032-8.

33 Brown PD, Ballman KV, Rummans TA, et al. Prospective study of quality of life in adults with newly diagnosed high-grade gliomas. J Neurooncol 2006; 76: 283-91.

34 Buckner JC, Schomberg PJ, McGinnis WL, et al. A phase III study of radiation therapy plus carmustine with or without recombinant interferon-alpha in the treatment of patients with newly diagnosed high-grade glioma. Cancer 2001; 92: 420-33.

35 Curran WJ, Jr., Scott CB, Horton J, et al. Does extent of surgery influence outcome for astrocytoma with atypical or anaplastic foci (AAF)? A report from three Radiation Therapy Oncology Group (RTOG) trials. J Neurooncol 1992; 12: 219-27.

36 Dinapoli RP, Brown LD, Arusell RM, et al. Phase III comparative evaluation of PCNU and carmustine combined with radiation therapy for high-grade glioma. J Clin Oncol 1993; 11: 1316-21.

37 Duncan GG, Goodman GB, Ludgate CM, et al. The treatment of adult supratentorial high grade astrocytomas. J Neurooncol 1992; 13: 63-72.

38 Hollerhage HG, Zumkeller M, Becker M, et al. Influence of type and extent of surgery on early results and survival time in glioblastoma multiforme. Acta Neurochir 1991; 113: 31-7.

39 Huber A, Beran H, Becherer A, et al. Supratentorial glioma: analysis of clinical and temporal parameters in 163 cases. Neurochirurgia 1993; 36: 189-93.

40 Jeremic B, Grujicic D, Antunovic V, et al. Influence of extent of surgery and tumor location on treatment outcome of patients with glioblastoma multiforme treated with combined modality approach. J Neurooncol 1994; 21: 177-85.

41 Keles GE, Anderson B, Berger MS. The effect of extent of resection on time to tumor progression and survival in patients with glioblastoma multiforme of the cerebral hemisphere. Surg Neurol 1999; 52: 371-9.

42 Keles GE, Chang EF, Lamborn KR, et al. Volumetric extent of resection and residual contrast enhancement on initial surgery as predictors of outcome in adult patients with hemispheric anaplastic astrocytoma. J Neurosurg 2006; 105: 34-40.

43 Kowalczuk A, Macdonald RL, Amidei C, et al. Quantitative imaging study of extent of surgical resection and prognosis of malignant astrocytomas. Neurosurgery 1997; 41: 1028-36.

44 Lamborn KR, Chang SM, Prados MD. Prognostic factors for survival of patients with glioblastoma: recursive partitioning analysis. Neuro Oncol 2004; 6: 227-35.

45 Levin VA, Yung WK, Bruner J, et al. Phase II study of accelerated fractionation radiation therapy with carboplatin followed by PCV chemotherapy for the treatment of anaplastic gliomas. Int J Radiat Oncol Biol Phys 2002; 53: 58-66.

46 McGirt MJ, Chaichana KL, Gathinji M, et al. Independent association of extent of resection with survival in patients with malignant brain astrocytoma. J Neurosurg 2009; 110: 156-62.

47 Nitta T, Sato K. Prognostic implications of the extent of surgical resection in patients with intracranial malignant gliomas. Cancer 1995; 75: 2727-31.
48 Nomiya T, Nemoto K, Kumabe T, et al. Prognostic significance of surgery and radiation therapy in cases of anaplastic astrocytoma: retrospective analysis of 170 cases. J Neurosurg 2007; 106: 575-81.
49 Oppenlander ME, Wolf AB, Snyder LA, et al. An extent of resection threshold for recurrent glioblastoma and its risk for neurological morbidity. J Neurosurg 2014; 120: 846-53.
50 Oszvald A, Guresir E, Setzer M, et al. Glioblastoma therapy in the elderly and the importance of the extent of resection regardless of age. J Neurosurg 2012; 116: 357-64.
51 Phillips TL, Levin VA, Ahn DK, et al. Evaluation of bromodeoxyuridine in glioblastoma multiforme: a Northern California Cancer Center Phase II study. Int J Radiat Oncol Biol Phys 1991; 21: 709-14.
52 Pope WB, Sayre J, Perlina A, et al. MR imaging correlates of survival in patients with high-grade gliomas. AJNR Am J Neuroradiol 2005; 26: 2466-74.
53 Prados MD, Gutin PH, Phillips TL, et al. Highly anaplastic astrocytoma: a review of 357 patients treated between 1977 and 1989. Int J Radiat Oncol Biol Phys 1992; 23: 3-8.
54 Puduvalli VK, Hashmi M, McAllister LD, et al. Anaplastic oligodendrogliomas: prognostic factors for tumor recurrence and survival. Oncology 2003; 65: 259-66.
55 Sanai N, Polley MY, McDermott MW, et al. An extent of resection threshold for newly diagnosed glioblastomas. J Neurosurg 2011; 115: 3-8.
56 Sandberg-Wollheim M, Malmstrom P, Stromblad LG, et al. A randomized study of chemotherapy with procarbazine, vincristine, and lomustine with and without radiation therapy for astrocytoma grades 3 and/or 4. Cancer 1991; 68: 22-9.
57 Shibamoto Y, Yamashita J, Takahashi M, et al. Supratentorial malignant glioma: an analysis of radiation therapy in 178 cases. Radiother Oncol 1990; 18: 9-17.
58 Simpson JR, Horton J, Scott C, et al. Influence of location and extent of surgical resection on survival of patients with glioblastoma multiforme: results of three consecutive Radiation Therapy Oncology Group (RTOG) clinical trials. Int J Radiat Oncol Biol Phys 1993; 26: 239-44.
59 Stark AM, Nabavi A, Mehdorn HM, et al. Glioblastoma multiforme-report of 267 cases treated at a single institution. Surg Neurol 2005; 63: 162-9.
60 Ushio Y, Kochi M, Hamada J, et al. Effect of surgical removal on survival and quality of life in patients with supratentorial glioblastoma. Neurol Med Chir 2005; 45: 454-60.
61 Vecht CJ, Avezaat CJ, van Putten WL, et al. The influence of the extent of surgery on the neurological function and survival in malignant glioma. A retrospective analysis in 243 patients. J Neurol Neurosurg Psychiatry 1990; 53: 466-71.
62 Sanai N, Mirzadeh Z, Berger MS. Functional outcome after language mapping for glioma resection. N Engl J Med 2008; 358: 18-27.
63 Sartorius CJ, Berger MS. Rapid termination of intraoperative stimulation-evoked seizures with application of cold Ringer's lactate to the cortex. Technical note. J Neurosurg 1998; 88: 349-51.
64 Orringer D, Lau D, Khatri S, et al. Extent of resection in patients with glioblastoma: limiting factors, perception of resectability, and effect on survival. J Neurosurg 2012; 117: 851-9.
65 Stummer W, Novotny A, Stepp H, et al. Fluorescence-guided resection of glioblastoma multiforme by using 5-aminolevulinic acid-induced porphyrins: a prospective study in 52 consecutive patients. J Neurosurg 2000; 93: 1003-13.
66 Diez Valle R, Slof J, Galvan J, et al. Observational, retrospective study of the effectiveness of 5-aminolevulinic acid in malignant glioma surgery in Spain (The VISIONA study). Neurologia 2014; 29: 131-8.
67 Stummer W, Pichlmeier U, Meinel T, et al. Fluorescence-guided surgery with 5-aminolevulinic acid for resection of malignant glioma: a randomised controlled multicentre phase III trial. Lancet Oncol 2006; 7: 392-401.
68 Bogomolny DL, Petrovich NM, Hou BL, et al. Functional MRI in the brain tumor patient. Top Magn Reson Imaging 2004; 15: 325-35.
69 Guggisberg AG, Honma SM, Findlay AM, et al. Mapping functional connectivity in patients with brain lesions. Ann Neurol 2008; 63: 193-203.
70 Tarapore PE, Martino J, Guggisberg AG, et al. Magnetoencephalographic imaging of resting-state functional connectivity predicts postsurgical neurological outcome in brain gliomas. Neurosurgery 2012; 71: 1012-22.
71 Schneider JP, Schulz T, Schmidt F, et al. Gross-total surgery of supratentorial low-grade gliomas under intraoperative MR guidance. AJNR Am J Neuroradiol 2001; 22: 89-98.
72 Nimsky C, Fujita A, Ganslandt O, et al. Volumetric assessment of glioma removal by intraoperative high-field magnetic resonance imaging. Neurosurgery 2004; 55: 358-70.
73 Kubben PL, ter Meulen KJ, Schijns OE, et al. Intraoperative MRI-guided resection of glioblastoma multiforme: a systematic review. Lancet Oncol 2011; 12: 1062-70.
74 Senft C, Franz K, Ulrich CT, et al. Low field intraoperative MRI-guided surgery of gliomas: a single center experience. Clin Neurol Neurosurg 2010; 112: 237-43.

Conflicto de intereses: Shawn L. Hervey-Jumper y Mitchel S. Berger declaran que no tienen conflictos de interés para declarar en relación con los materiales o métodos usados en este estudio o los datos especificados en este capítulo.

Derechos Humanos y de Animales: Los autores no han realizado estudios en sujetos humanos o animales en la generación de este capítulo

20

Gliomas recurrentes: Desafíos y tratamiento actual

Pablo A. Valdez • Muhammad M. Abd-El-Barr • Alexandra J. Golby

Introducción

Los gliomas constituyen aproximadamente el 60%-70% de los tumores primarios del cerebro y están clasificados por su histología por la Organización Mundial de la Salud (OMS) como grados I-IV. Estos tumores incluyen al astrocitoma difuso (OMS II), el oligodendroglioma (OMS II), el astrocitoma anaplásico (OMS III), el oligodendroglioma anaplásico (OMS III), el oligoastrocitoma anaplásico (OMS III) y el glioblastoma multiforme (GBM) primario o secundario (OMS IV).[1] El GBM constituye aproximadamente el 60% de todos los gliomas y es el tumor cerebral maligno primario más agresivo, con una incidencia anual de 3-5 nuevos casos por 100 000 habitantes y una sobrevida media de 12-14 meses. La mayoría de los gliomas difusos recurrentes son gliomas de alto grado (GAG) (OMS III o IV) mientras que un alto porcentaje (13%-86%) de gliomas difusos de bajo grado (GBG) al recidivar se transforman en malignos de alto grado (III o IV).[2] Los desafíos para el manejo de estos gliomas son multifacéticos y derivan de aspectos quirúrgicos como una óptima resección del tumor para evitar el daño de funciones neurológicas críticas, aspectos de la biología del tumor, el diagnóstico temprano de la enfermedad, la elección apropiada del régimen de tratamiento y la evaluación del progreso de la enfermedad, que finalmente es inevitable. Los gliomas son tratados inicialmente con una combinación de cirugía, quimioterapia y radioterapia. Luego del tratamiento inicial se hace el seguimiento con imágenes y, si hay recurrencia, esta se diagnosticará a través de la imagen de resonancia magnética (RM) o por la aparición de síntomas nuevos o agravamiento de la clínica. Una vez diagnosticada la recidiva del tumor, debe hacerse una reevaluación basada en la biología del glioma (p. ej., GBM, mutación 1p/19q, mutación de la isocitrato dehidrogenasa [IDH], estado de MGMT [O^6-metilguanina-ADN metiltransferasa]), todo lo cual implica una combinación de cirugía, quimioterapia y terapia radiante.

Aquí presentamos una visión general de los gliomas recurrentes poniendo énfasis en los GAG por la frecuente transformación maligna que se observa cuando se produce la recurrencia. También comentamos temas específicos de los GBG que son relevantes en el manejo del tumor recurrente, y continuamos con una actualización del diagnóstico y evaluación del progreso de la enfermedad luego del tratamiento inicial. Se incluyen asimismo comentarios sobre las opciones para el tratamiento con cirugía, radiación y quimioterapia y se concluye con un análisis de las futuras vías para el manejo de esta desafiante enfermedad.

Biología

Los gliomas recurrentes se originan en gliomas primarios (OMS grado I-IV) que habitualmente fueron tratados con cirugía, quimioterapia o radiación. Para comprender mejor este tumor recurrente, es necesario comprender principios biológicos básicos de su patogénesis, el GBM es el mayor exponente de nuestra comprensión de la biología de los gliomas. Se conocen numerosas alteraciones genéticas de estos tumores, que incluyen entre otros cambios: mutación de genes que afectan las vías de proliferación celular, de supresión tumoral, la angiogénesis y la migración e infiltración.

Los gliomas son tumores complejos en los cuales la acción recíproca entre la activación oncogénica y la inactivación de la supresión tumoral tienen un rol importante en el crecimiento y progresión del tumor. Las vías importantes que impactan en los gliomas son las vías de supresión tumoral Rb1 y p53 que regulan el ciclo de progresión celular desde la fase G1 a la fase S.[3-5] La publicación reciente del Atlas sobre el Genoma del Cáncer (AGC) en gliomas, demostró alteraciones que podrían inactivar las vías p53 y Rb en el 87% y 78% de los casos respectivamente.[6, 7] Estas mutaciones pueden impactar negativamente sobre la habilidad natural de autodestrucción de la célula en presencia de anormalidades genéticas.

Además del rol en la supresión tumoral, la función activadora de oncogenes en el glioma es central para el aumento de la proliferación. Factores importantes incluyen el aumento de producción de factores de crecimiento, como el factor de crecimiento derivado de plaquetas (PDGF), aumento en la producción y en la actividad del receptor de tirosina quinasas (RTK) (p. ej., el receptor del factor de crecimiento epidérmico [EGFR]), así como la desregulación de las vías bajas.[3] Puede citarse como ejemplo la vía RTK/PI3K/PTEN, que es importante en el control de los procesos de división celular, migración y sobrevida, es anormal en más del 80% de los GBM. Miembros centrales de esta vía incluyen a receptores importantes como el EGFR, el receptor del factor de crecimiento derivado de las plaquetas (PDGFR), y las integrinas.[3, 7, 8]

Los glioblastomas son los tumores más vascularizados en humanos, y la angiogénesis es una de las características que definen a este tipo de tumores. Las alteraciones genéticas que podrían ayudar en cambiar al tumor de un estado no angiogénico a uno proangiogénico incluye el aumento de la función del factor-1α de inducción de hipoxia (HIF-1α) y el aumento en la producción del factor de crecimiento del endotelio vascular (VEGF). Se conocen otras vías no relacionadas con el VEGF anormalmente activadas en GBM, que incluyen al PDGF y al factor de crecimiento de fibroblastos (FGF). Por ejemplo, se ha observado que la amplificación del EGFR se produce, aproximadamente, en el 40% de los GBM, mientras que la amplificación del PDGFR (PDGFRA) es menos frecuente en este tumor (~13%).[7]

Esta evidencia sugiere que el GBM sobreexpresa sus receptores como el EGFR y PDGFR con un aumento de la actividad del receptor que resulta en la activación de varias vías esenciales, lo que puede constituir un mecanismo importante en la patogénesis de estos tumores. Por el contrario, es infrecuente que los gliomas de bajo grado presenten amplificación del receptor RTK, como se observa en los gliomas de alto grado, pero son notables por los aumentos de la actividad de señalización de PDGF y de la fosforilación de PDGFRA.[7, 9] Además, la represión de la proteína supresora tumoral PTEN, que es el principal regulador negativo de la actividad señalizante de RTK P13K-AKT, ha sido descrita en el 50%-60% de GBM.[10] Estos cambios pueden inducir alteraciones del control de la proliferación celular, de la sobrevida de la célula y de la migración en las células de estos tumores.[6]

Trabajos recientes para la comprensión de la base genética de los gliomas han suministrado valiosa información sobre las subclases genéticas y de transcripción del tumor. Los estudios del Mapa del Genoma del Cáncer han delineado cuatro subclases: proneural, neural, clásica y mesenquimatosa; cada una de ellas con aspectos y firma genética propios.[11] Estudios ulteriores han determinado el rol de la mutación de IDH en gliomas como un cambio de paradigma en nuestra comprensión de esta enfermedad. La IDH tiene un papel central en el ciclo de Krebs, que resulta en la conversión del isocitrato en α-cetoglutarato seguido de reducción de NADP a NADPH. Esta mutación en la IDH1 es considerada ganancia en la mutación de función y altera la función del tipo silvestre de la IDH1. Esta mutación causa catálisis de α-cetoglutarato a R(-)-2-hidroxiglutarato (2-HG). Los niveles de 2-HG están elevados en los gliomas y cumplen una función en la inhibición del inhibidor del factor de HIF-1α inducible por hipoxia (HIF-1α), por la que causa valores elevados de HIF-1α en sus sitios de acción.[7, 12] Las mutaciones de la IDH1 están asociadas a la presencia del fenotipo hipermetilador de islas CpG (CIMP) que participa en la inestabilidad epigenética de las células tumorales.[7, 12]

Las mutaciones de la IDH parecen ser un evento temprano en los cambios iniciales que se producen en la patogénesis del glioma. La distinción entre el desarrollo de un glioma primario o secundario se explican por el estado de la IDH. Así, los gliomas primarios tienen la IDH silvestre mientras que los gliomas secundarios (grado II o III, que luego adquieren un grado más alto de malignidad) son IDH mutantes.[7] Un esquema de clasificación basado en la IDH separa a los gliomas en IDH mutante y IDH silvestre. La IDH mutante puede tener codeleción 1p/19q positiva/proneural (por su histología es un oligodendroglioma grado II o III) y seguir un curso más favorable. La codeleción 1p/19p está asociada casi siempre con mutaciones de la IDH y en tales situaciones predicen una mejor respuesta a la quimioterapia citotóxica y un pronóstico más favorable. Las IDH mutantes pueden ser TP53 mutantes/ proneuronal (con histología de astrocitoma grado II o III) y tener un pronóstico intermedio. Las mutaciones de la IDH implican un pronóstico favorable en los GBG y permiten predecir la presencia del promotor de metilación MGMT (84% de IDH mutante en GBG).[13] Los gliomas IDH mutantes y los IDH silvestres poseen una variedad de mutaciones que incluyen 10 pérdida, 7 ganancia, 9p pérdida, mutación TP53 y varias clases que incluyen el proneuronal (PDGFRA, ciclina-dependiente quinasa 4 [CDK4]), clásica (EGFRvIII) o mesenquimatosa (NF1), como el astrocitoma grados II o III, o glioblastoma (grado IV), con pronósticos desfavorables.[7, 12, 13] Las mutaciones de IDH se encuentran con variada frecuencia en distintos tipos histológicos. En astrocitomas de distintos tipos histológicos se observan el OMS grado II (54%-80%), grado III (66%) oligodendrogliomas OMS II (64%) y grado III (69%), y glioblastomas primario (3%) y secundario (50%-88%) (Figura 20.1).[13]

Un aspecto importante de todos los gliomas difusos es su carácter infiltrativo e invasivo, propiedades que son claves para la recurrencia del tumor. Las células gliomatosas migran a través del espacio extracelular del parénquima cerebral y forman a distancia sitios tumorales. Numerosos cambios se producen en los espacios intracelulares y extracelulares que causan que el glioma sea un tumor invasivo. En este contexto, es interesante observar que los gliomas raramente producen metástasis fuera del cerebro (del 0,4% al 2%).[14] Existe un aumento de los cambios moleculares en la superficie celular que normalmente permite a las células fijarse a la matriz extracelular, p. ej., integrinas, caterinas y moléculas para fijación a células nerviosas, lo que conduce a un incremento en la expresión que se correlaciona con la capacidad de invasión del tumor. Igualmente, el aumento de la fijación celular a la matriz extracelular facilita el crecimiento del tumor y su expansión. Es conocido que las células tumorales secretan proteasas que remodelan el micromedio, facilitan el desprendimiento de las células y favorecen así la invasión. Estas proteasas incluyen a metaloproteasas del estroma y también proteasas de cisteína que modifican la matriz extracelular para facilitar la migración celular.[14] La migración, que también se observa en los gliomas es favorecida por cambios en la movilidad celular y en el citoesqueleto.[14] Es debido a esta propiedad invasiva que a pesar de la máxima reducción de células, la enfermedad microinvasiva ha migrado lejos del sitio del tumor original e influye en el manejo terapéutico. Como ejemplo de esta invasión, al inicio del tratamiento de los GBM, Walter Dandy, en 1930, llevaba a cabo hemisferectomías en pacientes con GBM simplemente para que el paciente no presentara recurrencias en el otro hemisferio.[15]

En un trabajo reciente llevado a cabo en pacientes con gliomas de bajo grado, se investigó el tumor antes y después del tratamiento, seguido de un análisis genético. Los autores observaron que en la recurrencia, aproximadamente la mitad de las mutaciones iniciales del tumor no fueron detectadas. También se observó que un subgrupo tratado con temozolamida evolucionó en forma alternativa con mutaciones específicas en las vías RB y AKT-mTOR, como evidencia de la mutagénesis inducida por temozolamida.[16] Estos resultados contribuyen a nuestra comprensión dela recurrencia de los gliomas y de la significativa resistencia de estos tumores al tratamiento, lo cual demuestra el cambio dinámico en la evolución de los gliomas a pesar de los intensos tratamientos.

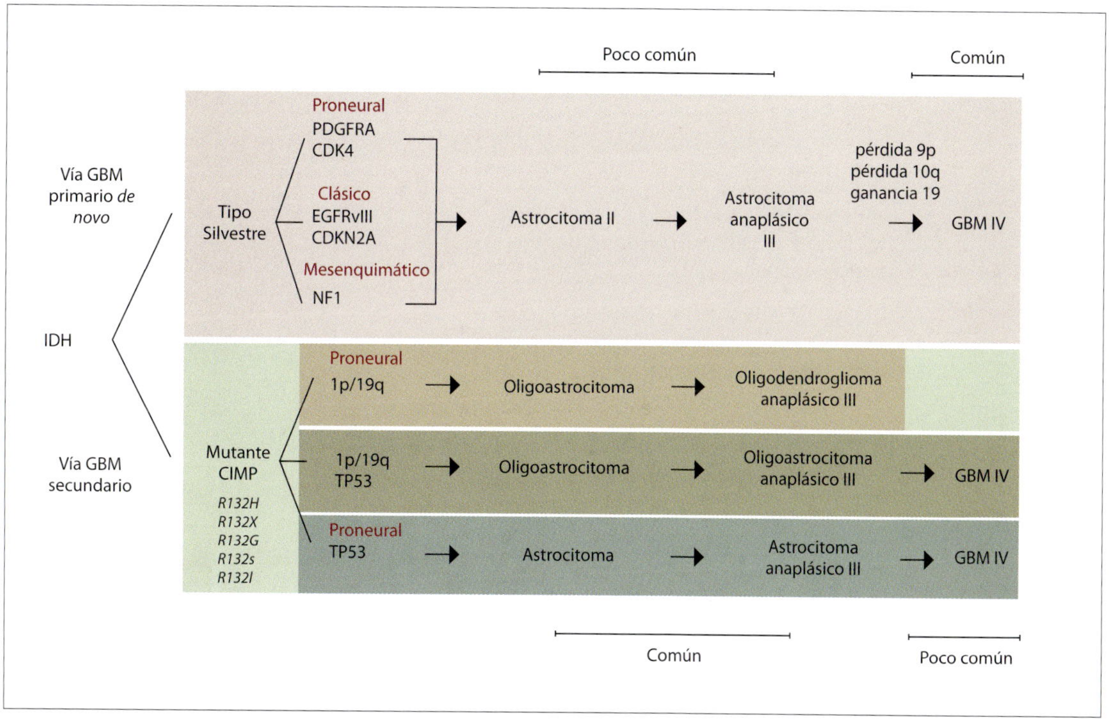

Figura 20.1 Subtipos de gliomas difusos y firma molecular. La mayoría de los gliomas difusos subtipo silvestre son GBM con varios subtipos de mutaciones, como 9p pérdida, 10q pérdida y un porcentaje menor son de grado 2 y 3. La mayoría de los gliomas difusos de grado 2 y 3 son IDH mutantes/CIMP positivos y tienen una subclase menor de GBMa de expresión proneuronal. Los oligodendrogliomas tienen codeleción 1p/19q, mientras que los astrocitomas usualmente tienen mutaciones TP53. Solamente un porcentaje menor de GBM son IDH mutantes positivos (<10%). No se encuentran mutaciones de IDH en gliomas OMS grado I, como el astrocitoma pilocítico. (Adaptado de Huse y cols.,[48] Turklap y cols.[94] y Verhaak y cols.).[96]

Aquí hemos delineado algunos aspectos importantes de los gliomas que nos permite comprender parcialmente el desafío para tratar adecuadamente estos tumores recurrentes. Los gliomas son tumores altamente adaptables que producen numerosos cambios genéticos y permiten a la enfermedad recurrente resistir la terapia oncológica. Mayores conocimientos de las bases biológicas de esta enfermedad y de las varias subclases genéticas contribuyen a nuestra comprensión de la enfermedad y su tratamiento. En las siguientes secciones, daremos una visión general de los desafíos que impone el diagnóstico adecuado de los gliomas recurrentes y las principales opciones para su tratamiento y el de su forma más maligna, el GBM.

Diagnóstico

Recurrencia

El principal medio para observar la evolución de los gliomas es la imagen longitudinal en la RM. Por ejemplo, en pacientes con GBM el intervalo usual entre imágenes se produce cada dos a tres meses.[17] El criterio Macdonald y las indicaciones actualizadas de Evaluación de la Respuesta en Neurooncología (RANO)constituyen la guía para evaluar el progreso de la enfermedad, su tratamiento y respuesta a este y subsecuentemente se usa como guía para definir las decisiones terapéuticas.[18-21] Los criterios Macdonald y RANO clasifican a los pacientes de acuerdo con su respuesta, en respuesta completa (CR), respuesta parcial (PR), enfermedad estable (SD) o progresiva (PD). El criterio Macdonald se basa en la medición del aumento de contraste del tumor en imagen T1 potenciada más otras variables clínicas (Tablas 20.1 y 20.2).[22-24] Este criterio constituye un desafío radiológico pues acentúa el foco del diagnóstico en el aumento de un componente del tumor, el realce y, en tal carácter, resulta limitado para evaluar completamente el crecimiento y la carga del tumor. Esto deriva en una evaluación inadecuada de la respuesta al tratamiento y una guía subóptima para tomar decisiones terapéuticas.[25-27] Las limitaciones del criterio Macdonald son más evidentes luego del advenimiento de nuevos

Tabla 20.1 Criterio de la respuesta Macdonald para gliomas malignos

Respuesta completa	Requiere todo lo siguiente: Desaparición completa de realce con contraste en imágenes T1 potenciadas posgadolinio, por un mínimo de cuatro semanas, sin corticosteroides, sin nuevas lesiones y estado clínico estable o mejorado.
Respuesta parcial	Requiere todo lo siguiente: ≥ 50% comparado con valores basales, en la suma del producto del diámetro perpendicular de todos los realces con contraste medibles en T1-potenciada posgadolinio, por un mínimo de cuatro semanas, estable, disminuir uso de corticosteroides, sin nuevas lesiones y estado clínico estable o mejorado.
Enfermedad estable	Requiere todo lo siguiente: No reúne el criterio de respuesta completa, respuesta parcial o progresión y estado clínico estable.
Progresión	Requiere todo lo siguiente: ≥ 25% de aumento comparado con valores basales en la suma del producto del diámetro perpendicular de todos los realces con contraste medibles en imágenes T1 potenciada posgadolinio, cualquier otra lesión, estado clínico agravado.

Tabla 20.2 Criterio para la respuesta RANO para gliomas malignos

Criterio	PD	SD	PR	CR
Posgadolinio T1-P	≥ 25%	< 50% disminuye	≥ 50%	Ninguna
Enfermedad con realce	Aumenta	<25% aumenta	Disminuye	
T2/FLAIR	Aumenta	Estable o disminuye	Estable o disminuye	Estable o disminuye
Nuevas lesiones	Presente	No	No	No
Corticosteroides	N/A	Estable o disminuye	Estable o disminuye	No
Estado clínico	Baja	Estable o aumenta	Estable o aumenta	Estable o aumenta
Requerimientos para la respuesta	Ninguno	Todos	Todos	Todos

*Adaptada de Wen PY y cols.[101]

PD: enfermedad progresiva; SD: enfermedad estable; PR: respuesta parcial; CR: respuesta total.

tratamientos como los agentes antiangiogénicos y la seudorrespuesta asociada a estos, donde los pacientes tienen una disminución significativa de la respuesta en lesiones con realce con contraste secundaria a cambios dinámicos del flujo sanguíneo y de derrame vascular sin mejora significativa en la sobrevida.[21]

Seudoprogresión y necrosis por radiación

Los cambios en el realce por contraste pueden semejar una progresión del tumor. El aumento en la imagen en T1 potenciada puede ser inducida por otros procesos distintos al crecimiento del tumor, que incluyen la inflamación producida por el tratamiento, cambios posquirúrgicos, efectos subagudos de la radiación e isquemia y necrosis producidos por la terapia radiante. Como resultado de estas observaciones, las imágenes de RM se obtienen usualmente dentro de las 48 h siguientes a la cirugía para minimizar la confusión.[21, 28] En los primeros meses que siguen a la quimioterapia y radioterapia, puede ser difícil diferenciar entre recurrencia y seudoprogresión del tumor usando modalidades estándar de imágenes como T1 potenciada con aumento de realce con contraste o sin este. En imágenes T2 potenciadas y FLAIR la seudoprogresión puede ser erróneamente evaluada como aumento en el tamaño del tumor o recurrencia de la enfermedad, que solamente puede ser probada *post hoc*. Por ejemplo, necrosis por radiación con edema asociado pueden confundirse con enfermedad en progresión.[23, 24] Desde el punto de vista de la patología, la seudoprogresión corresponde a cambios inducidos por gliosis y necrosis por radiación sin evidencia de tumor viable.[21, 27] La Figura 20.2 presenta dos casos de recurrencia verdadera y seudoprogresión.

La seudoprogresión secundaria a los efectos de la radiación causa un aumento anormal de la permeabilidad vascular, que se presenta como incremento del realce con contraste. Puede estar asociada con deterioro clínico, pero en la mayoría de los pacientes es generalmente asintomática. La RM convencional no puede distinguir entre la recurrencia y la seudoprogresión de la enfermedad. Se sabe que el realce por contraste original y el edema que disminuye con el tiempo son característicos de la seudoprogresión frente a la verdadera progresión, donde los cambios radiográficos son estables o crecen en tamaño.

En consecuencia, la progresión verdadera se identifica por biopsia o, en parte, por imágenes seriadas que demuestran la disminución en tamaño de características radiográficas.[29] Hasta el presente, ninguna técnica de imágenes por sí sola ha podido diagnosticar con certeza la seudoprogresión.[28] El criterio Macdonald actual provee falsos positivos en casos de seudoprogresión o necrosis por radiación, o seudorrespuestas en casos de disminución de permeabilidad en un medio de agentes antiangiogénicos.

Criterio radiográfico actual para la enfermedad recurrente

El criterio RANO fue subsecuentemente desarrollado como un medio para enfrentar las limitaciones del criterio Macdonald que se hicieron evidentes luego del advenimiento de terapias antiangiogénicas. El criterio RANO incorpora no solo el realce con contraste en las imágenes T1 potenciadas, sino también lesiones medibles y no medibles en imágenes T2/FLAIR potenciadas.[22-24] El criterio RANO es básicamente una modificación del criterio Macdonald original, que está basado primordialmente en la progresión en términos de realce con contraste. El criterio RANO toma ahora en consideración cambios en T2/FLAIR, además de cambios en T1 posrealce con contraste. RANO integra en forma cualitativa los cambios en T2/FLAIR, además de cualquier cambio en imágenes en T1 posrealce con contraste. El nuevo criterio RANO es probablemente más valioso cuando evalúa la respuesta al tratamiento, ya que incorpora modalidades adicionales de imágenes para estimar la progresión o seudoprogresión del tumor.

Además de las imágenes convencionales en T1—y T2— potenciadas y FLAIR que se utilizan en los criterios Macdonald y RANO, secuencias y modalidades adicionales en RM están siendo utilizadas y en desarrollo para una evaluación más exacta de la progresión del tumor.[28] Imágenes por difusión potenciada (IDP) pueden ser usadas para obtener los valores del coeficiente aparente de difusión (CAD), cuyos valores se correlacionan con la celularidad, como se observa cuando un bajo CAD se correlaciona con aumento de celularidad. No obstante, esta técnica no es suficiente para distinguir entre progresión verdadera y seudoprogresión, pero es más bien una modalidad complementaria puesto que áreas de difusión restrictiva pueden representar áreas de un tumor muy celular o un proceso inflamatorio. La espectroscopia con RM puede analizar el metabolismo tisular en el vóxel, pero no es aún definitivo ni es suficiente.[30] Como la seudoprogresión y la enfermedad verdadera pueden presentarse con bajo N-acetil aspartato (NAA) (que significa pérdida y disfunción neuronal), hay aumento del lactato y de lípidos (que reflejan metabolismo anaeróbico) y alta colina (Cho) (integridad/atenuación anormal de la membrana celular). La imagen por perfusión, por ejemplo, que usa imágenes de RM con contraste de susceptibilidad dinámica (CSD) puede usarse como marcador subrogante de angiogénesis y derrame microvascular.[31] Con imágenes de perfusión, los valores relativos del volumen vascular cerebral (VVCr) pueden ser usados pues proveen evidencia de angiogénesis y muestran una fuerte correlación con aumento de los valores del VVCr en la progresión tumoral verdadera.

Para optimizar el tratamiento de los pacientes se están desarrollando biomarcadores no invasivos de RM, que son indicadores más seguros de la respuesta

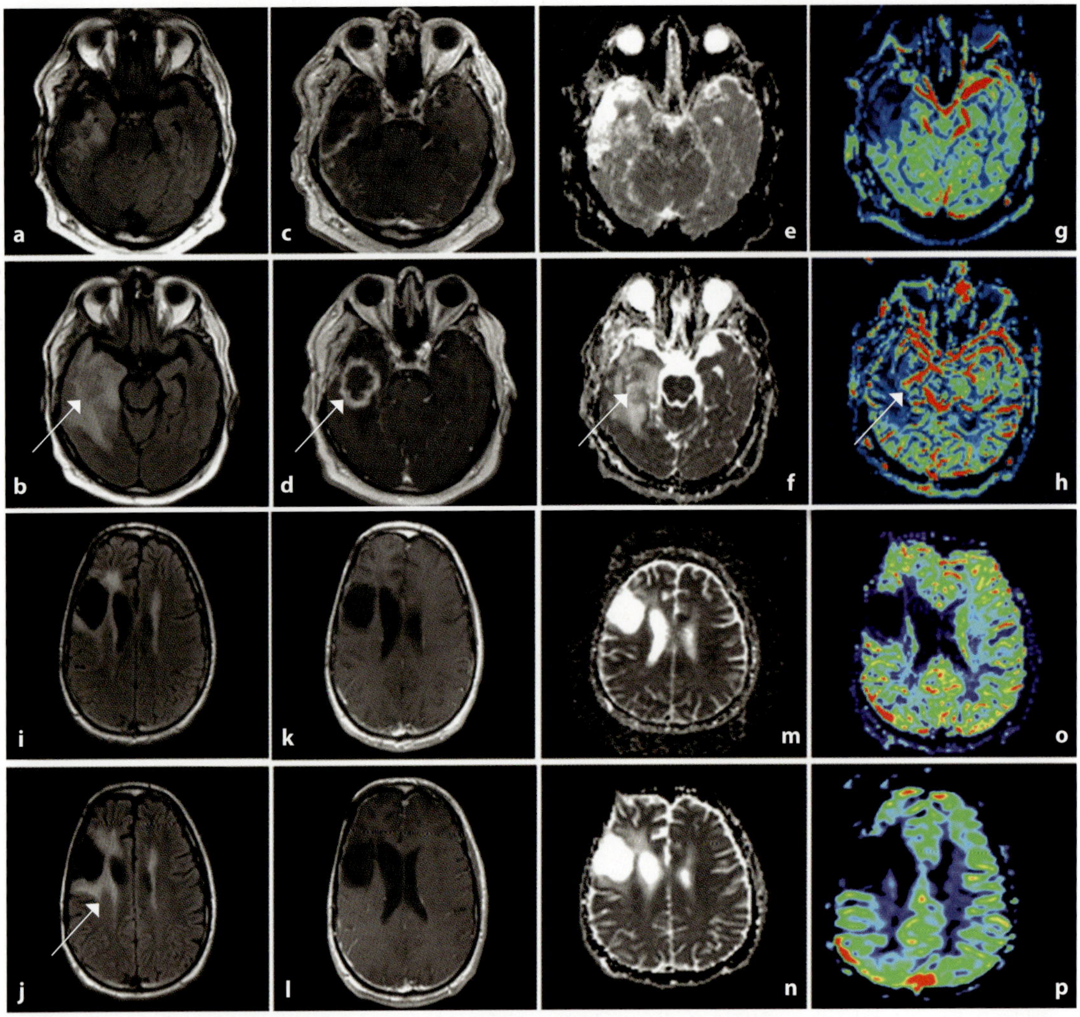

Figura 20.2 Enfermedad recurrente y seudoprogresión. **a-f** GBM recurrente confirmado por patología en un paciente sometido a una segunda cirugía por sospecha de progresión radiográfica de la enfermedad. Las imágenes basales (fila superior) y las imágenes de la supuesta recurrencia (fila inferior). La imagen muestra el aumento significativo de la señal FLAIR (*flecha* en **b**), realce con contraste en T1-potenciada (*flecha* en **d**), áreas de ADC disminuido, lo que sugiere un aumento de la celularidad y progresión de la enfermedad (*flecha* en **f**) y un aumento de la perfusión que rodea la cavidad de la resección inicial (*flechas* en **h**). **i-p** Seudoprogresión de un astrocitoma anaplásico (OMS grado III)) confirmado por patología, con tejido que muestra cambios de tipo reactivos, pero sin evidencia de tumor en un paciente sometido a una segunda resección por sospecha de progresión radiográfica de la enfermedad. En imágenes de FLAIR se nota el significativo aumento de la señal de FLAIR (*flecha* en **j**). **l** Imágenes de T1-potenciada con realce con contraste, sin que haya un nuevo realce por contraste. **n** No se observan áreas de ADC disminuido. **p** No hay aumento de perfusión alrededor de la cavidad de la resección original.

temprana al tratamiento y de la sobrevida. [19, 21, 32-34] Estudios recientes con imágenes por difusión potenciada y RM usaron mapas de respuesta paramétrica (MRP).[34-37] Los MRP son nuevas técnicas de análisis de imágenes que extraen, sobre una base de vóxel sobre vóxel alteraciones temporales cuantitativas que son más sensibles a los cambios regionales inducidos por el tratamiento.[19, 38, 39] En consecuencia, MRP proveen mejor información sobre la heterogeneidad del tumor y sus cambios fisiopatológicos, lo que permite una estimación más exacta de la respuesta al tratamiento y de la sobrevida.[35-37] Además de las imágenes en RM, el arsenal clínico para evaluar la progresión radiográfica incluye técnicas de medicina nuclear. Específicamente, PET con fluorodesoxiglucosa (FDG-PET), que sirve como marcador del incremento del metabolismo, no obstante, existen publicaciones conflictivas sobre la sensibilidad y especificidad de esta técnica.[21, 28]

Las técnicas y los criterios actuales no explican la naturaleza multifacética de la fisiopatología tumoral. En cualquier punto del tumor se producen simultáneamente una variedad de procesos, como proliferación celular, angiogénesis, edema y cambios producidos por hipoxia. El juego recíproco de estos procesos determinará en general la respuesta tisular. En la actualidad, el enfoque con el mapa de respuesta paramétrica está basado solamente en uno o dos marcadores de imágenes y no dan cuenta de los múltiples procesos regionales fisiopatológicos que se producen en el tejido. Estas técnicas están actualmente en una fase de investigación y tienen que ser validadas en series más numerosas para ser implementadas en la clínica.

En resumen, la evaluación de la progresión de la enfermedad está basada en un criterio intrínseco limitado (criterios Macdonald y RANO). Estas técnicas usan imágenes anatómicas que proveen información limitada y pueden caer en desuso con la aparición de nuevas técnicas (por ejemplo, la terapia antiangiogénica que afecta la permeabilidad vascular).

La investigación actual en imágenes está orientada a desarrollar medios no invasivos para evaluar con mayor certeza la respuesta del tumor. Esto incluye imágenes fisiológicas como las imágenes por difusión potenciada y el análisis basado en cada vóxel. En general, el desafío de distinguir la seudoprogresión frente a enfermedad estable frente a seudorrespuesta no ha sido aún resuelto y sigue siendo un objetivo importante para la neurooncología.

Opciones terapéuticas: cirugía, quimioterapia, radiación, nuevas terapias

El tratamiento actual de los gliomas comprende típicamente una combinación de máxima resección quirúrgica del tumor seguida de quimioterapia o radioterapia.[40-43] Por ejemplo, el tratamiento estándar del GBM es realizar la máxima resección del tumor seguido de temozolamida y luego radioterapia seguida de seis ciclos de quimioterapia adyuvante.[41, 42] Este régimen de tratamiento ha mejorado la sobrevida libre de progresión (SLP) y la sobrevida global (SG)[17, 40, 43] con un tiempo medio de sobrevida de doce a quince meses en la mayoría de los pacientes. Un importante estudio de Lacroix y cols.[44] en pacientes con GBM demostró que la extensión de la resección del tumor (ERT) mayor de 98% resultó en un significativo aumento en la sobrevida. El procedimiento estándar del neurocirujano es remover todo el tumor que realce con contraste observada en la imagen T1 potenciada de RM para obtener así una resección completa. Los resultados demuestran que la resección total tiene una significativa ventaja para la sobrevida en el GBM primario[41, 44] y aún una resección de solo 78% estuvo asociada a una mejor sobrevida. Trabajos similares en gliomas de bajo grado evidencian que la resección total provee un beneficio significativo para obtener mejor sobrevida. Sanai y Berger hicieron una extensa revisión de la bibliografía respecto al impacto de la cirugía en gliomas de alto y de bajo grado. Usaron un análisis de univarianza de un grupo de diez publicaciones importantes para evaluar el impacto de la resección total en gliomas de bajo grado, y encontraron que la resección total tuvo un valor pronóstico en siete de diez casos, con una diferencia positiva de sobrevida de casi treinta meses luego de la resección completa del tumor.[45] El promedio de sobrevida a los cinco años en pacientes con resección total comparado con los que tuvieron resección parcial de gliomas OMS grado II, fue del 90% frente al 61%, respectivamente.[45] Asimismo, el promedio de sobrevida de cinco años en los gliomas OMS grado III con resección total fue del 75% mientras que en pacientes con resección parcial alcanzó al 65%.[45] En vista de la acción positiva en relación con la sobrevida de la radioterapia más temozolamida, en la actualidad, luego de la cirugía, los pacientes reciben concomitantemente quimioterapia y radioterapia, que ha demostrado ser un tratamiento más efectivo que la radioterapia solamente (146 frente a 121 meses) demostrado por Stupp y cols.[42]

Reoperación

El valor clínico de repetir la cirugía en gliomas recurrentes es un tema de debate,[2, 40, 43, 46-52] aunque la evidencia sugiere que, cuando aparece la recidiva, la reoperación otorga beneficios para una mayor sobrevida.[50, 53] La evidencia está basada en estudios retrospectivos que sugieren que la cirugía resulta en una limitada prolongación de la sobrevida en pacientes seleccionados.[40, 43, 47, 49] El análisis de multivarianza generalmente muestra que la edad, la escala de Karnofsky (KPS) y la extensión de la resección son factores predictivos de la sobrevida.[40, 47] Otras indicaciones para repetir la cirugía son la presencia de déficits neurológicos focales, efecto masa del tumor, signos de hipertensión intracraneal elevada, cefaleas, aumento de la frecuencia de convulsiones, alteraciones de la conciencia y evidencia radiográfica de la progresión del tumor. Además, la edad no ha mostrado ser una contraindicación para realizar la reoperación.[50] McGirt y cols.[31] estudiaron más de cuatrocientos casos de GAG recurrentes y encontraron una significativa ventaja para la sobrevida cuando en la reoperación de gliomas OMS grados III y IV se optó por la resección total. Chaichana y cols.[49] observaron a 578 pacientes con GBM primario reoperados una, dos, tres o cuatro veces (n = 354, 168, 41 y 15 pacientes, respectivamente). En este grupo encontraron que la reoperación brindó una ventaja de sobrevida estadísticamente significativa en pacientes con una, dos, tres o cuatro resecciones (6,8 meses, 15,5 meses, 22,5 meses y 26,6 meses, respectivamente) mientras que el control por edad, función neurológica, localización para ventricular del tumor, la extensión de la resección y terapia acompañante, mostraron evidencia del valor de la reoperación en el GBM recurrente. Oppenlander y cols.[40] buscaron cuantificar los efectos de la extensión de la resección sobre la sobrevida en el GBM recurrente y establecer un umbral para la resección del tumor en el contexto de la morbilidad neurológica. Estos investigadores identificaron 170 pacientes con GBM recurrente que inicialmente tuvieron cirugía, temozolamida estándar y radioterapia fraccionada. Encontraron que una extensión de la resección del 80% al momento de la recurrencia tenía ventajas sobre la sobrevida con una media de 19,2 meses, y luego de la reoperación una sobrevida libre de progresión de 5,2 meses. También encontraron que con extensión de la resección mayor del 81%, la sobrevida media fue de veinte meses, mientras que con una extensión de la resección del 97% se produjo el efecto mayor, con sobrevida global media de treinta meses. En relación con la morbilidad, con extensión de la resección mayor de 80% hubo disminución en la escala de accidente cerebrovascular del Instituto Nacional de Salud de los Estados Unidos (NIH) de un punto o más a los siete días posteriores a la cirugía (el 39,1% frente al 16,7%), pero esta diferencia no se mantuvo más de treinta días (p = 0,13) aún con extensión de la resección mayor del 95%.

Un estudio de Bloch y cols.[47] en 107 pacientes con GBM recurrente sugiere que la extensión de la resección para pacientes que tuvieron resección total inicial, no brinda ventajas para la sobrevida.

No obstante, en pacientes con resección subtotal inicial, la extensión de la resección en la reoperación impacta significativamente en la sobrevida. Estos resultados pueden sugerir que el estado preoperatorio puede repercutir sobre los beneficios relativos que ofrece la extensión de la resección durante la reoperación. Park y cols.[54] diseñaron una escala preoperatoria que tomaba en cuenta la extensión del tumor en regiones elocuentes/críticas preespecificadas del cerebro, puntaje de Karnofsky menor de o igual a 80 y un volumen del tumor mayor de o igual a 50 cm^3, como factores indicadores de un pronóstico posquirúrgico pobre en pacientes sometidos a reoperación.

A pesar del valor de estos estudios y sus sugerencias de que una mayor resección en la recurrencia del tumor brinda ventajas en la sobrevida, deben considerarse varias limitaciones y estudios menos favorables. Por ejemplo, Durmaz y cols. demostraron con un análisis multivariable que la reoperación no ofrecía ventajas para la sobrevida.[55] Barker y cols. observaron, en el análisis inicial, una significativa sobrevida de diecinueve meses en la rerresección, pero el estudio requirió grados de propensión por posibles errores de propensión en la selección de los pacientes.[46] Además, Helseth y cols. observaron a 516 pacientes, de los cuales 65 fueron reoperados, y también notó un aumento en la sobrevida, con un comentario cuidadoso en relación con el error de propensión en la selección de pacientes. Esta limitación es inherente a tales estudios retrospectivos y un análisis de multivarianza, que incluye un análisis de regresión multivariado de riesgo proporcional y estudio de caso-control, como los que realizaron Oppenheimer y cols., que buscan explicar estas limitaciones y permitir una mejor estratificación de los pacientes.

En conclusión, los estudios sugieren en general un pronóstico favorable para la sobrevida en la reoperación del glioma recurrente[49,50] con estudios que indican una posible ventaja en la reducción celular y también en el umbral de al menos 80% al momento de la recurrencia. También se sugiere que resecciones múltiples pueden otorgar en general ventaja para la sobrevida, y que la extensión de la resección puede desempeñar un papel en los efectos benéficos de la reoperación. No obstante los resultados alentadores de la extensión de la resección en relación con la sobrevida, los estudios hechos hasta hoy son de naturaleza retrospectiva con inherente propensión metodológica que debe ser tenida en cuenta cuando se evalúa caso por caso la posibilidad de realizar la reoperación.

Quimioterapia

Los gliomas recurrentes son una mezcla heterogénea de GBG previamente difusos (OMS grado II), oligodendrogliomas (OMS grado II), astrocitomas anaplásicos (OMS grado III), oligodendrogliomas anaplásicos (OMS grado III), oligoastrocitomas mixtos (OMS grado III) y glioblastomas (OMS grado IV), con una estructura molecular y genética diversa. El manejo terapéutico de estos tumores puede variar de acuerdo a su histología original, pero generalmente se usan como tratamiento estándar una combinación de cirugía, quimioterapia y radioterapia. El principio orientador y el desafío con la quimioterapia de los gliomas es la capacidad de los agentes terapéuticos de cruzar la barrera hematoencefálica para alcanzar una concentración terapéutica efectiva dentro del tumor con minimización de los efectos tóxicos sistémicos de estos agentes. Aquí damos una visión general de la bibliografía que utiliza el tratamiento sistémico de nitrosoureas, temozolamida, bevacizumab y terapias combinadas en pacientes con gliomas recurrentes o progresivos, con énfasis en el GBM.

Nitrosoureas

Las nitrosoureas son agentes lipofílicos alquilantes del ADN con un perfil de toxicidad subóptima (p. ej. supresión de médula ósea, toxicidad hepática/renal y enfermedad intersticial pulmonar), que antes de1999 eran el tratamiento de elección para el GBM. Luego de los resultados alentadores de dos ensayos fase II que muestran un perfil de efectividad terapéutica y favorable tolerancia, la temozolamida fue aprobada en 1999 para los GAG recurrentes, mientras que las nitrosoureas fueron reubicadas como terapia de segunda línea.[17, 56, 57] Varios ensayos de fase II y fase III comprobaron que el uso de nitrosoureas tuvo, en el mejor de los casos, una actividad modesta (SLP-6/SG con el uso de lomustina 19%/7,1 meses, nimustina 20%/6,7 meses, fotemustina 20,9% y para una combinación de carmustina e irinotecan 30,3%).[17, 43] En estos estudios se observó una significativa toxicidad hematológica de grado 3 y 4, que incluye trombocitopenia, leucopenia y linfopenia. Dado el perfil tóxico de las nitrosoureas frente a los limitados beneficios que han dado su uso, este régimen terapéutico ha dejado de ser prioritario.

Temozolamida

Numerosos estudios[58, 59] han elegido a la temozolamida para el tratamiento de los GBM recurrentes, usando un régimen estándar de cinco días[56, 57, 60, 61] o una dosis densa, denominado "regímenes metronómicos"[62-64] (p. ej. 75-100 mg/m^2 una o dos veces al día durante 21-42 días consecutivos, usando ciclos de 28 a 70 días), pero pocos han hecho esos estudios con controles aleatorizados.[17, 43, 58] Se han observado resultados muy variables en la respuesta tumoral entre los diversos estudios (respuesta completa, respuesta parcial y enfermedad estable) que varían del 36,7%-90,5% de sobrevida sin progresión a seis meses y 18,0% a 48,0% de sobrevida global a doce meses y fluctúan del 14,6% al 81,0%. Perry y cols. investigaron el papel de la temozolamida en gliomas de alto grado recurrentes y encontraron a los seis meses sobrevida sin progresión en GBM y gliomas anaplásicos del 23,9% y del 35,7% y una sobrevida global media de 14,6 meses (95% IC, 11,8-17,3 meses) y 9,3 meses (95% IC, 8,1-10,5 meses), respectivamente.[65] Pese a estos resultados alentadores, la función de la quimioterapia no ha sido establecida en estudios aleatorizados del astrocitoma anaplásico recurrente. Generalmente, los pacientes que se ven en la recurrencia cambian a una histología secundaria del GBM y reciben un tratamiento salvador similar al GBM primario recurrente con un promedio de sobrevida de 3-6 años. Los oligodendrogliomas anaplásicos tienen una mejor sobrevida con una media de 3-6 años y, como se dijo anteriormente, tienen una mejor respuesta a la quimioterapia con PCV (procarbazina, limustina y vincristina) si poseen codeleción 1p/19q positiva.[8]

En una revisión reciente de la bilbiografía,[58, 59] en la que se buscaron pruebas clínicas en quince ensayos fase II que incluían 902 casos de GBM recurrentes, se observó que el promedio del beneficio clínico fue de 50,5%, con una diferencia significativa entre el plan metronómico y el plan estándar de temozolamida (61,4% frente al 46,3%, p = 0,037), la sobrevida libre de progresión-6m fue del 27,8%, con una diferencia significativa entre los planes metronómico frente al plan estándar (33,1% frente al 20,1%, P < 0,001) y una sobrevida media de seis y doce meses en ambos planes (65,0% y 36,4%, respectivamente) que no fue estadísticamente significativa entre los planes metronómico y el estándar. La revisión sistemática de la bibliografía sugiere que la terapia con temozolamida es efectiva para el GBM recurrente, con una mejor efectividad usando los regímenes metronómico frente a los estándares. Efectos hematológicos adversos grados 3 y 4 son comunes, pero no hubo signos de toxicidad acumulada. Tampoco existe evidencia actual de que el plan metronómico fue más efectivo, a lo que hay que agregar que se comprobaron diversos grados de toxicidad.[17]

La O^6-metilguaninaADN-metiltransferasa (MGMT) es una proteína para la reparación del ADN celular, que minimiza los errores en mutaciones y replicaciones y restablece la homeostasis celular. La temozolamida actúa metilando las bases del ADN y causa rotura de las hebras dobles y de esta forma induce apoptosis celular.[42, 58, 66] Este daño es reparado por la MGMT, que elimina los grupos metilo. Los pacientes con metilación del promotor del gen MGMT, que disminuye la expresión del gen y de la síntesis de la proteína MGMT, son más propensos a tener una mejor respuesta a los agentes alquilantes. Esta respuesta se debe probablemente a la incapacidad de las células de responder al daño del ADN inducido por el tratamiento (p. ej. daño inducido por temozolamida).[58, 67] En la actualidad, los análisis de metilación, tal como el análisis de metilación específico, son uno de los medios más confiables para evaluar el impacto del estado de la MGMT.[66, 68]

El estado de la MGMT es más bien estable en el lapso de tiempo entre la enfermedad primaria y la recurrente. Un estudio reciente en ochenta pacientes con GBM recurrente comprobó que en el 88,8% de los pacientes no había cambios en el estado de metilación. Los pacientes con metilación del promotor del gen MGMT tenían una prolongación significativa de la SLP y de la SG.[69] Estos datos sugieren que no es necesario repetir la prueba en la recurrencia. Varios estudios han analizado el rol de MGMT y del GBM recurrente en vista de la conocida relación entre el estado de la MGMT y la enfermedad primaria. Un informe preliminar comprobó que los pacientes con MGMT metilado tenían mejoría de la sobrevida de 16,0 meses, contra 11,5 meses en los no metilados (p = 0,05) y que la probabilidad de alcanzar una respuesta radiográfica era también más alta.[70] En otro estudio de veintidós pacientes con GBM recurrente, el estado de MGMT metilado se correlacionó con un pronóstico mejor (la media de SLP y de SG fue de 8,9 y 14,2 meses en pacientes metilados frente a 2,7 y 9,2 meses en pacientes no metilados).[71] No obstante estos datos promisorios asociados a la metilación de la MGMT y de su pronóstico general, varias publicaciones han observado la ausencia de diferencias significativas.[63, 64, 72] Estos resultados requieren mayor validación en series de pacientes más numerosas y mejor controladas. Para resumir, la evidencia sugiere que la quimioterapia con temozolamida tiene limitada efectividad en la enfermedad recurrente y que se necesitan más estudios para establecer la dosis óptima en los regímenes de tratamiento estándar y metronómico.

Bevacizumab

El bevacizumab (BCM) es un anticuerpo monoclonal recombinado contra el factor de crecimiento del endotelio vascular (VEGF) que tiene un rol importante en la angiogénesis tumoral.[73] Esta droga fue aprobada por la FDA en el año 2009 para el tratamiento del GBM recurrente, basado en dos estudios fase II no aleatorizados, y es usado hoy en los gliomas recurrentes.[18, 55] Los resultados para el uso de bevacizumab están basados principalmente en tres ensayos fase II y en un análisis retrospectivo de 233 pacientes pretratados con temozolamida por enfermedad recurrente y que fueron sometidos a monoterapia con bevacizumab. La SLP a seis meses varió del 25% al 43% y la SG de 6,5 meses a 9,2 meses; la respuesta radiográfica varió en el 33,9% de los pacientes. Los efectos colaterales fueron mayormente hipertensión, trombosis y fatiga.[59, 70, 74-76] Un metaanálisis reciente[77] de quince estudios desde 2005 al 2009 en 548 pacientes tratados con bevacizumab por GBM recurrente, mostró SLP-6 y seis meses de sobrevida del 45% y el 76%, respectivamente, y el tiempo promedio de progresión del tumor fue de 6,1 meses. No se observaron efectos de dosis-respuesta. El BCM probablemente mejora el período de sobrevida sin progresión, pero no está claro si también mejora significativamente la sobrevida global.

Los agentes antiangiogénicos afectan la permeabilidad vascular y el realce con contraste, lo cual perturba la respuesta radiográfica.[3] Estos efectos han llevado a alertar por posibles seudorrespuestas luego del tratamiento con agentes antiangiogénicos y el criterio radiográfico actualizado —el criterio RANO—.[43] Ensayos actuales aleatorizados sobre los efectos de la combinación de temozolamida y bevacizumab serán de utilidad para evaluar los estándares del cuidado de pacientes con GBM recurrente. En general, estudios que han evaluado los tratamientos combinados con temozolamida y bevacizumab no han mostrado resultados convincentes para el tratamiento de la enfermedad recurrente.

Otros agentes terapéuticos

El glioma maligno, y el GBM en particular, es un cáncer multifacético que ha perdido la resistencia a numerosas vías como la angiogénesis, la invasión y el crecimiento celular, y en tal condición los tratamientos corrientes buscan accionar sobre ellas. El cediranib es una molécula pequeña que inhibe al receptor de VEGF y produce en el GBM resultados comparables con los efectos del bevacizumab (SLP a seis meses del 25,8% en 31 pacientes), con moderada toxicidad y respuesta radiográfica en el 56% de los casos.[78] Otros compuestos que no han mostrado resultados promisorios incluye sorafenib, sunitinib y aflibercept.[59, 70] El XL184, que funciona como inhibidor de la proteína quinasa c-Met (MET), del receptor del factor de crecimiento endotelial vascular 2 (VEGFR2), y del protooncogén RET, produjo sobrevida sin progresión a seis meses que llegó a ser mayor del 25% en 125 pacientes con enfermedad recurrente.[70] Otro agente es el cilengitide (inhibidor del receptor de integrin avB3 y avB5), que produjo en pacientes con GBM recurrente una sobrevida sin progresión a seis meses de 15% y sobrevida global de nueve meses, ambas acciones con un perfil tolerable de efectos colaterales.[79]

Múltiples estudios han buscado regímenes terapéuticos usando una combinación de temozolamida con una droga adicional, pero factores, como el tamaño de las muestras, la heterogeneidad de la población estudiada y otros factores, no han podido establecer diferencias sobre la terapia simple de temozolamida o bevacizumab. Esos estudios incluyeron temozolamida con bevacizumab, fotemusine,[80] sorafenib,[81] afatinib,[82] O^6-benzilguanina (agente depletorio de MGMT y otros). Pruebas adicionales en las que se usó una combinación de bevacizumab e irinotecan o bevacizumab, irinotecan y cetuximab no produjeron mejoría significativa de la enfermedad.[70, 83] Otros ensayos clínicos incluyeron el uso de bevacizumab y erlotinib, y bevacizumab, etoposido y gliadel.[84, 85]

En resumen, no hay un método estándar para el tratamiento de los gliomas recurrentes luego de la terapia inicial. Los pacientes con GBM viven menos de un año luego de diagnosticada la recurrencia, con un tiempo medio luego de radioterapia/quimioterapia hasta la progresión, de 6,9 meses, mientras que en los gliomas anaplásicos recurrentes la sobrevida es de dos o tres años y en los oligodendrogliomas se alcanzan los tres a seis años. La evidencia sugiere que la reoperación prolonga la vida, por lo que es recomendable realizarla cuando sea posible.[50] La frecuencia de respuesta en pacientes con GBM tratados con varias formas de terapia como temozolamida, bevacizumab y nitrosoureas fue menor del 10%-20% en GBM recurrentes, con poca sobrevida luego de dos años y una media de tres a seis meses. Pruebas recientes con nuevos métodos para el suministro de drogas, como la difusión por convección aumentada, no han producido mejoría en el tiempo de sobrevida ni redujeron la toxicidad sistémica. Tampoco agentes terapéuticos de acción dirigida específicamente al tumor mejoraron el manejo de pacientes en ensayos de fase III. Existen nuevas terapias en la mira para el tratamiento del GBM recurrente, pero sus múltiples facetas y su complejidad biológica constituyen escollos que deben ser superados.

Radiación

El valor de repetir la radioterapia en gliomas recurrentes es controvertido y está siendo estudiado. Varias opciones para repetir la terapia radiante incluye radiocirugía estereotáctica (RCE), radioterapia estereotáctica fraccionada (RCEF), y braquiterapia.[86, 87] La reirradiación (generalmente radiocirugía fraccionada con 30-36 Gy) es una opción paliativa para un subgrupo de pacientes con enfermedad recurrente, y son candidatos óptimos los que tienen un puntaje de Karnofsky mayor del 60%, más de seis meses posquirúrgicos para la aparición de la progresión de la enfermedad, y el tamaño del tumor menor a 40 mm.[70, 88-90] El criterio común comprende radioterapia estereotáctica fraccionada con intensidad modulada o sin esta, y una dosis media total de 30-36 Gy, con un intervalo mínimo de seis meses entre la primera y la segunda radiación.[91, 92]

La braquiterapia no es muy utilizada, debido en parte a la falta de estudios importantes y aleatorizados, a la naturaleza invasiva de esta modalidad de tratamiento y a la toxicidad significativa que se ha reportado.[92] Los sistemas basados en la aceleración lineal de partículas (LINAC) usan rayos X de gran energía, producidos en un acelerador lineal y un marco estereotáctico para su localización. El método del bisturí gamma (*gamma knife*) utiliza cobalto 201 como fuente de rayos gamma en una configuración blindada. El método de radiocirugía robotizada, conocido como *"cyberknife"*, evita la necesidad de un marco invasivo, mientras que el sistema LINAC, ofrece tratamiento con marco y sin este.[87] Estudios recientes sugerirían que el manejo del GBM recurrente con radiocirugía estereotáctica puede no ser efectivo para prolongar la vida.[87, 92-94] Otro estudio usó radiocirugía estereotáctica como tratamiento salvador en 114 pacientes con gliomas recurrentes y mostró una SLP de 8,6 meses para radiocirugía estereotáctica en gliomas OMS grado III y 4,6 meses para pacientes con GBM. También se observó un beneficio estadísticamente significativo en la sobrevida de pacientes con GBM comparado con controles históricos (23 meses frente a 12 meses, p < 0,0001).[95] Shrieve y cols. utilizaron LINAC en 86 pacientes con tumores recurrentes y obtuvieron sobrevidas del 45% y del 19% a los 12 y 24 meses, respectivamente.[96] A menor tamaño de tumor tratado en este estudio se observó un pronóstico más favorable.

Varios estudios retrospectivos han aportado datos positivos sobre el valor de la radiocirugía estereotáctica fraccionada. Comb y cols. reportaron 32 pacientes con diagnóstico inicial de GBM, una sobrevida media de ocho meses luego de aplicar radiocirugía, y una sobrevida media de veintidós meses luego del diagnóstico inicial.[97] La radiocirugía en gliomas recurrentes muestra beneficios clínicos alentadores, pero un aspecto importante por considerar es que el tratamiento está limitado a tumores de pequeño tamaño. La dosis terapéutica de radiocirugía fraccionada está dividida en múltiples fracciones con la ventaja de minimizar los efectos colaterales en el cerebro normal como también la aplicación segura y efectiva a tumores voluminosos.[92] Fokas y cols. estudiaron 53 pacientes con GBM recurrentes tratados con reirradiación con hiporradiocirugía fraccionada: los pacientes tuvieron una sobrevida media de nueve meses luego del tratamiento, el 22% de SLP a un año y una SG media de 27 meses luego del diagnóstico inicial.[98] Cho y cols. reportaron valores comparables de sobrevida luego de aplicar radiocirugía estereotáctica en pacientes con GAG recurrentes, y un menor riesgo de complicaciones tardías, notando que la radiocirugía fraccionada puede ser una mejor opción para tumores de mayor tamaño.[99] La revisión de Niyazi y cols.[92] ofrece una síntesis de los ensayos clínicos a la fecha, hechos con radiocirugía y radiocirugía fraccionada. En conclusión, la radiocirugía estereotáctica fraccionada es una opción posible y segura de radiocirugía y tiene una adecuada implementación para tumores de gran tamaño.

El papel del bisturí gamma en los GBM recurrentes de pequeño tamaño ha sido investigado en numerosos grupos con resultados alentadores que sugieren un rol positivo de este tipo de radiocirugía en el tratamiento del glioma recurrente, con menos tasas de complicaciones y posibles beneficios para la sobrevida.[86, 100] Una revisión reciente de la bibliografía mostró una sobrevida media de 13-23 meses luego de la recurrencia de tumores de alto grado (OMS grado III-IV) en pacientes que fueron tratados con bisturí gamma.[86] Hsie y cols. reportaron 51 pacientes con enfermedad recurrente y sobrevida media de 14,3 meses, con sobrevida del 68%, el 30% y el 24% a los 12, 24 y 36 meses, respectivamente.[93] Existen estudios similares en la bibliografía usando varios algoritmos de bisturí gamma (p. ej., luego de quimioterapia y radioterapia estándar). Elaimy y cols.[86] consideraron que se necesitan más investigaciones para validar estos hallazgos, debido al bajo número de pacientes estudiados, las pocas publicaciones y la falta de controles aleatorizados y ensayos fase III sobre este tema.

El manejo estándar de los gliomas de bajo grado incluye cirugía seguida de radioterapia. Algunos trabajos enfocaron los efectos de la radioterapia inmediata a la cirugía o luego de un plazo prolongado, como, por ejemplo, cuando la enfermedad recurre. El ensayo clínico EORTC 22845 publicado en 2005 se llevó a cabo en 24 centros de Europa en pacientes elegidos al azar para el tratamiento con radioterapia inmediata o tardía. Se asignaron 157 pacientes para cada variedad de tratamiento. La SLP luego de la radioterapia inmediata fue de 5,3 años frente a 3,4 años en pacientes con radioterapia tardía (p < 0,0001), y la SG de cinco años fue de 68,4% frente a 65,7%, con una sobrevida media de 7,4 años frente a 7,2 años (p = 0,872).[101] En la serie de Hanzely y cols. sobre 97 astrocitomas OMS grado II, los pacientes con resección subtotal y radioterapia temprana mejoraron la sobrevida sin recidivas de cinco años (el 60% frente al 12,4% (p = 0,0036), pero en pacientes con resección total del tumor y radioterapia inmediata no hubo efectos en la sobrevida global ni en la sobrevida sin recidivas.[102] Estos resultados sugieren posponer la radioterapia hasta que haya recurrencia en pacientes con resección total del tumor para evitar o posponer los efectos colaterales de la radiación.

Una limitación importante de repetir el tratamiento con radioterapia en gliomas recurrentes es el riesgo de complicaciones inducidas por la radiación. Los resultados indican que cuando más alta es la dosis mayor es la sobrevida, pero también se incrementan las complicaciones,[87] que incluyen, entre otras, la necrosis por radiación, neuropatías de los nervios craneales, edema y daños vasculares.[103, 104] La frecuencia de reoperaciones secundarias a la necrosis por radiación varían del 10% al 31%. Algunos estudios sugieren que con una adecuada selección de la dosis de radiación y el fraccionamiento relativo al volumen de la lesión, se pueden producir mejores respuestas al tratamiento y menores complicaciones.[87] Además, el agrupamiento de pacientes por la escala de Karnofsky, edad y localización del tumor, puede tener significación pronóstica sobre los efectos de la radiación.[105, 106]

Se puede resumir que la reirradiación de gliomas recurrentes se puede realizar usando varias técnicas, entre las que se incluyen la radiocirugía estereotáctica y la radiocirugía estereotáctica fraccionada, pero que no permiten determinar cuál es la más efectiva para prolongar la SLP y la SG en pacientes con enfermedad recurrente. A pesar de estas limitaciones, la evidencia sugiere que la reirradiación tiene un papel favorable en pacientes con GBM recurrente, dentro del contexto de las complicaciones y efectos colaterales que produce este método de tratamiento.

Conclusiones

Aquí presentamos una visión general de los gliomas recurrentes, con énfasis en el GBM y una introducción a la biología básica del tumor. La sección inicial de este capítulo presenta al lector un resumen y perspectiva acerca de la naturaleza compleja de los gliomas y, por consecuencia, de la enfermedad recurrente. La naturaleza compleja de los gliomas con sus numerosas anormalidades, que incluyen cambios en las mayores vías celulares, como la angiogénesis, el crecimiento celular, la migración e invasión, impacta en la recurrencia del tumor y su posible tratamiento. Esta complicada estructura biológica incide sobre los resultados y sobre la resistencia que se observa en los tratamientos estándar, así como también le da forma al desarrollo de tratamientos multimodales y múltiples órganos. El glioma recurrente es una enfermedad enigmática, donde los tratamientos actuales tienen limitados beneficios terapéuticos sobre la prolongación de la SLP y sobre la SG. Las investigaciones futuras se orientarán a mejorar los regímenes actuales de tratamiento y a implementar nuevos agentes con acción en múltiples órganos. Para que esto ocurra, es necesario un enfoque multidisciplinario en el que participen neurocirujanos, neurólogos, neurooncólogos, neurorradiólogos y científicos moleculares para beneficiarse con los últimos hallazgos que los expertos de cada grupo puedan ofrecer para enfrentar a esta desafiante enfermedad.

Bibliografía

1 Louis DN, Ohgaki H, Wiestler OD, et al. The 2007 WHO classification of tumours of the central nervous system. Acta Neuropathol 2007; 114: 97-109.

2 Schmidt MH, Berger MS, Lamborn KR, et al. Repeated operations for infiltrative low-grade gliomas without intervening therapy. J Neurosurg 2003; 98: 1165-9.

3 Belden CJ, Valdes PA, Ran C, et al. Genetics of glioblastoma: a window into its imaging and histopathologic variability. Radiographics 2011; 31: 1717-40.

4 Jansen M, Yip S, Louis DN. Molecular pathology in adult gliomas: diagnostic, prognostic, and predictive markers. Lancet Neurol 2010; 9: 717-26.

5 Louis DN. Molecular pathology of malignant gliomas. Annu Rev Pathol 2006; 1: 97-117.

6 Cancer Genome Atlas Research Network. Comprehensive genomic characterization defines human glioblastoma genes and core pathways. Nature 2008; 455: 1061-8.

7 Huse JT, Aldape KD. The evolving role of molecular markers in the diagnosis and Management of diffuse glioma. Clin Cancer Res 2014; 20: 5601-11.

8 Omuro A, DeAngelis LM. Glioblastoma and other malignant gliomas: a clinical review. JAMA 2013; 310: 1842-50.

9 Westermark B, Heldin CH, Nister M. Platelet-derived growth factor in human glioma. Glia 1995; 15: 257-63.

10 Gorovets D, Kannan K, Shen R, et al. IDH mutation and neuroglial developmental features Define clinically distinct subclasses of lower grade diffuse astrocytic glioma. Clin Cancer Res 2012; 18: 2490-501.

11 Verhaak RG, Hoadley KA, Purdom E, et al. Integrated genomicanalysis identifies clinically relevant subtypes of glioblastoma characterized by abnormalities in PDGFRA, IDH1, EGFR, and NF1. Cancer Cell 2010; 17: 98-110.

12 Agnihotri S, Aldape KD, Zadeh G. Isocitrate dehydrogenase status and molecular subclasses of glioma and glioblastoma. Neurosurg Focus 2014; 37: 13.

13 Turkalp Z, Karamchandani J, Das S. IDH mutation in glioma: new insights and promises for the future. JAMA Neurol 2014; 71: 1319-25.

14 Cuddapah VA, Robel S, Watkins S, Sontheimer H. A neurocentric perspective on glioma invasion. Nat Rev Neurosci 2014; 15: 455-65.

15 Pang BC, Wan WH, Lee CK, et al. The role of surgery in high-grade glioma--is surgical resection justified? A review of the current knowledge. Ann Acad Med Singapore 2007; 36: 358-63.

16 Johnson BE, Mazor T, Hong C, et al. Mutational analysis reveals the origin and therapy-driven evolution of recurrent glioma. Science 2014; 343: 189-93.

17 Weller M, Cloughesy T, Perry JR, et al. Standards of care for treatment of recurrent glioblastoma-are we there yet? Neuro Oncol 2013; 15: 4-27.

18 Ellingson BM, Cloughesy TF, Lai A, et al. Graded functional diffusion map-defined Characteristics of apparent diffusion coefficients predict overall survival in recurrent glioblastoma treated with bevacizumab. Neuro Oncol 2011; 13: 1151-61.

19 Galban CJ, Chenevert TL, Meyer CR, et al. Prospective analysis of parametric response map-derived MRI

biomarkers: identification of early and distinct glioma response patterns not predicted by standard radiographic assessment. Clin Cancer Res 2011; 17: 4751-60.

20 Hu LS, Eschbacher JM, Heiserman JE, et al. Reevaluating the imaging definition of tumor progression: perfusion MRI quantifies recurrent glioblastoma tumor fraction, pseudoprogression, and radiation necrosis to predict survival. Neuro Oncol 2012; 14: 919-30.

21 Hygino da Cruz LC, Jr, Rodriguez I, Domingues RC, et al. Pseudoprogression and pseudoresponse: imaging challenges in the assessment of posttreatment glioma. AJNR Am J Neuroradiol 2011; 32: 1978-85.

22 Chinot OL, Macdonald DR, Abrey LE, et al. Response assessment criteria for glioblastoma: practical adaptation and implementation in clinical trials of antiangiogenic therapy. Curr Neurol Neurosci Rep 2013; 13: 347.

23 Lutz K, Radbruch A, Wiestler B, et al. Neuroradiological response criteria for high-grade gliomas. Clin Neuroradiol 2011; 21: 199-205.

24 Wen PY, Macdonald DR, Reardon DA, et al. Updated response assessment criteria for high-grade gliomas: response assessment in neuro-oncology working group. J Clin Oncol 2010; 28: 1963-72.

25 Hu LS, Baxter LC, Smith KA, et al. Relative cerebral blood volume values to differentiate high-grade glioma recurrence from posttreatment radiation effect: direct correlation between image-guided tissue histopathology and localized dynamic susceptibility-weighted contrast-enhanced perfusion MR imaging measurements. AJNR Am J Neuroradiol 2009; 30: 552-8.

26 Mullins ME, Barest GD, Schaefer PW, et al. Radiation necrosis versus glioma recurrence: conventional MR imaging clues to diagnosis. AJNR Am J Neuroradiol 2005; 26: 1967-72.

27 Tsien C, Galban CJ, Chenevert TL, et al. Parametric response map as an imaging biomarker to distinguish progression from pseudoprogression in high-grade glioma. J Clin Oncol 2010; 28: 2293-9.

28 Shah AH, Snelling B, Bregy A, et al. Discriminating radiation necrosis from tumor progression in gliomas: a systematic review what is the best imaging modality? J Neurooncol 2013; 112: 141-52.

29 Brandsma D, van den Bent MJ. Pseudoprogression and pseudoresponse in the treatment of gliomas. Curr Opin Neurol 2009; 22: 633-8.

30 Sundgren PC. MR spectroscopy in radiation injury. AJNR Am J Neuroradiol 2009; 30: 1469-76.

31 Mangla R, Singh G, Ziegelitz D, et al. Changes in relative cerebral blood volume 1 month after radiation-temozolomide therapy can help predict overall survival in patients with glioblastoma. Radiology 2010; 256: 575-84.

32 Aronen HJ, Gazit IE, Louis DN, et al. Cerebral blood volume maps of gliomas: comparison with tumor grade and histologic findings. Radiology 1994; 191: 41-51.

33 Ellingson BM, Zaw T, Cloughesy TF, et al. Comparison between intensity normalization techniques for dynamic susceptibility contrast (DSC)-MRI estimates of cerebral blood volume (CBV) in human gliomas. J Magn Reson Imaging 2012; 35:1472-7.

34 Padhani AR, Liu G, Koh DM, et al. Diffusion-weighted magnetic resonance imaging as a cancer biomarker: consensus and recommendations. Neoplasia 2009: 11:102-25.

35 Galban CJ, Chenevert TL, Meyer CR, et al. The parametric response map is an imaging biomarker for early cancer treatment outcome. Nat Med 2009; 15: 572-6.

36 Hamstra DA, Chenevert TL, Moffat BA, et al. Evaluation of the functional diffusion map as an early biomarker of time-to-progression and overall survival in high-grade glioma. Proc Natl Acad Sci USA 2005; 102: 16759-64.

37 Moffat BA, Chenevert TL, Lawrence TS, et al. Functional diffusion map: a noninvasive MRI biomarker for early stratification of clinical brain tumor response. Proc Natl Acad Sci USA 2005; 102: 5524-9.

38 Ellingson BM, Cloughesy TF, Zaw T, et al. Functional diffusion maps (fDMs) evaluated before and after radiochemotherapy predict progression-free and overall survival in newly diagnosed glioblastoma. Neuro Oncol 2012; 14: 333-43.

39 Ellingson BM, Malkin MG, Rand SD, et al. Validation of functional diffusion maps (fDMs) as a biomarker for human glioma cellularity. J Magn Reson Imaging 2010; 31: 538-48.

40 Oppenlander ME, Wolf AB, Snyder LA, et al. An extent of resection threshold for recurrent glioblastoma and its risk for neurological morbidity. J Neurosurg 2014; 120: 846-53.

41 Sanai N, Polley MY, McDermott MW, et al. An extent of resection threshold for newly diagnosed glioblastomas. J Neurosurg 2011; 115: 3-8.

42 Stupp R, Mason WP, van den Bent MJ, et al. Radiotherapy plus concomitant and adjuvant temozolomide for glioblastoma. N Engl J Med 2005; 352: 987-96.

43 Wen PY, Brandes AA. Treatment of recurrent high-grade gliomas. Curr Opin Neurol 2009; 22: 657-64.

44 Lacroix M, Abi-Said D, Fourney DR, et al. A multivariate analysis of 416 patients with glioblastoma multiforme: prognosis, extent of resection, and survival. J Neurosurg 001; 95: 190-98.

45 Sanai N, Berger MS. Glioma extent of resection and its impact on patient outcome. Neurosurgery 2008; 62: 753-64.

46 Barker FG, Chang SM, Gutin PH, et al. Survival and functional status after resection of recurrent glioblastoma multiforme. Neurosurgery 1998; 42: 709-20.

47 Bloch O, Han SJ, Cha S, et al. Impact of extent of resection for recurrent glioblastoma on overall survival: clinical article. J Neurosurg 2012; 117: 1032-8.

48 Butowski NA, Sneed PK, Chang SM. Diagnosis and treatment of recurrent high-grade astrocytoma. J Clin Oncol 2006; 24: 1273-80.

49 Chaichana KL, Zadnik P, Weingart JD, et al. Multiple resections for patients with glioblastoma: prolonging survival. J Neurosurg 2013; 118: 812-20.

50 Hervey-Jumper SL, Berger MS. Reoperation for recurrent high-grade glioma: a current perspective of the literature. Neurosurgery 2014; 75: 491-9.

51 Keles GE, Lamborn KR, Chang SM, et al. Volume of residual disease as a predictor of outcome in adult patients with recurrent supratentorial glioblastomas multiforme who are undergoing chemotherapy. J Neurosurg 2004; 100: 41-6.

52 Martino J, Taillandier L, Moritz-Gasser S, et al. Re-operation is a safe and effective therapeutic strategy in recurrent WHO grade II gliomas within eloquent areas. Acta Neurochir (Wien) 2009; 151: 427-36.

53 Ryken TC, Kalkanis SN, Buatti JM, et al. The role of cytoreductive surgery in the management of progressive glioblastoma : a systematic review and evidence-based clinical practice guideline. J Neurooncol 2014; 118: 479-88.

54 Park JK, Hodges T, Arko L, et al. Scale to predict survival after surgery for recurrent glioblastoma multiforme. J Clin Oncol 2010; 28: 3838-43.

55 Durmaz R, Erken S, Arslantas A, et al. Management of glioblastoma multiforme: with special reference to recurrence. Clin Neurol Neurosurg 1997; 99: 117-23.

56 Brada M, Hoang-Xuan K, Rampling R, et al. Multicenter phase II trial of temozolomide inpatients with glioblastoma multiforme at first relapse. Ann Oncol 2001; 12: 259-66.

57 Yung WK, Albright RE, Olson J, et al. A phase II study of temozolomide vs. procarbazine in patients with glioblastoma multiforme at first relapse. Br J Cancer 2000; 83: 588-93.

58 Chen C, Xu T, Lu Y, Chen J, Wu S. The efficacy of temozolomide for recurrent glioblastoma multiforme. Eur J Neurol 2013; 20: 223-30.

59 Chen J, Xu T. Recent therapeutic advances and insights of recurrent glioblastoma multiforme. Front Biosci (Landmark Ed) 2013; 18: 676-84.

60 Brandes AA, Ermani M, Basso U, et al. Temozolomide as a second-line systemic regimen in recurrent high-grade glioma: a phase II study. Ann Oncol 2001; 12: 255-7.

61 Chang SM, Theodosopoulos P, Lamborn K, et al. Temozolomide in the treatment of recurrent malignant glioma. Cancer 2004; 100: 605-11.

62 Khan RB, Raizer JJ, Malkin MG, et al. A phase II study of extended low-dose temozolomide in recurrent malignant gliomas. Neuro Oncol 2002; 4:39-43.

63 Kong DS, Lee JI, Kim JH, et al. Phase II trial of low-dose continuous (metronomic) treatment of temozolomide for recurrent glioblastoma. Neuro Oncol 2010; 12: 289-96.

64 Wick A, Felsberg J, Steinbach JP, et al. Efficacy and tolerability of temozolomide in an alternating weekly regimen in patients with recurrent glioma. J Clin Oncol 2007; 25: 3357-61.

65 Perry JR, Belanger K, Mason WP, et al. Phase II trial of continuous dose-intense temozolomide in recurrent malignant glioma: RESCUE study. J Clin Oncol 2010; 28: 2051-7.

66 Weller M, Stupp R, Reifenberger G, et al. MGMT promoter methylation in malignant gliomas: ready for personalized medicine? Nat Rev Neurol 2010; 6: 39-51.

67 Hegi ME, Diserens AC, Gorlia T, et al. MGMT gene silencing and benefit from temozolomide in glioblastoma. N Engl J Med 2005; 352: 997-1003.

68 Vlassenbroeck I, Califice S, Diserens AC, et al. Validation of real-time methylation-specific PCR to determine O6-methylguanine-DNA methyltransferase gene promoter methylation in glioma. JMol Diagn 2008; 10: 332-7.

69 Felsberg J, Thon N, Eigenbrod S, et al. Promoter methylation and expression of MGMT and the DNA mismatch repair genes MLH1, MSH2, MSH6 and PMS2 in paired primary and recurrent glioblastomas. Int J Cancer 2011; 129: 659-70.

70 Weller M, Cloughesy T, Perry JR, et al. Standars of care for treatment of recurrent glioblastoma-are we there yet?. Neuro Oncol 2013; 15: 4-27.

71 Metellus P, Coulibaly B, Nanni I, et al. Prognostic impact of O6-methylguanine-DNA methyltransferase silencing in patients with recurrent glioblastoma multiforme who undergo surgery and carmustine wafer implantation: a prospective patient cohort. Cancer 2009; 115: 4783-94.

72 Brandes AA, Tosoni A, Cavallo G, et al. Temozolomide 3 weeks on and 1 week off as first-linetherapy for recurrent glioblastoma: phase II study from gruppo italiano cooperativo di neuro-oncologia (GICNO). Br J Cancer 2006; 95: 1155-60.

73 Beal K, Abrey LE, Gutin PH. Antiangiogenic agents in the treatment of recurrent or newly diagnosed glioblastoma analysis of single-agent and combined modality approaches. Radiat Oncol 2011; 6: 2.

74 Chamberlain MC, Johnston SK. Salvage therapy with single agent bevacizumab for recurrent glioblastoma. J Neurooncol 2010; 96: 259-69.

75 Friedman HS, Prados MD, Wen PY, et al. Bevacizumab alone and in combination with irinotecan in recurrent glioblastoma. J Clin Oncol 2009; 27: 4733-40.

76 Raizer JJ, Grimm S, Chamberlain MC, et al. A phase 2 trial of single-agent bevacizumab given in an every-3-week schedule for patients with recurrent high-grade gliomas. Cancer 2010; 116: 5297-305.

77 Wong ET, Gautam S, Malchow C, et al. Bevacizumab for recurrent glioblastoma multiforme: a meta-analysis. J Natl Compr Canc Netw 2011; 9: 403-7.

78 Batchelor TT, Duda DG, di Tomaso E, et al. Phase II study of cediranib, an oral pan-vascular endothelial growth factor receptor tyrosine kinase inhibitor, in patients with recurrent glioblastoma. J Clin Oncol 2010; 28: 2817-23.

79 Reardon DA, Fink KL, Mikkelsen T, et al. Randomized phase II study of cilengitide, an integrin-targeting arginine-glycine-aspartic acid peptide, in recurrent glioblastoma multiforme. J Clin Oncol 2008; 26: 5610-7.

80 Gaviani P, Salmaggi A, Silvani A. Combined chemotherapy with temozolomide and fotemustine in recurrent glioblastoma patients. J Neurooncol 2011; 104: 617-8.

81 Reardon DA, Vredenburgh JJ, Desjardins A, et al. Effect of CYP3A-inducing anti-epileptics on sorafenib exposure: results of a phase II study of sorafenib plus daily temozolomide in adults with recurrent glioblastoma. J Neurooncol 2011; 101: 57-66.

82 Reardon DA, Nabors LB, Mason WP, et al. Phase I/randomized phase II study of afatinib, an irreversible ErbB family blocker, with or without protracted temozolomide in adults with recurrent glioblastoma. Neuro Oncol 2015; 17(3): 430-9.

83 Hasselbalch B, Lassen U, Hansen S, et al. Cetuximab, bevacizumab, and irinotecan for patients with primary glioblastoma and progression after radiation therapy and temozolomide: a phase II trial. Neuro Oncol 2010; 12: 508-16.

84 Reardon DA, Desjardins A, Vredenburgh JJ, et al. Metronomic chemotherapy with daily, oral etoposide plus

bevacizumab for recurrent malignant glioma: a phase II study. Br J Cancer 2009; 101: 1986-94.
85 Yin AA, Cheng JX, Zhang X, et al. The treatment of glioblastomas: a systematic update on clinical Phase III trials. Crit Rev Oncol Hematol 2013; 87: 265-82.
86 Elaimy AL, Mackay AR, Lamoreaux WT, et al. Clinical outcomes of gamma knife radiosurgery in the salvage treatment of patients with recurrent high-grade glioma. World Neurosurg 2013; 80: 872-78.
87 Romanelli P, Conti A, Pontoriero A, et al. Role of stereotactic radiosurgery and fractionated stereotactic radiotherapy for the treatment of recurrent glioblastoma multiforme. Neurosurg Focus 2009; 27: 8.
88 Combs SE, Thilmann C, Edler L, et al. Efficacy of fractionated stereotactic reirradiation in recurrent gliomas: long-term results in 172 patients treated in a single institution. J Clin Oncol 2005; 23: 8863-9.
89 Dhermain F, de Crevoisier R, Parker F, et al. Role of radiotherapy in recurrent gliomas. Bul Cancer 2004; 91: 883-9.
90 Juratli TA, Schackert G, Krex D. Current status of local therapy in malignant gliomas--a clinical review of three selected approaches. Pharmacol Ther 2013; 139: 341-58.
91 Combs SE, Debus J, Schulz-Ertner D. Radiotherapeutic alternatives for previously irradiated recurrent gliomas. BMC Cancer 2007; 7: 167.
92 Niyazi M, Siefert A, Schwarz SB, et al. Therapeutic options for recurrent malignant glioma. Radiother Oncol 2011; 98: 1-14.
93 Hsieh PC, Chandler JP, Bhangoo S, et al: Adjuvant gamma knife stereotactic radiosurgery at the time of tumor progression potentially improves survival for patients with glioblastoma multiforme. Neurosurgery 2005; 57: 684-92.
94 Larson DA, Prados M, Lamborn KR, et al. Phase II study of high central dose Gamma Knife radiosurgery and marimastat in patients with recurrent malignant glioma. Int J Radiat Oncol Biol Phys 2002; 54: 1397-404.
95 Kong DS, Lee JI, Park K, et al. Efficacy of stereotactic radiosurgery as a salvage treatment for recurrent malignant gliomas. Cancer 2008; 112: 2046-51.
96 Shrieve DC, Alexander E, Wen PY, et al: Comparison of stereotactic radiosurgery and brachytherapy in the treatment of recurrent glioblastoma multiforme. Neurosurgery 1995; 36: 275-82.
97 Combs SE, Widmer V, Thilmann C, et al. Stereotactic radiosurgery (SRS): treatment option for recurrent glioblastoma multiforme (GBM). Cancer 2005; 104: 2168-73.
98 Fokas E, Wacker U, Gross MW, et al. Hypofractionated stereotactic reirradiation of recurrent glioblastomas : a beneficial treatment option after high-dose radiotherapy? Strahlenther Onkol 2009; 185: 235-40.
99 Cho KH, Hall WA, Gerbi BJ, et al. Single dose versus fractionated stereotactic radiotherapy for recurrent high-grade gliomas. Int J Radiat Oncol Biol Phys 1999; 45: 1133-41.
100 Skeie BS, Enger PO, Brogger J, et al. gamma knife surgery versus reoperation for recurrent glioblastoma multiforme. World Neurosurg 2012; 78: 658-69.
101 van den Bent MJ, Afra D, de Witte O, et al: Long-term efficacy of early versus delayed radiotherapy for low-grade astrocytoma and oligodendroglioma in adults: the EORTC 22845 randomised trial. Lancet 2005; 366: 985-90.
102 Hanzely Z, Polgar C, Fodor J, et al. Role of early radiotherapy in the treatment of supratentorial WHO Grade II astrocytomas: long-term results of 97 patients. J Neurooncol 2003; 63: 305-12.
103 DiBiase SJ, Kwok Y, Yovino S, et al. Factors predicting local tumor control after gamma knife stereotactic radiosurgery for benign intracranial meningiomas. Int J Radiat Oncol Biol Phys 2004; 60: 1515-9.
104 Kondziolka D, Levy EI, Niranjan A, et al. Long-term outcomes after meningioma radiosurgery: physician and patient perspectives. J Neurosurg 1999; 91: 44-50.
105 Larson DA, Gutin PH, McDermott M, et al. Gamma knife for glioma: selection factors and survival. Int J Radiat Oncol Biol Phys 1996; 36: 1045-53.
106 Pouratian N, Crowley RW, Sherman JH, et al. Gamma Knife radiosurgery after radiation therapy as an adjunctive treatment for glioblastoma. J Neurooncol 2009; 94: 409-18.

Reconocimiento: Expresamos nuestro agradecimiento a la Dra. Katherine Mullen del Departamento de Radiología del Hospital Brigham and Women, por su ayuda con las imágenes de RM de perfusión.

21

Trastornos clínicos frecuentes en pacientes neuroquirúrgicos

Cintia Lorena Giménez • Damián E. Zopatti

Introducción

Las situaciones clínicas que pueden presentarse en pacientes con una lesión expansiva cerebral son frecuentes. Estas alteraciones se desarrollan a partir de los antecedentes del paciente que puede tener anomalías que se exacerben en los momentos de estrés quirúrgico, como también por complicaciones derivadas de la intervención quirúrgica, de la internación o de los posibles tratamientos adyuvantes.

Tal vez sea el paciente neuroquirúrgico un exponente crucial de situaciones fisiopatológicas, debido a la especial patología cerebral que lo afecta. La propia enfermedad orgánica y el órgano afectado ubican a este paciente dentro de una población vulnerable a situaciones clínicas especiales.

El cerebro no solo es el órgano funcional que permite una adecuada conexión con el medio, sino que sus funciones son innumerables. El sistema nervioso central (SNC) interviene en numerosos ejes sensitivos y motores como también hormonales. De hecho el actual estudio de la fisiología del sistema nervioso se define como neuroinmunoendocrinología, lo cual muestra la importancia de cada función relacionada con el cerebro. Si bien puede ser posible que muchas de las complicaciones clínicas escapen al manejo del médico neurocirujano, es este quien debe en principio detectarlas y dar la voz de alarma para luego actuar en conjunto con otras especialidades médicas, pero sin dejar de ser el protagonista de las decisiones.

Son numerosas las situaciones clínicas a las que el neurocirujano y el paciente están expuestos tanto en el seguimiento ambulatorio preoperatorio y posoperatorio, como en la internación. Estos cuadros clínicos pueden empañar el correcto tratamiento quirúrgico si no son detectadas y corregidas a tiempo. En esta sección se mencionan algunas situaciones frecuentes y su objetivo es aportar los principales datos para poder iniciar una correcta aproximación de la terapéutica que deberá seguirse.

Trastornos de la osmolalidad, agua y sodio

El sodio es el principal ion del espacio extracelular (entre el 85% y el 95% del sodio corporal total) mientras que el potasio predomina en el espacio intracelular. Esta concentración elevada de sodio en el espacio extracelular se mantiene gracias al transporte activo de la bomba sodio potasio. La concentración de solutos o de partículas que contiene un líquido se denomina "osmolalidad" y se expresa en mOsm/kg. La osmolalidad normal del plasma es de 280 mOsm/kg a 290 mOsm/kg. Esta osmolalidad se mantiene en valores normales gracias al equilibrio entre la ingesta y la eliminación de agua y sal. Las alteraciones en la homeostasis hídrica dan lugar a alteraciones como hiponatremia o hipernatremia.

La hormona antidiurética (ADH) es sintetizada por los núcleos supraópticos y paraventriculares del hipotálamo y secretado por el lóbulo posterior de la hipófisis. El efecto final de esta hormona se lleva a cabo en los conductos colectores renales y es estimular la reabsorción de agua. Otros factores independientes de la tonicidad plasmática involucrados en la liberación de la ADH son el volumen arterial efectivo (o volumen plasmático), las náuseas, el dolor, el estrés, la hipoglucemia, embarazo y un importante número de fármacos[1] entre los que se incluyen derivados opioides, antineuríticos, antidepresivos y anticonvulsivos usados muy frecuentemente en los pacientes neuroquirúrgicos. Por otro lado, el sistema renal renina-angiotensina-aldosterona se activa principalmente ante situaciones de hipovolemia y da como resultado mayor reabsorción de sodio.

Hiponatremia

Es definida como la concentración plasmática de sodio menor de 135 meq/L (mmos/L). La mayoría de las causas de hiponatremia conllevan un descenso de la osmolalidad plasmática.[1]

Clínica de la hiponatremia

La presentación clínica de la hiponatremia es fundamentalmente neurológica y se caracteriza por cambios en la conducta, hiporreactividad, somnolencia y estupor. Puede, además, facilitar la aparición de convulsiones. Las cefaleas, náuseas y los vómitos pueden preceder a estas manifestaciones neurológicas. Un signo clínico evidente puede ser la disminución de los reflejos profundos osteotendinosos. La presencia de edemas hace pensar en causas renales, cardiogénica, hepática o iatrogénica asociado al uso de soluciones parenterales.

El síndrome de secreción inadecuada de hormona antidiurética (SIHAD) y el síndrome perdedor de sal cerebral (SPSC) representan entidades clínicas de muy frecuente presentación en la práctica neuroquirúrgica. Los criterios diagnósticos del SIHAD y del SPSC incluyen hiponatremia hipoosmolar, osmolaridad urinaria inapropiadamente alta (mayor que la plasmática y confirmatoria si fuese mayor a 100 mOsm/kg), ausencia de edemas, ausencia de trastornos renales, suprarrenales o tiroideos.

Es una posible diferencia entre ambos el estado de la volemia, ya que se cree que se encuentra normal o elevada en el SIHAD y disminuida en el SPSC.[2-5]

Tratamiento de la hiponatremia

La corrección de los niveles de sodio se debe realizar de forma lenta. Cambios precipitados en los niveles plasmáticos de sodio pueden traer como consecuencias lesiones celulares principalmente en el SNC. La mielinólisis central pontina, llamada también "síndrome de desmielinización osmótica "es una afección que se observa ante cambios abruptos del nivel de sodio y, muchas veces, es de origen iatrogénico. Se caracteriza por la reaparición de síntomas y signos deficitarios neurológicos luego de una mejoría inicial como estupor o coma, y aparecen esta vez parálisis seudobulbar, tetraplejia o síndrome de enclaustramiento, en muchos casos con resultado fatal. Con respecto a la corrección de los niveles de sodio se recomiendan cambios que no excedan los 10 meq en 24 h.

La forma de tratamiento dependerá de la causa de la hiponatremia y del estado del paciente. Se aconseja el aporte de sodio en forma parenteral con soluciones hipertónicas en los casos en los cuales la hiponatremia sea sintomática. Ante esta situación se debe incrementar el nivel plasmático de sodio con la administración de suero hipertónico al 3%. En la práctica neurológica diaria, puede ser útil consultar las formas de corrección de sodio a un facultativo internista con el fin de disminuir los riesgos.

El tratamiento inicial del SIHAD es la restricción hídrica (800-1000 mL diarios de líquidos incluidos los aportes de las comidas y colaciones). En ocasiones, se puede asociar el uso de diuréticos de asa (furosemida) si la restricción hídrica no es suficiente. La demeclociclina interactúa con la ADH en los riñones y produce una diabetes insípida neurogénica reversible. La dosis recomendada es de 600 mg/día a 1200 mg/día y su inicio de acción es lento. Existen fármacos análogos de la ADH en etapa experimental con función antagonista del receptor. El tratamiento del SPSC incluye la hidratación con solución salina fisiológica con la opción de incluir dieta con sal.[4-6]

Diabetes insípida

Fisiología de la hormona antidiurética

La neurohipófisis produce vasopresina (AVP) o ADH y la oxitocina. La ADH se sintetiza en las células neurosecretoras ubicadas en el núcleo supraóptico y paraventricular del hipotálamo, cuyas terminaciones nerviosas atraviesan el infundíbulo y el tallo hipofisario y llegan así al lóbulo posterior de la hipófisis. Su liberación es pulsátil, con ciclo circadiano, el cual presenta su pico durante la noche. La acción más importante de la ADH es mantener una cantidad adecuada de agua corporal mediante la capacidad de permitir la formación de orinas hipertónicas al aumentar la permeabilidad al agua en el túbulo contorneado distal y túbulo colector de la nefrona.

La osmolaridad plasmática y el volumen plasmático son los principales factores que intervienen en su liberación.

Diabetes insípida central

La diabetes insípida central (DIC) es el síndrome resultante de la alteración de la conservación corporal de agua, como consecuencia de una deficiencia en la secreción de la ADH. La DIC se debe a una deficiencia o ausencia en la secreción de ADH frente a estímulos osmóticos y no osmóticos. Se caracteriza por la eliminación de grandes volúmenes de agua a través de la excreción de orinas diluidas e hipotónicas. Generalmente se debe a la destrucción o pérdida de las neuronas localizadas en la neurohipófisis.

La DIC es un trastorno frecuente en pacientes sometidos a una cirugía transepto esfenoidal en la exéresis de tumores celares como los pituicitomas, que son tumores gliales primarios raros dela neurohipófisis o del tallo hipofisario del adulto. Estos tumores pueden ser fácilmente confundidos con adenomas hipofisarios, meningiomas o craneofaringiomas, debido a su ubicación en la silla turca y la región supraselar. Los pituicitomas tienen la característica de producir mayor sangrado posoperatorio que los adenomas.[7-9]

Etiología de la DIC

- Tumores hipofisarios o hipotalámicos (pituicitomas, gliomas, craneofaringiomas).
- Cirugía hipofisaria o hipotalámica.
- Traumatismos de cráneo graves.
- Causas vasculares (apoplejía hipofisaria, síndrome de Seehan, púrpura trombótica trombocitopénica, aneurisma de carótida interna, crisis de células falciformes, hemorragia subaracnoidea).
- Radioterapia.
- Infecciones (tuberculosis, meningoencefalitis, micosis, sífilis).
- Otras: granulomatosis como sarcoidosis.

Clínica de la DIC

La DIC se caracteriza por la presencia de poliuria hipotónica, que consiste en laeliminación de grandes volúmenes de orina, diluidas y sin sabor (insípida).

La polidipsia es un mecanismo compensador de la poliuria que frecuentemente se presenta.

No son frecuentes los signos clínicos de deshidratación si la ingesta de líquidos es la adecuada. Por el contrario, si se encuentra afectado el mecanismo de la sed, los pacientes presentarán signos de deshidratación con hipernatremia.

Clínica de DIC en pacientes posneuroquirúrgicos

Luego de cirugías que afecten el área hipotálamo-hipofisaria o traumatismos craneoencefálicos, la DIC puede presentarse de tres maneras:

- Transitoria: Es la más frecuente (50%-60% de los casos). Aparece durante las primeras 24 horas tras la cirugía y cede espontáneamente luego de algunos días. Esto sucede en la cirugía transeptoesfenoidal de tumores intraselares.
- Permanente: Se manifiesta de forma brusca y se debe al daño producido sobre el tallo hipofisario, el hipotálamo o por cirugías de macroadenomas hipofisarios con extensión supraselar.
- Trifásica: Provocada por la sección completa del tallo hipofisario.

La DIC trifásica, se caracteriza por evolucionar en tres etapas bien definidas y clínicamente diferentes. La primera fase, también llamada fase diurética, comienza a las 24 h luego de la cirugía y perdura hasta cinco o seis días y se atribuye al daño axonal acompañado de la incapacidad para liberar ADH al torrente sanguíneo. El paciente presenta poliuria, orinas diluidas e hipotónicas. En una segunda etapa, llamada fase antidiurética, se observa una elevada concentración plasmática de ADH, la neurohipófisis libera en forma no controlada ADH, debido al proceso degenerativo axonal. Esta etapa dura aproximadamente de seis a doce días. En esta etapa, se debe suprimir la administración de grandes volúmenes de líquido hipotónico, de lo contrario el paciente presentará signos de hiponatremia. La tercera y última etapa, de retorno a la diabetes insípida, la cual puede ser parcial, permanente o poco sintomática según la proximidad de la lesión al cuerpo neuronal.

Diagnóstico

Para el diagnóstico de diabetes insípida se deben descartar las causas de poliuria osmótica (hiperglucemia, hipercalcemia, uso de manitol). La historia clínica y los valores de laboratorio de los parámetros citados anteriormente son fundamentales para investigar la etiología de la poliuria-polidipsia. El comienzo súbito sugiere una diabetes insípida central, en especial luego de cirugías o traumatismos del área hipotálamo-hipofisiaria. Cuando el comienzo es más gradual, se sospechará de diabetes insípida neurogénica o una polidipsia primaria (Tabla 21.1).

Las pruebas necesarias para llegar al diagnóstico son (*v.* valores de referencia en la Tabla 21.2) determinación de osmolalidad plasmática, determinación de Na

Tabla 21.1 Cuadro comparativo de valores del metabolismo hídrico en la DIC

	Normal	DIC	DIN	Polidipsia primaria
Sodio plasmático (mEq/L)	Normal	Aumentada	Aumentada	Disminuida
Osmolalidad plasmática (mOsmol/kg)	Normal	Aumentada	Aumentada	Disminuida
Osmolalidad urinaria (mOsmol/kg)	Normal	Disminuida	Disminuida	Disminuida
Densidad urinaria	Normal	Disminuida	Disminuida	Disminuida
Diuresis	Normal	Aumentada	Aumentada	Aumentada
Osmolalidad urinaria luego de restricción de líquido	> 750	< 300	< 300	300-750
Osmolalidad urinaria luego de la administración de ADH	>750	> 750	< 300	< 750
ADH plasmática (pg/L)	Normal	Disminuida o nula	Normal o aumentada	Disminuida

ADH: hormona antidiurética, DIC: diabetes insípida central, DIN: diabetes insípida neurogénica.

Tabla 21.2 Valores de algunos parámetros del medio interno

Paramétro de laboratorio	Valores referencia
Sodio plasmático	(136-145) mEq/L
Osmolalidad plasmática	(280-295) mOsmol/Kg
Densidad urinaria	(1015-1025 gr/L)
Osmolalidad urinaria	50-1300 mOsmol/Kg
Hormona antidiurética o vasopresina	(1-5) pg/mL

plasmático, determinación de osmolalidad urinaria, determinación de densidad urinaria, determinación de la diuresis, medición de ADH, prueba de deprivación del agua o prueba de Miller.

Tratamiento

El tratamiento más idóneo de la DIC es la vasopresina o su análogo desmopresina (con menores efectos adversos y mayor vida media). Aunque las vías de administración pueden ser variadas, la forma intranasal es la recomendada.

Las dosis y vías de administración recomendadas son las siguientes:

- Nasal: 0,05-0,1 mL cada 12-24 h. Se recomienda el inicio nocturno.
- Oral: 0,05 mg cada 12 h inicialmente y se va incrementando hasta un máximo de 0,4 mg cada 8 h.
- Parenteral: 1 a 4 microgramos cada 12-24 h (subcutáneo, endovenoso o intramuscular). Los efectos adversos posibles incluyen hiponatremia y estados de depresión o ansiedad. La eritromelalgia es menos frecuente.

En algunos casos de DIC parcial puede resultar eficaz la administración de fármacos que estimulen la secreción de vasopresina o que potencien su efecto en el riñón. Por ejemplo, lorpropramida, clofibrato, carbamazepina y los AINE (principalmente la indometacina 100-150 mg diarios).[1] Los diuréticos tiazídicos, como la hidroclorotiazida (50-100 mg diarios) muestran beneficios al reducir, a mediano plazo, el volumen de agua excretada. En contraposición, los corticoides pueden aumentar la eliminación renal de agua, lo que empeora la situación. La desmopresina se puede utilizar en forma nasal, oral o parenteral.

Corticosteroides

Estos agentes, en su mayor parte sintéticos, son utilizados ampliamente en los pacientes neuroquirúrgicos aprovechando los efectos antiinflamatorios y antiedematosos. El uso de los corticosteroides en los paciente neuroquirúrgicos puede ser prolongado. Una vez superado un tiempo corto de dos semanas, pueden manifestarse los efectos indeseados. Existen diferentes tipos de esteroides, los cuales suelen clasificarse en base a la potencia y al efecto mineralocorticoide, esto es, a la posibilidad de retener sodio y agua (Tabla 21.3).

Tabla 21.3 Comparativo de diferentes corticosteroides

Droga	Potencia anti-inflamatoria	Equivalencia de dosis (mg)	Retención de sodio	Vida media biológica (horas)
Acción breve				
Hidrocortisona	1	20	2+	8-12
Cortisona	0,8	25	2+	8-12
Prednisona	4	5	1+	12-36
Prednisolona	4	5	1+	12-36
Metilprednisolona	5	4	0	12-36
Triamcinolona	5	4	0	12-36
Deflazacort		6 -7,5	0	12-36
Acción prolongada				
Betametasona	20-30	0,6	0	36-54
Dexametasona	20-30	0,75	0	36-54

La dexametasona es el corticosteroide más utilizado en neurocirugía. Se lo utiliza con el fin de disminuir el edema que generan los tumores de alto grado de malignidad. Carece casi por completo de la propiedad de conservación de sales, que es una cualidad característica de la hidrocortisona, así como de sus derivados íntimamente relacionados.

Reacciones adversas

Debe tenerse en cuenta el riesgo de que se produzcan reacciones adversas tanto sistémicas como locales, según la duración del tratamiento, la dosis y con la frecuencia de la administración. Los efectos más notorios son sobre el aparato cardiovascular, SNC, aparato digestivo, sistema endocrino, sistema inmunológico, esqueleto y piel.

Recomendaciones

Existen algunas recomendaciones con el propósito de disminuir las posibles complicaciones producidas por el uso de corticosteroides. El uso de un inhibidor de la bomba de protones, una vez al día, disminuye la incidencia de úlcera péptica, en especial si se utilizan conjuntamente corticosteroides y antiinflamatorios no esteroideos. El control glucémico intensivo y diario en pacientes diabéticos puede diagnosticar a tiempo una posible hiperglucemia. La administración de isoniazida 300 mg diarios en adultos tratados con esteroides por tiempo prolongado (dosis equivalente a 15 mg o más de prednisona diaria por más de treinta días) busca disminuir la posibilidad de infección por *Mycobacterium tuberculosis*, en especial en Sudamérica. El consumo de calcio y vitamina D puede prevenir la osteopenia producida por el tratamiento prolongado con esteroides. Al momento de suspender el uso de corticosteroides y, si el tratamiento fue mayor de tres semanas, es conveniente realizar un descenso paulatino de la dosis para evitar el riesgo de insuficiencia suprarrenal.

Alteraciones de la glucemia

Los niveles plasmáticos de glucosa pueden encontrarse alterados y con tendencia a la hiperglucemia o hipoglucemia en los pacientes con un tumor cerebral. Los factores desencadenantes de dicha situación son numerosos: El antecedente de diabetes, la hiperglucemia del estrés, que se define como la elevación de la glucemia en presencia de enfermedad aguda y que se produce por la liberación de hormonas de estrés (catecolaminas y cortisol y glucagón), el uso de medicamentos, como glucocorticoides, utilizados para el tratamiento del edema vasogénico (v. efectos de los esteroides exógenos), la liberación de mediadores de inflamación en caso de trauma quirúrgico, el uso de anestesia general también lleva a un estado de hiperglucemia, sobre todo con fármacos como halotano, isoflurano y enflurano.[10]

Todos estos factores inhiben la liberación y la acción de la insulina. Además, es frecuente en pacientes internados el uso de planes de hidratación que incluyen glucosa o dextrosa.[11] Como contrapartida, la hipoglucemia se ve favorecida por el ayuno prequirúrgico, el uso de insulina y la presencia de insuficiencia renal y hepática.

Existe cierta controversia en el valor correcto de glucemia en el que se debe incluir a los pacientes neuroquirúrgicos. Son conocidas las complicaciones metabólicas y no metabólicas relacionadas con la hiperglucemia. Se pueden citar algunas como deshidratación, cetoacidosis diabética y síndrome hiperosmolar, alteración electrolítica, disfunción inmunológica, alteración en la función leucocitaria, inactivación de inmunoglobulinas, alteración del complemento, incremento de colagenasa y alteración de la cicatrización.[12]

Es importante también definir si el paciente se encuentra internado en la sala general, en terapia intensiva o es ambulatorio, ya que los controles y los tratamientos pueden ser diferentes.

Las cirugías en los pacientes diabéticos (en contraposición con los pacientes no diabéticos) se asocian con mayor tasa de infección, alteración en la cicatrización de heridas, prolongación de la internación, mayor morbilidad y mortalidad. En un total de 1500 pacientes Furnary y cols.[13] encontraron que en los pacientes con niveles de glucosa superiores a 200 mg/dL, a las 48 h de la cirugía tenían un riesgo 2,2 veces mayor de desarrollar complicaciones infecciosas en la herida quirúrgica que los pacientes con niveles de glucosa de menos de 200 mg/dL. El control de la hiperglucemia de estos pacientes con insulina endovenosa causó una reducción del 66% de esta complicación grave a una tasa similar a la de sujetos no diabéticos.

El tiempo de internación suele prolongarse del 30% al 50% en los pacientes diabéticos en comparación con la población sin diabetes. Por cada 50 mg/dL por encima de una glucemia de 150 mg/dL en los primeros tres días posoperatorio, el tiempo de internación aumenta en promedio un día.[13] Es clara la elevación de la mortalidad asociada a eventos cardíacos y no cardíacos en el posoperatorio en los pacientes con hiperglucemia.

Existen numerosos estudios que intentaron definir los niveles óptimos de la glucemia en pacientes críticos en terapia intensiva. Muchos de estos estudios demostraron menor tasa de complicaciones, tanto infecciosas[14] como no infecciosas. También demostraron que disminuye la mortalidad en los pacientes con estricto control glucémico manteniendo glucemias por debajo de 110 mg/dL. No obstante, la mayor parte de estos estudios fueron realizados en poblaciones críticas generales en las cuales los pacientes neuroquirúrgicos representaban escaso porcentual. Otros estudios pudieron demostrar la conveniencia de la normoglucemia en pacientes con ACV, lesión cerebral traumática y en hemorragia subaracnoidea. Sin embargo, no hay estudios prospectivos, aleatorizados y controlados en los cuales se pueda demostrar la menor sobrevida de los pacientes con tumores cerebrales e hiperglucemia. Se agrega a ello que sigue habiendo grandes dudas sobre los niveles óptimos de glucemia en pacientes en terapia intensiva. Sería recomendable mantener glucemias lo más cercanas a la normalidad, entendiendo por ello un valor máximo aceptado de 110 mg/dL. El rango objetivo es de 80 mg/dL a 110 mg/dL (4,4 a 6,1 mmol por litro).[11] Pero debe destacarse que también se han observado complicaciones por hipoglucemias siguiendo algoritmos rígidos, por lo cual algunos algoritmos recomiendan niveles más elevados de glucemias hasta 180 mg/dL.

Se recomienda realizar el control glucémico posquirúrgico cada 1 h a 4 h.[15] Los objetivos glucémicos son preoperatorio < 200/dL, intraoperatorio < 200/dL, posoperatorio < 150/dL, nivel mínimo deseable 110 mg/dL.[16]

En el paciente internado en la sala general, se utilizan tablas de corrección con insulina corriente de aplicación subcutánea, pero en las terapias intensivas suelen utilizarse infusiones continuas de insulina en forma parenteral según tablas específicas. Los niveles de glucemia recomendados antes de las comidas es de 90 mg/dL a 150 mg/dL para la mayoría de los pacientes.[17]

Con respecto al paciente ambulatorio, puede ser necesaria la consulta con el especialista diabetólogo con el fin de evaluar el esquema terapéutico más adecuado a su situación.

Manejo preoperatorio

Los pacientes diabéticos deberían admitirse a la internación 48 h antes de la fecha quirúrgica para realizar un adecuado control metabólico que incluye la medición de glucemia, hemoglobina glicosilada y función renal. El adecuado control cardiológico previo es importante sobre la base del riesgo elevado de infarto de miocardio secundario a la presencia de microangiopatía.[18]

Los hipoglucemiantes orales deben ser suspendidos en un lapso de tiempo anterior a la cirugía que depende específicamente del tipo de medicamento, pero que, por lo general, oscila entre 12 h y 48 h antes. En tanto que el reinicio de dicha medicación suele realizarse cuando el enfermo ingiere la primera dieta. La dosis de insulina basal que recibe diariamente el paciente debe reducirse de acuerdo con el tipo de insulina. De forma general, se recomienda un descenso de 30% a 35% de la dosis.[15]

Trombosis venosa profunda (TVP) y uso de heparinas

Existen diferentes clasificaciones que diferencian el riesgo de desarrollar enfermedad tromboembólica venosa (ETV). Este riesgo se suele dividir en bajo, moderado o alto. En términos generales, los pacientes neuroquirúrgicos ingresan en la categoría de alto riesgo. Esto los incluye para la realización de una profilaxis antitrombótica. La estasis venosa desencadena una serie de factores que predisponen a la generación de trombosis del sistema venoso. La bomba muscular de los miembros inferiores (principalmente músculos gemelares) participa activamente en el flujo venoso ascendente al realizar compresiones periódicas que se generan con la actividad muscular, sobre todo al caminar.

Además de la falta de movimiento y de contracción muscular, se agregan factores de riesgo para la generación de ETV en los pacientes con patología tumoral cerebral. De esta manera, existen ciertas medidas tendientes a la prevención de dicha patología en este tipo de población susceptible.

Los pacientes con neoplasia cerebral tienen mayor riesgo de trombosis, debido a factores como la propia actividad protrombótica del cáncer, la terapia hormonal, al tratamiento con inhibidores de la angiogénesis, la radioterapia, al uso prolongado de catéteres centrales y al reposo prolongado. A su vez, también existe un mayor riesgo de sangrado, debido al uso de fármacos antitrombóticos, a la disfunción hepática o renal relacionada con la quimioterapia, plaquetopenia y al propio tratamiento quirúrgico.

Con respecto al método de prevención de TVP, existen algunas estrategias sugeridas como el uso de heparinas fraccionadas y de bajo peso molecular, la utilización de compresión neumática intermitente gemelar y el uso de medias de compresión. Sin embargo, el uso de heparina parece ser el método más seguro tendiente a la prevención de la TVP.[20-22] Esta situación podría ser dada en parte a la falta conocimiento del personal en la preparación y el control adecuado del funcionamiento apropiado de los sistemas de compresión.

Es importante la interacción con el médico hematólogo con el fin de conocer la relación riesgo/beneficio de trombosis y de sangrado para planificar correctamente el tiempo en el cual se debe suspender o iniciar la terapia antitrombótica. El tiempo de suspensión del tratamiento antitrombótico o anticoagulante antes de la cirugía como así también la incorporación del tratamiento dependerá de factores, como el tipo de fármaco utilizado y el tipo de procedimiento. La enfermedad tromboembólica venosa es una complicación potencialmente mortal de la neurocirugía (prevalencia 15%-40%).[21] El riesgo de embolia pulmonar en pacientes neuroquirúrgicos ha llegado a ser tan alto como 5%, con una tasa de mortalidad que van desde el 9% al 50% en los pacientes neuroquirúrgicos que la padecen.[19]

La neurocirugía es un entorno clínico de alto riesgo para el desarrollo de la ETV, que, sin duda, requiere una profilaxis eficaz. La heparina se utiliza ampliamente en la profilaxis del ETV en entornos clínicos. Sin embargo, se utiliza poco en pacientes neuroquirúrgicos, debido al temor de las consecuencias potenciales de sangrado en

Tabla 21.4 Distintos tipos de heparina subcutánea con dosis e intervalos

Tipo de heparina	Dosis diaria
Heparina sódica	5000 U cada 8-12 h (*)
Heparina cálcica	5000 U cada 8-12 h (**)
Heparinas de bajo peso molecular: BPM	
▪ Enoxaparina	0,4 mL sc/día (40 mg)
▪ Fraxiparina(nodraparina cálcica)	0,4 mL sc/día (3850 UI)
▪ Bemiparina	2500-3500 UI/día
▪ Deltaparina	2500-5000 UI/día

* La prevención de ETV parece ser más efectiva con el uso de heparina sódica cada 8 h. En los casos en los cuales el riesgo de sangrado es elevado, puede utilizarse la dosis de 5000 U cada 12 h.
** El uso de heparina cálcica puede ser más segura en los pacientes con presencia de insuficiencia renal en comparación con las heparinas de BPM.

el cerebro o la columna vertebral. Los resultados de una reciente encuesta sobre prácticas médicas muestran que solo el 32% de las unidades de neurocirugía utilizan heparina subcutánea para la profilaxis del ETV. Esta tasa se reduce al 6% en las unidades que realizan la neurocirugía de emergencia.[19] En un estudio realizado por A. Iorio y G. Agnelli se concluyó que el uso de heparinas, tanto de bajo peso molecular como las no fraccionadas, disminuyen el riesgo de eventos tromboembólicas sin incrementar excesivamente los riesgos de sangrado cerebral en los pacientes neuroquirúrgicos electivos.[25]

De los estudios existentes se concluye que el uso de heparina profiláctica disminuye significativamente el riesgo de eventos trombóticos. Con respecto a los eventos de sangrado en el SNC (cerebro y columna), estos representan menos del 4%, pero la tasa de reintervención es del orden del 0,4%. Se realizaron múltiples estudios que intentaron determinar el tipo de fármaco antitrombótico y el tiempo en el cual se debe incluir su uso.[23] Posiblemente el empleo de heparina iniciada a las 24 h del posoperatorio de resección de un tumor cerebral sea lo aconsejable utilizando compresión neumática intermitente o medias elásticas de compresión gradual durante el primer día de la cirugía. Una combinación de ambos métodos (compresión neumática más heparina) podría ser beneficiosa.[27] En cuanto al inicio preoperatorio, se recomienda comenzar con la aplicación de la heparina en el momento de la internación del paciente si es que la cirugía se retrasara por más de 24 h.

La suspensión de la terapia con heparina dependerá de la vida media de cada preparado.

El adecuado funcionamiento renal es fundamental para la metabolización de las heparinas. Por lo general se deben ajustar las dosis según la alteración del aclaramiento (*clearence*) aunque se sabe que los efectos adversos hemorrágicos suelen aparecer en los pacientesconun aclaramiento de creatinina inferior a 30 mL/min. Si bien la dosis dependerá del peso y de la función renal del paciente, los regímenes más probados de dosis e intervalos más aceptados de heparina subcutánea para un adulto figuran en la Tabla 21.4.

El tiempo de duración de la profilaxis antitrombótica también depende de cada situación. En términos generales se mantiene hasta que el individuo reinicie totalmente la actividad física mecánica aunque existen estudios que demostraron la disminución de la incidencia de ETV sin incrementar significativamente el riesgo de sangrado utilizando heparina hasta cuatro semanas luego del procedimiento independientemente de la actividad del individuo.[24]

Bibliografía

1 Singer GG, Brenner BM. Alteraciones de líquidos y electrolitos. En: Dennis L, Kasper (eds.). Principios de Medicina Interna (16º ed.). Mc. Graw-Hill: interamericana, 2005; p. 285-90.
2 Strasinger S, Di Lorenzo M. Análisis de orina y de los líquidos corporales. Rondinone, Silvia Trad. (5ºed.). Buenos Aires: Editorial Médica Panamericana, 2010; p. 42-52.
3 Adrogué HJ, Medias NE. Hyponatremia. N Engl J Med 2000; 342(21): 1581-9.
4 Lopez Gaston OD, Jorgue M. Perdida Cerebral de sal medio Siglo de un síndrome no bien definido. Medicina Buenos Aires 2001; 61: 890-4.
5 Oh MS, Carroll HJ. Cerebral salt-wasting syndrome. We need better proof of its existence. Nephoron 1999 Jun; 82(2): 110-4.

6 Balduim LP, Silva JC. Mielinolisis central pontina e hiponatremia: Un problema no resuelto. Rev Méd Chile 2001; 129(4): 427-32.

7 Raiten J, Thiele RH, Nemergut EC. Anesthesia and intensive care management of patients with brain tumors. Kaye AH, Laws ER (eds.). Brain Tumors (3° ed). Elsevier 2012; p. 249-81.

8 Català Bauset M, Gilsanz Peral A, Girbés Borrás J, et al. Guía clínica del diagnóstico y tratamiento de los trastornos de la neurohipófisis. Elsevier. Endocrinología y Nutrición. 2001; 54(01): 23-33.

9 Chu J, Yang Z, Meng Q, Yang J. Pituicytoma: case report and literature review. Br J Radiol. 2011 Mar; 84(999): 55-7.

10 Fitzgerald PA. Trastornos endócrinos. En: Mc Phee SJ, Papadakis MA (eds.). Diagnóstico Clpinico y Tratamiento. Mexico: Mc Graw Hill; 995-7.

11 Mc Anulty GR, Robertshaw HJ, Hall GM. Anaesthetic management of patients with diabetes mellitus. Br J Anaesth 2000; 85(1): 80-90.

12 Kavanagh BP, Mac Cowen KC. Glycemia Control in the ICU. N Engl J Med 2010; 363: 2540-6.

13 Cook CB, Castro JC, Schmidt RE, et al. Diabetes care in hospitalized noncritically ill patients: More evidence for clinical inertia and negative therapeutic momentum. J. Hosp Med 2007; 2: 203-11.

14 Management of Hyperglycemia in Hospitalized Patients in Non-Critical Care Setting: An Endocrine Society Clinical Practice Guideline. J Clin Endocrinol Metab 2012, 97(1): 16-38.

15 Furnary AP, Chaugle H, Zerr KJ, Grunkemeier GL. Postoperative hyperglycemia prolongs length of stay in diabetic CABG patients. Circulation 2000; 102(18): II-556.

16 Van den Berghe G, Wouters P, Weekers F, et al. Intensive insulin therapy in critically ill patients. N Engl J Med 2001; 345: 1359-67.

17 Glister BC, Vigersky R. Tratamiento perioperatorio de la diabetes tipo 1. Clinica de endocrinologia diabetes y metabolismo: 2004; p. 407-32.

18 Kohl BA, Schwartz S. Surgery in patients with endocrin dysfunction. Anesthesiology Clin. 2009: 27: 687-703.

19 Glister BC, Vigersky RA. Perioperative management of type 1 diabetes mellitus. Endocrinol Metab Clin North Am 2003; 32: 411-36.

20 Agnelli G, Piovella F, Buoncristiani P, et al. Enoxaparin plus compression stockings compared with compression stockings alone in the prevention of venous thromboembolism after elective neurosurgery. N Engl J Med 1998; 339: 80-5.

21 Imigo F, Castillo E, Sánchez AH. Profilaxis de la enfermedad tromboembólica en cirugía. Cuad. Cir 2010; 24: 34-9.

22 Iorio A, Agnelli G. Low-Molecular-Weight and Unfractionated Heparin for Prevention of Venous Thromboembolism in Neurosurgery. Arch Intern Med 2000;160(15): 2327-32.

23 Iorio A, Agnelli G. Low-molecular-weight and unfractionated heparin for prevention of venous thromboembolism in neurosurgery: a meta-analysis.Arch Intern Med 2000; 160(15): 2327-32.

24 Collen JF, Jackson JL, Shorr AF, et al. Prevention of Venous Thromboembolism in Neurosurgery: A Metaanalysis. Chest 2008; 134(2): 237-49.

25 Danish SF, Burnett MG, Ong JG. Prophylaxis for deep venous thrombosis in craniotomy patients:a decision analysis. Neurosurgery 2005 56: 1286-94.

26 Páramo JA, Feliu J, Iglesias R, et al. Profilaxis del tromboembolismo venoso: recomendaciones en pacientes médicos y sistema de alarma electrónica en pacientes hospitalizados. Servicio de Hematología. Clínica Universitaria. Facultad de Medicina. Rev Med Univ Navarra 2006; 50(1): 17-23.

22

Inmunología del sistema nervioso central e inmunoterapia de los gliomas

Joseph P. Antonios • Richard G. Everson • Carol A. Kruse † • Linda M. Liau

Introducción

Los estándares actuales de tratamiento —resección, quimioterapia, radioterapia— no han mejorado la sobrevida media de los pacientes con gliomas. La inmunoterapia ha surgido como un enfoque viable para el tratamiento del glioma por promover una respuesta inmune antitumor y prolongar la sobrevida. Este capítulo ofrece una visión general de las modalidades de inmunoterapia activa y pasiva y describe enfoques auxiliares en uso.

El glioblastoma, el más común de los tumores primarios del cerebro, es casi universalmente fatal y notoriamente resistente a los tratamientos.[1] Se caracteriza por su gran proliferación, angiogénesis, expansión, invasión de las estructuras cerebrales vecinas, inmunosupresión local y sistémica y por no responder bien a los tratamientos actuales con cirugía, quimioterapia y radioterapia.[1,2] Este tumor invade e infiltra las estructuras vecinas lo que hace imposible la resección quirúrgica completa. También está entre los tumores más resistentes a la radiación y a la quimioterapia.[1] El enfoque de la inmunoterapia para el glioma es especialmente atractivo porque la acción terapéutica está dirigida específicamente al órgano afectado y destruye sus células malignas. En realidad, mientras que el sistema nervioso central (SNC) ha sido considerado anteriormente un sitio inmunológico privilegiado protegido por la barrera hematoencefálica,[3] se ha demostrado que el SNC más bien mantiene un sistema altamente especializado de vigilancia inmunológica que recluta células asociadas con la inmunidad natural y la adquirida.[4] La microglía residente, el plexo coroideo y células endoteliales adoptan el rol de células presentadoras de antígenos (APC) y las células T han demostrado que penetran rápidamente la barrera hematoencefálica.[5-10] Mientras que las células que sufren transformación maligna son susceptibles de ser reconocidas y destruidas por el sistema inmune, se ha observado que estas células son capaces de deprimir la expresión del antígeno o de disminuir la respuesta inmune generada.[11]

Mecanismos inmunológicos

El sistema inmunológico está alertado especialmente para responder a los agentes infecciosos y sustancias nocivas. Las etapas comprenden el reconocimiento, neutralización y eliminación de patógenos, y se producen células con memoria inmunológica productiva capaces de responder a una nueva exposición. El sistema inmunológico es capaz de reaccionar a la mayoría de las agresiones biológicas. En el caso de tumores, varios mecanismos entran en acción, como ser la inmunidad natural y la adquirida. Ambas formas de inmunidad se caracterizan por originar respuesta celular (*v.* más adelante Figuras 22.1 y 22.2).

Inmunidad natural

La primera línea de defensa —inmunidad natural— está basada en la acción de las células fagocíticas (macrófagos, histiocitos), granulocitos (neutrófilos, basófilos y eosinófilos) y células dendríticas (DC). También incluye mastocitos derivados de progenitores mieloideos comunes que median la respuesta alérgica, y progenitores linfoides comunes, células asesinas (NK) capaces de reconocer y destruir a células infectadas por virus y células

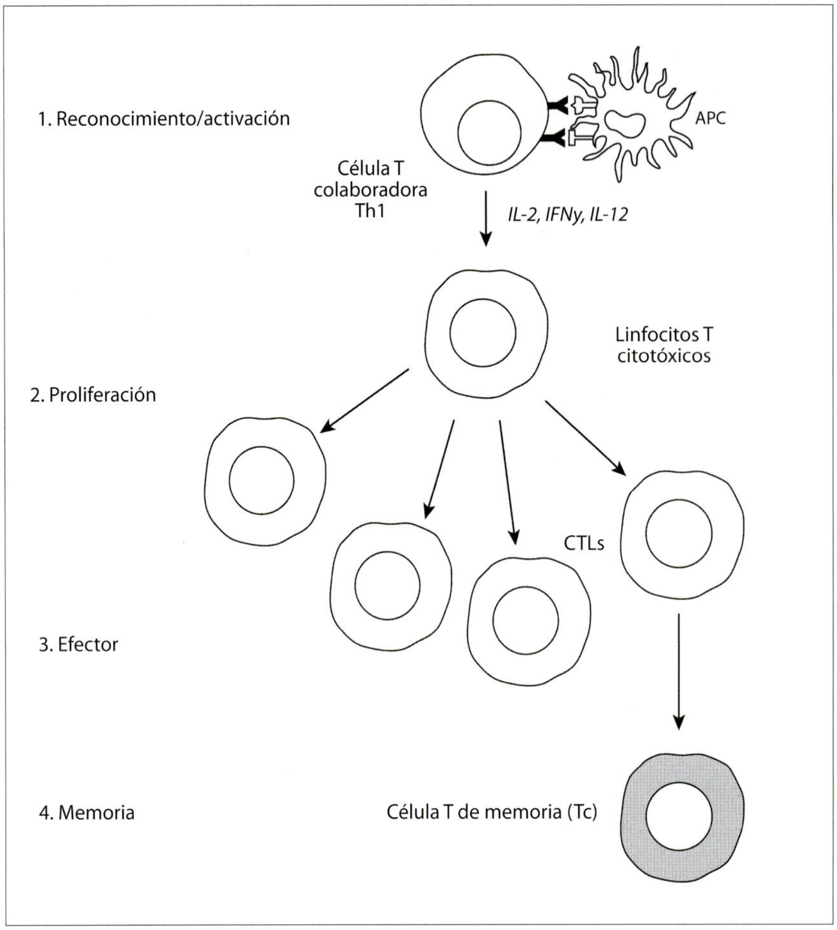

Figura 22.1 La respuesta inmunológica de la célula se caracteriza por la formación de linfocitos citotóxicos antígeno-específicos.

tumorales. El reconocimiento de estructuras moleculares patógenas (PAMP, patrones moleculares asociados a patógenos) por los componentes celulares descritos (p. ej., vía receptores tipo Toll [RTT]) produce activación complementaria, secreción de quemoquinas/citoquinas y una subsecuente respuesta inflamatoria, mientras que la activación de células dendríticas por la fagocitosis de células malignas o en extinción y la migración hacia tejido linfoideo secundario activan el sistema inmunológico adquirido.

Inmunidad adquirida

El sistema inmune adquirido comprende a linfocitos T vírgenes y T efectores, que se desarrollan en el timo, y linfocitos B, que maduran en la médula ósea y expresan una variedad de receptores de antígenos de superficie (Ag). La activación del sistema inmune adquirido se hace a través de APC que procesan y presentan los Ag tumorales a las principales proteínas histocompatibles (CMH, complejo mayor de histocompatibilidad) y expresan moléculas coestimuladoras esenciales para inducir una respuesta inmune. Ante la presencia de un glioma, las células dendríticas (las más potentes células APC) migran a los ganglios linfáticos cervicales, promueven la expresión de moléculas coestimuladoras (p. ej. CD80/86) y activan los receptores de las células T (TCR) que inducen en el tumor la expansión clonal —Ag dependiente—de células T secretoras de citoquinas o de células T citotóxicas con tropismo al tejido glial, a través de la expresión diferencial de los receptores de quimiocina y de moléculas de adhesión celular.

La unión del Ag a los receptores de células T induce la proliferación y diferenciación de los linfocitos T efectores, entre los que se incluyen CD8 citotóxico + células T (CTL), CD4 + células T cooperadores (T_H *helper*), CD4 + CD25 + linfocitos T reguladores (T_{reg}) y linfocitos T de memoria. La activación completa de células T citotóxicas ataca a las células gliomatosas a través de estimulación o la secreción del ligando Fas, la perforina, las granzimas y el factor de necrosis tumoral (TNF); las T_H1 CD4 + células T_H potencian la respuesta citotóxica del glioma por secreción de interferón (IFN), y los linfocitos T_H2 ayudan a las células B en la producción de anticuerpos. Mientras que la microglía puede inducir la proliferación de células T, su aumento funcional y su retención en el sitio del glioma. Los T_{reg} suprimen la

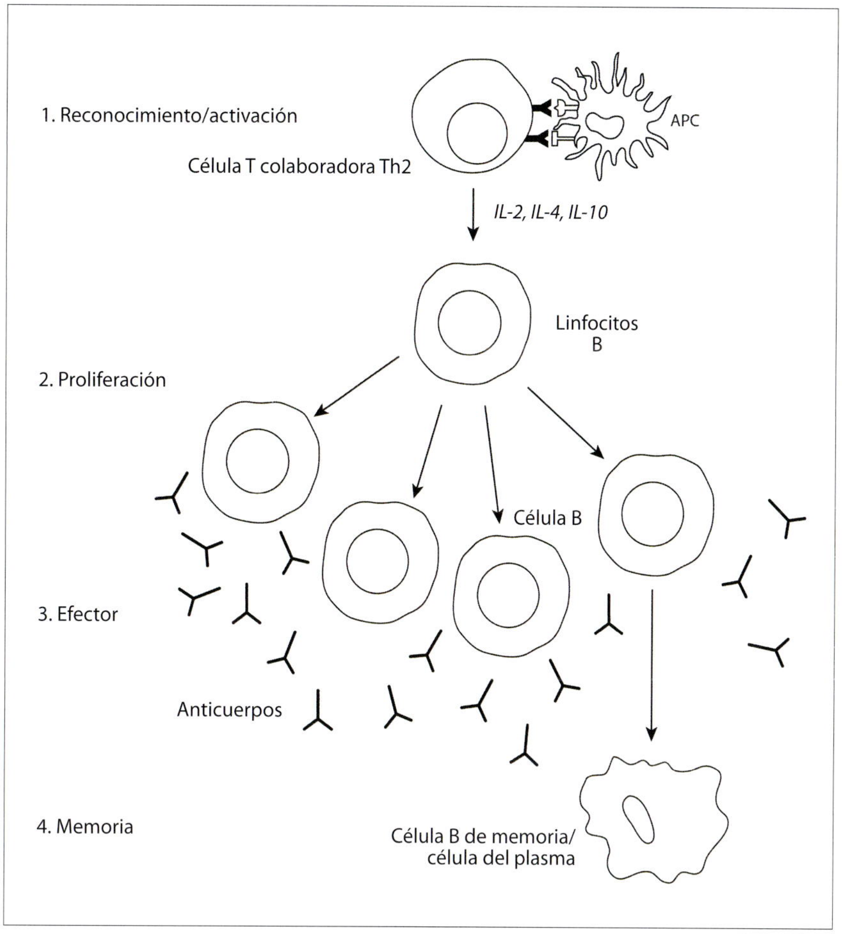

Figura 22.2 La respuesta humoral se caracteriza por la actividad inmune específica mediada por anticuerpos.

actividad de las células T, de las APC, de las células B y de las NK, con lo que inhiben la respuesta inmune antiglioma (Figura 22.1).[12]

Inhibidores de los puestos de control

La estrategia de impulsar a los reguladores positivos de la respuesta inmunológica ha sido prometedora en la terapia antitumoral. Estudios preclínicos previos respaldan el aumento de la activación de células dendríticas por parte de agonistas de los RTT.[13] Estos receptores se expresan en una subpoblación de células dendríticas y son los principales receptores para reconocimiento de PAMP. La maduración de las APC es inducida por el reconocimiento de los ligandos de los TLR.[14] Se ha señalado que la persistente señalización de estos últimos promueve la respuesta inmune de las células T (Figura 22.2).[13, 14]

Es importante observar que el uso de poli-ICLC, un ligando de receptores tipo Toll-3 (RTT-3), aumenta la actividad inmune antitumoral y retarda el crecimiento del tumor actuando como inductor de citoquinas proinflamatorias asociadas con inmunidad adquirida tipo I y de la activación y maduración de células NK.[15, 16] En forma similar, la activación RTT-3, un receptor asociado a la respuesta antiviral y antitumoral, ha mostrado ser promisoria en la inmunoterapia de tumores. También se observó que el imiquimod, un agonista del receptor tipo Toll-7, promueve la disminución de la tolerancia de las células T.[17] Otro trabajo ha examinado la interacción entre la actividad de imiquimod y la vacunación concurrente con el antígeno péptido de melanoma (gp100) cargado a células dendríticas. Se observó un aumento significativo de la sobrevida de los pacientes y en la actividad de las células dendríticas, además de una mayor regresión tumoral en comparación con pacientes que no fueron tratados con imiquimod.[18]

No obstante, la utilización de inmunoterapia en la clínica es obstruida por mecanismos antifallas empleados por el sistema inmunológico para evitar su hiperactivación. Generalmente, para establecer una respuesta inmune anticáncer, las células T deben ser específicas contra células cancerosas y estar activadas en su fase efectora. Por lo tanto, además de la señal antígeno-específica mediada por el TCR, se requiere una segunda señal para activar completamente estas células T.[19] Aun cuando estas señales inhibidoras tienen una función importante en la prevención de la reacción autoinmune, su función en la respuesta inmune al cáncer es importante para la inmunoterapia, pues se ha formulado la hipótesis de que las células cancerosas explotan estos mecanismos para eludir ser blanco de reacciones inmunes.[20] El antígeno 4 (CTLA-4) asociado al linfocito T citotóxico, y el receptor de muerte programada 1 (PD-1) son dos blancos recientemente identificados que apoyan esta teoría.[21]

El CTLA-4 es un receptor coinhibidor que compite con CD28+ (receptor de CD80 y CD86) para regular la activación inicial de células T.[22] Esta señal negativa previene la activación de células T con lo cual la respuesta objetiva de la respuesta inmune es mitigada. Se demostró recientemente que la inhibición de CTLA-4 por bloqueo del anticuerpo resulta en regresión objetiva del tumor en pacientes con melanoma metastásico.[23, 24]

El PD-1 es un regulador de la inmunidad asociado con la inhibición de células T con prolongada exposición al antígeno (un fenómeno que se vio en manifestaciones de enfermedades crónicas, como las enfermedades virales y el cáncer) tiene un rol importante en la regulación de la fase efectora de la respuesta de la células T.[25] Igualmente, la activación del receptor PD-1 por sus ligandos PDL1 y PDL2 ha sido correlacionada a la supresión inmune.[23, 25] Se ha observado la inhibición de señales de PD-L1 por parte de células cancerosas.[21] Esta influencia directa de señalización de células cancerosas sobre la respuesta de la célula T, convierte al receptor PD-1 en un tema de interés significativo. Estudios previos habían demostrado que la inhibición del receptor de PD-1 estaba asociada con un aumento significativo de la respuesta inmune al cáncer.[23, 26]

Inmunidad antitumoral

La capacidad del sistema inmune para modular una respuesta efectiva contra el cáncer es muy limitada. Trabajos recientes describieron el rol de una proteína en la supresión de la respuesta inmune antitumoral que se denomina "ligando 1 de muerte programada" (PDL-1) y está sobreexpresada en el tumor. La interacción de PDL-1 con PD-1, un receptor regulador de inmunidad que se expresa en células T activadas, está asociada con la inhibición de la función de células T citotóxicas.[23, 27-29] Además, las propias células del glioma reducen la función proliferativa de los linfocitos T, disminuyen la síntesis de citoquina Th1, limitan la interacción con células normales y alteran la expresión de Ag HLA clase I.[30-34] La sobreexpresión del factor transformador del crecimiento-β (TGF-β) inhibe la proliferación de células T y el desarrollo de células T citotóxicas y promueve la vascularización y la migración de células tumorales.[35-37] La secreción tumoral de interleuquina 10 (IL-10) inhibe la producción de interferón gamma (IFN_{γ}) y también suprime la proliferación y maduración de células T.[38, 39] Estos hallazgos sugieren que los gliomas tienen capacidad de alterar el microambiente del tumor y suprimir la respuesta inmune.

Inmunología de los tumores de cerebro

Las células que sufren transformación maligna pueden ser reconocidas y destruidas por el sistema inmune.[11] No obstante, las células malignas que progresan y forman tumores generalmente lo hacen eludiendo el ataque directo del sistema inmune a través de la alteración de la habilidad del sistema inmunológico para detectar la presencia del tumor. Esto lo logra disminuyendo los antígenos o por pérdida o disminución de la respuesta inmune generada.

El SNC como un sitio inmunológico privilegiado

El SNC fue considerado un sitio de inmunidad privilegiada, debido al bloqueo de pasaje de células inmunológicas, proteínas plasmáticas y factores solubles por parte de la barrera hematoencefálica, que aumenta la regulación inmune a través de células residentes y de factores inhibidores de la función del sistema inmune. Además, hay ausencia funcional de un sistema linfático y las células del SNC expresan bajos niveles de proteínas de histocompatibilidad.[30, 40, 41] Contrariamente a estos conceptos, estudios recientes demostraron que el SNC posee un sistema de vigilancia inmunológica altamente especializado que puede activar la inmunidad natural y la adquirida.[4] La microglía residente del SNC puede actuar como APC y promover la expresión de proteínas de histocompatibilidad e incrementar la respuesta de las células T, mientras que las células T pueden penetrar la barrera hematoencefálica.[5, 6, 8-10] Otros tipos de células del SNC (astrocitos, plexo coroideo, células endoteliales) también pueden actuar como APC, la barrera hematoencefálica puede ser atravesada por anticuerpos durante procesos inflamatorios o derrames.[42] Además, la respuesta inmune contra patógenos del SNC puede ser inducida por el drenaje parcial de linfa en los nódulos cervicales vía canales en la placa cribiforme.[43]

Inmunosupresión inducida por gliomas

Los gliomas alteran a su favor el medio que los rodea, y lo hacen a través de la expresión aberrante de moduladores inmunosupresivos. Las células gliomatosas reducen las señales interactivas con células normales, disminuyen o expresan defectuosamente antígenos HLA clase I en proporción al grado del glioma,[44] inhiben la presentación del antígeno celular microglial para células T citotóxicas y la activación de células T_H,[45-47] reducen la habilidad fagocítica de los macrófagos[48] e inhiben la respuesta del complejo mayor de histocompatibilidad-II.[33] Igualmente, los gliomas deprimen la función periférica y central de células CD4+ T bloqueando la respuesta proliferativa de linfocitos T y la síntesis de citoquina T_H1, como la IL-2.[30, 49] Los pacientes con glioma no solo están afectados en general por linfopenia, debida a factores moduladores secretados por las células gliomatosas, sino que también estos moduladores promueven la proliferación de T_{reg}[50-52] y de células supresoras de origen mieloideo.[53]

El factor inmunosupresivo más nocivo asociado a tumores es el factor transformador del crecimiento-β (TGF-β),[54, 55] que está sobreexpresado en los gliomas.[56, 57] El TGF-β inhibe en forma directa la proliferación de células B y de células T, el desarrollo de células T citotóxicas y la secreción de citoquinas inmunoestimuladoras.[58-61] También promueve la migración de células tumorales, angiogénesis y el crecimiento del estroma del tumor,[62] al igual que disminuye el número y la respuesta citotóxica de células T infiltrantes del tumor, de células NK y de macrófagos.[63, 64]

Otras citoquinas asociadas al medio inmunosupresivo de los gliomas incluyen la IL-10[65, 66] y las prostaglandinas E2 (PGE-2).[65, 67] La IL-10 tienen efectos inhibidores y moduladores sobre varias citoquinas. Aunque la secreción de IL-10 por células gliomatosas inhibe la producción de IFN_{γ} (que es necesaria para la proliferación y maduración de células T),[65, 68] su verdadero rol es controvertido porque se ha comprobado que su uso como agente terapéutico incrementó la respuesta antitumor.[69] La PGE-2 disminuye la activación y la actividad citolítica de células T y células LAK y disminuye el complejo mayor de histocompatibilidad clase II.[70, 71]

Se ha observado que las células gliomatosas inducen apoptosis en células inmunes efectoras (galectina-1, B7-H1, FasL/CD95L) en forma proporcional al grado del glioma.[72-79] Las células gliomatosas FasL positivas poseen capacidad para matar *in vitro*[80] e *in vivo*[81] células T que expresan Fas CD4 y CD8. La combinación de FasL y TGF-β condicionan especialmente a las células del glioma para escapar de los efectos de los linfocitos T citotóxicos.[82]

En pacientes con gliomas, la magnitud de la infiltración linfocítica en el tumor es un factor de pronóstico positivo.[83-85] No obstante, otros estudios demostraron que existe una falta de activación en las células gliomatosas-residentes CD8+[86] y aumento de actividad de Tregs,[50-52] que suprimen la función de células T efectoras. Esos tumores muestran, además, niveles reducidos de IL-2 [87]e IFN_{γ}[88, 89] y niveles aumentados de citoquinas tipo Th2 IL-10 y TGF-β2, que causan inhibición de la proliferación, diferenciación y activación de las células del tumor.[87]

Además de los efectos de las células gliomatosas, los pacientes tienen inmunosupresión por los agentes quimioterapéuticos y por el uso de corticosteroides, que causan reducción adicional de la capacidad de respuesta antiglioma. Por ejemplo, el uso de temozolamida, administrada luego de la cirugía, pero durante y después de la radioterapia en pacientes con gliomas de alto grado, induce linfopenia con bajo número de células T CD4+.[90-92]

Inmunoterapia

Los tres enfoques de punta para el tratamiento del cáncer —cirugía, quimioterapia y radioterapia— han sido, en general, inefectivos para prolongar significativamente la sobrevida media en la mayoría de los pacientes con gliomas.[1, 93] Debido a la escasez de opciones terapéuticas para los gliomas, es necesario considerar el uso de inmunoterapia para tratar a esta enfermedad. La inmunoterapia está concebida para atacar específicamente a células malignas y aislar de ese efecto a los tejidos normales.[94] Esto se consigue utilizando objetivos que están específicamente expresados o sobreexpresados por las células tumorales, por ejemplo: MART-1, gp100, MAGE, y Her2/Neu, entre otros.[95] Su uso como objetivos específicos está obstaculizado por la tolerancia inmune y la toxicidad en tejidos normales, expresión diferencial dentro del propio tumor y diferencias específicas en mutación para cada paciente.[95, 96] A pesar de ello, dirigir la acción hacia un Ag específico es una salida promisoria para la terapia del glioma. La inmunoterapia de los gliomas se divide, en general, en dos estrategias, una pasiva y otra activa. El enfoque pasivo incluye la administración de anticuerpos monoclonales y de células T de transferencia adoptivas. El enfoque activo se basa en la inducción de una respuesta inmune por inmunización (ácidos nucleicos, proteínas, péptidos, o partículas virales que expresen antígenos de glioma) o vacunación con células presentadoras de antígenos (células dendríticas de lisado de células tumorales o células dendríticas de glioma pulsadas por péptidos).[94] Ambos métodos han sido exitosos en el laboratorio y en la clínica.

Inmunoterapia activa

El objetivo de la inmunoterapia activa es inducir una prolongada respuesta inmune en los pacientes. Varios enfoques han sido diseñados con este fin e incluyen vacunas contra Ag asociados al glioma o contra Ag cargados con virus o bacterias asociados a gliomas.[97-100] Adyuvantes de estas vacunas aseguran la inmunogenicidad del Ag, reducen la toxicidad y promueven la activación de la respuesta inmune.[14, 101]

Los primeros intentos de inmunoterapia basada en vacunas utilizaron proteínas completas obtenidas de un lisado celular del tumor.[102, 103] La efectividad de estas vacunas ha sido extensamente descrita.[102-104] Se han observado respuestas inmunes significativas mediadas por células, en pacientes tratados con una vacuna autóloga de células de glioma administrada con el adyuvante GM-CSF.[105] Estos hallazgos han sido corroborados por la activación de linfocitos CD4+ y CD8+,[106] presencia de respuesta inflamatoria y mínima toxicidad acompañada de aumento de la sobrevida luego de la vacunación.[105, 107, 108] La inmunoterapia TVAX fase I (NCT01081223) y fase II (NCT01290692) en ensayos clínicos, ha utilizado en forma similar vacunas autólogas de células cancerosas vivas atenuadas administradas con el adyuvante GM-CSF.

Diferentes bacterias y virus han demostrado ser vectores viables de vacunas para la inmunoterapia.[109] Los Ag de glioma órgano-específicos, presentados con señales coestimuladoras basadas en bacteria/virus, han sido efectivos en generar una respuesta inmune.[110] Por ejemplo, la bacteria intracelular listeria monocitogenes expresa antígenos que son presentados a células T por las proteínas histocompatibles clases I y II[110, 111] y promueve una respuesta inmune en modelos animales.[97, 111] Los casos estudiados en otros ensayos clínicos con bacterias *Salmonella typhimurium* no sugieren que los vectores bacterianos puedan proveer un medio seguro de inmunoterapia.[112, 113] Del mismo modo, los vectores virales no han mostrado toxicidad significativa en pacientes.[114, 115] En realidad, vacunas virales producidas por ingeniería genética y que expresan el antígeno carcinoembrionario humano han probado ser seguras y prolongar la sobrevida en pacientes con cáncer de ovario.[116]

Las células dendríticas son las principales coordinadoras de la respuesta inmune; conectan la inmunidad natural por Ag no específico con el grupo del Ag específico de la inmunidad adquirida.[117] Aun cuando las células dendríticas son conocidas como "células presentadoras de antígenos profesionales", su estado inmaduro se caracteriza por altos niveles de actividad fagocítica y no de presentación de antígenos.[118] Se las encuentra en la mayoría de los órganos y tejidos, especialmente donde la entrada de agentes patógenos es más probable y actúan como centinelas locales, y producen la respuesta inicial. Por su actividad constante de analizar y procesar antígenos, las células dendríticas realizan tareas cruciales, como inducir tolerancia o iniciar el reclutamiento de células efectoras. Durante el estado de tolerancia, las células dendríticas proveen un flujo continuo de péptidos autoprocesados procedentes de los espacios extracelulares e intracelulares y presentados en el contexto de moléculas del complejo mayor de histocompatibilidad.[119] Estos péptidos son cuidadosamente examinados por células T pasantes y pueden no evocar respuesta alguna. Pero este escenario se puede revertir rápidamente ante la presencia de señales de "peligro" identificadas por receptores especializados PAMP conocidos como "RTT".[120] La participación de estos receptores luego del daño celular o durante una infección por ligandos nucleares, bacterianos o virales, ADN desmetilado, ARN de doble hebras, etc., rápidamente cambia el fenotipo de estas células a células APC maduras.[121] Esta transición se caracteriza por la habilidad de aumentar la presentación de antígenos, involucrar moléculas coestimuladoras, migrar a órganos linfoides y segregar citoquinas polarizantes (p. ej., IL-12 y IFN-).[117] Una vez que circulan por los ganglios linfáticos las células dendríticas maduras pueden buscar con rapidez y eficacia a las células T de antígeno específico para comenzar su rápida proliferación.[122] La habilidad especializada para orquestar respuestas antígeno-específicas a través de células T_H CD4+ y células T citotóxicas CD8+, convierte a las células dendríticas en candidatas principales para inducir inmunidad antitumoral.

El origen y desarrollo de las células dendríticas ha sido extensamente estudiado en ratones y en humanos. Una gran ayuda en la comprensión de sus funciones *in vivo* fue derivada de su habilidad de generar y madurar células dendríticas *in vitro* a partir de monocitos CD14+ en sangre humana periférica.[123, 124] El método más común de generar células dendríticas es el cultivo de monocitos periféricos con citoquinas IL-4 y GM-CSF.[125, 126] El fenotipo que surge de estas células es muy semejante a células dendríticas convencionales que se caracterizan por los altos niveles de expresión de CD11c y proteínas histocompatibles clase II, y pueden estimular la proliferación de células T alógenas.[127] La maduración de las células así originadas con ligandos de RTT específicos, o con citoquinas inflamatorias, puede resultar en fenotipos funcionales diferentes que aún deben ser explorados en un medio inmunoterapéutico.[128] El Flt3L también ha mostrado ser un potente promotor de células dendríticas murinas de precursores de médula ósea *in vitro*. Esto produce un fenotipo que semeja mucho a células dendríticas plasmocitoides encontradas en órganos linfoides.[129] Las células dendríticas plasmocitoides difieren de las células dendríticas convencionales por su habilidad de segregar grandes cantidades de interferón tipo I y por su expresión selectiva de marcadores tipo Toll-7 (RTT7) y tipo Toll-9 (RTT9).[118] Aunque las células dendríticas plasmacitoides han sido encontradas dentro de tumores y desempeñan un papel en la inducción de respuestas antitumor antígeno-específicas, su relativa escasez presenta numerosos desafíos para concretar su uso como vacuna terapéutica.[130, 131] Últimamente, ambos métodos de generación *in vitro* producen células dendríticas con funciones únicas y propiedades fenotípicas que pueden preparar y funcionalmente polarizar las células T reactivas. No obstante, estas diferencias deben ser cuidadosamente examinadas y utilizadas en un medio ambiente inmunoterapéutico.

Vacunas basadas en células dendríticas

Los antígenos específicos de tumores cerebrales para una vacuna de células dendríticas se pueden obtener de varias fuentes. La más común consiste en células autólogas del tumor obtenidas por resección quirúrgica.[132] En teoría, este método permite focalizar la acción en el tumor si no se conocen los Ag específicos, si los tumores no expresan Ag bien caracterizados o semejantes a HLA, o si se busca dirigir la acción a más órganos a través de múltiples Ag. No obstante, los Ag obtenidos de células tumorales autólogas son de naturaleza heterogénea y resulta una tarea compleja monitorear la respuesta inmune. Además, si no se obtiene en la cirugía una cantidad suficiente de tejido tumoral no es factible preparar lisados específicos del tumor del paciente.

La inmunidad antitumoral ha sido iniciada con células dendríticas cargadas con péptidos extraídos de tumores,[133-135] lisado de tumores,[136-141] y ARN de tumores.[142, 143] En el caso de péptidos obtenidos de ácidos de tumores autólogos, la muestra quirúrgica se utiliza para determinar *in vitro* la línea celular del glioma. Estas células son subsecuentemente expuestas a *buffer* fosfato citroso (pH = 3,2) para separar cuidadosamente los péptidos de la superficie de MHC I. Los péptidos son luego concentrados en columnas de sílice y expuestos por una noche a células dendríticas obtenidas de monocitos.[135] Estas células dendríticas cargadas con péptidos son analizadas por la presencia de endotoxinas, aeróbica, anaeróbica y contaminación fungal antes de ser transferidas a los pacientes para estimular una respuesta inmune productiva.[135] Ensayos clínicos reportados por Liau y cols. y Yu y cols. han demostrado que esta metodología es realizable y segura.[133-135] A su vez detectaron células de memoria intramurales (CD45RO+) en algunos pacientes reoperados y demostraron la bioactividad de esta vacuna.[135] Liau y cols. demostraron un mayor intervalo de tiempo hasta la progresión y un aumento de sobrevida en comparación con pacientes tratados simultáneamente en la misma institución,[134] Además, la infiltración de células T se correlacionó positivamente con la sobrevida clínica, pero inversamente con la expresión del factor transformador de crecimiento-2 (TGF-2) del tumor.[134] Estos resultados resaltan el impacto inmunosupresor potencial del tumor luego de la vacunación con células dendríticas. En el futuro, la utilización de la expresión de TGF-2 como un marcador del pronóstico puede ser usado para identificación de las respuestas diferentes de subtipos de tumores a terapias basadas en células dendríticas. Los ácidos de péptidos de células tumorales autólogas y la carga de células dendríticas con lisado del tumor, también presentan gran seguridad y factibilidad para el tratamiento. El lisado de tumores se obtiene desmenuzando y digiriendo el tejido autólogo del tumor. Esto es seguido de tres a seis ciclos de congelación/descongelación, en los que el sobrenadante libre de células es una mezcla de péptidos derivados de la superficie y del interior de la célula.[138] Habiendo aumentado el material antigénico disponible, la utilización del lisado del tumor puede incrementar la respuesta adquirida. Se han realizado varios ensayos de fase I para examinar la seguridad y factibilidad del uso de células dendríticas cargadas con lisado del tumor, que resulta en un aumento del intervalo clínico hasta la progresión del tumor y aumento de la sobrevida global.[136-141]

Para focalizar la respuesta antigénica, células dendríticas cargadas con antígenos conocidos de tumores han sido examinadas por factibilidad e inmunogenicidad. Estos antígenos asociados a tumores incluyen la forma mutada del receptor del factor de crecimiento epidérmico (EGFRvIII) conjugado a hemocianina Keyhole Limpet (KLH), como también al receptor de interleuquina-13 $\alpha 2$ (IL-13α2), ephrin (A2 (EphA2), YKL-40, y gp100.[144, 145] Estos péptidos indujeron respuestas específicas en pacientes medidas por ensayo de proliferación *in vitro* y por mediciones de CD8+ células T tetramer positivas. Aunque estos estudios no demostraron un aumento significativo de la sobrevida, su capacidad para inducir respuestas antigénicas específicas justifica emprender más investigaciones. Además, teniendo en cuenta que estos estudios monitorean la seguridad y el efecto inmunológico de la vacuna contra el tumor, los niveles de expresión del antígeno de cada tumor no fueron incluidos en estos ensayos clínicos. En los estudios en que se utilizó el péptido EGFRvIII, muchos tumores tuvieron expresión heterogénea o ausente de EGFRvII.[145] Por otra parte, muchos gliomas expresan niveles muy bajos de antígeno gp100 asociado al melanoma.[144] La estratificación de los pacientes sobre la base de la expresión de antígenos asociados a tumores para recibir un cóctel apropiado de péptidos, indudablemente aumentará la eficacia relativa de las células dendríticas cargadas con péptidos. Si no se produjo expresión de estos antígenos, la inclusión en el ensayo de lisados de tumores autólogos puede ser una elección apropiada.

En conclusión, la vacuna de células dendríticas ha mostrado eficacia en múltiples ensayos clínicos fase I, y seguramente abrirá el camino a ensayos clínicos multicéntricos fase II. Se cree que preparaciones de lisado no específicos podrían producir reacciones autoinmunes graves en el SNC, pero no se han reportado aún hechos adversos significativos en ese aspecto. Además, se ha demostrado que estas vacunas inducen respuestas antígeno-específicas, potencian la infiltración de células inmunes en el tumor y aumentan el promedio de sobrevida del paciente. En el futuro, la caracterización molecular de los tumores permitirá sin duda la preparación de vacunas de células dendríticas personalizadas para pacientes con glioblastoma que generarían inmunidad antitumoral de mayor potencia.

Inmunoterapia pasiva

La inmunoterapia pasiva se caracteriza por tener un enfoque que no requiere la participación del sistema inmune del paciente. Los anticuerpos monoclonales son el principal ejemplo de terapia pasiva y pueden ser sintetizados para focalizar su acción sobre antígenos de superficie específicos de gliomas, pares de ligandos de unión a receptores, o proteínas del estroma asociadas a células-gliomatosas funcionales o de señalización.[146, 147] Los anticuerpos monoclonales utilizados incluyen anticuerpos no conjugados (mAbs) o los que están unidos a agentes radioactivos o citotóxicos. No se requiere participación activa del sistema inmune del paciente y pueden ser usados solos o en combinación con quimioterapia o radioterapia. Estos aspectos están fuera del objetivo de este capítulo y no serán tratados aquí.

Los mecanismos de acción de mAb incluyen alteraciones de la señalización celular,[148, 149] opsonización directa de las células gliomatosas, activación de los efectores inmunes[149, 150] e inducción de citotoxicidad celular vía mecanismos complemento-dependientes (CDC) o anticuerpo-dependiente (ADCC), vía secreción de TNFα, IFN_{γ}, perforinas, granzimas.[151-154] Los mAbs pueden ser dirigidos hacia Ag celulares de superficie asociados a gliomas, proteínas del estroma o pares de ligandos de receptores esenciales para la señalización de la célula gliomatosa.[146, 155] Para ser efectivo, el Ag debe ser abundante (>10^5 moléculas/célula), expresarse en forma uniforme, tener toxicidad mínima, que estimule la inmunidad, y ser activamente expresados por las células gliomatosas.[156] Los mAbs han sido usados contra EGFR/EGFRvIII, VEGFR, Her2/neu, NCAM, IL-13Rα2, EphA2, VEGF, tenascin-C, sulfato de condroitina, Trp1/2, tirosinasa, gp100 y survivin.[157-161]

Debido a la toxicidad, las reacciones alérgicas y las limitaciones que impone la barrera hematoencefálica, se han buscado otros regímenes para el uso de mAbs. Trabajos recientes han demostrado que la administración con convección aumentada y terapia transnasal pueden eludir la barrera hematoencefálica.[162-165]

La transferencia adoptiva, como la administración de células efectoras antitumoral directamente al paciente, ha demostrado ser una modalidad superior de inmunoterapia pasiva (Figura 22.3).[166, 167] Estudios preclínicos y clínicos han utilizado varios tipos de células efectoras para concentrar su acción en las células tumorales. células NK y NKT (CD8+), células linfoquina activadas (LAK) han mostrado ser de utilidad en ensayos clínicos sobre gliomas. La implantación directa en la cavidad del tumor ha resultado en un porcentaje de pacientes que tuvieron aumento de la sobrevida media comparado con pacientes no tratados.[168] Las células LAK son citotóxicas en tumores *in vitro* y muestran su efecto en una forma no-CMH restrictiva. Se han realizado ensayos clínicos en más de doscientos pacientes con glioblastomas tratados con la administración de LAK intracerebral en la cavidad quirúrgica o directamente dentro de la lesión. Combinando todas las publicaciones de la bibliografía, el tratamiento indicado obtuvo cinco respuestas completas y trece respuestas parciales en un total de 118 pacientes. La correlación entre los resultados clínicos y la respuesta radiológica no fue significativa[169, 170]

Otra estrategia de transferencia adoptiva para gliomas malignos fue preconizado por Kruse y cols. Linfocitos derivados de sangre de donantes histocompatibles alogénicos se combinaron con linfocitos de pacientes irradiados.[171, 172] La reacción linfocítica mixta así generada sensibiliza a los linfocitos del donante alogénico contra el CMH del paciente. Estas células T alorreactivas se expanden *ex vivo* con una dosis baja de IL-2 y subsecuentemente se implantan dentro de la cavidad dejada por la resección. Estas células reaccionan contra las células del glioma que expresa MHC mientras que no afectan los componentes celulares normales del SNC. Se observó

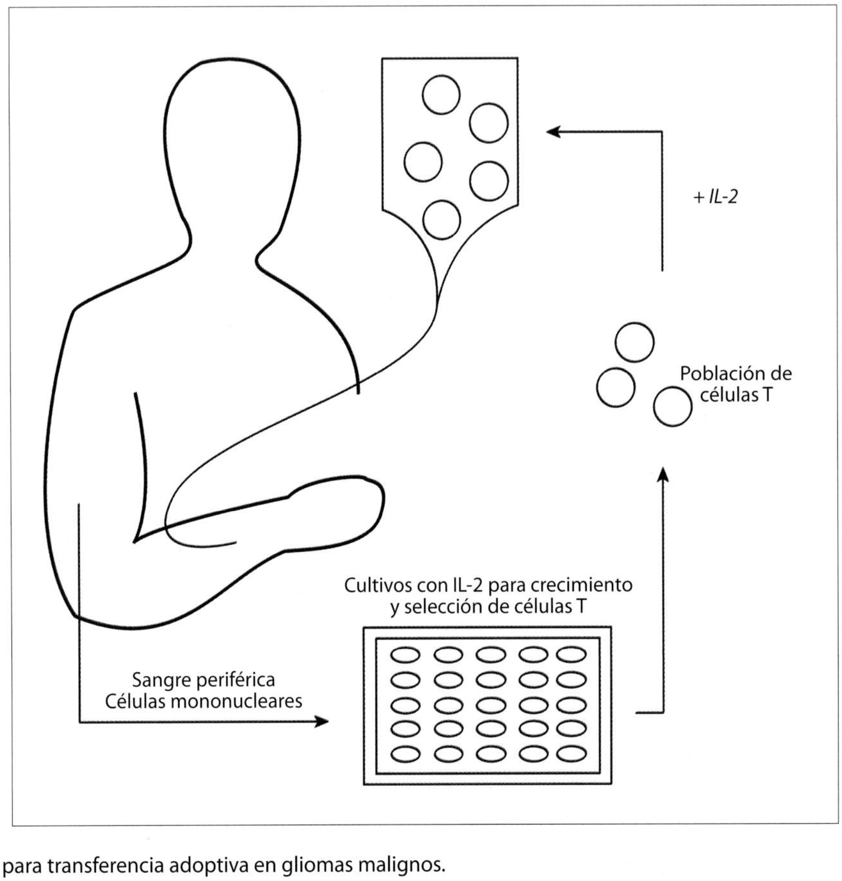

Figura 22.3 Estrategia para transferencia adoptiva en gliomas malignos.

SLP en algunos pacientes con astrocitoma grado III.[173] La preocupación inicial acerca de que estos linfocitos T citotóxicos aloespecíficos podrían destruir indiscriminadamente las células huésped no tumorales del cerebro e inducir autoinmunidad no ha sido corroborada. Por lo tanto, esta técnica queda abierta para el estudio con dosis altas escalonadas para pacientes con astrocitoma grado III a fin de expandir y confirmar la validez de esta modalidad terapéutica (Figura 22.3).

En modelos preclínicos se han probado células T antígeno-específicas para focalizar su acción sobre antígenos que fueron estimulados en respuesta al tratamiento farmacológico con agentes desmetilantes.[174] Se ha demostrado que la transferencia adoptiva de células T modificadas es clínicamente factible en otros tipos de cáncer, entre los que se incluye el melanoma metastásico, que puede compartir antígenos comunes con GBM y que han tenido respuestas completas.[175-177]

Inmunoterapia adyuvante

Se han demostrado significativos beneficios con el uso de adyuvantes específicos agregados a regímenes de terapias inmunológicas activas o pasivas. Debido a que los gliomas expresan citoquinas inmunosupresoras (como la TGF-β2 e IL-10), el bloqueo de estas citoquinas o la inducción de una respuesta competitiva inmunoestimuladora, ha resultado en efectos favorables para promover una respuesta antitumor exitosa. Estos regímenes están limitados por los efectos tóxicos que generan.[178] En trabajos recientes se sugirió que el uso de sistemas locales de descarga modificados (vectores virales y fibroblastos entre otros) que segregan citoquinas en el sitio de la vacunación, pueden mitigar la toxicidad y maximizar la eficacia.[106, 179-181]

Interferones

Los interferones son esenciales en la activación y mediación de una respuesta inmune exitosa. Se organizan en dos clases: interferones tipo 1 (IFN_{α}, IFN_{β} y IFNw), que son producidos en respuesta a antígenos virales y señales inmunomoduladas, mientras que los interferones tipo II ($IFN-_{\gamma}$) son producidos por células T activadas.[182, 183] El IFN-α eleva la expresión de CMH Clase I en células normales[184] y de células tumorales, que incluyen células de GBM humano,[30] y también incrementa la actividad de células NK,[185] linfocitos citotóxicos,[186] células B[187] y macrófagos.[188] El IFN_{α} ha inducido apoptosis en células tumorales[188] y estimula a las células dendríticas para promover a los linfocitos citotóxicos contra antígenos tumorales.[189] La inducción de la expresión de IFN_{α} intratumoral a través de un vector de adenovirus en un modelo de glioma de ratón, produjo aumento de la sobrevida, especialmente cuando se combina con la administración intratumoral de células dendríticas. La respuesta antiglioma fue mediada por la actividad específica de linfocitos citotóxicos en contra del tumor, y los animales también quedaron protegidos contra la recidiva del tumor.[190] Varios ensayos de multiples fases I/II con gliomas mostraron eficacia en la administración subcutánea de IFNα en combinación con un agente terapéutico (p. ej. carmustina o temozolamida) luego de la cirugía y radioterapia aunque no se observó mejoría definitiva de la sobrevida en estos ensayos.[191-194] Un estudio de fase III en 275 pacientes no mostró beneficio adicional al administrar tratamiento sistémico de IFN-α con carmustina.[195]

El IFNβ ha demostrado tener efectos antiproliferativos directos en células tumorales al igual que activa la inmunidad antitumoral. Por ejemplo, la administración intratumoral del gen de IFNβ vía liposomas[196] y el vector AAV,[197] mejoraron considerablemente la sobrevida en el modelo de gliomas de ratón. Como en el caso de la terapia génica con IFNα, se observó que los efectos son dependientes de la respuesta específica de linfocitos T citotóxicos contra las células tumorales; además, los animales estaban protegidos contra la reaparición del tumor, lo que implica inmunidad prolongada antiglioma. La coadministración de terapia génica IFNβ intratumoral con células dendríticas puede tener un efecto mayor que el que se obtiene individualmente con cada terapia.[198] En ensayos clínicos, la administración intravenosa de IFNβ no prolongó en forma significativa la vida de pacientes tratados con radioterapia.[199, 200] No obstante, la expresión local de interferones vía terapia génica en el sitio del tumor puede ser más efectiva y también evitar efectos colaterales sistémicos. La descarga de IFN_{β} mediada por liposomas en un ensayo piloto produjo respuestas antitumorales y regresión del tumor en cuatro de cinco pacientes con glioma.[201] En un estudio similar, ensayos fase I estudiaron los efectos de vectores de adenovirus que expresan IFN_{β} inyectados en los márgenes del tumor luego de la resección quirúrgica, y se observó la inducción de apoptosis.[202, 203]

El IFN_{γ} estimula en forma directa a los linfocitos T citotóxicos, a las células NK y a los macrófagos a través de acrecentar la actividad de estas células y de promover la transformación de células T vírgenes en células T efectoras.[204, 205] También se ha demostrado que las citoquinas promueven la expresión del complejo mayor de histocompatibilidad clase I en células gliomatosas y, de ese modo, promueven la inmunogenicidad.[184, 206] En estudios preclínicos, la transferencia génica intratumoral de IFNϒ ha mostrado activación inmune antiglioma[207, 208] e incluye una marcada estimulación del complejo mayor de histocompatibilidad II (CMH II) en tumores infiltrados con ACP.[209] Otros autores han demostrado un elevado reclutamiento de células T[210] y otros observaron inhibición de la angiogénesis del tumor.[211] No obstante, los resultados sobre la sobrevida de los pacientes no fueron tan promisorios como los observados con el uso de IFNα o IFNβ.[71] A pesar de que el IFNϒ por sí solo no es un candidato para el glioma en los ensayos clínicos, su uso combinado con otras modalidades terapéuticas puede ser efectivo.[212] En un modelo de glioma canino se observó una sobrevida de 450 días luego de la resección quirúrgica en un animal tratado con transferencia génica de adenovirus IFNϒ en los márgenes de la resección, junto con vacunación con lisados de células gliomatosas que contenían CpG oligodesoxinucleótido, un adyuvante de los RTT.[213]

Interleuquinas

Finalmente, las interleuquinas —una familia de las citoquinas— están implicadas en la regulación de la respuesta inmune, pues la mayoría activa las células inmunes. La citoquina IL-2 es necesaria para el desarrollo, función y proliferación de una variedad de células T. La IL-2 estimula el crecimiento y diferenciación de células T citotóxicas[204] y células T_H[214] *in vitro*. En un modelo de gliosarcoma 9L en ratas, la implantación intracerebral de células gliomatosas productoras de IL-2 en combinación con vacunación periférica subcutánea de células tumorales 9L irradiadas resultó en la erradicación total del tumor acompañada de aumento de la actividad tumoral específica de células T citotóxicas, mientras que estas terapias aplicadas individualmente solo logran prolongar la sobrevida.[215] No obstante, estudios recientes en ratones deficientes en IL-2 (o del receptor de IL-2) mostraron que la proliferación general de células T *in vivo* no es afectada por la falta de IL-2, y es posible que el rol primario de IL-2 puede ser la proliferación de células T reguladoras y el mantenimiento de la autotolerancia.[216-218] En consecuencia, la expresión transgénica de IL-2 *in vivo* por sí sola quizás no sea una estrategia efectiva para inducir una respuesta inmune antiglioma, pero la terapia combinada de IL-2 con otros regímenes terapéuticos pueden ser efectivos, tal como sucede con la administración intratumoral de linfocitos T citotóxicas[173] o con estrategias que inducen apoptosis tumoral.[219] En este último ensayo clínico, doce pacientes con GBM recurrente tratados con una combinación de terapia génica intratumoral de IL-2 y HSV-TK (con administración de ganciclovir) indujeron respuesta del tumor en la mitad de los pacientes (incluida la respuesta en un paciente con una masa tumoral distante no inyectada) y aumento de los niveles plasmáticos de citoquina Th1, lo que indica que IL-2 precipitó la cascada sistémica de citoquina y estimuló una respuesta inmune actuando más allá de la muerte del tumor por el ganciclovir activado.[219]

Conclusiones

La importancia de la participación del sistema inmunológico en una variedad de enfermedades del SNC, incluidos los tumores primarios y secundarios, no debe ser subestimada. El SNC es un sitio único sin un claro sistema linfático de drenaje y con protección adicional de la barrera hematoencefálica, lo que constituye un desafío para los tratamientos de este órgano. Pero a pesar de ello hemos alcanzado un punto en que la inmunoterapia está mostrando potencial como para ser integrada al tratamiento estándar de esta enfermedad junto con la resección quirúrgica, radioterapia y quimioterapia de los gliomas. Experiencias anteriores con terapia celular y vacunas antitumor han demostrado la factibilidad y eficacia de estos enfoques terapéuticos y con nuevos agentes como los anticuerpos inmunes bloqueadores tipo Toll y el desarrollo de nuevas vacunas, podríamos ver combinaciones de tratamientos de terapias inmunológicas y tratamientos subrogantes agregados al arsenal contra el glioma. Mientras adquirimos una mejor comprensión de los mecanismos involucrados en la inmunorresistencia y de los factores involucrados en la inmunosupresión del tumor, podemos mejorar los tratamientos basados en inmunidad para realizar enfoques que beneficien las terapias contra los tumores malignos primarios del cerebro. Con este espectro de criterios terapéuticos, su potencial para atacar específicamente a los gliomas y nuestra habilidad para combinar inmunoterapia con otros tratamientos y adyuvantes, podríamos ofrecer a los pacientes en un futuro cercano un período de sobrevida significativamente prolongado.

Bibliografía

1 Stupp R, Mason WP, van den Bent MJ, et al. Radiotherapy plus concomitant and adjuvant temozolomide for glioblastoma. N Engl J Med 2005; 352(10): 987-96.
2 Hanahan D, Weinberg RA. Hallmarks of cancer: the next generation. Cell 2011; 144(5): 646-74.
3 McLendon R, Friedman A, Bigner D, et al. Comprehensive genomic characterization defines human glioblastoma genes and core pathways. Nature 2008; 455(7216): 1061-8.
4 Levi-Strauss M, Mallat M. Primary cultures of murine astrocytes produce C3 and factor B, two components of the alternative pathway of complement activation. J Immunol 1987; 139(7): 2361-6.
5 Bernheimer H, Lassmann H, Suchanek G. Dynamics of IgG+, IgA+, and IgM+ plasma cells in the central nervous system of guinea pigs with chronic relapsing experimental allergic encephalomyelitis. Neuropathol Appl Neurobiol 1988; 14(2): 157-67.
6 Sandberg-Wollheim M, Zweiman B, Levinson AI, Lisak RP. Humoral immune responses within the human central nervous system following systemic immunization. J Neuroimmunol 1986; 11(3): 205-14.
7 Aloisi F. Immune function of microglia. Glia 2001; 36(2): 165-79.
8 Aloisi F, Ria F, Columba-Cabezas S, et al. Relative efficiency of microglia, astrocytes, dendritic cells and B cells in naive CD4+ T cell priming and Th1/Th2 cell restimulation. Eur J Immunol 1999; 29(9): 2705-14.
9 Aloisi F, Ria F, Penna G, Adorini L. Microglia are more efficient than astrocytes in antigen processing and in Th1

but not Th2 cell activation. J Immunol 1998; 160(10): 4671-80.
10 Brannan CA, Roberts MR. Resident microglia from adult mice are refractory to nitric oxide-inducing stimuli due to impaired NOS2 gene expression. Glia 2004; 48(2): 120-31.
11 Murphy K, Travers P, Walport M, Janeway C. Janeway's immunobiology (7º ed). New York: Garland Science; 2008.
12 Sehgal A, Berger MS. Basic concepts of immunology and neuroimmunology. Neurosurg Focus 2000; 9(6): 1.
13 Prins RM, Craft N, Bruhn KW, et al. The TLR-7 agonist, imiquimod, enhances dendritic cell survival and promotes tumor antigen-specific T cell priming: relation to central nervous system antitumor immunity. Journal of immunology 2006; 176(1): 157-64.
14 Butowski N. Immunostimulants for malignant gliomas. Neurosurgery Clinics of North America 2010; 21(1): 53-65.
15 Shime H, Kojima A, Maruyama A, et al. Myeloid-Derived Suppressor Cells Confer Tumor-Suppressive Functions on Natural Killer Cells via Polyinosinic: Polycytidylic Acid Treatment in Mouse Tumor Models. Journal of innate immunity 2013; 6(3): 293-305.
16 Zhu X, Nishimura F, Sasaki K, et al. Toll like receptor-3 ligand poly-ICLC promotes the efficacy of peripheral vaccinations with tumor antigen-derived peptide epitopes in murine CNS tumor models. Journal of translational medicine 2007; 5(1): 10.
17 Chang YC, Madkan V, Cook-Norris R, Sra K, Tyring S. Current and potential uses of imiquimod. Southern medical journal 2005; 98(9): 913-9.
18 Prins RM, Odesa SK, Liau LM. Immunotherapeutic targeting of shared melanoma-associated antigens in a murine glioma model. Cancer Research 2003; 63(23): 8487-91.
19 Trumpfheller C, Longhi MP, Caskey M, et al. Dendritic cell-targeted protein vaccines: a novel approach to induce T-cell immunity. Journal of internal medicine 2012; 271(2): 183-92.
20 Liau LM, Black KL, Prins RM, et al. Treatment of intracranial gliomas with bone marrow-derived dendritic cells pulsed with tumor antigens. Journal of neurosurgery 1999; 90(6): 1115-24.
21 Ott PA, Hodi FS, Robert C. CTLA-4 and PD-1/PD-L1 Blockade: New Immunotherapeutic Modalities with Durable Clinical Benefit in Melanoma Patients. Clinical Cancer Research 2013; 19(19): 5300-9.
22 Fong B, Jin R, Wang X, et al. Monitoring of regulatory T cell frequencies and expression of CTLA-4 on T cells, before and after DC vaccination, can predict survival in GBM patients. PloS one 2012; 7(4): 32614.
23 Hamid O, Robert C, Daud A, et al. Safety and tumor responses with lambrolizumab (anti–PD-1) in melanoma. New England Journal of Medicine 2013; 369(2): 134-44.
24 Curran MA, Montalvo W, Yagita H, Allison JP. PD-1 and CTLA-4 combination blockade expands infiltrating T cells and reduces regulatory T and myeloid cells within B16 melanoma tumors. Proceedings of the National Academy of Sciences 2010; 107(9): 4275-80.
25 Ribas A. Tumor immunotherapy directed at PD-1. New England Journal of Medicine 2012; 366(26): 2517-9.
26 Zeng J, See AP, Phallen J, et al. Anti-PD-1 blockade and stereotactic radiation produce long-term survival in mice with intracranial gliomas. International Journal Radiant Oncol Bio Phys 2013; 86(2): 343-9.
27 Ott PA, Hodi FS, Robert C. CTLA-4 and PD-1/PD-L1 blockade: new immunotherapeutic modalities with durable clinical benefit in melanoma patients. Clinical Cancer Research 2013; 19(19): 5300-9.
28 Ribas A. Tumor immunotherapy directed at PD-1. N Engl J Med 2012; 366(26): 2517-9.
29 Zeng J, See AP, Phallen J, et al. Anti-PD-1 blockade and stereotactic radiation produce long-term survival in mice with intracranial gliomas. International Journal of Radiation Oncology Biology Physics 2013; 86(2): 343-9.
30 Yang I, Kremen TJ, Giovannone AJ, et al. Modulation of major histocompatibility complex Class I molecules and major histocompatibility complex-bound immunogenic peptides induced by interferon-alpha and interferon-gamma treatment of human glioblastoma multiforme. J Neurosurg 2004; 100(2): 310-9.
31 Flügel A, Labeur MS, Grasbon-Frodl E-M, et al. Microglia only weakly present glioma antigen to cytotoxic T cells. International journal of developmental neuroscience 1999; 17(5): 547-56.
32 Roszman TL, Brooks W, Steele C, Elliott L. Pokeweed mitogen-induced immunoglobulin secretion by peripheral blood lymphocytes from patients with primary intracranial tumors. Characterization of T helper and B cell function. The Journal of Immunology 1985; 134(3): 1545-50.
33 Schartner JM, Hagar AR, Van Handel M, et al. Impaired capacity for upregulation of MHC class II in tumor-associated microglia. Glia 2005; 51(4): 279-85.
34 Elliott L, Brooks W, Roszman T. Cytokinetic basis for the impaired activation of lymphocytes from patients with primary intracranial tumors. The Journal of Immunology 1984; 132(3): 1208-15.
35 Dix AR, Brooks WH, Roszman TL, Morford LA. Immune defects observed in patients with primary malignant brain tumors. Journal of neuroimmunology 1999; 100(1): 216-32.
36 Ranges GE, Figari IS, Espevik T, Palladino MA. Inhibition of cytotoxic T cell development by transforming growth factor beta and reversal by recombinant tumor necrosis factor alpha. The Journal of experimental medicine 1987; 166(4): 991-8.
37 Jensen RL. Growth factor-mediated angiogenesis in the malignant progression of glial tumors: a review. Surgical neurology 1998; 49(2): 189-95.
38 Hishii M, Nitta T, Ishida H, et al. Human glioma-derived interleukin-10 inhibits antitumor immune responses in vitro. Neurosurgery 1995; 37(6): 1160-7.
39 Nitta T, Hishii M, Sato K, Okumura K. Selective expression of interleukin-10 gene within glioblastoma multiforme. Brain research 1994; 649(1): 122-8.
40 Cserr HF, Knopf PM. Cervical lymphatics, the blood-brain barrier and the immunoreactivity of the brain: a new view. Immunol Today 1992; 13(12): 507-12.
41 Lampson LA, Hickey WF. Monoclonal antibody analysis of MHC expression in human brain biopsies: tissue ranging from "histologically normal" to that showing different levels of glial tumor involvement. J Immunol 1986; 136(11): 4054-62.

42 Mitchell DA, Fecci PE, Sampson JH. Immunotherapy of malignant brain tumors. Immunological Reviews 2008; 222: 70-100.
43 Cserr HF, Harling-Berg CJ, Knopf PM. Drainage of brain extracellular fluid into blood and deep cervical lymph and its immunological significance. Brain Pathol 1992; 2(4): 269-76.
44 Facoetti A, Nano R, Zelini P, et al. Human leukocyte antigen and antigen processing machinery component defects in astrocytic tumors. Clin Cancer Res 2005; 11(23): 8304-11.
45 Flugel A, Labeur MS, Grasbon-Frodl EM, Kreutzberg GW, Graeber MB. Microglia only weakly present glioma antigen to cytotoxic T cells. Int J Dev Neurosci 1999; 17(5-6): 547-56.
46 Roszman TL, Brooks WH. Neural modulation of immune function. J Neuroimmunol 1985; 10(1): 59-69.
47 Roszman TL, Brooks WH, Steele C, Elliott LH. Pokeweed mitogen-induced immunoglobulin secretion by peripheral blood lymphocytes from patients with primary intracranial tumors. Characterization of T helper and B cell function. J Immunol 1985; 134(3): 1545-50.
48 Parney IF, Waldron JS, Parsa AT. Flow cytometry and in vitro analysis of human glioma-associated macrophages. Laboratory investigation. J Neurosurg 2009; 110(3): 572-82.
49 Elliott LH, Brooks WH, Roszman TL. Cytokinetic basis for the impaired activation of lymphocytes from patients with primary intracranial tumors. J Immunol 1984; 132(3): 1208-15.
50 Gerosa MA, Olivi A, Rosenblum ML, et al. Impaired immunocompetence in patients with malignant gliomas: the possible role of Tg-lymphocyte subpopulations. Neurosurgery 1982; 10(5): 571-3.
51 Fecci PE, Mitchell DA, Whitesides JF, et al. Increased regulatory T-cell fraction amidst a diminished CD4 compartment explains cellular immune defects in patients with malignant glioma. Cancer Res 2006; 66(6): 3294-302.
52 El Andaloussi A, Lesniak MS. An increase in CD4+CD25+FOXP3+ regulatory T cells in tumor-infiltrating lymphocytes of human glioblastoma multiforme. Neuro Oncol 2006; 8(3): 234-43.
53 Raychaudhuri B, Rayman P, Ireland J, et al. Myeloid-derived suppressor cell accumulation and function in patients with newly diagnosed glioblastoma. Neuro Oncol 2011; 13(6): 591-9.
54 Bodmer S, Strommer K, Frei K, et al. Immunosuppression and transforming growth factor-beta in glioblastoma. Preferential production of transforming growth factor-beta 2. J Immunol 1989; 143(10): 3222-9.
55 Black KL, Chen K, Becker DP, Merrill JE. Inflammatory leukocytes associated with increased immunosuppression by glioblastoma. J Neurosurg 1992; 77(1): 120-6.
56 Olofsson A, Miyazono K, Kanzaki T, et al. Transforming growth factor-beta 1, -beta 2, and -beta 3 secreted by a human glioblastoma cell line. Identification of small and different forms of large latent complexes. The Journal of biological chemistry 1992; 267(27): 19482-8.
57 Sasaki A, Naganuma H, Satoh E, et al. Secretion of transforming growth factor-beta 1 and -beta 2 by malignant glioma cells. Neurologia medico-chirurgica 1995; 35(7): 423-30.
58 Dix AR, Brooks WH, Roszman TL, Morford LA. Immune defects observed in patients with primary malignant brain tumors. J Neuroimmunol 1999; 100(1-2): 216-32.
59 Kuppner MC, Hamou MF, Sawamura Y, et al. Inhibition of lymphocyte function by glioblastoma-derived transforming growth factor beta 2. J Neurosurg 1989; 71(2): 211-7.
60 Kuppner MC, Hamou MF, Bodmer S, et al. The glioblastoma-derived T-cell suppressor factor/ transforming growth factor beta 2 inhibits the generation of lymphokine-activated killer (LAK) cells. International journal of cancer. Journal international du cancer 1988; 42(4): 562-7.
61 Ranges GE, Figari IS, Espevik T, Palladino MA, Jr. Inhibition of cytotoxic T cell development by transforming growth factor beta and reversal by recombinant tumor necrosis factor alpha. J Exp Med 1987; 166(4): 991-8.
62 Jensen RL. Growth factor-mediated angiogenesis in the malignant progression of glial tumors: a review. Surg Neurol 1998; 49(2): 189-95.
63 Uhl M, Aulwurm S, Wischhusen J, et al. SD-208, a novel transforming growth factor beta receptor I kinase inhibitor, inhibits growth and invasiveness and enhances immunogenicity of murine and human glioma cells in vitro and in vivo. Cancer Res 2004; 64(21): 7954-61.
64 Rook AH, Kehrl JH, Wakefield LM, et al. Effects of transforming growth factor beta on the functions of natural killer cells: depressed cytolytic activity and blunting of interferon responsiveness. J Immunol 1986; 136(10): 3916-20.
65 Hishii M, Nitta T, Ishida H, et al. Human glioma-derived interleukin-10 inhibits antitumor immune responses in vitro. Neurosurgery 1995; 37(6): 1160-6.
66 Nitta T, Hishii M, Sato K, Okumura K. Selective expression of interleukin-10 gene within glioblastoma multiforme. Brain Res 1994; 649(1-2): 122-8.
67 Kuppner MC, Sawamura Y, Hamou MF, de Tribolet N. Influence of PGE2- and cAMP-modulating agents on human glioblastoma cell killing by interleukin-2-activated lymphocytes. J Neurosurg 1990; 72(4): 619-25.
68 Huettner C, Czub S, Kerkau S, et al. Interleukin 10 is expressed in human gliomas in vivo and increases glioma cell proliferation and motility in vitro. Anticancer research 1997; 17(5A): 3217-24.
69 Berman RM, Suzuki T, Tahara H, et al. Systemic administration of cellular IL-10 induces an effective, specific, and long-lived immune response against established tumors in mice. J Immunol 1996; 157(1): 231-8.
70 Wojtowicz-Praga S. Reversal of tumor-induced immunosuppression: a new approach to cancer therapy. J Immunother 1997; 20(3): 165-77.
71 Curtin JF, King GD, Candolfi M, et al. Combining cytotoxic and immune-mediated gene therapy to treat brain tumors. Current topics in medicinal chemistry 2005; 5(12): 1151-70.
72 Yang BC, Lin HK, Hor WS, et al. Mediation of enhanced transcription of the IL-10 gene in T cells, upon contact with human glioma cells, by Fas signaling through a

protein kinase A-independent pathway. J Immunol 2003; 171(8): 3947-54.
73 Parsa AT, Waldron JS, Panner A, et al. Loss of tumor suppressor PTEN function increases B7-H1 expression and immunoresistance in glioma. Nat Med 2007; 13(1): 84-8.
74 Ichinose M, Masuoka J, Shiraishi T, et al. Fas ligand expression and depletion of T-cell infiltration in astrocytic tumors. Brain Tumor Pathol 2001; 18(1): 37-42.
75 Hahn HP, Pang M, He J, et al. Galectin-1 induces nuclear translocation of endonuclease G in caspase- and cytochrome c-independent T cell death. Cell Death Differ 2004; 11(12): 1277-86.
76 Rorive S, Belot N, Decaestecker C, et al. Galectin-1 is highly expressed in human gliomas with relevance for modulation of invasion of tumor astrocytes into the brain parenchyma. Glia 2001; 33(3): 241-55.
77 Badie B, Schartner J, Prabakaran S, et al. Expression of Fas ligand by microglia: possible role in glioma immune evasion. J Neuroimmunol 2001; 120(1-2): 19-24.
78 Dong H, Strome SE, Salomao DR, et al. Tumor-associated B7-H1 promotes T-cell apoptosis: a potential mechanism of immune evasion. Nat Med 2002; 8(8): 793-800.
79 Magnus T, Schreiner B, Korn T, et al. Microglial expression of the B7 family member B7 homolog 1 confers strong immune inhibition: implications for immune responses and autoimmunity in the CNS. J Neurosci 2005; 25(10): 2537-46.
80 Saas P, Walker PR, Hahne M, et al. Fas ligand expression by astrocytoma in vivo: maintaining immune privilege in the brain? J Clin Invest 1997; 99(6): 1173-8.
81 Didenko VV, Ngo HN, Minchew C, Baskin DS. Apoptosis of T lymphocytes invading glioblastomas multiforme: a possible tumor defense mechanism. J Neurosurg 2002; 96(3): 580-4.
82 Walker PR, Saas P, Dietrich PY. Role of Fas ligand (CD95L) in immune escape: the tumor cell strikes back. J Immunol 1997; 158(10): 4521-4.
83 Brooks WH, Markesbery WR, Gupta GD, Roszman TL. Relationship of lymphocyte invasion and survival of brain tumor patients. Annals of neurology 1978; 4(3): 219-24.
84 Palma L, Di Lorenzo N, Guidetti B. Lymphocytic infiltrates in primary glioblastomas and recidivous gliomas. Incidence, fate, and relevance to prognosis in 228 operated cases. J Neurosurg 1978; 49(6): 854-61.
85 Dunn GP, Dunn IF, Curry WT. Focus on TILs: Prognostic significance of tumor infiltrating lymphocytes in human glioma. Cancer Immun 2007; 7: 12.
86 Hussain SF, Heimberger AB. Immunotherapy for human glioma: innovative approaches and recent results. Expert Rev Anticancer Ther 2005; 5(5): 777- 90.
87 Thornton AM, Shevach EM. CD4+CD25+ immunoregulatory T cells suppress polyclonal T cell activation in vitro by inhibiting interleukin 2 production. J Exp Med 1998; 188(2): 287-96.
88 Camara NO, Sebille F, Lechler RI. Human CD4+CD25+ regulatory cells have marked and sustained effects on CD8+ T cell activation. Eur J Immunol 2003; 33(12): 3473-83.
89 Piccirillo CA, Shevach EM. Cutting edge: control of CD8+ T cell activation by CD4+CD25+ immunoregulatory cells. J Immunol 2001; 167(3): 1137-40.
90 Barshes NR, Goodpastor SE, Goss JA. Pharmacologic immunosuppression. Front Biosci 2004; 9: 411-20.
91 Lesniak MS, Gabikian P, Tyler BM, et al. Dexamethasone mediated inhibition of local IL-2 immunotherapy is dose dependent in experimental brain tumors. J Neurooncol 2004; 70(1): 23-8.
92 Su YB, Sohn S, Krown SE, et al. Selective CD4+ lymphopenia in melanoma patients treated with temozolomide: a toxicity with therapeutic implications. J Clin Oncol 2004; 22(4): 610-6.
93 Mitchell DA, Sampson JH. Toward effective immunotherapy for the treatment of malignant brain tumors. Neurotherapeutics 2009; 6(3): 527-38.
94 Rosenberg SA. Progress in human tumour immunology and immunotherapy. Nature 2001; 411(6835): 380-4.
95 Kanaly CW, Ding D, Heimberger AB, Sampson JH. Clinical applications of a peptide-based vaccine for glioblastoma. Neurosurg Clin N Am 2010; 21(1): 95-109.
96 Vega EA, Graner MW, Sampson JH. Combating immunosuppression in glioma. Future Oncol 2008; 4(3): 433-42.
97 Liau LM, Jensen ER, Kremen TJ, et al. Tumor immunity within the central nervous system stimulated by recombinant Listeria monocytogenes vaccination. Cancer Res 2002; 62(8): 2287-93.
98 Brockstedt DG, Giedlin MA, Leong ML, et al. Listeria-based cancer vaccines that segregate immunogenicity from toxicity. Proc Natl Acad Sci USA 2004; 101(38): 13832-7.
99 Meyer RG, Britten CM, Siepmann U, et al. A phase I vaccination study with tyrosinase in patients with stage II melanoma using recombinant modified vaccinia virus Ankara (MVA-hTyr). Cancer Immunol Immunother 2005; 54(5): 453-67.
100 Heimberger AB, Crotty LE, Archer GE, et al. Epidermal growth factor receptor VIII peptide vaccination is efficacious against established intracerebral tumors. Clin Cancer Res 2003; 9(11): 4247-54.
101 Meng Y, Carpentier AF, Chen L, et al. Successful combination of local CpG-ODN and radiotherapy in malignant glioma. International journal of cancer. Journal international du cáncer 2005; 116(6): 992-7.
102 Mahaley MS, Aronin PA, Michael AJ, Bigner D. Prevention of glioma induction in rats by simultaneous intracerebral inoculation of avian sarcoma virus plus bacillus Calmette-Guerin cell-wall preparation. Surg Neurol 1983; 19(5): 453-5.
103 Jaeckle KA, Mittelman A, Hill FH. Phase II trial of Serratia marcescens extract in recurrent malignant astrocytoma. J Clin Oncol 1990; 8(8): 1408-18.
104 Herrlinger U, Kramm C, Johnston K, et al. Vaccination for experimental gliomas using GM-CSF-transduced glioma cells. Cancer gene therapy 1996; 4(6): 345-52.
105 Sloan AE, Dansey R, Zamorano L, et al. Adoptive immunotherapy in patients with recurrent malignant glioma: preliminary results of using autologous whole-tumor vaccine plus granulocyte-macrophage colony-stimulating factor and adoptive transfer of anti-CD3-activated lymphocytes. Neurosurg Focus 2000; 9(6): 9.
106 Okada H, Lieberman FS, Walter KA, et al. Autologous glioma cell vaccine admixed with interleukin-4 gene

transfected fibroblasts in the treatment of patients with malignant gliomas. Journal of translational medicine 2007; 5(1): 67.
107 Okada H, Lieberman FS, Walter KA, et al. Autologous glioma cell vaccine admixed with interleukin-4 gene transfected fibroblasts in the treatment of patients with malignant gliomas. J Transl Med 2007; 5: 67.
108 Parney IF, Chang L-J, Farr-Jones MA, et al. Technical hurdles in a pilot clinical trial of combined B7-2 and GM-CSF immunogene therapy for glioblastomas and melanomas. Journal of neuro-oncology 2006; 78(1): 71-80.
109 Loeffler M, Le'Negrate G, Krajewska M, Reed JC. Salmonella typhimurium engineered to produce CCL21 inhibit tumor growth. Cancer immunology, immunotherapy 2009; 58(5): 769-75.
110 Shahabi V, Maciag PC, Rivera S, Wallecha A. Live, attenuated strains of Listeria and Salmonella as vaccine vectors in cancer treatment. Bioeng Bugs 2010; 1(4): 235-9. Tilney LG, Portnoy DA. Actin filaments and the growth, movement, and spread of the intracellular bacterial parasite, Listeria monocytogenes. The Journal of cell biology 1989; 109(4): 1597-608.
111 Toso JF, Gill VJ, Hwu P, et al. Phase I study of the intravenous administration of attenuated Salmonella typhimurium to patients with metastatic melanoma. Journal of clinical oncology 2002; 20(1): 142-52.
112 Cunningham C, Nemunaitis J. A phase I trial of genetically modified Salmonella typhimurium expressing cytosine deaminase (TAPET-CD, VNP20029) administered by intratumoral injection in combination with 5-fluorocytosine for patients with advanced or metastatic cancer. Protocol no: CL-017. Version: April 9, 2001. Human gene therapy 2001; 12(12): 1594-6.
113 Msaouel P, Dispenzieri A, Galanis E. Clinical testing of engineered oncolytic measles virus strains in the treatment of cancer: an overview. Current opinion in molecular therapeutics 2009; 11(1): 43.
114 Myers R, Harvey M, Kaufmann TJ, et al. Toxicology study of repeat intracerebral administration of a measles virus derivative producing carcinoembryonic antigen in rhesus macaques in support of a phase I/II clinical trial for patients with recurrent gliomas. Human gene therapy 2008; 19(7): 690-8.
115 Galanis E, Hartmann LC, Cliby WA, et al. Phase I trial of intraperitoneal administration of an oncolytic measles virus strain engineered to express carcinoembryonic antigen for recurrent ovarian cancer. Cancer research 2010; 70(3): 875-82.
116 Banchereau J, Steinman RM. Dendritic cells and the control of immunity. Nature 1998; 392(6673): 245-52.
117 Steinman RM, Idoyaga J. Features of the dendritic cell lineage. Immunological reviews 2010; 234(1): 5-17.
118 Guermonprez P, Valladeau J, Zitvogel L, et al. Antigen presentation and T cell stimulation by dendritic cells. Annu Rev Immunol 2002; 20: 621-67.
119 Barton GM, Medzhitov R. Control of adaptive immune responses by Toll-like receptors. Curr Opin Immunol 2002; 14(3): 380-3.
120 O'Neill DW, Adams S, Bhardwaj N. Manipulating dendritic cell biology for the active immunotherapy of cancer. Blood 2004; 104(8): 2235-46.
121 Steinman RM, Banchereau J. Taking dendritic cells into medicine. Nature 2007; 449(7161): 419-26.
122 Kiertscher SM, Roth MD. Human CD14+ leukocytes acquire the phenotype and function of antigen-presenting dendritic cells when cultured in GM-CSF and IL-4. J Leukoc Biol 1996; 59(2): 208-18.
123 Thurner B, Roder C, Dieckmann D, et al. Generation of large numbers of fully mature and stable dendritic cells from leukapheresis products for clinical application. J Immunol Methods 1999; 223(1): 1-15.
124 Bender A, Sapp M, Schuler G, et al. Improved methods for the generation of dendritic cells from nonproliferating progenitors in human blood. J Immunol Methods 1996; 196(2): 121-35.
125 Sallusto F, Lanzavecchia A. Efficient presentation of soluble antigen by cultured human dendritic cells is maintained by granulocyte/macrophage colony-stimulating factor plus interleukin 4 and downregulated by tumor necrosis factor alpha. J Exp Med 1994; 179(4): 1109-18.
126 Liu K, Nussenzweig MC. Origin and development of dendritic cells. Immunol Rev 2010; 234(1): 45-54.
127 Skalova K, Mollova K, Michalek J. Human myeloid dendritic cells for cancer therapy: Does maturation matter? Vaccine 2010; 28(32): 5153-60.
128 Colonna M, Trinchieri G, Liu YJ. Plasmacytoid dendritic cells in immunity. Nat Immunol 2004; 5(12): 1219-26.
129 Lou Y, Liu C, Kim GJ, et al. Plasmacytoid dendritic cells synergize with myeloid dendritic cells in the induction of antigen-specific antitumor immune responses. J Immunol 2007; 178(3): 1534-41.
130 Salio M, Cella M, Vermi W, et al. Plasmacytoid dendritic cells prime IFN-gamma-secreting melanoma-specific CD8 lymphocytes and are found in primary melanoma lesions. Eur J Immunol 2003; 33(4): 1052-62.
131 Walker PR, Prins RM, Dietrich P-Y, Liau LM. Harnessing T-cell immunity to target brain tumors. In: Van Meir EG, ed. CNS Cancer: Models, Markers, Prognostic Factors, Targets, and Therapeutic Approaches. Humana Press 2009; 1: 1165-217.
132 Liau LM, Black KL, Martin NA, et al. Treatment of a patient by vaccination with autologous dendritic cells pulsed with allogeneic major histocompatibility complex class I-matched tumor peptides. Case Report. Neurosurg Focus 2000; 9(6): 8.
133 Liau LM, Prins RM, Kiertscher SM, et al. Dendritic cell vaccination in glioblastoma patients induces systemic and intracranial T-cell responses modulated by the local central nervous system tumor microenvironment. Clin Cancer Res 2005; 11(15): 5515-25.
134 Yu JS, Wheeler CJ, Zeltzer PM, et al. Vaccination of malignant glioma patients with peptide-pulsed dendritic cells elicits systemic cytotoxicity and intracranial T-cell infiltration. Cancer Res 2001; 61(3): 842-7.
135 Ardon H, Van Gool S, Lopes IS, et al. Integration of autologous dendritic cell-based immunotherapy in the primary treatment for patients with newly diagnosed glioblastoma multiforme: a pilot study. J Neurooncol 2010; 99(2): 261-72.
136 De Vleeschouwer S, Fieuws S, Rutkowski S, et al. Postoperative adjuvant dendritic cell-based immunotherapy in patients with relapsed glioblastoma multiforme. Clin Cancer Res 2008; 14(10): 3098-104.

137 Prins RM, Soto H, Konkankit V, et al. Gene expression profile correlates with T-cell infiltration and relative survival in glioblastoma patients vaccinated with dendritic cell immunotherapy. Clin Cancer Res 2011; 17(6): 1603-15.
138 Yamanaka R, Abe T, Yajima N, et al. Vaccination of recurrent glioma patients with tumour lysate-pulsed dendritic cells elicits immune responses: results of a clinical phase I/II trial. Br J Cancer 2003; 89(7): 1172-9.
139 Yamanaka R, Homma J, Yajima N, et al. Clinical evaluation of dendritic cell vaccination for patients with recurrent glioma: results of a clinical phase I/II trial. Clin Cancer Res 2005; 11(11): 4160-7.
140 Yu JS, Liu G, Ying H, et al. Vaccination with tumor lysate-pulsed dendritic cells elicits antigen-specific, cytotoxic T-cells in patients with malignant glioma. Cancer Res 2004; 64(14): 4973-9.
141 Caruso DA, Orme LM, Neale AM, et al. Results of a phase 1 study utilizing monocyte-derived dendritic cells pulsed with tumor RNA in children and young adults with brain cancer. Neuro Oncol 2004; 6(3): 236-46.
142 Kobayashi T, Yamanaka R, Homma J, et al. Tumor mRNA-loaded dendritic cells elicit tumor-specific CD8(+) cytotoxic T cells in patients with malignant glioma. Cancer Immunol Immunother 2003; 52(10): 632-7.
143 Okada H, Kalinski P, Ueda R, et al. Induction of CD8+ T-cell responses against novel glioma-associated antigen peptides and clinical activity by vaccinations with {alpha}-type 1 polarized dendritic cells and polyinosinic-polycytidylic acid stabilized by lysine and carboxymethylcellulose in patients with recurrent malignant glioma. J Clin Oncol 2011; 29(3): 330-6.
144 Sampson JH, Archer GE, Mitchell DA, et al. An epidermal growth factor receptor variant III-targeted vaccine is safe and immunogenic in patients with glioblastoma multiforme. Molecular cancer therapeutics 2009; 8(10): 2773-9.
145 Weiner LM, Surana R, Wang S. Monoclonal antibodies: versatile platforms for cancer immunotherapy. Nat Rev Immunol 2010; 10(5): 317-27.
146 Wu T-N, Lin K-H, Chang Y-J, et al. Avidity of CD1d-ligand-receptor ternary complex contributes to T-helper 1 (Th1) polarization and anticancer efficacy. Proceedings of the National Academy of Sciences 2011; 108(42): 17275-80.
147 Cragg MS, French RR, Glennie MJ. Signaling antibodies in cancer therapy. Curr Opin Immunol 1999; 11(5): 541-7.
148 Glennie MJ. Signalling antibodies for the treatment of neoplastic disease. Dis Markers 2000; 16(1-2): 63.
149 Nadler LM, Stashenko P, Hardy R, et al. Serotherapy of a patient with a monoclonal antibody directed against a human lymphoma-associated antigen. Cancer Res 1980; 40(9): 3147-54.
150 Eisenthal A, Cameron RB, Rosenberg SA. Induction of antibody-dependent cellular cytotoxicity in vivo by IFN-alpha and its antitumor efficacy against established B16 melanoma liver metastases when combined with specific anti-B16 monoclonal antibody. J Immunol 1990; 144(11): 4463-71.
151 Eisenthal A, McIntosh JK. Effect of recombinant human tumor necrosis factor alpha on the induction of antibody-dependent cellular cytotoxicity in the treatment of established B16 melanoma liver nodules. Cancer Immunol Immunother 1990; 31(4): 243-9.
152 Shiloni E, Eisenthal A, Sachs D, Rosenberg SA. Antibody-dependent cellular cytotoxicity mediated by murine lymphocytes activated in recombinant interleukin 2. J Immunol 1987; 138(6): 1992-8.
153 Bleeker WK, Lammerts van Bueren JJ, van Ojik HH, et al. Dual mode of action of a human anti-epidermal growth factor receptor monoclonal antibody for cancer therapy. J Immunol 2004; 173(7): 4699-707.
154 Wu TN, Lin KH, Chang YJ, et al. Avidity of CD1d-ligand-receptor ternary complex contributes to T-helper 1 (Th1) polarization and anticancer efficacy. Proc Natl Acad Sci U S A 2011; 108(42): 17275-80.
155 Wikstrand CJ, Cokgor I, Sampson JH, Bigner DD. Monoclonal antibody therapy of human gliomas: current status and future approaches. Cancer Metastasis Rev 1999; 18(4): 451-64.
156 Hopkins K, Papanastassiou V, Kemshead JT. The treatment of patients with recurrent malignant gliomas with intratumoral radioimmunoconjugates. Recent Results Cancer Res 1996; 141: 159-75.
157 Wykosky J, Gibo DM, Stanton C, Debinski W. EphA2 as a novel molecular marker and target in glioblastoma multiforme. Mol Cancer Res 2005; 3(10): 541-51.
158 Prasad G, Wang H, Hill DL, Zhang R. Recent advances in experimental molecular therapeutics for malignant gliomas. Curr Med Chem Anticancer Agents 2004; 4(4): 347-61.
159 Bourdon MA, Wikstrand CJ, Furthmayr H, et al. Human glioma-mesenchymal extracellular matrix antigen defined by monoclonal antibody. Cancer Res 1983; 43(6): 2796-805.
160 Prins RM, Liau LM. Cellular immunity and immunotherapy of brain tumors. Front Biosci 2004; 9: 3124-36.
161 Bobo RH, Laske DW, Akbasak A, et al. Convection-enhanced delivery of macromolecules in the brain. Proc Natl Acad Sci USA 1994; 91(6): 2076-80.
162 Morrison PF, Laske DW, Bobo H, et al. High-flow microinfusion: tissue penetration and pharmacodynamics. Am J Physiol 1994; 266(1 Pt 2): 292-305.
163 Sampson JH, Reardon DA, Friedman AH, et al. Sustained radiographic and clinical response in patient with bifrontal recurrent glioblastoma multiforme with intracerebral infusion of the recombinant targeted toxin TP-38: case study. Neuro Oncol 2005; 7(1): 90-6.
164 Vogelbaum MA, Sampson JH, Kunwar S, et al. Convection-enhanced delivery of cintredekin besudotox (interleukin-13-PE38QQR) followed by radiation therapy with and without temozolomide in newly diagnosed malignant gliomas: phase 1 study of final safety results. Neurosurgery 2007; 61(5): 1031-7.
165 RIDLEY A, Cavanagh J. Lymphocytic infiltration in gliomas: evidence of possible host resistance. Brain 1971; 94(1): 117-24.
166 Safdari H, Hochberg FH, Richardson Jr EP. Prognostic value of round cell (lymphocyte) infiltration in malignant gliomas. Surgical neurology 1985; 23(3): 221-6.
167 Ogbomo H, Cinatl Jr J, Mody CH, Forsyth PA. Immunotherapy in gliomas: limitations and potential

of natural killer (NK) cell therapy. Trends in molecular medicine 2011; 17(8): 433-41.
168 Ogbomo H, Cinatl J, Mody CH, Forsyth PA. Immunotherapy in gliomas: limitations and potential of natural killer (NK) cell therapy. Trends Mol Med 2011; 17(8): 433-41.
169 Vauleon E, Avril T, Collet B, et al. Overview of cellular immunotherapy for patients with glioblastoma. Clinical & developmental immunology 2010; 2010: 18.
170 Hofman FM, Stathopoulos A, Kruse CA, et al. Immunotherapy of malignant gliomas using autologous and allogeneic tissue cells. Anti-cancer agents in medicinal chemistry 2010; 10(6): 462-70.
171 Kruse CA, Schiltz PM, Bellgrau D, Kong Q, Kleinschmidt-DeMasters BK. Intracranial administrations of single or multiple source allogeneic cytotoxic T lymphocytes: chronic therapy for primary brain tumors. J Neurooncol 1994; 19(2): 161-8.
172 Kruse CA, Cepeda L, Owens B, et al. Treatment of recurrent glioma with intracavitary alloreactive cytotoxic T lymphocytes and interleukin-2. Cancer Immunol Immunother 1997; 45(2): 77-87.
173 Natsume A, Wakabayashi T, Tsujimura K, et al. The DNA demethylating agent 5-aza-2'-deoxycytidine activates NY-ESO-1 antigenicity in orthotopic human glioma. International journal of cancer. Journal international du cáncer 2008; 122(11): 2542-53.
174 Robbins PF, Morgan RA, Feldman SA, et al. Tumor regression in patients with metastatic synovial cell sarcoma and melanoma using genetically engineered lymphocytes reactive with NY-ESO-1. J Clin Oncol 2011; 29(7): 917-24.
175 Morgan RA, Dudley ME, Wunderlich JR, et al. Cancer regression in patients after transfer of genetically engineered lymphocytes. Science 2006; 314(5796): 126-9.
176 Johnson LA, Morgan RA, Dudley ME, et al. Gene therapy with human and mouse T-cell receptors mediates cancer regression and targets normal tissues expressing cognate antigen. Blood 2009; 114(3): 535-46.
177 Buckner JC, Schomberg PJ, McGinnis WL, et al. A phase III study of radiation therapy plus carmustine with or without recombinant interferon-α in the treatment of patients with newly diagnosed high-grade glioma. Cancer 2001; 92(2): 420-33.
178 Kamimura K, Suda T, Zhang G, Liu D. Advances in gene delivery systems. Pharmaceutical medicine 2011; 25(5): 293-306.
179 G Rainov N, Heidecke V. Clinical development of experimental virus-mediated gene therapy for malignant glioma. Anti-Cancer Agents in Medicinal Chemistry (Formerly Current Medicinal Chemistry-Anti-Cancer Agents) 2011; 11(8): 739-47.
180 Sobol R, Fakhrai H, Shawler D, et al. Interleukin-2 gene therapy in a patient with glioblastoma. Gene therapy 1995; 2(2): 164-7.
181 Hervas-Stubbs S, Perez-Gracia JL, Rouzaut A, et al. Direct effects of type I interferons on cells of the immune system. Clinical Cancer Research 2011; 17(9): 2619-27.
182 Schoenborn JR, Wilson CB. Regulation of Interferon-γ During Innate and Adaptive Immune Responses. Advances in immunology 2007; 96: 41-101.
183 Isaacs A, Lindenmann J. Virus interference. I. The interferon. By A. Isaacs and J. Lindenmann, 1957. J Interferon Res 1987; 7(5): 429-38.
184 Herberman RB, Reynolds CW, Ortaldo JR. Mechanism of cytotoxicity by natural killer (NK) cells. Annu Rev Immunol 1986; 4: 651-80.
185 Lindahl P, Leary P, Gresser I. Enhancement by interferon of the specific cytotoxicity of sensitized lymphocytes. Proc Natl Acad Sci U S A. 1972; 69(3): 721-5.
186 Morikawa K, Kubagawa H, Suzuki T, Cooper MD. Recombinant interferon-alpha, -beta, and -gamma enhance the proliferative response of human B cells. J Immunol 1987; 139(3): 761-6.
187 Kemp TJ, Elzey BD, Griffith TS. Plasmacytoid dendritic cell-derived IFN-alpha induces TNF-related apoptosis-inducing ligand/Apo-2L-mediated antitumor activity by human monocytes following CpG oligodeoxynucleotide stimulation. J Immunol 2003; 171(1): 212-8.
188 Tosi D, Valenti R, Cova A, et al. Role of cross-talk between IFN-alpha-induced monocyte-derived dendritic cells and NK cells in priming CD8+ T cell responses against human tumor antigens. J Immunol 2004; 172(9): 5363-70.
189 Tsugawa T, Kuwashima N, Sato H, et al. Sequential delivery of interferon-alpha gene and DCs to intracranial gliomas promotes an effective antitumor response. Gene Ther 2004; 11(21): 1551-8.
190 Rajkumar SV, Buckner JC, Schomberg PJ, et al. Phase I evaluation of radiation combined with recombinant interferon alpha-2a and BCNU for patients with high-grade glioma. Int J Radiat Oncol Biol Phys 1998; 40(2): 297-302.
191 Olson JJ, McKenzie E, Skurski-Martin M, et al. Phase I analysis of BCNU-impregnated biodegradable polymer wafers followed by systemic interferon alfa-2b in adults with recurrent glioblastoma multiforme. J Neurooncol 2008; 90(3): 293-9.
192 Buckner JC, Brown LD, Kugler JW, et al. Phase II evaluation of recombinant interferon alpha and BCNU in recurrent glioma. J Neurosurg 1995; 82(3): 430-5.
193 Groves MD, Puduvalli VK, Gilbert MR, et al. Two phase II trials of temozolomide with interferon-alpha2b (pegylated and non-pegylated) in patients with recurrent glioblastoma multiforme. Br J Cancer 2009; 101(4): 615-20.
194 Buckner JC, Schomberg PJ, McGinnis WL, et al. A phase III study of radiation therapy plus carmustine with or without recombinant interferon-alpha in the treatment of patients with newly diagnosed high-grade glioma. Cancer 2001; 92(2): 420-33.
195 Natsume A, Tsujimura K, Mizuno M, et al. IFN-beta gene therapy induces systemic antitumor immunity against malignant glioma. J Neurooncol 2000; 47(2): 117-24.
196 Yoshida J, Mizuno M, Nakahara N, Colosi P. Antitumor effect of an adeno-associated virus vector containing the human interferon-beta gene on experimental intracranial human glioma. Japanese journal of cancer research : Gann 2002; 93(2): 223-8.
197 Nakahara N, Pollack IF, Storkus WJ, et al. Effective induction of antiglioma cytotoxic T cells by coadministration of interferon-beta gene vector and dendritic cells. Cancer Gene Ther 2003; 10(7): 549-58.

198 Yoshida J, Kajita Y, Wakabayashi T, Sugita K. Long-term follow-up results of 175 patients with malignant glioma: importance of radical tumour resection and postoperative adjuvant therapy with interferon, ACNU and radiation. Acta neurochirurgica 1994; 127(1-2): 55-9.
199 Colman H, Berkey BA, Maor MH, et al. Phase II Radiation Therapy Oncology Group trial of conventional radiation therapy followed by treatment with recombinant interferon-beta for supratentorial glioblastoma: results of RTOG 9710. Int J Radiat Oncol Biol Phys 2006; 66(3): 818-24.
200 Yoshida J, Mizuno M, Fujii M, et al. Human gene therapy for malignant gliomas (glioblastoma multiforme and anaplastic astrocytoma) by in vivo transduction with human interferon beta gene using cationic liposomes. Hum Gene Ther 2004; 15(1): 77-86.
201 Eck SL, Alavi JB, Judy K, et al. Treatment of recurrent or progressive malignant glioma with a recombinant adenovirus expressing human interferon-beta (H5.010CMVhIFN-beta): a phase I trial. Hum Gene Ther 2001; 12(1): 97-113.
202 Chiocca EA, Smith KM, McKinney B, et al. A phase I trial of Ad.hIFN-beta gene therapy for glioma. Mol Ther 2008; 16(3): 618-26.
203 Maraskovsky E, Chen WF, Shortman K. IL-2 and IFN-gamma are two necessary lymphokines in the development of cytolytic T cells. J Immunol 1989; 143(4): 1210-4.
204 Schoenborn JR, Wilson CB. Regulation of interferon-gamma during innate and adaptive immune responses. Adv Immunol 2007; 96: 41-101.
205 Wu A, Wiesner S, Xiao J, et al. Expression of MHC I and NK ligands on human CD133+ glioma cells: possible targets of immunotherapy. J Neurooncol 2007; 83(2): 121-31.
206 Saleh M, Jonas NK, Wiegmans A, Stylli SS. The treatment of established intracranial tumors by in situ retroviral IFN-gamma transfer. Gene Ther 2000; 7(20): 1715-24.
207 Fu C-C, Lee H-Y, Chen K, et al. Characterization and application of single fluorescent nanodiamonds as cellular biomarkers. Proceedings of the National Academy of Sciences of the United States of America 2007; 104(3): 727-32.
208 Dutta T, Spence A, Lampson LA. Robust ability of IFN-gamma to upregulate class II MHC antigen expression in tumor bearing rat brains. J Neurooncol 2003; 64(1-2): 31-44.
209 Phillips LM, Lampson LA. Site-specific control of T cell traffic in the brain: T cell entry to brainstem vs. hippocampus after local injection of IFN-gamma. J Neuroimmunol 1999; 96(2): 218-27.
210 Fathallah-Shaykh HM, Zhao LJ, Kafrouni AI, et al. Gene transfer of IFN-gamma into established brain tumors represses growth by antiangiogenesis. J Immunol 2000;164(1): 217-22.
211 Ehtesham M, Samoto K, Kabos P, et al. Treatment of intracranial glioma with in situ interferon-gamma and tumor necrosis factor-alpha gene transfer. Cancer Gene Ther 2002; 9(11): 925-34.
212 Pluhar GE, Grogan PT, Seiler C, et al. Anti-tumor immune response correlates with neurological symptoms in a dog with spontaneous astrocytoma treated by gene and vaccine therapy. Vaccine 2010; 28(19): 3371-8.
213 Chang JF, Thomas CA, Kung JT. Mitogen-induced IL-2 production and proliferation at defined stages of T helper cell development. J Immunol 1991; 147(3): 860-6.
214 Iwadate Y, Yamaura A, Sato Y, et al. Induction of immunity in peripheral tissues combined with intracerebral transplantation of interleukin-2-producing cells eliminates established brain tumors. Cancer Res 2001; 61(24): 8769-74.
215 Furtado GC, Curotto de Lafaille MA, Kutchukhidze N, Lafaille JJ. Interleukin 2 signaling is required for CD4(+) regulatory T cell function. J Exp Med 2002; 196(6): 851-7.
216 Almeida AR, Legrand N, Papiernik M, Freitas AA. Homeostasis of peripheral CD4+ T cells: IL-2R alpha and IL-2 shape a population of regulatory cells that controls CD4+ T cell numbers. J Immunol 2002; 169(9): 4850-60.
217 Malek TR. The main function of IL-2 is to promote the development of T regulatory cells. J Leukoc Biol 2003; 74(6): 961-5.
218 Colombo F, Barzon L, Franchin E, et al. Combined HSV-TK/IL-2 gene therapy in patients with recurrent glioblastoma multiforme: biological and clinical results. Cancer Gene Ther 2005; 12(10): 835-48.

Agradecimientos: Al apoyo de El NIH R01 CA121258, CA125244 R01, R01 CA154256, NIH / NCATS UCLA CTSI. La subvención Número UL1TR000124, USAMRMC W81XWH - 08-1-0734. El Fondo de Investigación Joan S. Holmes Memorial.

23
Quimioterapia para gliomas

Vyshak Alva Venur • Andres Maldonado Naranjo • Manmeet S. Ahluwalia • Michael A. Vogelbaum

Introducción

Una gran cantidad de evidencias clínicas, incluidos ensayos clínicos prospectivos aleatorizados, han mostrado que un pequeño número de agentes quimioterápicos proveen limitados pero significativos beneficios para muchos pacientes con gliomas. No obstante, la curación de la enfermedad ha sido impedida por características del sistema nervioso central (SNC) como la presencia de la barrera hematoencefálica (BHE), sumado a la frecuente expresión de proteínas que generan resistencia a las drogas en la superficie de las células del tumor. En consecuencia existen pocos agentes quimioterápicos con demostrada eficacia en el tratamiento de los tumores del cerebro. Cabe notar que desde 1960, la Agencia Federal de Drogas y Alimentos de los Estados Unidos (FDA) ha aprobado solamente cuatro drogas para uso en neurooncología. El presente capítulo hará una revisión de la evidencia que apoya la quimioterapia de los gliomas.

Obstáculos de la quimioterapia para gliomas

La BHE constituye uno de los más importantes factores limitantes para el uso de quimioterapia en tumores del encéfalo. Comienza con el endotelio vascular, que está organizado de forma significativamente diferente al del resto del cuerpo. En el SNC, la capa de células endoteliales no posee fenestraciones entre las células, tiene menor cantidad de vesículas transportadoras y uniones intercelulares estrechas, todo lo cual limita la habilidad de las drogas para entrar y difundirse dentro del cerebro. Otro componente de la BHE son los podocitos derivados de los astrocitos que envuelven las ajustadas uniones intercelulares y aumentan aún más la resistencia a la difusión pasiva de las drogas.[1] Estas barreras impiden la entrada al cerebro de la mayoría de los agentes quimioterapéuticos. No obstante, un pequeño número de agentes lipofílicos, como la temozolamida, la procarbazina y las nitrosoureas, tienen la propiedad de cruzar la BHE en suficiente cantidad para producir actividad clínica, pero en el mejor de los casos la concentración de temozolamida en el SNC es solo de un 20%-40% de la concentración plasmática.[2]

La presencia de realce con contraste en algunos tumores del cerebro ha sugerido que estos elementos pasivos de la BHE están alterados y permiten mayor penetración efectiva de la quimioterapia para los tumores cerebrales. Pero esta presunción no considera la existencia de la barrera hematotumoral (BHT), que tiene efectos propios sobre la acción efectiva de las drogas. Desde el punto de vista de la patología, la BHT puede ser caracterizada por el desgarro de la anatomía microscópica de la BHE y del parénquima cerebral vecino. Estos hallazgos incluyen la separación de las uniones estrechas intercelulares, el edema de la lámina basal y un aumento del espesor del espacio perivascular.[3] Por lo tanto, la alteración física de la anatomía microscópica de la BHE no garantiza necesariamente un aumento de la permeabilidad para los agentes quimioterápicos. El aumento de espesor de los espacios perivasculares, el incremento de la presión hidrostática en los tumores y la presencia de regiones de hipoperfusión reducen la concentración efectiva de las drogas que llegan a las células del tumor. El grado de daño microvascular varía significativamente con el tipo de tumor, y puede constituir desde una barrera normal similar a la de gliomas de bajo grado (GBG) a una rotura completa de la anatomía de la barrera como se observa en los gliomas de alto grado.[4] Finalmente, debe reconocerse que detrás de las células tumorales infiltrativas, que son el sello distintivo de los gliomas de alto o bajo grado, existe una BHE anatómica y funcionalmente normal que las aísla de la exposición a la mayoría de los agentes usados en quimioterapia.

Métodos para eludir la barrera hematoencefálica

Se han utilizado diferentes estrategias para alterar la BHE y permitir la penetración en el SNC de agentes quimioterapéuticos potencialmente efectivos.

Al final de la década de 1940, Broman y Olsson descubrieron el aumento de la permeabilidad de la BHE luego de la administración de material de contraste en los vasos sanguíneos cerebrales.[5,6] En los años siguientes, fueron estudiados varios métodos farmacológicos y fisiológicos, como el pentilenotetrazol, la hipercapnia y la hipertensión. De todas maneras estos regímenes no fueron clínicamente promisorios.

El manitol es uno de los agentes más estudiados para alterar la BHE. La administración intraarterial (IA) de manitol activa varias vías bioquímicas que resultan en retracción de las células endoteliales con la consecuente apertura de las uniones estrechas intercelulares y un temporario aumento de la permeabilidad. Recientemente, el manitol ha sido usado para alterar la apretada estructura intercelular de la BHE junto con una muy selectiva administración IA de agentes quimioterapéuticos para el tratamiento del glioblastoma (GBM).

Varios estudios han demostrado un aumento de la permeabilidad de la BHE a través de la activación de la vía de las bradiquininas. No obstante, el lobradimil, un agonista del receptor B2 de la bradiquinina, no mostró beneficios clínicos cuando fue coadministrado con carboplatino en ensayos clínicos de tumores de cerebro fase II en niños.[8]

También se ha explorado la administración IA directa de los quimioterápicos como técnica para aumentar la concentración en el interior del intersticio tumoral y reducir los efectos colaterales sistémicos asociados al uso de estas drogas. Pero su uso ha sido moderado, debido a una serie de publicaciones que demostraron morbilidad y neurotoxicidad significativas sin beneficios clínicos evidentes. Avances recientes en técnicas endovasculares que permiten infusiones más selectivas en los vasos intracraneales han generado renovado interés en la quimioterapia IA. Un reciente ensayo clínico de fase I/II en un centro, con una superselectiva infusión intraarterial cerebral de manitol y bevacizumab, mostró datos alentadores de prolongación de la sobrevida sin progresión de la enfermedad en comparación con experiencias previas con bevacizumab intravenoso.[9]

Otro criterio para eludir la BHE es administrar la quimioterapia directamente dentro del cerebro. El uso de obleas impregnadas del agente quimioterápico, como el gliadel, ha mostrado producir beneficios clínicos en pacientes con GBM. El gliadel es un polímero sintético biodegradable que contiene carmustina (BCNU).[10] Estas obleas son colocadas dentro de la cavidad tumoral remanente posterior a la resección quirúrgica, idealmente una vez resecada toda la lesión que capta contraste, con el objeto de tratar las células tumorales infiltrantes que han quedado en el margen de la resección. El lado negativo es que la BCNU es una molécula lipofílica que puede difundirse rápidamente desde el cerebro a la microvasculatura, que actúa como un inmenso reservorio y hace que se produzca solo una limitada penetración efectiva del compuesto que deja las células malignas distantes sin tratamiento.[11] A pesar de esta limitación, las obleas impregnadas con carmustina han producido una modesta mejoría de la sobrevida luego de la cirugía de los GBM recurrentes de reciente diagnóstico.

Otra forma de administración directa intratumoral es conocida como entrega mejorada por la convección difusión por convección aumentada. Este régimen requiere implantación de catéteres para la administración de la droga y produce volúmenes de distribución mucho más grandes que los que se alcanza usando solo difusión.[12] Los ensayos clínicos iniciales con este método evaluaron varios aspectos técnicos, incluidos el funcionamiento de los catéteres y la duración de la infusión. Aunque estos ensayos mostraron evidencia de eficacia, estudios subsecuentes de fase III no mostraron beneficios en comparación con la terapia convencional,[13] o fueron cancelados.[14] Actualmente continúan las investigaciones para mejorar la tecnología del catéter y los parámetros de infusión de la droga.

La administración intratecal de la droga ha sido efectiva en el tratamiento de algunas formas de cáncer leptomeníngeo. Este método parece ser inefectivo para el tratamiento de tumores sólidos parenquimatosos, ya que hay poca penetración de la droga en el intersticio del tumor como consecuencia de la barrera del líquido cefalorraquídeo cerebral.[15]

Quimioterapia para tipos de glioma específicos

En esta sección analizaremos la evidencia clínica focalizada en el uso de la quimioterapia en una variedad de subtipos de gliomas. La sección es organizada en base a grados establecidos por la Organización Mundial de la Salud (OMS) y luego por el subtipo histológico cuando sea apropiado.

Astrocitomas OMS grado I

Estos tumores incluyen al xantoastrocitoma pleomórfico (PXA), astrocitoma subependimario de células gigantes (SEGA) y astrocitoma pilocítico (PA). Estos tumores comúnmente no son infiltrativos y, por lo tanto, la resección quirúrgica, cuando es posible, es el tratamiento de elección y depende mayormente de la localización del tumor. La extensión de la resección, localización, capacidad de invasión y la histología de estos tumores han sido asociadas directamente con el grado de recurrencia, con una sobrevida media de diez años cercana al 100% con imagen de resección completa y sobrevida de veinte años en más de 70% de los pacientes. Por lo tanto, solo la resección quirúrgica completa es considerada el tratamiento de elección de estos tumores.

La radioterapia es la principal terapia adyuvante en niños mayores y en adultos con astrocitoma grado I. Se aplica también después de la resección parcial de astrocitomas, al igual que en tumores que recurren y no son candidatos para una resección adicional, usualmente astrocitomas pilocíticos cerebelosos y de las vías ópticas en niños o astrocitomas pilocíticos hipotalámicos en adultos.[16]

El uso de quimioterapia para estos tumores, con una excepción, no se apoya en evidencia sólida y a menudo es usada solo como un tratamiento de salvataje. La quimioterapia está limitada típicamente a pacientes con recurrencia no pasibles de una nueva cirugía o en aquellos pacientes con tumores residuales o con tumores sintomáticos. La quimioterapia es comúnmente la principal terapia adyuvante en niños de corta edad con tumores progresivos y no resecables, con el objeto de demorar la terapia radiante y evitar así los efectos neurocognitivos.[17, 18] La única excepción respecto a la falta de eficacia real se observó en un ensayo clínico de fase III donde se usó everolimus para un SEGA que mostró en 35% de los pacientes una reducción del 50% de su tamaño en comparación con los pacientes que recibieron placebo.[19] Estos resultados hicieron que la FDA apruebe el everolimus para el tratamiento de SEGA.

Gliomas de bajo grado OMS grado II

Tres alteraciones genéticas importantes determinan la agresividad clínica y respuesta a la terapia de los gliomas de bajo grado. Mutaciones de IDH1 (típicamente involucrando el codón 172), así como también la codeleción de 1p/19q están asociadas a un mejor pronóstico y respuesta al tratamiento.[20]

Además del impacto del perfil genético molecular del tumor, varios factores clínicos indican un mal pronóstico, entre los que se incluyen edad de cuarenta años o mayor, histología del astrocitoma, tamaño (mayor de 6 cm), déficits neurológicos o tumor que cruce la línea media. Los pacientes con dos o menos factores de riesgo clínico tienen menor riesgo de progresión de la enfermedad y su sobrevida promedio es de aproximadamente siete años, mientras que pacientes con tres o más factores de riesgo presentan un riesgo mayor de progresión temprana de la enfermedad y sobrevida media de 3,2 años.[21]

El impacto de la extensión de la cirugía sobre la sobrevida en pacientes con gliomas de bajo grado es controvertido, ya que no existen estudios aleatorizados que hayan evaluado adecuadamente esa relación. En un extenso estudio prospectivo no aleatorizado del Grupo de Terapia Radiante en Oncología (RTOG), se comprobó que la extensión del tumor residual luego de la cirugía era directamente proporcional al tiempo de aparición de la primera recurrencia, con 26% de recurrencia a los cinco años en pacientes con menos de 1 cm de tumor residual frente al 68% en los que tenían más de 1-2 cm de tumor.[22]

La terapia radiante fraccionada es una modalidad terapéutica muy utilizada en pacientes con gliomas de bajo grado, pero no existe certeza sobre si alguna subpoblación de enfermos puede evitar este tratamiento. La radioterapia temprana podría estar indicada en pacientes con resección subtotal y progresión de la enfermedad con agravamiento de los síntomas. Por el contrario, se recomienda observación del comportamiento del tumor en pacientes menores de cuarenta años de edad sometidos a resección total y en quienes el tiempo medio a la progresión del tumor es de cinco años.[23]

Varios trabajos han evaluado la utilidad de la quimioterapia para el tratamiento de los gliomas de bajo grado recurrentes.[24-33] La mayoría de estos estudios no controlados mostraron evidencia de que la PCV (procarbazina, lomustina y vincristina) o la temozolamida pueden estabilizar temporariamente la enfermedad hasta en el 50% de los pacientes. Como se mencionó más arriba, los pacientes con oligodendrogliomas de bajo grado con codeleción de 1p/q19 tienen sobrevida más prolongada sin progresión y también más larga sobrevida global. Se desprende de esto la importancia de categorizar a este tipo de tumores en futuros ensayos clínicos.

Los GBG fueron considerados como resistentes a la quimioterapia hasta que recientemente estudios clínicos demostraron que tenían respuesta a ciertas drogas quimioterápicas.[24,25] En un estudio de un grupo cooperativo, pacientes con GBG fueron aleatorizados para el tratamiento con radioterapia (RT) o combinación de RT con lomustina (CCNU), y se observó que ambos grupos tuvieron igual sobrevida.[34] El estudio RTOG 9802 fue un ensayo aleatorizado de fase III en 251 pacientes con gliomas de bajo grado y de alto riesgo, que fueron tratados con solo radioterapia o con una combinación de un régimen quimioterapéutico de PCV con radioterapia.[35] Esta terapia combinada resultó en la prolongación de la sobrevida sin progresión y de la sobrevida en general. Hubo un mejoría significativa de la sobrevida en los grupos PCV y RT (13,3 años) comparado con el grupo tratado solo con radioterapia (7,8 años) y una media al seguimiento de doce años.[36] El estudio RTOG 0424 evaluó el rol concurrente y adyuvante de temozolamida y RT en la población de GBG con alto riesgo.[37] Este régimen demostró una mejoría del 73,1% en la sobrevida a tres años en comparación con la observada en gliomas EORTC de bajo grado con alto riesgo reportado por Pignatti y cols.[21]

En un estudio aleatorizado en fase 3 EORTC (22033) se comparó la eficacia de la RT frente a temozolamida sola en pacientes con GBG y de alto riesgo[38] y se comprobó que la sobrevida sin progresión fue similar en ambos grupos, sin modificar la sobrevida global. Un análisis *post hoc* de marcador molecular fue presentado en la ASCO 2015. Análisis de la mutación del IDH, la metilación de MGMT y deleción 1p/19q fueron realizados en 407 de 477 pacientes que participaron en este ensayo.[39] Los pacientes con mutación de IDH, pero intactos 1p y 19q tuvieron una sobrevida mejor con RT que con temozolamida. Pacientes con mutaciones de la IDH o IDH silvestre y 1p/19q codelecionado tuvieron igual sobrevida cuando fueron tratados solo con RT o con temozolamida. Los efectos colaterales de los agentes alquilantes son bien conocidos. No obstante, recientemente se reportó un efecto mutacional de la temozolamida que causa preocupación acerca de la duración de la quimioterapia en pacientes con GBG.[40] Se observó que la temozolamida puede inducir mutaciones específicas *(driver mutations)* que, eventualmente, podrían contribuir a la transformación maligna de astrocitomas de grado II en GBM.

Astrocitoma anaplásico (AA) OMS grado III

Aunque no se han realizado estudios prospectivos aleatorizados, se acepta que la resección completa del AA produce una mejor sobrevida. Análisis retrospectivos del impacto de la cirugía ya habían demostrado mayor sobrevida en pacientes que tuvieron resección parcial o total en comparación con aquellos a los que solo se les hizo biopsia.

La RT se aplica sobre el volumen total inicial del tumor en dosis de 46 Gy, aumentando la dosis a 60 Gy para un volumen que incluyen 2 cm del tejido que rodea a la porción T2 hiperintensa del tumor. La quimioterapia del AA es controvertida, ya que la mayoría de los estudios no han demostrado un beneficio significativo comparado con el uso de RT solamente. Una moderada mejoría de la sobrevida se observó en un metaanálisis hecho por el Grupo de Metaanálisis del Glioma.[41] Los autores reportaron el 6% de aumento de la sobrevida de uno y dos años en pacientes que recibían quimioterapia en comparación con los que recibieron solo RT (el 31% para el grupo RT frente al 37% para los tratados con RT y quimioterapia). El papel de la temozolamida como adyuvante de la terapia radiante no está bien definido. Un ensayo de fase III (ROTG 9813) comparó los efectos de la radiación más carmustina o lomustina respecto al tratamiento con la radiación más temozolamida. El ensayo ha completado la obtención de datos y los resultados están aún pendientes. No obstante, la temozolamida parecería efectiva para el astrocitoma recurrente, como se analiza luego en este capítulo.

El estudio NOA-04[42] encontró resultados similares en términos de fracaso del tratamiento entre radioterapia frente a quimioterapia con PCV o temozolamida. En este estudio se comprobó que la hipermetilación del promotor de MGMT, mutación genética de IDH1, y la histología del oligodendroglioma están asociados con menor riesgo de progresión. Hubo prolongación de la sobrevida libre de progresión en pacientes de ambos grupos que presentaban hipermetilación del promotor MGMT.

Un ensayo de fase III que estudió los efectos de DFMO (difluorometilornitiba) en combinación con PCV luego de la radiación, demostró un discreto beneficio adicional en el grupo DFMO-PCV frente a los efectos en pacientes que recibieron PCV solamente.[43] La sobrevida media fue de 6,3 años frente a 5,1 años, respectivamente, pero la diferencia fue significativa solamente durante los primeros dos años de tratamiento.

Existe un papel más definido para la quimioterapia durante la recurrencia luego de iniciado el tratamiento con RT. La utilidad del uso de temozolamida como terapia de salvataje fue estudiada en ensayos de fase II y se obtuvieron valores de sobrevida sin progresión de seis y doce meses del 46% y el 24%, respectivamente; la sobrevida global de seis y doce meses fue del 75% y el 56%, respectivamente, y hubo una tasa de respuesta de imagen de 35%.[44] Estos efectos de la terapia resultaron en la rápida aprobación por la FDA del uso de temozolamida para el tratamiento del AA recurrente. Más recientemente, un anticuerpo del factor de crecimiento del endotelio vascular (VEGF), el bevacizumab, también recibió una rápida aprobación de la FDA para el AA recurrente luego de que estudios retrospectivos mostraron respuestas a la droga del 64% y sobrevida sin progresión del 60% a los seis meses.[45]

Oligodendroglioma anaplásico (OA) OMS grado III

La mayoría de los pacientes con OA reciben RT luego de la cirugía, aun cuando no hay estudios clínicos que comparen la evolución de la enfermedad con RT o sin esta. Estos tumores son generalmente quimiosensibles como se demostró en numerosos ensayos retrospectivos y de fase II.[33, 46, 47] Dos ensayos clínicos de fase III investigaron el papel de la RT sola en comparación con la combinación de RT y PCV. En el ensayo clínico RTOG-9402, los pacientes con OA fueron aleatorizados para recibir PCV y radiación o solamente radiación.[48] También se hicieron estudios genéticos para las deleciones 1p y 19q. No se observaron beneficios en la sobrevida del grupo con tratamiento combinado comparado con el grupo que recibió solo radiación. En un análisis *post hoc* los pacientes con deleciones 1p/19q tuvieron mayor sobrevida luego del tratamiento con PCV. Un seguimiento de once años en los pacientes de este estudio reiteraron la mejor sobrevida en pacientes con OA y también sugirieron ventajas significativas para la sobrevida en tumores con codeleción 1p/19q tratados con PCV más RT (14,7 frente a 7,3 años).[49] Los pacientes con codeleción 1p/19q sobrevivieron más tiempo cualquiera sea la terapia que recibieron en comparación con los pacientes sin codeleción.

Los pacientes del ensayo clínico EORT fueron tratados con PCV u observados luego de la RT.[50] La inclusión de PCV a la RT aumentó la sobrevida global y el período sin progresión en los OA. Los pacientes con tumores con codeleción 1p/19q tuvieron mayor beneficio con el agregado de quimioterapia en comparación con los que tenían tumores sin codeleción 1p/19q.[51]

El uso de temozolamida en OA de reciente diagnóstico produjo una respuesta objetiva del 33% y seis meses de sobrevida sin progresión del 10% en veintisiete pacientes.[52] Actualmente, se lleva a cabo un ensayo clínico de fase III en pacientes con diagnóstico reciente de glioma grado III con codeleción 1p/19q (NCT00887146).

Aproximadamente del 50% al 70% de los OA que recurren luego de la RT responden a la quimioterapia.[27] En un estudio de OA y oligoastrocitoma anaplásico que progresaron con el régimen PCV, la tasa de respuesta objetiva a temozolamida fue del 44%.[53] No se han reportado estudios prospectivos que comparen temozolamida y PCV para determinar cuál régimen es superior en términos de eficacia.

Glioblastoma, OMS grado IV

Como se analizó con los gliomas grado III, no se han reportado estudios prospectivos y aleatorizados para evaluar el impacto de la cirugía. No obstante, estudios retrospectivos sobre la acción de la cirugía en el pronóstico del GBM han demostrado una fuerte relación entre la extensión de la resección quirúrgica, el volumen residual del tumor valorado por realce de contraste luego de la cirugía y la sobrevida.[54, 56]

La RT ha producido beneficios para la sobrevida en pacientes con GBM.[57] No se observaron diferencias entre los efectos de un tipo u otro de radioterapia, particularmente con el tratamiento en campo único comparado con campo separado para una dosis suplementaria, sin diferencias significativas en la sobrevida.[58, 59] Una dosis total de 60 Gy en 30 a 33 fracciones es la terapia estándar. La terapia paliativa, que consiste en cursos más cortos, podría ser apropiada en pacientes con factores de mal pronóstico. No obstante, no se observó evidencia de que los cursos cortos de radiación sean de beneficio en pacientes mayores de 65 años y con puntaje de Karnofsky bajo.

Se ha demostrado que la RT hipofraccionada es superior a la RT convencional en ensayos clínicos Nordic de fase III.[60] Las dosis consistieron en un programa hipofraccionado de 34 Gy en fracciones de 3,4 Gy durante dos semanas. Los resultados mostraron los mismos resultados sobre la sobrevivencia entre temozolamida sola y radioterapia hipofraccionada (8,3 frente a 7,5 meses), pero los resultados fueron mejores cuando se compararon con la RT convencional sola (6,0 meses) en pacientes ancianos.

La terapia con fotones de dosis escaladas fue estudiada en el ensayo RTOG-9803. Se evaluaron los efectos de dosis de 64, 72, 78 y 84 Gy. El estudio demostró la factibilidad de usar dosis escaladas, y también comprobó que la toxicidad producida por la radiación no fue mayor cuando se usaron dosis altas.[61]

Varios estudios han demostrado que el uso de radiosensibilizantes no causa beneficio, como el caso de motexafin gadolinio, pirimidinas halogenadas, oxígeno hiperbárico, carbógeno o tirapazamina.[62, 63]

Quimioterapia para el GBM

Varios estudios se realizaron durante la década pasada y publicaron resultados de los diferentes tipos de tratamiento del GBM. Existe evidencia de nivel 1 sobre el beneficio de la quimioterapia en pacientes con GBM. En un importante estudio, pacientes con GBM fueron aleatorizados para recibir radioterapia sola o en combinación con temozolamida concurrente y adyuvante. Se observó prolongación de la sobrevida en el grupo con tratamiento combinado comparado con el que recibió RT solamente (el 27% frente al 11% al año), mientras que la media y la sobrevida a dos años fue mejorada por 2,5 meses y 16,1%, respectivamente.[64]

Un estudio correlativo encontró que la metilación de MGMT produjo aumento de la sobrevida a los dos años, independiente del tratamiento asignado (el 49% frente al 24%) comparado con los pacientes sin metilación del promotor MGMT (el 15% frente al 2%).[65] Se piensa que el mecanismo por el cual la metilación del promotor MGMT disminuye el beneficio en la sobrevida se debe a la eliminación del grupo metilo de la posición 06 de la guanina, que bloquea los efectos citotóxicos de la temozolamida. Esto hace que sin este genotipo los pacientes se hagan susceptibles a la resistencia del tumor a los agentes metilantes.

Se han estudiado diferentes sesiones de dosis de temozolamida para tratar de vencer esta resistencia. Un gran ensayo clínico fase III del estudio cooperativo RTOG 0525 evaluó la eficacia de la dosis densa de temozolamida (temozolamida metronómica) en comparación con la dosis estándar de temozolamida en GBM recién diagnosticados.[66] Todos los pacientes fueron tratados por seis semanas con este fármaco y RT luego de la resección quirúrgica inicial. Los pacientes fueron aleatorizados para temozolamida estándar (150-200 mg/m^2 administrado durante 5/28 días) o metronómica (75-100 mg/m^2 administrada en ciclos de 21/28 días). Este estudio no demostró diferencias estadísticamente significativas entre los dos grupos, con una media de sobrevida sin progresión de 5,5 frente a 6,7 meses) y de sobrevida global de 16,6 frente a 14,9 meses. Este fue el primer ensayo en establecer la importancia de la metilación MGMT como marcador del pronóstico en una manera prospectiva. El uso de dosis densa de temozolamida produjo un aumento del grado 3/4 de toxicidad (53% $P < 0,001$), generalmente manifestado con linfopenia o fatiga.

No obstante el tratamiento, la mayoría de los pacientes con GBM tienen recurrencia de la enfermedad a los 6-12 meses del diagnóstico. Varios ensayos clínicos de fase II han evaluado el resultado de administrar dosis alternadas (dosis densas o metronómicas) de temozolamida en pacientes con GBM recurrentes.[67-70] En un estudio de fase II en pacientes con GBM recurrente tratados con dosis diarias de temozolamida, se observó a los seis meses una sobrevida libre de progresión de 24%.[70] Las nitrosoureas como lomustina, carmustina sola o en combinación, procarbazina, lomustina y vincristina (régimen PCV) han sido evaluadas en ensayos clínicos en el tratamiento del GBM recurrente. La lomustina como agente único ha sido usada como grupo control en dos ensayos clínicos aleatorizados fase III en pacientes con GBM recurrente. Un estudio fase III que comparó el cediranib con la lomustina reportó una media de sobrevida sin progresión y sobrevida global de 2,7 y 9,8 meses, respectivamente para la lomustina con un rango de respuesta del 9%.[71] En el ensayo de fase III que examinó la eficacia de la enzastaurina, el grupo que recibió lomustina alcanzó una media de sobrevida sin progresión y sobrevida global de 1,6 y 7,1 meses, respectivamente.[72] Estos dos estudios han dado pautas para el mayor uso de lomustina en pacientes con GBM recurrente que no son elegibles para ser incluidos en ensayos clínicos. El estudio BELOB mostró que el beneficio del uso de lomustina se limita al grupo de MGMT metilado. En un estudio de fase III, se observó que el uso de la carmustina en pacientes con GBM recurrente produjo un tiempo medio de progresión de 13,3 semanas.[73] La respuesta a la quimioterapia permitió predecir el tiempo medio de progresión en un análisis estadístico multivariado. En un ensayo con 86 pacientes con GBM recurrente,[74] el régimen PCV produjo sobrevida sin progresión[6] y sobrevida global media de 38,4% y 17,1 semanas, respectivamente. Se observó no obstante que esta combinación causó un 26% de toxicidad hematológica grado 3/4. Los efectos adversos observados en el régimen PCV han incrementado el tratamiento monodroga con lomustina.

Tratamientos dirigidos al GBM

Durante la última década se han hecho importantes avances para descubrir potenciales moduladores de las vías señaladoras en el GBM. Este tumor está altamente vascularizado y el factor de crecimiento del endotelio vascular (VEGF) es el mediador más importante para la angiogénesis del tumor. Bevacizumab, el anticuerpo monoclonal anti-VEGF, fue estudiado en dos ensayos clínicos, BRAIN y NCI, y se descubrió una significativa respuesta radiológica y en la sobrevida sin progresión.[62, 75] El estudio BRAIN demostró sobrevida libre de progresión del 43% con bevacizumab solo, y del 50% con los otros grupos tratados. Por otra parte, el estudio NCI tuvo respuestas del 28% y el 38% para ambos grupos (bevacizumab y los que recibieron tratamiento combinado), respectivamente, con una sobrevida media de 9,2 y 8,7 meses. CABARET es un estudio de fase II que estudió los efectos de agregar carboplatino al bevacizumab en enfermos con recurrencia; a los seis meses, el grupo combinado tuvo sobrevida sin progresión del 26% y sobrevida global de 6,9 meses, mientras que en pacientes con terapia única de bevacizumab los respectivos valores fueron del 24% y 6,4 meses.[71]

El único estudio que demostró cambios significativos en los resultados fue el ensayo BELOB, donde los pacientes fueron enrolados en uno de tres grupos: solo bevacizumab, solo lomustina o la combinación de ambos.[76] La sobrevida global a los nueve meses en cada grupo fueron del 38%, el 43% y el 59%, respectivamente; y la sobrevida libre de progresión a los seis meses para cada grupo fue del 16%, el 13% y el 41%, respectivamente.

Debido al beneficio que se obtuvo con bevacizumab en tumores recurrentes, se realizaron estudios recientes sobre el efecto de esta droga en pacientes con GBM de reciente diagnóstico. El ensayo RTOG 0825 evaluó la adición de bevacizumab a la RT y la temozolamida y encontró una tendencia a prolongar la sobrevida libre de progresión (10,7 con bevacizumab agregado frente a 7,3 meses en pacientes con radiación y temozolamida), pero no hubo prolongación significativa de la sobrevida global (16,1 frente a 15,7 meses, respectivamente).[77] El estudio AVAglio presentó como resultado en el grupo combinado un aumento estadísticamente significativo de la sobrevida sin progresión (10,6 meses) en comparación con los pacientes que recibieron radiación más temozolamida, cuya sobrevida sin progresión fue de 6,2 meses.[78] No obstante, y al igual que el estudio anterior, AVAglio no mostró mejoría de la sobrevida global (16,7 frente a 16,8 meses).

GLARIUS, un ensayo clínico fase II para pacientes con GBM recién diagnosticados y sin metilación del promotor MGMT, presentó un aumento significativo de sobrevida sin progresión y de sobrevida global luego de agregar bevacizumab e irinotecan al tratamiento con RT y temozolamida.[79]

Existen otras terapias enfocadas a las terapias antiangiogénicas que han sido evaluadas recientemente sin resultados promisorios. El ensayo REGAL, que comparó los efectos de cediranib, un paninhibidor del receptor VEGF, no mostró beneficio alguno cuando se usó en pacientes con GBM recurrente como terapia única o en combinación con lomustina comparado con la monoterapia con lomustina.[80]

El cilengitida, un inhibidor de las integrinas aVb3 y aVb5, fue evaluado en dos estudios aleatorizados. El ensayo CORE fase II investigó los efectos de cilengitida en pacientes sin metilación de MGMT y los resultados sugirieron un aumento de sobrevida (16,3 meses) en comparación con el grupo control (13,4 meses).[81, 82] El estudio CENTRIC, un ensayo de fase III, no mostró beneficios de cilengitida combinado con RT y temozolamida en pacientes con GBM de diagnóstico reciente y MGMT metilado.[83] Otros agentes antiangiogénicos tuvieron un resultado similar o inferior al bevacizumab.[72, 84] Erlotinib y gefitinib, ambos inhibidores de EGFR, fueron estudiados en ensayos clínicos fase I y II sin resultados positivos. Los tumores mutantes de EGFRvIII podrían tener mejores respuestas a estas terapias como se observó en el estudio de Mellinghoff y cols., que demostraron que la coexpresión de esta variante, junto con la proteína supresora de tumores PTEN en tumores malignos recurrentes, producía reducción del tamaño del tumor en el 25% de los pacientes.

Conclusiones

El interés por el uso de quimioterapia de los gliomas se ha mantenido por varias décadas, pero recién en la década pasada se han realizado estudios que mostraron evidencia de efectividad en ciertos casos. Los esfuerzos futuros están focalizados en la administración sistemática de los agentes o de dosis estratégicas que permitan una penetración más efectiva de la BHE, métodos que permitan el uso de quimioterapia en un medio con BHE alterada, o la administración de quimioterapia sorteando la BHE, directamente dentro del cerebro.

Bibliografía

1 Huber JD, Egleton RD, Davis TP. Molecular physiology and pathophysiology of tight junctions in the blood-brain barrier. Trends Neurosci 2001; 24: 719-25.
2 Ostermann S, Csajka C, Buclin T, et al. Plasma and cerebrospinal fluid population pharmacokinetics of temozolomide in malignant glioma patients. Clin Cancer Res 2004; 10: 3728-36.
3 Bart J, Groen HJ, Hendrikse NH, et al. The blood-brain barrier and oncology: new insights into function and modulation. Cancer Treat Rev 2000; 26: 449-62.
4 Laquintana V, Trapani A, Denora N, et al. New strategies to deliver anticancer drugs to brain tumors. Expert Opin Drug Deliv 2009; 6: 1017-32.
5 Broman T, Forssman B, Olsson O. Further experimental investigations of injuries from contrast media in cerebral angiography; summation of various injurious factors. Acta radiol 1950;34: 135-43.
6 Broman T, Olsson O. Experimental study of contrast media for cerebral angiography with reference to possible injurious effects on the cerebral blood vessels. Acta radiol 1949; 31: 321-34.
7 Kroll RA, Neuwelt EA. Outwitting the blood-brain barrier for therapeutic purposes: osmotic opening and other means. Neurosurgery 1998; 42: 1083-99.
8 Emerich DF, Dean RL, Osborn C, et al. The development of the bradykinin agonist labradimil as a means to increase the permeability of the blood-brain barrier: from concept to clinical evaluation. Clin Pharmacokinet 2001 40: 105-23.
9 Tfayli A, Hentschel P, Madajewicz S, et al. Toxicities related to intraarterial infusion of cisplatin and etoposide in patients with brain tumors. J Neurooncol 1999; 42: 73-7.
10 Brem H, Mahaley MS, Vick NA, et al. Interstitial chemotherapy with drug polymer implants for the treatment of recurrent gliomas. J Neurosurg 1991; 74: 441-6.
11 Strasser JF, Fung LK, Eller S, et al. Distribution of 1,3-bis(2-chloroethyl)-1-nitrosourea and tracers in the rabbit brain after interstitial delivery by biodegradable polymer implants. J Pharmacol Exp Ther 1995; 275: 1647-55.
12 Bobo RH, Laske DW, Akbasak A, et al. Convection-enhanced delivery of macromolecules in the brain. Proc Natl Acad Sci USA 1994; 91: 2076-80.
13 Kunwar S, Prados MD, Chang SM, et al. Direct intracerebral delivery of cintredekin besudotox (IL13-PE38QQR) in recurrent malignant glioma: a report by the Cintredekin Besudotox Intraparenchymal Study Group. J Clin Oncol 2007; 25: 837-44.
14 Patel SJ, Shapiro WR, Laske DW, et al. Safety and feasibility of convection-enhanced delivery of Cotara for the treatment of malignant glioma: initial experience in 51 patients. Neurosurgery 2005; 56: 1243-52.
15 Siegal T. Strategies for Increasing Drug Delivery to the Brain. In: Kobiler D, Lustig S, Shapira S, eds. Blood-Brain Barrier: Springer US; 2001: 251-71.
16 Shaw EG, Daumas-Duport C, Scheithauer BW, et al. Radiation therapy in the management of low-grade supratentorial astrocytomas. J Neurosurg 1989; 70: 853-61.
17 Wallner KE, Gonzales MF, Edwards MS, Wara WM, Sheline GE. Treatment results of juvenile pilocytic astrocytoma. J Neurosurg 1988; 69: 171-6.
18 Pollack IF, Claassen D, al-Shboul Q, et al. Low-grade gliomas of the cerebral hemispheres in children: an analysis of 71 cases. J Neurosurg 1995; 82: 536-47.
19 Franz DN, Belousova E, Sparagana S, et al. Efficacy and safety of everolimus for subependymal giant cell astrocytomas associated with tuberous sclerosis complex (EXIST-1): a multicentre, randomised, placebo-controlled phase 3 trial. Lancet 2013; 381: 125-32.
20 Evans DG, Farndon PA, Burnell LD, et al. The incidence of Gorlin syndrome in 173 consecutive cases of medulloblastoma. Br J Cancer 1991; 64: 959-61.
21 Pignatti F, van den Bent M, Curran D, et al. Prognostic factors for survival in adult patients with cerebral low-grade glioma. J Clin Oncol 2002; 20: 2076-84.
22 Shaw EG, Berkey B, Coons SW, et al. Recurrence following neurosurgeon-determined gross-total resection of adult supratentorial low-grade glioma: results of a prospective clinical trial. J Neurosurg 2008; 109: 835-41.

23 van den Bent MJ, Afra D, de Witte O, et al. Long-term efficacy of early versus delayed radiotherapy for low-grade astrocytoma and oligodendroglioma in adults: the EORTC 22845 randomised trial. Lancet 2005; 366: 985-90.
24 Hoang-Xuan K, Capelle L, Kujas M, et al. Temozolomide as initial treatment for adults with low-grade oligodendrogliomas or oligoastrocytomas and correlation with chromosome 1p deletions. J Clin Oncol 2004; 22: 3133-8.
25 Quinn JA, Reardon DA, Friedman AH, et al. Phase II trial of temozolomide in patients with progressive low-grade glioma. J Clin Oncol 2003; 21: 646-51.
26 Brada M, Viviers L, Abson C, et al. Phase II study of primary temozolomide chemotherapy in patients with WHO grade II gliomas. Ann Oncol 2003; 14: 1715-21.
27 van den Bent MJ, Chinot O, Boogerd W, et al. Second-line chemotherapy with temozolomide in recurrent oligodendroglioma after PCV (procarbazine, lomustine and vincristine) chemotherapy: EORTC Brain Tumor Group phase II study 26972. Ann Oncol 2003; 14: 599-602.
28 Buckner JC, Gesme D, O'Fallon JR, et al. Phase II trial of procarbazine, lomustine, and vincristine as initial therapy for patients with low-grade oligodendroglioma or oligoastrocytoma: efficacy and associations with chromosomal abnormalities. J Clin Oncol 2003; 21: 251-5.
29 Lebrun C, Fontaine D, Bourg V, et al. Treatment of newly diagnosed symptomatic pure low-grade oligodendrogliomas with PCV chemotherapy. Eur J Neurol 2007; 14:3 91-8.
30 Stege EM, Kros JM, de Bruin HG, et al. Successful treatment of low-grade oligodendroglial tumors with a chemotherapy regimen of procarbazine, lomustine, and vincristine. Cancer 2005; 103: 802-9.
31 Soffietti R, Ruda R, Bradac GB, et al. PCV chemotherapy for recurrent oligodendrogliomas and oligoastrocytomas. Neurosurgery 1998; 43: 1066-73.
32 Pace A, Vidiri A, Galie E, et al. Temozolomide chemotherapy for progressive low-grade glioma: clinical benefits and radiological response. Ann Oncol 2003 14: 1722-6.
33 van den Bent MJ, Taphoorn MJ, Brandes AA, et al. Phase II study of first-line chemotherapy with temozolomide in recurrent oligodendroglial tumors: the European Organization for Research and Treatment of Cancer Brain Tumor Group Study 26971. J Clin Oncol 2003; 21: 2525-8.
34 Shaw EG, Wisoff JH. Prospective clinical trials of intracranial low-grade glioma in adults and children. Neuro Oncol 2003; 5: 153-60.
35 Shaw EG, Wang M, Coons SW, et al. Randomized trial of radiation therapy plus procarbazine, lomustine, and vincristine chemotherapy for supratentorial adult low-grade glioma: initial results of RTOG 9802. J Clin Oncol 2012; 30: 3065-70.
36 Adding chemotherapy following radiation treatment improves survival for adults with low-grade gliomas, a slow-growing type of brain tumor: 2014.
37 Fisher BJ, Lui J, Macdonald DR, et al. A phase II study of a temozolomide-based chemoradiotherapy regimen for high-risk low-grade gliomas: Preliminary results of RTOG 0424. ASCO Meeting Abstracts 2013; 31: 2008.
38 Baumert BG, Mason WP, Ryan G, et al. Temozolomide chemotherapy versus radiotherapy in molecularly characterized (1p loss) low-grade glioma: A randomized phase III intergroup study by the EORTC/NCIC-CTG/TROG/MRC-CTU (EORTC 22033-26033). ASCO Meeting Abstracts 2013; 31: 2007.
39 Baumert BG, Hegi ME, Mason WP, et al. Radiotherapy in relation to temozolomide: Subgroup analysis of molecular markers of the randomized phase III study by the EORTC/NCIC-CTG/TROG/MRC-CTU (EORTC 22033-26033) in patients with a high risk low-grade glioma. ASCO Meeting Abstracts 2015; 33: 2006.
40 Johnson BE, Mazor T, Hong C, et al. Mutational analysis reveals the origin and therapy-driven evolution of recurrent glioma. Science 2014; 343: 189-93.
41 Stewart LA. Chemotherapy in adult high-grade glioma: a systematic review and meta-analysis of individual patient data from 12 randomised trials. Lancet 2002; 359: 1011-8.
42 Wick W, Hartmann C, Engel C, et al. NOA-04 randomized phase III trial of sequential radiochemotherapy of anaplastic glioma with procarbazine, lomustine, and vincristine or temozolomide. J Clin Oncol 2009; 27: 5874-80.
43 Levin VA, Hess KR, Choucair A, et al. Phase III randomized study of postradiotherapy chemotherapy with combination alpha-difluoromethylornithine-PCV versus PCV for anaplastic gliomas. Clin Cancer Res 2003; 9: 981-90.
44 Yung WK, Prados MD, Yaya-Tur R, et al. Multicenter phase II trial of temozolomide in patients with anaplastic astrocytoma or anaplastic oligoastrocytoma at first relapse. Temodal Brain Tumor Group. J Clin Oncol 1999; 17: 2762-71.
45 Friedman HS, Prados MD, Wen PY, et al. Bevacizumab alone and in combination with irinotecan in recurrent glioblastoma. J Clin Oncol 2009; 27: 4733-40.
46 Cairncross G, Macdonald D, Ludwin S, et al. Chemotherapy for anaplastic oligodendroglioma. National Cancer Institute of Canada Clinical Trials Group. J Clin Oncol 1994; 12: 2013-21.
47 Cairncross JG, Macdonald DR. Successful chemotherapy for recurrent malignant oligodendroglioma. Ann Neurol 1988; 23: 360-4.
48 Cairncross G, Berkey B, Shaw E, et al. Phase III trial of chemotherapy plus radiotherapy compared with radiotherapy alone for pure and mixed anaplastic oligodendroglioma: Intergroup Radiation Therapy Oncology Group Trial 9402. J Clin Oncol 2006; 24: 2707-14.
49 Cairncross G, Wang M, Shaw E, et al. Phase III trial of chemoradiotherapy for anaplastic oligodendroglioma: long-term results of RTOG 9402. J Clin Oncol 2013; 31: 337-43.
50 van den Bent MJ, Dubbink HJ, Sanson M, et al. MGMT promoter methylation is prognostic but not predictive for outcome to adjuvant PCV chemotherapy in anaplastic oligodendroglial tumors: a report from EORTC Brain Tumor Group Study 26951. J Clin Oncol 2009; 27: 5881-6.
51 van den Bent MJ, Brandes AA, Taphoorn MJ, et al. Adjuvant procarbazine, lomustine, and vincristine chemotherapy in newly diagnosed anaplastic

oligodendroglioma: long-term follow-up of EORTC brain tumor group study 26951. J Clin Oncol 2013; 31: 344-50.
52 Vogelbaum MA, Berkey B, Peereboom D, et al. Phase II trial of preirradiation and concurrent temozolomide in patients with newly diagnosed anaplastic oligodendrogliomas and mixed anaplastic oligoastrocytomas: RTOG BR0131. Neuro Oncol 2009; 11: 167-75.
53 Chinot OL, Honore S, Dufour H, et al. Safety and efficacy of temozolomide in patients with recurrent anaplastic oligodendrogliomas after standard radiotherapy and chemotherapy. J Clin Oncol 2001; 19: 2449-55.
54 Lacroix M, Abi-Said D, Fourney DR, et al. A multivariate analysis of 416 patients with glioblastoma multiforme: prognosis, extent of resection, and survival. J Neurosurg 2001; 95: 190-8.
55 Sanai N, Polley M-Y, McDermott MW, et al. An extent of resection threshold for newly diagnosed glioblastomas. J Neurosurg 2011; 115: 3-8.
56 Grabowski MM, Recinos PF, Nowacki AS, et al. Residual tumor volume versus extent of resection: predictors of survival after surgery for glioblastoma. J Neurosurg 2014; 21(5): 1115-23.
57 Walker MD, Alexander E, Hunt WE, et al. Evaluation of BCNU and/or radiotherapy in the treatment of anaplastic gliomas. A cooperative clinical trial. J Neurosurg 1978; 49: 333-43.
58 Walker MD, Strike TA, Sheline GE. An analysis of dose-effect relationship in the radiotherapy of malignant gliomas. Int J Radiat Oncol Biol Phys 1979; 5: 1725-31.
59 Phillips C, Guiney M, Smith J, et al. A randomized trial comparing 35Gy in ten fractions with 60Gy in 30 fractions of cerebral irradiation for glioblastoma multiforme and older patients with anaplastic astrocytoma. Radiother Oncol 2003; 68: 23-6.
60 Malmstrom A, Gronberg BH, Marosi C, et al. Temozolomide versus standard 6-week radiotherapy versus hypofractionated radiotherapy in patients older than 60 years with glioblastoma: the Nordic randomised, phase 3 trial. Lancet Oncol 2012; 13: 916-26.
61 Tsien C, Moughan J, Michalski JM, et al. Phase I three-dimensional conformal radiation dose escalation study in newly diagnosed glioblastoma: Radiation Therapy Oncology Group Trial 98-03. Int J Radiat Oncol Biol Phys 2009; 73: 699-708.
62 Kreisl TN, Kim L, Moore K, et al. Phase II trial of single-agent bevacizumab followed by bevacizumab plus irinotecan at tumor progression in recurrent glioblastoma. J Clin Oncol 2009; 27: 740-5.
63 Doherty L, Gigas DC, Kesari S, et al. Pilot study of the combination of EGFR and mTOR inhibitors in recurrent malignant gliomas. Neurology 2006; 67: 156-8.
64 Stupp R, Mason WP, van den Bent MJ, et al. Radiotherapy plus concomitant and adjuvant temozolomide for glioblastoma. N Engl J Med 2005; 352: 987-96.
65 Hegi ME, Diserens AC, Gorlia T, et al. MGMT gene silencing and benefit from temozolomide in glioblastoma. N Engl J Med 2005; 352: 997-1003.
66 Gilbert MR, Wang M, Aldape KD, et al. Dose-Dense Temozolomide for Newly Diagnosed Glioblastoma: A Randomized Phase III Clinical Trial. J Clin Oncol 2013; 31: 4085-91.
67 Wick A, Felsberg J, Steinbach JP, et al. Efficacy and tolerability of temozolomide in an alternating weekly regimen in patients with recurrent glioma. J Clin Oncol 2007; 25: 357-61.
68 Wick A, Pascher C, Wick W, et al. Rechallenge with temozolomide in patients with recurrent gliomas. J Neurol 2009; 256: 734-41.
69 Norden AD, Lesser GJ, Drappatz J, et al. Phase 2 study of dose-intense temozolomide in recurrent glioblastoma. Neuro Oncol 2013; 15: 930-5.
70 Perry JR, Belanger K, Mason WP, et al. Phase II trial of continuous dose-intense temozolomide in recurrent malignant glioma: RESCUE study. J Clin Oncol 2010; 28: 2051-7.
71 Field KM, Simes J, Wheeler H, et al. A randomized phase II study of carboplatin and bevacizumab in recurrent glioblastoma multiforme (CABARET). ASCO Meeting Abstracts 2013; 31: 2017.
72 Wick W, Puduvalli VK, Chamberlain MC, et al. Phase III study of enzastaurin compared with lomustine in the treatment of recurrent intracranial glioblastoma. J Clin Oncol 2010; 28: 1168-74.
73 Brandes AA, Tosoni A, Amista P, et al. How effective is BCNU in recurrent glioblastoma in the modern era? A phase II trial. Neurology 2004; 63: 1281-4.
74 Schmidt F, Fischer J, Herrlinger U, et al. PCV chemotherapy for recurrent glioblastoma. Neurology 2006; 66: 587-9.
75 Vredenburgh JJ, Desjardins A, Herndon JE, 2nd, et al. Phase II trial of bevacizumab and irinotecan in recurrent malignant glioma. Clin Cancer Res 2007; 13: 1253-9.
76 Taal W, Oosterkamp HM, Walenkamp AME, et al. A randomized phase II study of bevacizumab versus bevacizumab plus lomustine versus lomustine single agent in recurrent glioblastoma: The Dutch BELOB study. ASCO Meeting Abstracts 2013; 31: 2001.
77 Gilbert MR, Dignam JJ, Armstrong TS, et al. A randomized trial of bevacizumab for newly diagnosed glioblastoma. N Engl J Med 2014; 370: 699-708.
78 Chinot OL, Wick W, Mason W, et al. Bevacizumab plus radiotherapy-temozolomide for newly diagnosed glioblastoma. N Engl J Med 2014; 370: 709-22.
79 Herrlinger U, Schaefer N, Steinbach JP, et al. Bevacizumab, irinotecan, and radiotherapy versus standard temozolomide and radiotherapy in newly diagnosed, MGMT-non-methylated glioblastoma patients: First results from the randomized multicenter GLARIUS trial. ASCO Meeting Abstracts 2013; 31: 2000.
80 Batchelor TT, Mulholland P, Neyns B, et al. Phase III randomized trial comparing the efficacy of cediranib as monotherapy, and in combination with lomustine, versus lomustine alone in patients with recurrent glioblastoma. J Clin Oncol 2013; 31: 3212-8.
81 Stupp R, Hegi ME, Neyns B, et al. Phase I/IIa study of cilengitide and temozolomide with concomitant radiotherapy followed by cilengitide and temozolomide maintenance therapy in patients with newly diagnosed glioblastoma. J Clin Oncol 2010; 28: 2712-8.
82 Reardon DA, Fink KL, Mikkelsen T, et al. Randomized phase II study of cilengitide, an integrin-targeting arginine-glycine-aspartic acid peptide, in recurrent glioblastoma multiforme. J Clin Oncol 2008; 26: 5610-7.

83 Stupp R, Hegi ME, Gorlia T, et al. Cilengitide combined with standard treatment for patients with newly diagnosed glioblastoma and methylated O6-methylguanine-DNA methyltransferase (MGMT) gene promoter: Key results of the multicenter, randomized, open-label, controlled, phase III CENTRIC study. ASCO Meeting Abstracts 2013; 31: 2009.
84 Wick W, Steinbach JP, Platten M, et al. Enzastaurin before and concomitant with radiation therapy, followed by enzastaurin maintenance therapy, in patients with newly diagnosed glioblastoma without MGMT promoter hypermethylation. Neuro Oncol 2013; 15: 1405-12.
85 Rich JN, Reardon DA, Peery T, et al. Phase II trial of gefitinib in recurrent glioblastoma. J Clin Oncol 2004; 22: 133-42.
86 Krishnan S, Brown PD, Ballman KV, et al. Phase I trial of erlotinib with radiation therapy in patients with glioblastoma multiforme: results of North Central Cancer Treatment Group protocol N0177. Int J Radiat Oncol Biol Phys 2006; 65: 1192-9.
87 van den Bent MJ, Brandes AA, Rampling R, et al. Randomized phase II trial of erlotinib versus temozolomide or carmustine in recurrent glioblastoma: EORTC brain tumor group study 26034. J Clin Oncol 2009; 27: 1268-74.
88 Mellinghoff IK, Wang MY, Vivanco I, et al. Molecular determinants of the response of glioblastomas to EGFR kinase inhibitors. N Engl J Med 2005; 353: 2012-24.

24

Radioterapia en gliomas

Goldie A. Kurtz • Michelle Alonso Basanta • Robert A. Lustig

Introducción

La radioterapia ha sido la base del tratamiento de los gliomas en los últimos cincuenta años. Las técnicas de tratamiento han evolucionado para maximizar la dosis dirigida al tumor y minimizarla radiación a los tejidos sanos vecinos. Además, se han podido elaborar regímenes combinados de radioterapia con quimioterapia para mejorar los resultados en los pacientes con gliomas. El tratamiento de estos tumores constituye un desafío en los múltiples ensayos clínicos que se están realizando para ayudar a optimizar el pronóstico de los pacientes. El presente capítulo describe una visión general de la evolución de la radioterapia para los pacientes con gliomas, técnicas modernas de tratamiento para una variedad de tumores y situaciones, la evidencia en favor de la combinación de radioterapia y tratamiento sistémico, áreas en que se llevan a cabo investigaciones y consejos para el manejo práctico de estas situación en la práctica clínica diaria.

Glioblastoma multiforme (GBM) - OMS grado IV

Evidencia para el tratamiento con radioterapia

Por casi cuatro décadas, el tratamiento con radiación ha sido el pilar de la terapia delos gliomas de alto grado. Un estudio relevante iniciado en 1960 y apoyado por el Instituto Nacional del Cáncer demostró los beneficios para la sobrevida de los pacientes tratados con radiación. En este estudio, fueron clasificados en cuatro grupos con diferentes tratamientos luego de la cirugía:

- A la mejor terapia de apoyo.
- A BCNU (carmustina) solamente.
- A radioterapia total del cerebro con 50-60 Gy.
- A radioterapia total del cerebro más BCNU.

El resultado de la sobrevida media de estos grupos fue de 14 semanas, 18,5 semanas, 35 semanas y 34,5 semanas, respectivamente.[1] Es interesante notar que los pacientes con radioterapia combinada con BCNU recibieron un número mayor de ciclos de BCNU que el grupo que recibió solamente BCNU. El grupo que recibió ambos tratamientos tuvo la mejor sobrevida, con 19% de pacientes en ese grupo que sobrevivieron dieciocho meses o más.

Mientras que la radioterapia fue concebida como el control de la diseminación de la enfermedad, surgió la preocupación por el hipotético desarrollo de demencia inducida por la radiación en estos pacientes. Para ayudar a dilucidar esta cuestión, el Grupo Cooperativo de Tumores del Cerebro estudió el efecto de concentrar el haz de rayos sobre la región de interés y publicó los datos en 1989. El Grupo comparó la radioterapia total del cerebro con una dosis de 60 Gy, con la radioterapia total del cerebro con solamente 43 Gy en veinte fracciones y radiación del volumen del tumor con 17,2 Gy en diez fracciones. No hubo diferencias significativas en la sobrevida de ambos grupos, la cual sugiere que la irradiación total del cerebro no ofrece beneficios para la sobrevida del paciente.[2]

La dosis ideal, el plan de fraccionamiento de dosis, y la concentración de rayos a través de un cono dirigidos al tumor fueron evaluados por el Consejo de Investigaciones Médicas de Gran Bretaña, que estudió pacientes con astrocitomas supratentoriales de grado III y IV. En ese entonces, las publicaciones emergentes sobre la efectividad del tratamiento radiante en pacientes con gliomas de alto grado habían demostrado fallas en el 56% de los pacientes a menos de 1 cm de la cavidad quirúrgica según imágenes de TC, y en el 78% se demostró tratamiento fallido a menos de 2 cm del lecho quirúrgico (*lodge*) del tumor visualizada en las imágenes.[3] Por ello, en lugar de radioterapia total del cerebro, los autores separaron a los pacientes en dos grupos en forma aleatoria: un grupo recibió 45 Gy en veinte fracciones dirigidas a "la mayor parte del cerebro supratentorial", y al otro se le aplicaron 40 Gy en veinte fracciones dirigidas al cerebro supratentorial más un refuerzo consecutivo inmediato de 20 Gy en diez fracciones concentradas en el volumen del tumor más un margen de 1 cm, lo que hace un total de 60 Gy en la región de alto riesgo. La sobrevida media en el grupo que recibió 60 Gy fue de doce meses frente a 9 meses en el grupo que recibió 45 Gy, lo que demuestra la superioridad de la dosis alta en el contexto de la reducción por colimación y una reducción en la radiación aplicada al cerebro sano.[4] Respecto al grupo que recibió la dosis de 60 Gy, cuando se clasificó a los pacientes sobre la base de factores pronósticos, las dosis altas de radiación brindaron beneficios aun en aquellos pacientes con el peor pronóstico.

Las imágenes por resonancia magnética (RM) son el estándar de referencia para imágenes de cerebro. En la actualidad, 46 Gy dirigidos a un volumen tumoral grande que comprende el realce de la cavidad quirúrgica y la anormalidad de FLAIR en RM, seguido por reducción del volumen del tumor luego de 60 Gy focalizados en el realce de la cavidad más 1 a 2 cm del margen, se ha convertido en el estándar aceptado para el tratamiento por radiación.

El concepto de combinar radioterapia con terapia sistémica que fue probado hace cuatro décadas con BCNU también fue aplicado en tiempos más recientes en un estudio conjunto de la Organización Europea para el Estudio y Tratamiento del Cáncer (EORTC) y del Grupo de Ensayos Clínicos (NCIC) de radioterapia combinada concurrente con temozolamida adyuvante.[5] Este tipo de tratamiento combinado demostró el beneficio en la sobrevida de casi tres meses en el grupo tratado con temozolamida y es el tratamiento de referencia para estos pacientes. Además, el estudio también demostró el valor pronóstico importante dela metilación del promotor del gen de MGMT (O^6-metilguanina-ADN-metiltransferasa) en esta población de pacientes.[6] La MGMT es una proteína reparadora de ADN y, cuando el promotor del gen se metila, se silencia el gen seguido de falta de la proteína y, por consiguiente, se inhibe la reparación de ADN. Los pacientes cuyo tumor muestra metilación del promotor de MGMT tienen mejor sobrevida indistintamente del tratamiento que recibieron con radiación o con temozolamida adyuvante. No obstante, los pacientes cuyo tumor tiene promotor de MGMT metilado y que recibieron tratamiento combinado de radiación y temozolamida, tuvieron la mejor sobrevida global de este estudio, con 21,7 meses.

Basado en el éxito del tratamiento combinado de radiación y temozolamida, el ensayo clínico aleatorizado AVAglio buscó determinar si el uso de bevacizumab antes de la radiación con temozolamida concurrente y adyuvante frente a la adición de placebo, causaría un beneficio similar para los pacientes con GBM.[7] El agregado de bevacizumab mejoró la media de sobrevida libre de progresión (10,6 meses con bevacizumab frente a 6,2 meses en el grupo placebo), aunque la diferencia en sobrevida global en ambos grupos no fue estadísticamente significativa. Los pacientes tratados con bevacizumab tuvieron un grado mayor de efectos adversos grado 5, aunque este grupo mantuvo su estado general más estable y más prolongado que los pacientes con placebo, además de requerir menos medicación con esteroides.[7] Del mismo modo, el estudio paralelo del Grupo Oncológico de Radioterapia (RTOG) comparó el agregado de bevacizumab a la radioterapia y temozolamida comenzando con el bevacizumab a la cuarta semana de iniciado el tratamiento con radioterapia. El otro grupo recibió radioterapia y temozolamida más placebo.[8] Al igual que el ensayo clínico aleatorizado AVAglio, los pacientes con bevacizumab en el estudio RTOG tuvieron un incremento de sobrevida sin progresión (10,7 frente a 7,3 meses), pero no hubo diferencia significativa en la sobrevida global entre ambos grupos, aunque se observó un mayor número de efectos adversos en los pacientes tratados con bevacizumab. Es interesante notar que el estudio RTOG reportó una disminución en la calidad de vida de los pacientes tratados con bevacizumab, pero a diferencia del ensayo AVAglio, estos datos se basaron en las declaraciones de los pacientes sobre la calidad de vida, así como también en los síntomas y estado neurocognitivo.[8]

Paralelamente al estudio de regímenes óptimos de tratamiento para pacientes con gliomas de alto grado, los estudios RTOG y EORTC también buscaron identificar a los factores pronósticos que puedan ayudar a los clínicos a tener opciones para seleccionar pacientes para tratamientos agresivos en vez de paliativos. Se ha conocido por largo tiempo que la edad y el estado general del paciente son factores para el pronóstico de la enfermedad. En 1993, el estudio RTOG publicó el *Análisis de Fraccionamiento Recursivo* basado en ensayos previos RTOG, que seleccionó pacientes con gliomas de alto grado entre 1974 y 1989 y donde la edad, el estado general y el estado mental fueron usados para predecir la sobrevida media.[9] En pacientes mayores de sesenta años de edad, Roa y cols. demostraron que un tratamiento hipofraccionado de radiación de 40 Gy aplicados en quince fracciones fueron tan eficaces en términos de sobrevida como una dosis estándar de 60 Gy en treinta fracciones. [10]

Luego del estudio EORTC/NCIC que demostró mejoría de la sobrevida luego de la combinación de temozolamida con radiación, el EORTC publicó una actualización donde se incluyó si los pacientes tuvieron resección o biopsia solamente.[11] Basados en el estudio de hipofraccionamiento y en el éxito de la combinación de temozolamida y radiación de 60 Gy, varios ensayos clínicos están en realización e investigan los efectos del tratamiento combinado de temozolamida y radiación hipofraccionada.[12]

Simulación y delineación del volumen del tumor

Luego de la decisión de avanzar en el tratamiento con radioterapia, a todos los pacientes con gliomas de alto grado se les recomienda realizar un escaneo de simulación en TC y RM con el propósito de planificar el tratamiento. Se coloca una máscara termoplástica personalizada sobre la cabeza del paciente, que permite disminuir el error a un rango de 3 mm, variabilidad que puede ser disminuida usando una pieza bucal combinada con la máscara termoplástica.[13] En pacientes que requieren márgenes más rígidos, o para aquellos pacientes con volúmenes de tratamiento cercanos a estructuras críticas, como el quiasma óptico, se combinan el uso de la máscara y la pieza bucal combinadas.

La planificación basada en TC es mejor realizarla en combinación con imágenes de RM para optimizar la delineación de los volúmenes que se desean irradiar y las estructuras críticas. Lo ideal es obtener las imágenes de RM al mismo tiempo que la planificación con TC, con el paciente escaneado en posición de tratamiento con la máscara termoplástica colocada. Esto permite imágenes de fusión más precisas entre los grupos de imágenes del TC y del RM. En caso que la RM no se haga en el mismo momento que la simulación en TC, se debe estar atento cuando se fusionen las imágenes para asegurar un registro preciso para la planificación del tratamiento.

Luego de la simulación y fusión de imágenes, la delineación buscada puede comenzar. Siguiendo la convención de RTOG, se crean dos grupos de volúmenes, inicial (GTV1) y otro estimulado (GTV2).[8] El volumen inicial es mayor que el volumen estimulado y abarca una región adyacente con enfermedad microscópica potencial.

El volumen en GTV1 es delineado en las series T2 o FLAIR de RM e incluye la cavidad quirúrgica, cualquier lesión residual con realce y la anormalidad FLAIR completa.

- El CTV1 correspondiente incluye el GTV1 más 2 cm de margen.
- El PTV1 es una expansión de 3-5 mm en el CTV1.
- El volumen inicial (GTV1) es tratado con 46 Gy en veintitrés fracciones.

El volumen estimulado (GTV2) es más pequeño que el volumen inicial y comprende la lesión residual y la región de alto riesgo por posibles lesiones microscópicas. El volumen estimulado es delineado usando las series de T1 poscontraste. El GTV2 incluye la cavidad quirúrgica y cualquier lesión residual con realce. El GTV2 es tratado con una dosis adicional de 14 Gy en siete fracciones, con un total de 60 Gy en treinta fracciones recibidas en la región de mayor riesgo (Figura 24.1 a y b).

Alternativamente, algunos centros de tratamiento siguen la convención de EORTC y NCIC indicadas en el estudio Stupp sobre el tratamiento concurrente con temozolamida y radiación, por la cual la cavidad quirúrgica y la lesión residual con realce son delineadas como GTV y luego expandidas 2-3 cm para la CTV y por 0,5 cm para la PTV, todo lo cual significa un tratamiento de 60 Gy en treintafracciones.[5] No obstante, la práctica en la Universidad de Pennsylvania es seguir la convención de RTOG. Los volúmenes CTV indicados precedentemente pueden ajustarse donde existen barreras naturales que impiden la diseminación, como en el hueso, la hoz del

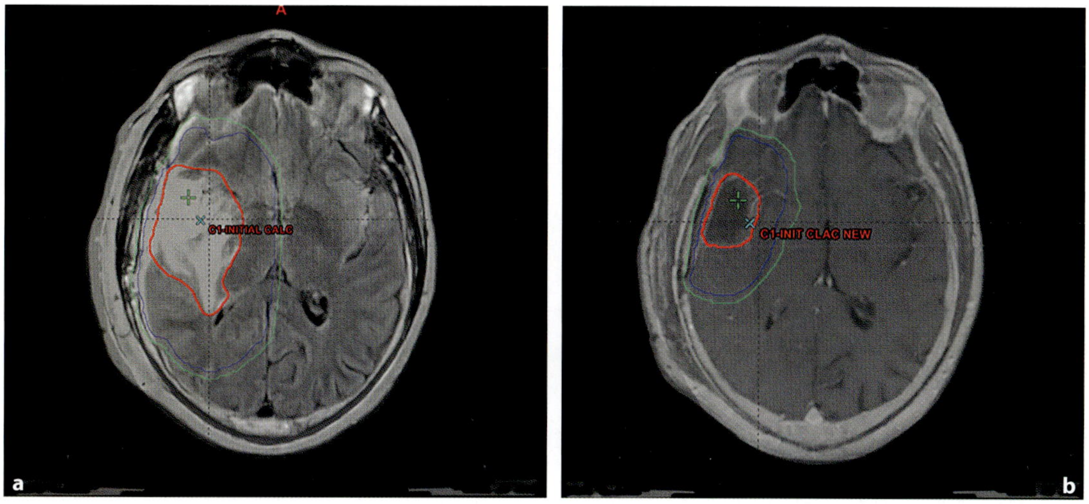

Figura 24.1 a GTV1 en *rojo*, está delineada en la secuencia de FLAIR; CTV1 está en azul; PTV1 está en *verde*. **b** GTV2, en *rojo*, está delineada sobre la T1 poscontraste; CTV2 está en *azul*; PTV2 está en *verde*.

cerebro y el tentorio. Del mismo modo, los márgenes de los volúmenes PTV pueden ser informados por el centro médico que dirige el tratamiento si el centro puede ofrecer radioterapia guiada por imágenes.[14]

La radioterapia para el glioblastoma puede hacerse usando múltiples modalidades de tratamiento. En muchos centros se aplica radioterapia conformada tridimensional (3D-CRT) planificada. En los últimos quince años ha ganado aceptación el tratamiento con terapia radiante de intensidad modulada (TRIM). Esta modalidad maximiza la cobertura de radiación del volumen elegido y minimiza la dosis en estructuras críticas. La TRIM puede aplicarse con haces múltiples dirigidos individualmente o usando terapia de arco volumétrico modulado (VMAT). El uso de la TRIM puede beneficiar apacientes para quienes el PTV puede superponerse con múltiples órganos en riesgo.[15] A pesar de que TRIM y VMAT tienen la ventaja de concentrar la dosis de radiación sobre los órganos de interés también pueden aumentar el volumen de tejido irradiado con dosis bajas (Figura 24.2).

Circunstancias especiales

Tumores multifocales y multicéntricos

Los glioblastomas multifocales presentan focos sincrónicos de la enfermedad con una ruta aparente de propagación identificable entre los focos. El glioblastoma multicéntrico describe la presentación de focos sincrónicos de enfermedad en ausencia de una ruta clara de propagación de la lesión. La presencia de lesiones múltiples al momento de diagnóstico es un fenómeno reportado hasta en el 20% de los pacientes.[16-18] Históricamente, estos pacientes han sido tratados con radioterapia holocraneal. El análisis de series retrospectivas que comparó el tratamiento total del cerebro frente a la terapia conformada 3D para estos pacientes demostró que no hubo diferencias entre los dos grupos y que el sitio predominante de la recurrencia en ambos casos fue en la localización inicial de los tumores.[19] Este estudio también demostró que la escala de Karnofsky sigue siendo la principal información para predecir la sobrevida, indistintamente de la modalidad de tratamiento que se emplee. Los autores concluyeron que en el caso de los GBM multicéntricos, los pacientes con un adecuado estado general no necesitan ser tratados con radioterapia total del cerebro. En los casos en que los pacientes muestran malos índices de Karnofsky o tienen mucha edad, se le puede administrar temozolamida (particularmente si el tumor tiene metilación del promotor de MGMT) y un curso paliativo de radioterapia total del cerebro o la mejor atención de apoyo.

Pacientes con radiación previa

Un GBM secundario en un paciente tratado previamente por un glioma de bajo grado representa el escenario donde un glioma de bajo grado se ha transformado en una lesión de alto grado. Estas situaciones se observan en aproximadamente el 10% de los casos de GBM.[20] El GBM secundario también puede surgir de un campo previamente irradiado en pacientes que recibieron radioterapia en el cerebro durante la infancia o en adultos que recibieron radioterapia por otras causas. Una larga revisión retrospectiva de GBM secundario y astrocitoma anaplásico publicada en el año 2007, demostró que la reirradiación aplicada para estos tumores secundarios produjo mejoría de la sobrevida media del 58,9%, 20,5% y 6,8% al año, a los dos años y a los tres años de la radiación, respectivamente; mientras que en el grupo que no recibió radiación la mejoría en la sobrevida fue

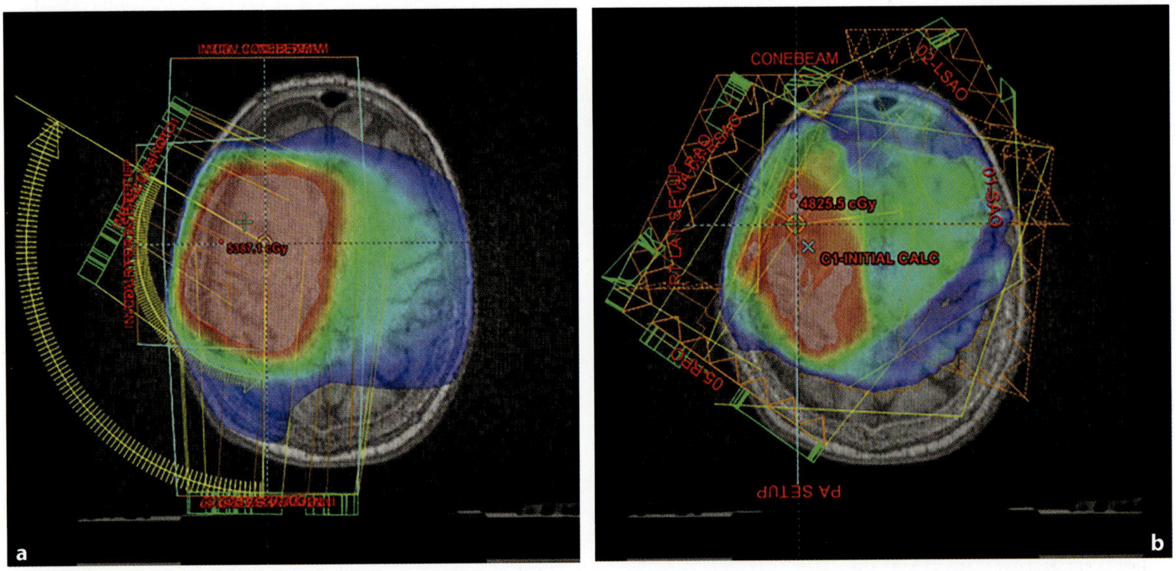

Figura 24.2 a Paciente con GBM con radiación planificada usando VMAT. **b** El mismo paciente con radiación planificada con TRIM. Se seleccionó el plan VMAT.

del 15,1%, 3,0% y 0%, respectivamente. La sobrevida media global en el grupo reirradiado fue de trece meses frente a ocho meses en los pacientes que no recibieron radiación. El efecto colateral más común que se observó en estos pacientes fue el edema cerebral relacionado con la toxicidad del tratamiento y requirió al uso de esteroides. Hay un riesgo alto de radionecrosis luego de la radioterapia en una región previamente irradiada aunque su presencia fue reportada en menos del 10% de los pacientes; esta respuesta hizo sugerir a los autores que, desafortunadamente, los pacientes no viven lo suficiente como para manifestar la toxicidad de la reirradiación.[21] Las dosis empleadas para la reirradiación en ese estudio tenían un rango muy variable y no se han establecido recomendaciones sobre dosis en estos pacientes. El médico debe tener en cuenta las prioridades al considerar el tratamiento, tales como la posibilidad de fraccionamiento de las dosis para limitar toxicidades tardías, y tomar en consideración el tiempo transcurrido desde la radiación anterior al igual que el volumen que debe ser tratado.

Recurrencia

A los pacientes que reciben tratamiento concurrente de temozolamida y radiación se les hace una RM a las cuatro semanas luego del tratamiento. El fenómeno de la seudoprogresión ha sido reconocido en la era de la temozolamida, donde se puede observar un aumento en el realce tras la administración de contraste o FLAIR anormal en ausencia de progresión histológica de la enfermedad. Estos cambios pueden deberse a alteraciones inmediatas de la vascularización y de las células gliales luego del tratamiento, además de una respuesta inflamatoria. Mientras las tasas de seudoprogresión pueden alcanzar hasta el 60%, un estudio reciente que documentó este fenómeno estimó que se produce entre el 13% y el 24% de los pacientes.[22] Una biopsia puede diferenciar entre una verdadera progresión patológica y una seudoprogresión, pero el procedimiento es impracticable en todos los pacientes, por lo cual muchos médicos que observan tales imágenes proceden directamente con la terapia adyuvante de temozolamida independientemente de los hallazgos en imágenes. Posteriormente, la mayoría de los pacientes son estudiados nuevamente con intervalos de tres meses para evaluar la respuesta al tratamiento y también cada tres meses para ver si los pacientes presentan síntomas o signos clínicos de recurrencia. Desafortunadamente, la mayoría de los pacientes desarrollan la enfermedad recurrente y estos pacientes deberían ser presentados en conferencia interdisciplinaria para discutir el tratamiento apropiado. Repetir la resección quirúrgica, enrolar al paciente en un ensayo clínico, cambiar la terapia sistémica y la reirradiación pueden ser opciones por considerar según las circunstancias clínicas.

Con respecto a la reirradiación se está llevando a cabo actualmente un ensayo de la RTOG para explorar la combinación de reirradiación hipofraccionada (35 Gy en diez fracciones) más bevacizumab administrado cada dos semanas.[23] El régimen hipofraccionado está basado en un estudio que demostró una sobrevida media de once meses luego de este tratamiento.[24] Dosis similares de reirradiación (entre 30 Gy y 40 Gy) fueron empleadas en un ensayo clínico alemán sobre reirradiación en gliomas de alto grado, y también encontraron que la sobrevida media en este grupo fue de 7,7 meses desde el comienzo de la reirradiación.[25] El rol de bevacizumab solo o en combinación con radiación ha sido descrito previamente para los GBM recurrentes y también lo informa el desarrollo de este estudio.[26, 27]

Con respecto a la terapia inmunológica otras opciones adicionales para quimioterapia sistémica y la electroterapia descrita para GBM recurrentes están fuera del alcance de este capítulo y el lector puede recurrir a las correspondientes secciones de este libro que analizan estas terapias en desarrollo.

Gliomas de alto grado (OMS grado III)

Los gliomas anaplásicos (OMS grado III) son tumores infiltrativos de alto grado que al igual que el GBM, pueden presentarse como secuencias de T1 con realce por contraste en imágenes de RM del cerebro. Otros pueden presentarse sin realce, pero con hiperintensidad en secuencias de T2 o FLAIR. El estudio histológico muestra actividad mitótica, pero ausencia de proliferación vascular y de necrosis característicos del GBM. La clasificación patológica de los gliomas de grado III incluye subtipos histológicamente definidos, como el astrocitoma anaplásico, el oligodendroglioma anaplásico y el oligoastrocitoma anaplásico mixto. Es recomendable realizar pruebas por mutación de IDH-1, cuya positividad sugiere que el tumor se transformó en un glioma de alto grado a partir de un glioma de bajo grado cuestión asociada a un mejor pronóstico.[28, 29] Asimismo, en pacientes en quienes se detecta un oligocomponente, el estudio de 1p/19q es recomendable, ya que la codeleción de estos cromosomas confiere un pronóstico favorable.[30] Al igual que en pacientes con GBM, es conveniente determinar si existe metilación del promotor de MGMT, cuya positividad confiere mayor sensibilidad a la temozolamida y también mejor pronóstico.[31]

Evidencia para el tratamiento con radioterapia

El tratamiento por radiación de los gliomas de alto grado está basado en los estudios fundacionales de Walker, Shapiro y Bleehen analizados precedentemente en la sección de GBM, que incluyen al GBM y actualmente al astrocitoma anaplásico. Más recientemente, los estudios se han focalizado en el tratamiento combinado de radiación con varios agentes quimioterapéuticos, para encarar la histología de los tumores de grado III e intentar establecer cómo se puede personalizar el tratamiento basado en la histología y en el estado de mutación. Con ese fin, el RTOG condujo un ensayo clínico para aleatorizar pacientes con oligodendroglioma anaplásico u oligoastrocitoma mixtos para un tratamiento con cirugía seguido de cuatro ciclos de quimioterapia PCV (procarbazina, lomustina [CCNU] y vincristina) más radiación. Este grupo se comparó con otro tratado con cirugía seguida de radiación. La radiación especificó un contorno del volumen inicial en secuencia T2 (GTV1) expandido en 2 cm (CTV1) que fue tratado con 50,4 Gy en veintiocho fracciones, seguido por un refuerzo de 9 Gy en cinco fracciones. De esta forma, el volumen incrementado incluyó el realce anormal en T1 (GTV2) expandido en 1 cm (CTV1). En la publicación inicial no se reportaron diferencias en la sobrevida media entre los dos grupos,[32] pero con datos más precisos se identificaron mejoras en la sobrevida libre de progresión en los pacientes que recibieron PCV y que tenían codeleción 1p/19q, aunque este último representa el análisis de un subgrupo no planificado.[29]

Un estudio paralelo organizado por EORTC dividió a la misma población de pacientes aplicando radiación seguida de seis ciclos de PCV en un grupo frente a radiación solamente en el otro.[33] Se aplicó una dosis inicial de radiación de 45 Gy en veinticinco fracciones dirigida a PTV1 que incluyó la anormalidad en T2 más un margen de 2,5 cm seguido de un refuerzo de 14,4 Gy en ocho fracciones dirigidas a PTV2, que abarcó las regiones con realce y sin este, más 1,5 cm de margen. Cuando los resultados fueron publicados inicialmente en el año 2006, solamente la sobrevida libre de progresión mostró una mejoría significativa en el grupo con radiación más PCV comparado con el grupo que recibió solo radiación. Además, mientras que los pacientes con codeleción 1p/19q tuvieron una prolongación significativa de la sobrevida en comparación con los pacientes sin codeleción, no se observó beneficio del tratamiento con radiación más PCV en el grupo con codeleción.[33] No obstante y similar a la experiencia RTOG, el seguimiento a largo plazo de los resultados de EORTC publicados en el año 2013 reveló que la sobrevida global mejoró en el grupo radiación + PCV (42,3 meses frente a 30,6 meses con radiación solamente) y que el beneficio aumentó en pacientes con codeleción 1p/19q, para quienes la sobrevida global no se modificó en comparación con la sobrevida global de 112 meses en pacientes que solo recibieron radiación y tenían codeleción de 1p/19q.[34]

Existen dos ensayos RTOG en desarrollo, cuyos resultados están pendientes, que estudian el rol de la temozolamida en esta población de pacientes: RTOG 0131 es un ensayo clínico fase II que examina el papel de este fármaco prescripto antes de la radiación y otro grupo con temozolamida concurrente con la radiación en pacientes con oligodendroglioma anaplásico y oligoastrocitoma anaplásico, y RTOG 9813, que compara tratamientos concurrentes de radiación y temozolamida frente a radiación y nitroureas para el astrocitoma anaplásico y el oligoastrocitoma anaplásico.[35,36] Además, el estudio RTOG 0834-EORTC26053-NCIC (ensayo CATNON) estudiará pacientes sin codeleción 1p/19q, divididos en un grupo que recibirá tratamiento concurrente y adyuvante de temozolamida más radiación y un segundo grupo que recibirá solo radiación seguida de observación o terapia adyuvante con temozolamida. Los pacientes serán estratificados por el estado de MGMT.[37] Para pacientes con codeleción, el ensayo CODEL, EORTC 26081-22086 es un estudio fase III de pacientes con codeleción de 1p/19q de 65 años de edad o mayores, organizados para recibir solo radiación frente a solo temozolamida, frente a radiación con concomitante y adyuvante temozolamida.[38] Se esperan estos resultados con mucho interés.

En la actualidad, y basados en los datos relevantes del estudio de Stupp y cols., la práctica en la Universidad de Pennsylvania y muchas otras instituciones para el astrocitoma anaplásico es ofrecer radiación posoperatoria más temozolamida concurrente y adyuvante. Para pacientes con codeleción 1p/19q, se aconseja radioterapia seguida de quimioterapia con PCV.

Delineación del volumen de la lesión

Todos los pacientes que recibirán radioterapia se someten a simulación posquirúrgica en una máscara termoplástica con TC y RM usando secuencias T1 poscontraste y FLAIR, como se ha detallado precedentemente. Siguiendo el protocolo RTOG 9402 la anormalidad FLAIR es delineada (GTV1) y expandida 2 cm (CTV1), a lo que se le agrega un margen para PTV de 3 a 5 cm. A este volumen inicial se lo irradia con 5040 cGy en veintiocho fracciones. El tratamiento inicial es seguido por un refuerzo de 900 cGy en cinco fracciones dirigidas a la cavidad quirúrgica y a cualquier otra lesión residual con realce delineada en secuencias T1 poscontraste (GTV2), más 2 cm adicionales para formar el CTV2 más un agregado adicional de 3 a 5 cm de margen para el PTV, lo que hace un total de radiación aplicada de 5940 cGy en 33 fracciones. Sírvanse referirse a los apéndices más abajo para el monitoreo de temozolamida concurrente (Figura 24.3 a y b).

Gliomas de bajo grado (OMS grado II)

Los gliomas de bajo grado (OMS grado II) se caracterizan por su hiperintensidad en secuencias T2 y FLAIR en RM y no muestran realce en T1. Incluyen los astrocitomas, oligodendrogliomas y oligoastrocitomas mixtos. A diferencia de las lesiones de alto grado, la sobrevida en pacientes con tumores de bajo grado es significativamente

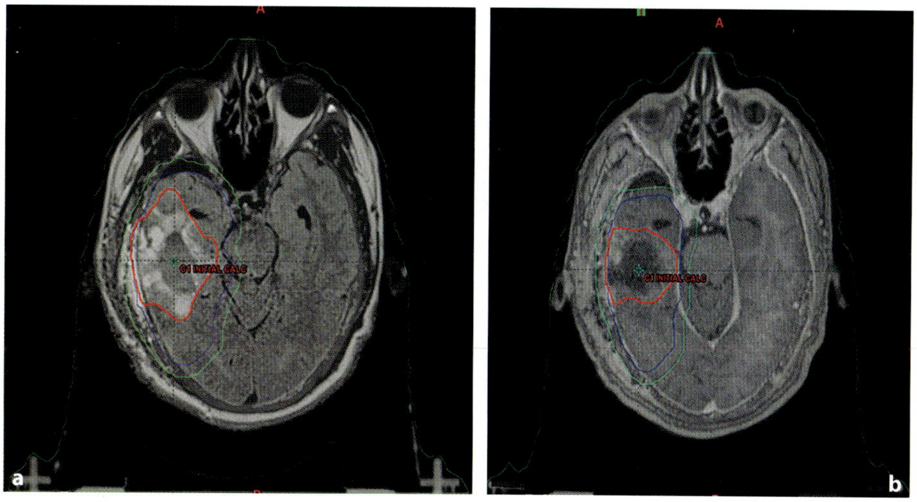

Figura 24.3 a Contorno de astrocitoma anaplásico CTV1 (*rojo*) en FLAIR anormal, CTV1 (*azul*), PTV1 (*verde*). **b** Astrocitoma anaplásico contorno CTV2 FLAIR en T1 poscontraste, CTV2 (*azul*), PTV2 (*verde*).

más larga y varía desde una sobrevida media de cinco años para el astrocitoma de bajo grado a más de diez años para los oligodendrogliomas de bajo grado.[39, 40] La cirugía sigue siendo el pilar del tratamiento y, debido a los largos intervalos libres de enfermedad que presentan estos pacientes posiblemente solo con el uso de cirugía, la radiación es a menudo reservada para la recurrencia en vez de aplicarla inicialmente. El ensayo EORTC investigó el papel de la radioterapia temprana frente a la radioterapia tardía, en un ensayo fase III que incluyó oligodendroglioma grado II, astrocitoma y tumores con histología mixta, como así también tumores de OMS grado I. Los pacientes fueron aleatorizados en un grupo para observación solamente y otro tratado con radiación posoperatoria con 54 Gy. No se observó diferencia entre los dos grupos respecto a la sobrevida global, pero la sobrevida libre de progresión mejoró en el grupo que recibió radioterapia temprana posoperativa (el intervalo hasta la aparición de progresión fue de 4,8 años) comparado con el grupo en observación (3,8 años).[41] En el seguimiento a largo plazo, la conclusión fue la misma, con una media en la aparición de progresión de 5,3 años para el grupo tratado con radiación posquirúrgica y de 3,4 años en el grupo observado solamente aunque la sobrevida global en ambos grupos fue casi similar (7,4 años y 7,2 años, respectivamente). Se debe notar que el grupo que recibió radiación posquirúrgica tuvo mejor control de las convulsiones que los pacientes del grupo sin radiación y que, finalmente, el 65% del grupo sin radiación tuvo que ser tratada posteriormente con radioterapia.[42] El estudio EORTC paralelo (22844) que aleatorizó pacientes para radioterapia luego de la cirugía con 45 Gy o 59 Gy, no mostró diferencia en sobrevida sin progresión o sobrevida global.[43]

El ensayo clínico denominado estudio RTOG 9802 buscó examinar si la radioterapia combinada con la terapia sistémica podía mejorar la sobrevida en pacientes con gliomas de bajo grado. Pacientes con gliomas de bajo grado y factores de riesgo desfavorables (edad igual o mayor de cuarenta años o resección no total) fueron divididos en forma aleatoria para recibir radioterapia temprana posquirúrgica de 54 Gy en treinta fracciones solamente o tratados con radiación seguida de seis ciclos de PCV. La sobrevida sin progresión de enfermedad a dos años fue similar en los dos grupos, con el 85% para el grupo radioterapia más PCV y del 87% para el grupo tratado con radiación solamente. No obstante, luego del segundo año, las curvas de sobrevida global cambiaron. Para los pacientes que sobrevivieron más de dos años, la probabilidad de sobrevida por otros cinco años fue del 74% en el grupo radioterapia más PCV comparado con el 59% en el grupo con radioterapia.[44] Los resultados de seguimiento adicional fueron presentados en ASCO en 2014 y demostraron una mejoría en la sobrevida global con una media de 13,3 años en el grupo que recibió radioterapia más PCV frente a 7,8 años de los que recibieron radiación solamente.[45]

Sobre la base del éxito terapéutico de la temozolamida, se organizó un estudio denominado RTOG 0424 que constituye un estudio fase II que está en ejecución, para evaluar la función de la terapia concurrente de radiación y temozolamida en pacientes con tumores de bajo grado y de alto riesgo, donde se define como alto riesgo a aquel paciente que posea como mínimo tres de los siguientes factores: edad de cuarenta años o mayores, tumores de tamaño mayor de 6 cm, tumores que cruzan la línea media o tumores con componente dominante de astrocitoma.[46] Los resultados de este estudio pueden ayudar a definir más opciones sistémicas para estos pacientes y la selección de los agentes sistémicos será probablemente más precisa cuando nuestra comprensión del papel de la genética de estos tumores y su respuesta a diferentes agentes sea caracterizada.

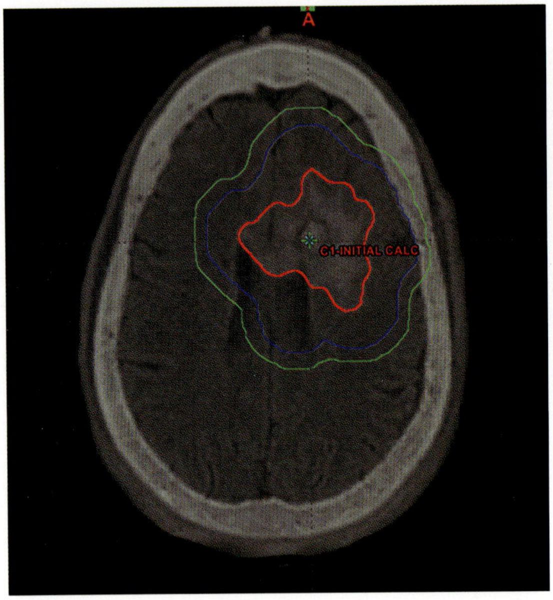

Figura 24.4 Oligodendroglioma grado II. GTV (*rojo*) delineado en la anormalidad de FLAIR; CTV (*azul*); PTV (*verde*).

Delineación del volumen del tumor

Luego de la convención de RTOG, el GTV incluye la resección de la cavidad y la anormalidad de FLAIR que se expande 2 cm para formar CTV. El margen PTV es típicamente de 3-5 mm. El PTV es tratado con 54 Gy en treinta fracciones, una fracción por día durante aproximadamente seis semanas (Figura 24.4).

Gliomas de bajo grado (OMS grado I)

Astrocitoma pilocítico

Los tumores de grado I son extremadamente raros en adultos después de los treinta años de edad, con una incidencia estimada en 0,49 casos por millón de personas por año.[47] Por definición, son tumores que pueden ser curados por resección solamente y se caracterizan por tener un bajo riesgo de transformación en una lesión de mayor grado. Por esta razón, el uso de la radioterapia en el tratamiento del astrocitoma pilocítico ha sido limitado. Una revisión retrospectiva de 51 pacientes con astrocitoma pilocítico supratentorial con una media de seguimiento de 14,9 años publicado en 1993, concluyó que solamente los pacientes cuyos tumores no eran resecables y, por lo tanto, solo tuvieron biopsia, requirieron radioterapia.[48] En forma similar, un ensayo prospectivo de veinte pacientes adultos con astrocitoma pilocítico recomendó que los pacientes con resección total o subtotal sean seguidos con observación cercana solamente y que la radioterapia quede para los pacientes que tuvieron progresión; la radiación fue recomendada solo en pacientes que tuvieron biopsia.[49] Para estos pacientes, el GTV incluye el volumen del tumor y el edema, más un margen de 2 cm. Los pacientes fueron tratados con 50,4 Gy en veintiocho fracciones.[49]

Gangliogliomas

Los gangliogliomas son tumores neuroepiteliales mixtos, compuestos de células neuronales y gliales, que están localizados predominantemente en el compartimento supratentorial, por lo común en los lóbulos temporales.[50, 51] Son tumores OMS grado I, a menos que se detecte necrosis o anaplasia, en cuyo caso son clasificados como OMS grado II.[52] En forma similar a los astrocitomas pilocíticos, la gran mayoría de estos tumores aparecen en personas menores de treinta años de edad.[53] La resección quirúrgica es el tratamiento de elección y la resección total confiere un excelente y durable control de la enfermedad.[51] Si se detectan recurrencias, el manejo de muchos de estos pacientes es conservador y se recurre a la observación. Una revisión retrospectiva de treinta años en la Clínica Mayo observó que el 65% de los pacientes que tuvieron recurrencia necesitaron un tratamiento radiante; este consistió típicamente en 50,4 Gy en veintiocho fracciones.[54] Aunque no es un criterio convencional, se han publicado pequeñas series en Alemania que detallan haber realizado braquiterapia estereostática para los gangliogliomas usando semillas de ^{125}I.[50] Se desprende de esto que la resección temprana completa del tumor constituye el mejor tratamiento, con seguimiento por imágenes. Si el tumor recurre, la observación cercana es una opción y se reserva la radioterapia para la progresión asintomática.

Circunstancias especiales

Gliomas del tronco cerebral

Los gliomas del tronco cerebral en personas adultas son raros; alcanzan el 2% de los casos de gliomas[55] y requieren especial consideración en el diagnóstico y tratamiento. Debido a la localización de estos tumores en una región muy sensible, muchos pacientes no son expuestos a la biopsia y a la resección quirúrgica. En una revisión retrospectiva de gliomas del tronco cerebral de pacientes tratados en el Centro de Cáncer MD Anderson, al 30% de los pacientes no se les hizo biopsia o resección y el diagnóstico de glioma fue hecho sobre la base de imágenes radiológicas.[56] Por ello, estos tumores son a menudo clasificados radiológicamente en cuatro grandes grupos:

- Gliomas intrínsicos difusos de bajo grado que se presentan con apariencia difusa, se extienden sobre el 50% del diámetro del tronco cerebral y típicamente no tienen realce y aparecen hiperintensos en secuencias T2/FLAIR.
- Gliomas malignos con realce, caracterizados por tener realce por contraste y a menudo necrosis.
- Gliomas tectales focales caracterizados por bordes bien definidos e hiperintensidad en T2.

- Gliomas exofíticos que, a menudo, se localizan en la base del IV ventrículo y desde el punto de vista estadístico son generalmente astrocitomas.[57]

El uso de imágenes de tecnología avanzada puede ayudar en la caracterización de estos tumores. Las imágenes con tensor de difusión (DTI) pueden ayudar a identificar los tractos de las fibras blancas que pueden estar desplazados por lesiones de bajo grado o desorganizados o destruidos por lesiones de grado alto. Adicionalmente el DTI puede ayudar a diferenciar una lesión primaria maligna de una enfermedad desmielinizante.[57, 58] Debido a que las lesiones del tronco cerebral pueden ser ependimomas, infección o metástasis es aconsejable obtener muestras de tejido si es posible. Estos pacientes deben ser evaluados en un escenario multidisciplinario para determinar la factibilidad de una biopsia o resección, la necesidad de colocación de una derivación y recomendaciones para el cuidado adicional del paciente.

Basado en datos de la serie QUANTEC en relación con la tolerancia del tejido a la radiación, es una práctica común en radiooncología limitarla radiación del tronco cerebral a un máximo de 54 Gy.[59] En la serie retrospectiva mencionada sobre gliomas del tronco cerebral, los pacientes fueron tratados con una dosis media de 54 Gy.[56] A pesar de la localización crítica del tumor, la sobrevida media en pacientes con gliomas del tronco cerebral fue similar a la de lesiones ajenas a esta región y con igual gradación por la OMS.[56] Como todos los tumores del cerebro, es muy importante el control del tratamiento del paciente y la utilización de esteroides y colocar una derivación en caso de necesidad.

Gliomas de la médula espinal

Los gliomas espinales representan un 6%-8% de los tumores intramedulares.[60] Al igual que los tumores localizados en el tronco cerebral, constituyen un desafío terapéutico, ya que muchos no son operables y el tratamiento con radiación está restringido por la tolerancia máxima dela médula (hasta 50 Gy).[59] En una serie grande de gliomas intramedulares tratados en el Centro de Cáncer MD Anderson, más de la mitad de los pacientes fueron tratados con resección y los pacientes con tumores infiltrativos (grados II, III y IV) fueron seleccionados para biopsia.[61] Esto es consistente con los resultados de SEER (Surveillance Epidemiology and End Results) en pacientes con astrocitomas intramedulares, que demuestran que el 11% de los pacientes no fueron biopsiados y otro 16% tuvieron solamente biopsia.[62]

Con respecto al pronóstico, el grado de tumor fue la variable más importante identificada en la serie del MD Anderson.[61] En los tumores infiltrativos, la mayor extensión en la resección se asoció con el peor pronóstico de sobrevida global, pero los autores hipotetizaron que esto se debía probablemente al grado del tumor, ya que para los más agresivos pudo haberse recomendado una cirugía más extensa.[61] Aunque casi el 70% de los pacientes en estas series fueron tratados con radioterapia, no se observó una mejoría en la sobrevida libre de progresión posiblemente, como sugieren los autores, la radioterapia adicional fue administrada a pacientes con el peor pronóstico.[61] Dicho esto, la quimioterapia (principalmente temozolamida) estuvo asociada con mejoría en la sobrevida sin progresión.[61] En la población de la serie SEER, más del 80% de los pacientes fueron tratados con radioterapia. Los pacientes adultos que recibieron radioterapia mostraron una tendencia a una mejor sobrevida con una media de veinte meses en comparación con los tres meses de los pacientes que no fueron irradiados.[62] Del mismo modo, series publicadas por la Clínica Mayo encontraron mejoría en la sobrevida de pacientes que recibieron radioterapia, particularmente en aquellos en que la dosis suministrada fue mayor de 3500 cGy.[60]

Como en los gliomas del tronco cerebral, todos los tumores intramedulares deberían ser presentados a un grupo multidisciplinario que incluya radiología, radiología oncológica, neurocirugía, neurooncología y patología. Respecto al tratamiento con radioterapia, varios programas de dosis fraccionadas han sido empleados para tratar estos gliomas, en la mayoría se administraron 45-54 Gy en fracciones de 1,8 Gy a 2,0 Gy por día.[63] En pacientes con tumores intramedulares grado III o grado IV (GBM), se ha utilizado una combinación de tratamiento concurrente de radiación y temozolamida.[64] Según el resultado de la biopsia, puede ser razonable considerar el uso de terapia adyuvante PCV en pacientes apropiados o usar nitroureas (carmustina, lomustina) en consulta con el neurooncólogo del paciente.[61]

Monitoreo de la radioterapia y temozolamida concurrente

Mientras que la neurooncología u oncología médica puede prescribir temozolamida, en muchos centros esta droga es prescripta por los radiooncólogos, quienes deben ver al paciente semanalmente durante la radioterapia para seguir su evolución. La temozolamida tiene el riesgo de la mielosupresión, en particular trombocitopenia y leucopenia.[5] Por esta razón, nosotros recomendamos análisis de sangre semanales para el monitoreo. En consulta con el médico oncólogo del paciente, debe considerarse suspender temozolamida si las plaquetas descienden de 100 000/uL, porque aun cuando la droga es suspendida, el número de plaquetas puede seguir descendiendo. Los pacientes también están expuestos a infecciones oportunistas, incluida la neumonía a neumocistis (PCP), y, por esta razón, la práctica en la Universidad de Pennsylvania y muchas otras instituciones es administrar al paciente trimetoprima-sulfamethoxazol en dosis de 160 mg a 800 mg por día, tres veces a la semana (lunes, miércoles y viernes para la profilaxis).

Toxicidad relacionada al tratamiento

Muchos efectos colaterales de la radioterapia, en general, como fatiga, dermatitis por radiación y alopecia, también se presentan en pacientes tratados con radioterapia por gliomas. Además, estos pacientes tienden a tener edema perilesional que requiere esteroides y es importante estar atento por la posible presentación durante el tratamiento de nuevos síntomas neurológicos como cefalea, náuseas, vómitos o nuevos déficits neurológicos relacionados con el edema creciente. Nosotros recomendamos el criterio del Cooperative Group Common Toxicity Criteria como ayuda para el monitoreo de los síntomas y gradación.[65] Para pacientes con esteroides, el radiooncólogo debe monitorear la glucemia particularmente en pacientes diabéticos que pueden requerir medicación hipoglucemiante oral o aun insulina durante el uso de esteroides. Mientras que los esteroides pueden ser una medicación de extrema utilidad durante el tratamiento, también contribuyen al insomnio, ansiedad y alteración del humor, hipertensión, aumento de peso, redistribución de la grasa corporal (síndrome de Cushing) y debilidad de los músculos proximales, entre otros efectos colaterales. En consecuencia, es necesario el uso de la prudencia al utilizar esteroides y monitorear por la aparición de estos efectos tóxicos, sin olvidar que la interrupción de la medicación con esteroides debe hacerse gradualmente. Además, los pacientes que han completado el uso de esteroides pueden tener que recurrir nuevamente a estos medicamentos en dosis antiestrés, en un escenario de nueva infección o cirugía. Para pacientes que requieren medicación anticonvulsivante, es importante monitorear los efectos tóxicos de esta medicación (como el exantema cutáneo) para asegurar títulos adecuados en pacientes que tengan convulsiones y considerar el uso de medicación adicional o medicación esteroidea si es necesario. Nosotros sugerimos a los radiooncólogos trabajar en proximidad con el neurólogo o neurooncólogo del paciente en este respecto e involucrar a un miembro del grupo farmacéutico si es necesario.

Los pacientes con gliomas de alto grado tienen un riesgo particular de desarrollar tromboembolismo venoso. Un estudio prospectivo reciente en pacientes con gliomas de alto grado reportó que casi el 25% de los pacientes desarrollaron trombosis venosa durante el curso de la enfermedad.[66] En consecuencia, sugerimos que los médicos incluyan una evaluación del edema periférico o la disnea durante las visitas semanales a lo largo de la radioterapia e investigar estos síntomas sin demoras con el ultrasonido Doppler venoso o TC espiral del tórax para descartar tromboembolismo pulmonar.

Bibliografía

1 Walker MD, Alexander E, Hunt WE, et al. Evaluation of BCNU and/or radiotherapy in the treatment of anaplastic gliomas. A cooperative clinical trial. J Neurosurg 1978; 49: 333-43.

2 Shapiro WR, Green SB, Burger PC, et al. Randomized trial of three chemotherapy regimens and two radiotherapy regimens in post-operative treatment of malignant glioma. J Neurosurg 1989; 71(1): 1-9.

3 Wallner KE, Gralicich JH, Krol G, et al. Patterns of failure following treatment for glioblastoma multiforme and anaplastic astrocytoma. Internatl J. Radiation Oncol. Biol Phys 1989; 16: 1405.

4 Bleehen NM, Stenning SP. A Medical Research Council trial of two radiotherapy doses in the treatment of grades 3 and 4 astrocytoma. The Medical Research Council Brain Tumour Working Party. Br J Cancer 1991; 64: 1422-8.

5 Stupp R, Mason WP, van den Bent MJ, et al. Radiotherapy plus concomitant and adjuvant Temozolomide for glioblastoma. N Engl J Med 2005; 352: 987-96.

6 Hegi EM, Diserens AC, Gorlia T, et al. MGMT gene silencing and benefit from Temozolomide in glioblastoma. N Engl J Med 2005; 352: 997-1003.

7 Chinot OL, Wick W, Mason W, et al. Bevacizumab plus Radiothery-Temozolomide for Newly Diagnosed Glioblastoma. N Engl J Med 2014; 370: 709-722.

8 Gilbert MR, Dignam JJ, Armstrong TS, et al. A Randomized Trial of Bevacizumab for Newly Diagnosed Glioblastoma. N Engl J Med 2014: 370: 699-708.

9 Curran WJ Jr, Scott CB, Horton J, et al. Recursive partitioning analysis of prognostic factors in three Radiation Therapy Oncology Group malignant glioma trials. J Natl Cancer Inst 1993; 85(9): 704-10.

10 Roa W, Brasher PM, Bauman G. Abbreviated course of radiation therapy in older patients with glioblastoma multiforme: a prospective randomized clinical trial. J Clin Oncol 2004; 22(9): 1583-8.

11 Mirimanoff RO, Gorlia T, Mason W, et al. Radiotherapy and temozolomide for newly diagnosed glioblastoma: recursive partitioning analysis of the EORTC 26981/22981-NCIC CE3 phase III randomized trial. J Clin Oncol. 2006; 24: 2563-9.

12 <https://www.clinicaltrials.gov/ct2/results?term=Hypo fractionated+AND+temozolomide&Search=Search > Consulta: Junio 2016.

13 Tryggestad E, Christian M, Ford E, et al. Inter- and strategies using daily cone-beam CT. Int J Radiat Oncol Biol Phys 2011; 80: 281-90.

14 Lightstone AW, Tsao M, Baran PS, et al. Cone beam CT (CBCT) evaluation of inter- and intra-fraction motion for patients undergoing brain radiotherapy immobilized using a commercial mask on a robotic couch. Cancer Res Treat. 2012;11: 203-9.

15 Lorentini S, Amelio D, Giri MG, et al. IMRT or 3D-CRT in glioblastoma? A dosimetric criterion for patient selection. Technol Cancer Res Treat 2013; 12: 411-20.

16 Kyritsis AP, Levin VA, Yung WK, et al. Imaging patterns of multifocal gliomas. Eur J Radiol 1993; 16:163-170.

17 Djalilian HR, Shah MV, Hall WA. Radiographic incidence of multicentric malignant gliomas. Surg Neurol 1999; 51(5): 554–7.

18 RO Barnard and JF Geddes JF. The incidence of multifocal cerebral gliomas. A histologic study of large hemisphere sections. Cancer 1987; 60: 1519-31.

19 Showalter TN, Andrel J, Andrews DW et al. Multifocal glioblastoma multiforme: Prognostic factors and patterns of progression. Int J Radiat Oncol Biol Phys 2007; 69: 820-4.

20 Urbanska K, Sokolowska J, Szmidt M, et al. Glioblastoma multiforme – an overview. Contemp Oncol 2014; 18: 307-12.

21 Paulino AC, Mai WY, Chintagumpala M, et al. Radiation induced malignant gliomas: is there a role for re-irradiation. Int J Radiat Oncol Biol Phys 2008; 71: 1381-7.

22 Linhares P, Carvalho B, Figueiredo R, et a. Early Pseudoprogression following Chemoradiotherapy in Glioblastoma Patients: The Value of RANO Evaluation. J Oncol 2013; 2013: 690585.

23 Tsien C. RTOG 1205 Protocol: Randomized Phase II Trial of Concurrent Bevacizumab and Re-Irradiation Versus Bevacizumab Alone as Treatment for Recurrent Glioblastoma: 1016.

24 Fogh SE, Andrews DW, Glass J, et al. Hypofractionated stereotactic radiation therapy: an effective therapy for recurrent high-grade gliomas. J Clin Oncol 2010; 28: 3048-53.

25 Scholtyssek F, Zwiener I, Schlamann A. Reirradiation in progressive high-grade gliomas: outcome, role of concurrent chemotherapy, prognostic factors and validation of a new prognostic score with an independent patient cohort. Radiat Oncol 2013; 8: 161.

26 Vredenburgh JJ, Desjardins A, Herndon JE, et al. Bevacizumab plus irinotecan in recurrent glioblastoma multiforme. J Clin Oncol. 2007; 25: 4722-9.

27 Vredenburgh JJ, Desjardins A, Reardon DA, et al. The addition of bevacizumab to standard radiation therapy and temozolomide followed by bevacizumab, temozolomide, and irinotecan for newly diagnosed glioblastoma. Clin Cancer Res 2011:17: 4119-24.

28 Lecavalier-Barsoum M, Quon H, Abdulkarim B. Adjuvant treatmetn of anaplastic oligodendrogliomas and oligoastrocytomas. Cochrane Database Syst Rev 2014 May 15; (5): 7104.

29 Cairncross JG, Wang M, Jenkins RB et al. Benefit from procarbazine, lomustine, and vincristine in oligodendroglial tumors is asscoated with mutation of IDH. J Clin Oncol. 2014 Mar 10; 32(8): 783-90.

30 Cairncross G, Wang M, Shaw E, et al. Phase III trial of chemoradiotherapy for anaplastic oligodendroglioma: long-term results of RTOG 9402. J Clin Oncol 2013; 31: 337-43.

31 Wick W, Hartmann C, Engel C, et al. NOA-04 randomized phase III trial of sequential radiochemotherapy of anaplastic glioma withprocarbazine, lomustine, and vincristine or temozolomide. J Clin Oncol 2009; 27: 5874-80.

32 Cairncross G, Berkey B, Shaw E, et al. Phase III trial of chemotherapy plus radiotherapy compared with radiotherapy alone for pure and mixed anaplastic Holigodendroglioma: Intergroup Radiation Therapy Oncology Group Trial 9402. J Clin Oncol 2006; 24: 2207-14.

33 van den Bent MJ, Carpentier AF, Brandes AA, et al. Adjuvant Procarbazine, Lomustine, and Vincristine Imprves Progression-Free Survival but Not Overall Survival in Newly Diagnosed Anaplastic Oligodendroglioas and Oligoastrocytomas: A Randomized European Organisation for Resarch and Treatment of Cancer Phase III Trial. J Clin Oncol. 2006; 24: 2715-22.

34 van den Bent MJ, Brandes AA, Taphoorn MJB, et a. Adjuvant Procarbazine, Lomustine, and Vincristine Chemotherapy in Newly Diagnosed Anaplastic Oligodendrogliomas: Long-Term Follow-Up of EORTC Brain Tumor Group Study 26951. J Clin Oncol 2013; 31:344-350.

35 <http://www.rtog.org/ClinicalTrials/ProtocolTable.aspx> Consulta : Junio 2016.

36 <http://www.rtog.org/ClinicalTrials/ProtocolTable/StudyDetails.aspx?study=9813> Consulta: Junio 2016

37 <http://www.rtog.org/ClinicalTrials/ProtocolTable/StudyDetails.aspx?study=083> Consulta: Junio 1016

38 < http://www.eortc.org/sites/default/files/TSR%20 26081-22086.pdf> Consulta: Junio 1016

39 Leighton C, Fisher B, Bauman G, et al .Supratentorial low-grade glioma in adults: an analysis of prognostic factors and timing of radiation. J Clin Oncol 1997; 15: 1294-301.

40 Macdonald DR. Low-grade gliomas, mixed gliomas, and oligodendrogliomas. Semin Oncol 1994; 21: 236-48.

41 Karim ABMF, Afra D, Cornu P, et al. Randomized Trial on the Efficacy of Radiotherapy for Cerebral Low-Grade Glioma in the Adult: European Organization for Research and Treatment of Cancer Study 22845 with the Medical Research Council Study BRO4: An Interim Analysis. Int J Rad Oncol Biol Phys 2002; 52: 316-24.

42 van den Bent MJ, Afra D, de Witte O, et al. Long-term Efficacy of Early versus Delayed Radiotherapy for Low Grade Astrocytoma and Oligodendroglioma in adults: the EORTC 22845 Randomised Trial. Lancet 2005; 366: 985-90.

43 Karim AB, Maat B, Hatlevoll R, et al. A Randomized Trial on A randomized trial on dose-response in radiation therapy of low-grade cerebral glioma: European Organization for Research and Treatment of Cancer (EORTC) Study 22844. Int J Radiat Oncol Biol Phys 1996; 36: 549-56.

44 Shaw EG, Wang M, Coons SW et al. Randomized Trial of Radiation Therapy Plus Procarbazine, Lomustine, and Vincristine Chemotherapy for Supratentorial Adult Low-Grade Glioma: Initial Results of RTOG 9802. J Clin Oncol 2012; 30: 3065-70.

45 MJ van den Bent. Practice changing mature results of RTOG study 9802: another positive PCV rial makes adjuvant chemotherapy part of standard of care in low-grade glioma. Neuro-Oncology 2014; 16: 1570-4.

46 <http://www.rtog.org/ClinicalTrials/ProtocolTable/StudyDetails.aspx?study=0424> Consulta: Junio 2016.

47 Bell D, Chitnavis BP, Al-Sarraj S, et al. Pilocytic astrocytoma of the adult - clinical features, radiological features and management. Br J Neurosurg 2004; 18: 613-6.

48 Forsyth PA, Shaw EG, Scheithauer BW, et al. Supratentorial pilocytic astrocytomas: A clinicopathologic, prognostic, and flow cytometric study of 51 patients. Cancer 1993; 72: 1335-42.
49 Brown PD, Buckner JC, O'Fallon JR, et al. Adult patients with supratentorial pilocytic astrocytomas: A prospective multi-center clinical trial. Int J Radiat Oncol Biol Phys 2004; 58: 1153-60.
50 Majdoub FE, Rezk E, Hunsche S, et al. Intracranial ganglioglioma WHO I: results in a series of eight patients treated with stereotactic interstitial brachytherapy. J Neurooncol 2014; 118: 345-50.
51 Luyken C, Blumcke I, Fimmers R, et al. Supratentorial gangliogliomas: histopathologic grading and tumor recurrence in 184 patients with a median follow-up of 8 years. Cancer 2004; 101: 146-55.
52 Brat DJ, Parisi JE, Kleinschmidt-DeMasters BK, et al. Surgical neuropathology update: a review of changes introduced by the WHO classification of tumours of the central nervous system, 4th edition. Arch Pathol Lab Med 132 (6): 993-1007.
53 Brainer-Lima PT, Brainer-Lima AM, Azevedo-Filho HR. Ganglioglioma: comparison with other low-grade brain tumors. Arq Neuropsiquiatr 2006; 64: 613-8.
54 Compton JJ, Issa Laack NN, Eckel LJ, et al. Long-term outcomes from low-grade intracranial ganglioglioma: 30-year experience from the Mayo Clinic. J Neurosurg 2012; 117: 825-30.
55 Reyes-Botero G, Mokhtari K, Martin-Duverneuil N, et al. Adult brainstem gliomas. Oncologist 2012; 17: 388-97.
56 Theeler BJ, Ellezam B, Melguizo-Gavilanes I, et al. Adult brainstem gliomas: correlation of clinical and molecular features. J Neurol Sci 2015; 353: 92-7.
57 Purohit B, Kamli AA, Kollias SS. Imaging of adult brainstem gliomas. Eur J Radiology 2015; 84: 709-20.
58 Giussani C, Poliakov A, Ferri RT, et al. DTI fiber tracking to differentiate demyelinating diseases from diffuse brain stem glioma. Neuroimage 2010; 52: 217-23.
59 Marks LB, Yorke ED, Jackson A, et al. Use of normal tissue complication probability models in the clinic. Int J Radiat Oncol Biol Phys 2010; 76(3): 10-9.
60 Minehan KJ, Brown PD, Scheithauer BW, et al. Prognosis and treatment of spinal cord astrocytoma. Int J Radiat Oncol Biol Phys. 2009; 73(3): 727-33.
61 Fakhreddine MH, Mahajan A, Penas-Prado M, et al. treatment, prognostic factors, and outcomes in spinal cord astrocytomas. Neuro Oncol 2013: 15: 406-412.
62 Adams H, Avendano J, Raza SM, et al. Prognostic facotrs and survival in primary malignant astrocytomas of the spinal cord. A population-based analysis from 1973-2007. Spine 2012; 37: 727-35.
63 Chun HC, Schmidt-Ullrich RK, Wolfson A, et al. External beam radiotherapy for primary spinal cord tumors. J Neurooncol 1990; 9: 211-7.
64 Tseng HM, Kuo LT, Lien HC, et al. Prolonged survival of a patient with cervical intramedullary glioblastoma multiforme treated with total resection, radiation therapy, and temozolomide. Anti-Cancer Drugs 2010; 21: 963-7.
65 <http://www.rtog.org/ResearchAssociates/AdverseEventReporting/CooperativeGroupCommonToxicityCriteria.aspx> Consulta: Junio 2016.
66 Streiff MB, Ye X, Kickler TS, et al. A prospective multicenter study of venous thrombo- embolismo in patients with newly-diagnosed high grade glioma: hazard rate and risk factors. J Neurooncol 2015; 124(2): 299-305.

25

Radiocirugía en gliomas

Georges Sinclair Guionneau • Mariana Condomí Alcorta • Julio Antico • Ernest Dodoo

Introducción

El método estereotáctico fue desarrollado y presentado por primera vez en el año 1908 por dos científicos británicos, Sir Victor Horsley, neurocirujano, y Robert H. Clarke, neurofisiólogo, médicos del Hospital de la Universidad de Londres, en Inglaterra. El equipo estereotáctico, fue denominado consecuentemente "Horsley y Clarke" y fue utilizado en experimentación animal y puso en práctica un sistema cartesiano de coordenadas (eje triortogonal). El diseño de su dispositivo original, con algunas mejoras, se comenzó a utilizar a partir de la década de 1930, para la experimentación animal y todavía están hoy en uso, en los laboratorios de neurociencia animales. Utilizando este sistema, entre los años 1947 y 1949, Ernest A. Spiegel y Henry T. Wycis, dos neurocirujanos americanos de la Universidad de Temple,[1] con la ayuda del neurocirujano Lars Leksell de Suecia, realizaron el primer procedimiento estereotáctico en humanos. De acuerdo con esta experiencia, Leksell decide desarrollar un sistema menos complejo y más fácil de manejar y lo presenta en el año 1949, cuya característica principal es ser isocéntrico. Posteriormente y en su afán de lograr la "mínima invasión terapéutica" decide reemplazar el ingreso al cerebro de cánulas y electrodos por finos haces de radiación ionizante, también en forma convergente y entregar un volumen radiante, en ese punto, con objetivo terapéutico. En el año 1951 Leksell publicó esta técnica y la denominó "radiocirugía".[2] En la búsqueda del instrumento considerado ideal para realizar esta técnica, demoró dieciséis años y una vez concluida lo presentó en el año 1967 y lo denominó "bisturí gamma" (*gamma knife*).[3]

La disponibilidad de más de 250 centros de radiocirugía en el mundo ha permitido obtener una gran experiencia en número de pacientes tratados con seguimientos clínico-radiológicos prolongados. Asimismo, se ha logrado consolidar esta técnica dentro del arsenal neuroquirúrgico y por ello adicionar periódicamente nuevas indicaciones.[4] La estadística reportada por el 80% de los centros de radiocirugía (RC) Leksell Gamma Knife en 2014 confirma la cifra de más de 900 000 pacientes tratados desde el inicio con un incremento anual mayor de 80 000 casos por año.

Inicialmente esta técnica fue concebida para la realización de lesiones utilizables en neurocirugía funcional, el uso posterior agregó otras indicaciones terapéuticas. En el año 1970, Ladislau Steiner trató por primera vez una malformación arteriovenosa y formalizó esta indicación. Posteriormente se agregaron otras indicaciones en tumores benignos y malignos, tratamiento del dolor, epilepsia y algunos psicosíndromes.

Generalidades

Las características que deben reunir los gliomas, para ser tratados con RC *gamma knife* (RCGK), están definidas por el volumen lesional, la localización, la disposición, la proximidad a áreas elocuentes, el tratamiento radiante previo y el estado clínico del paciente.

Si bien los protocolos actuales para tratamiento de los gliomas ofrecen una extensión en la sobrevida del paciente, la capacidad de recurrencia de estos tumores, particularmente los de alto grado, limitan significativamente la tasa de control de la enfermedad.

Para comprender el papel de la RCGK en el manejo de los gliomas, tenemos que entender el rol preponderante del tratamiento radiante fraccionado en estos tumores. El Brain Tumor Study Group (BTSG) del Instituto Nacional del Cáncer (NCI) fue uno de los grupos pioneros que elucidó las bases del tratamiento de los gliomas de alto grado. Sus ensayos clínicos demostraron mayor sobrevida en los pacientes tratados con radioquimioterapia, seguido por los que recibieron solo radioterapia y, por último, los que solamente recibieron quimioterapia.[5]

En la actualidad, el tratamiento estándar de los gliomas de alto grado se basa en el esquema: temozolamida (TMZ) + radioterapia (RT) posquirúrgicas con una tasa de sobrevida a dos años de 26,5%.[6] Sin embargo, el papel de la radioterapia externa fraccionada (REF) en los gliomas de bajo grado continúa siendo controversial. Diferentes ensayos aleatorizados (2002-2005) indican que la RT convencional posoperatoria puede ofrecer una mejoría del estado clínico-neurológico, sin impactar en la tasa de sobrevida.[5, 7, 8] En estudios recientes, se han definido diferentes grupos dentro de los gliomas de bajo grado, con "alto" o "bajo" riesgo de recurrencia y ROTG 9802; sugieren un eventual beneficio en la indicación de quimiorradioterapia para los grupos de alto riesgo.[9] En gliomas de reciente diagnóstico, la RCGK tiene por ahora baja indicación. Sin embargo, el tratamiento de la recurrencia (aplicado a ambos tipos de grados) difiere significativamente y la mayoría de los agentes antineoplásicos tienen efecto muy limitado. La microcirugía continúa como una de las mejores alternativas, pero el estado clínico o la localización tumoral configuran una limitación para ella. El retratamiento radiante está expuesto a una alta incidencia de efectos adversos, lo que sugiere por esta razón el uso de la RCGK.

Trabajos prospectivos y retrospectivos, realizados en las últimas dos décadas reunieron diferente grado de evidencia para apoyar o refutar el uso de la RC. Uno de ellos, el más completo, ROTG 9005,[8] evaluó el uso de la RCGK como refuerzo, utilizado al inicio del tratamiento de los gliomas malignos, sin demostrar extensión de sobrevida. Surgieron críticos y defensores del ensayo que dieron lugar a nuevos trabajos con menor grado de evidencia.[2, 3] Por ejemplo, un metaanálisis de las aplicaciones terapéuticas de la RC incluyó 456 pacientes con diagnóstico de glioblastoma multiforme (once estudios), reportó tasas de sobrevida significativas en los grupos tratados con RC, pero equitativas en comparación con algunos grupos de control y tratamiento.[10]

Radiocirugía de gliomas de bajo grado

De evolución menos agresiva que los de alto grado, estos pueden permanecer estables y asintomáticos por largo tiempo, aunque también pueden desdiferenciarse y volverse a formas más agresivas a lo largo de su evolución (particularmente los que poseen un componente astrocitario).

Según la nomenclatura de la Organización Mundial de la Salud (OMS), estos tumores abarcan los grados I y II, cuyas características de imágenes y su histopatología ya fueron descritos en otros capítulos. El tratamiento de elección para ellos es la resección microquirúrgica aunque en los gliomas difusos las células neoplásicas se extienden más allá de los límites visibles en las imágenes cerebrales, lo que dificulta la disección microquirúrgica. La resección tumoral completa está vinculada a una mayor sobrevida, pero esta puede ser interferida por una localización profunda o elocuente. Se han identificado dos grupos de pacientes, cuyos tratamientos difieren particularmente: los pacientes de "alto riesgo" (mayores de cuarenta años con una resección incompleta) y los de bajo riesgo (menores de cuarenta años con resección quirúrgica completa). El primer grupo requiere en primera instancia un tratamiento combinado de quimioterapia con REF. El segundo grupo suele ser sometido a estrictos controles clínicos y radiológicos. Existen publicaciones de gliomas de bajo grado tratados con RCGK, particularmente en poblaciones pediátricas; los resultados parecen ser favorables,[11] pero hasta ahora, en particular con los tumores de origen astrocíticos y oligodendrogliales (de reciente diagnóstico y recurrencia), no tenemos evidencia que la RCGK tenga resultados superiores a los tratamientos convencionales.[12]

Según nuestra experiencia institucional y la clasificación OMS hemos dividido este grupo en los siguientes subtipos.

OMS grado I. Incluye típicamente los astrocitomas pilocíticos, tumores que generalmente se presentan en niños y adultos jóvenes. Su localización incluye las regiones de los nervios ópticos, el hipotálamo, el tercer ventrículo, el tronco cerebral y la fosa posterior. Este tumor puede curarse mediante la resección quirúrgica y esto depende principalmente de su localización. Cuando la exéresis quirúrgica resulta imposible o incompleta, la RCGK puede ser una herramienta terapéutica contributiva.[13] A pesar de ser tumores de bajo grado, estas lesiones suelen presentar refuerzo poscontraste, que permite una óptima definición del objetivo. El grupo neurooncológico del Hospital Karolinska, de Suecia, publicó una serie de diecinueve pacientes con astrocitomas pilocíticos de difícil abordaje, tratados mediante una resección parcial y posterior RCGK con una dosis prescripta de 10-12 Gy. Se observó una reducción tumoral moderada en el 85% de los casos.[14] En la actualidad, recomendamos utilizar una dosis mayor 12 -18 Gy según el volumen tumoral y su localización.

OMS grado II. Incluye a los oligodendrogliomas, astrocitomas difusos, xantoastrocitoma pleomorfo y astrocitoma pilomixoide. Cabe resaltar que los oligodendrogliomas puros tienen mejor respuesta al tratamiento convencional que los que poseen un componente mixto astrocitario. Los resultados demuestran una sobrevida global del 90,9% a cinco años y del 68,2% a diez años.[15] La indicación de RCGK (utilizada como forma primaria o en recidivas) para el manejo de estos tumores, permanece controversial. Se han reportado casos prometedores,[15] pero son necesarios estudios adicionales sobre el tema.[4] Nuestro consenso institucional es que estos tumores sean tratados por esquemas terapéuticos estándares (cirugía, radioterapia y quimioterapia) según el diagnóstico y evolución (Figura 25.1).

Radiocirugía de gliomas de alto grado

Los gliomas de alto grado, grados III y IV de la clasificación de la OMS, son los tumores intraaxiales primarios más frecuentes en adultos. La efectividad de la RT en la terapéutica de estos tumores fue establecida alrededor del año 1970. Desde entonces, se incrementó el interés por realizar braquiterapia y RCGK, considerando que el 80% de los gliomas recidiva en un margen de 2 cm, dentro del límite de la lesión hipercaptante primaria.

No obstante, la indicación de RCGK como forma terapéutica de los tumores gliales sigue siendo tema de debate, por tratarse de una técnica precisa para gliomas infiltrativos, sin límites definidos en las imágenes y con diseminación maligna microscópica. Pero la misma crítica podría aplicarse al tratamiento quirúrgico, ya que es un tratamiento local y, al igual que la RT externa fraccionada, casi ineludiblemente resulta en la recurrencia tumoral.[3, 4, 16] Si bien existen varios estudios que informan resultados de la RCGK utilizada en recidiva de gliomas malignos, no existen estudios aleatorizados prospectivos que evalúen su utilidad comparativamente con los diferentes esquemas terapéuticos (recirugía, quimioterapia o reirradiación fraccionada o tratamiento de soporte).[3] Si bien en términos generales, la microcirugía sigue siendo el tratamiento de base, debe considerase que la media de sobrevida en los pacientes con gliomas reoperados por recidiva, ronda entre los 3,5 y 9 meses, en paciente con Karnofsky mayor de 60.[16] El grupo neurooncológico del Karolinska (Dodoo y cols.) analizó de forma retrospectiva a 55 pacientes (20 con gliomas grado III y 35 con gliomas grado IV); se utilizó la RCGK para los pacientes con recidiva de gliomas malignos. Estos habían sido manejados inicialmente con tratamiento estándar (microcirugía + REF + quimioterapia concomitante) y la RCGK fue considerada cuando una recirugía no era posible. La sobrevida desde el momento del diagnóstico fue de 49,6 meses y 24,5 meses en los pacientes con gliomas grados III y IV, respectivamente; y, luego de RCGK, se reportó una sobrevida de 24,2 meses y 11,3 meses en gliomas grado III y grado IV.[16] También se han descrito resultados alentadores en otras series.[17-20] Los mejores resultados fueron observados en pacientes con un KPS mayor de 70 y un volumen tumoral menor de 10 cm^3; resultados similares a los de Larson y cols.,[3, 5] entre otros.[18] Pero otros estudios han presentado resultados contradictorios.[3, 5] Aunque nuestros resultados deben ser interpretados con cautela, ya que están basados en una población limitada y no aleatorizada, los consideramos prometedores, debido a la baja sobrevida y la complejidad del manejo de los pacientes con recidivas de gliomas de alto grado.[16] En general, la mayoría de los tratamientos de gliomas con RCGK, emplean una única sesión con dosis de 15-20 Gy, en un volumen tumoral variable, usualmente igual o menor de 10 cm^3 (o, aproximadamente, 30 mm); en casos de tumores mayores de 30 mm o cercanos a estructuras nobles, se ha descrito el uso de otros modelos de fraccionamiento.[4] Este capítulo solo abarcará los aspectos de tratamiento con una sesión única de bisturí gamma. Ejemplificamos con los resultados de un caso (*v.* Figura 25.1).

A título institucional, creemos que la radiocirugía de salvataje puede tener un papel definido en las siguientes circunstancias:

- Cuando la cirugía de la recurrencia no es radical, es decir, el tratamiento de remanentes tumorales, cuyo volumen sea igual o menor de 10 cm^3. Recomendamos una dosis de 18-22 Gy (media de 20 Gy) en su correspondiente isodosis según el volumen/forma de la lesión y localización.

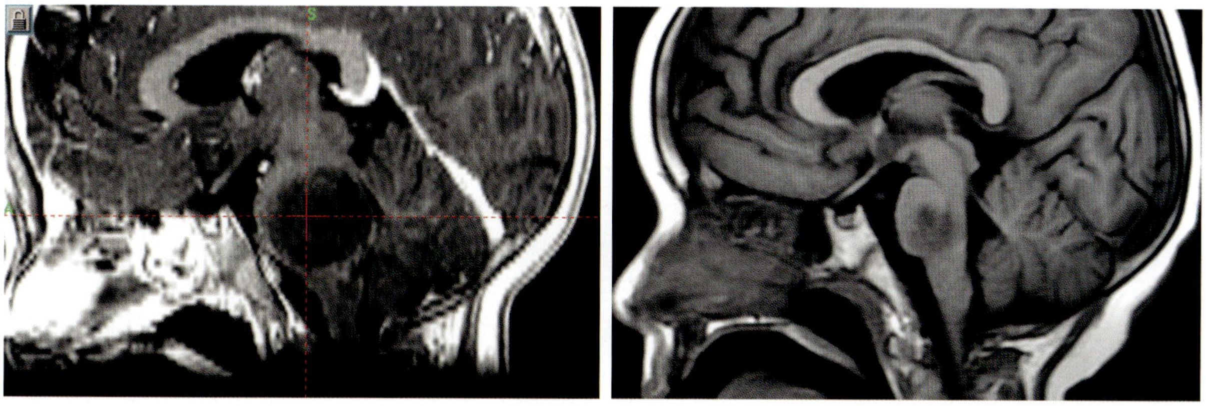

Figura 25.1 Glioma de bajo grado. Recibió tratamiento con RCGK en junio 2008; dos meses más tarde, julio del 2008, se observa una reducción importante del tamaño tumoral.

- En pacientes en los que otras modalidades (cirugía abierta, RT y quimioterapia) han sido descartados. Recomendamos la misma dosis que en el punto anterior.

Cabe resaltar que a efectos de localización, volumen y alto riesgo de radiotoxicidad, los dos puntos mencionados arriba, no incluyen los gliomas de tronco cerebral y del aparato óptico; sus correspondientes tratamientos pueden diferir en términos de fraccionamiento y dosis. Recomendamos que este tema se estudie en forma separada.

Complicaciones

Las complicaciones, o efecto adverso radiante (EAR), posradioquirúrgicas son consecuencia del efecto radiante sobre el tejido normal. El eventual EAR está sujeto a ciertos parámetros, fundamentalmente dosimétricos, relación dosis/volumen (volumen tumoral tratado frente a volumen de tejido sano irradiado en relación con la dosis prescripta), y las condiciones radiobiológicas intrínsecas de los gliomas y el tejido normal adyacente (localización). Este último tema es de sumo interés para el radiocirujano y sigue siendo sujeto de debate; por su complejidad y extensión recomendamos que se estudie aparte.[21] Los grados de complicación por radiotoxicidad se pueden clasificar según las normas del RTOG, van de una escala del 0 al 5.[8] Estas complicaciones son tardías, generalmente aparecen luego de algunos meses (3-6 meses) hasta años.

Los síntomas dependen en gran parte de la gravedad y localización de la reacción adversa (volumen del EAR). El diagnóstico por imágenes por resonancia magnética (RM) en secuencias T1 y T2 suele revelar un aumento en la toma de contraste, un incremento del volumen lesional, desarrollo de tejido necrótico y aumento del edema peritumoral. Aun así, por el carácter agresivo e infiltrativo de los tumores gliales, particularmente los de alto grado, puede resultar complicado diferenciar entre radionecrosis/reacción adversa y viabilidad tumoral. Se suele recurrir a un abanico de estudios radiológicos complementarios, para realizar ese diagnóstico diferencial: perfusión en RM, la tomografía por emisión de positrones con fluoro-desoxiglucosa (PET-FDG) para identificar áreas de actividad metabólica tumoral y la resonancia magnética con espectroscopia (RME). Esta última también fue implementada para definir como objetivo las zonas sugestivas de tumor.[22] A pesar de esta batería moderna diagnóstica, algunos casos son difíciles de diferenciar y requieren, si posible, una reextirpación (total o parcial) para acceder a un análisis histopatológico y una mejoría sintomática (Figura 25.2).[4, 3, 16]

Como mencionamos con anterioridad, la evidencia con la que se cuenta sobre la aplicación de la RC en los

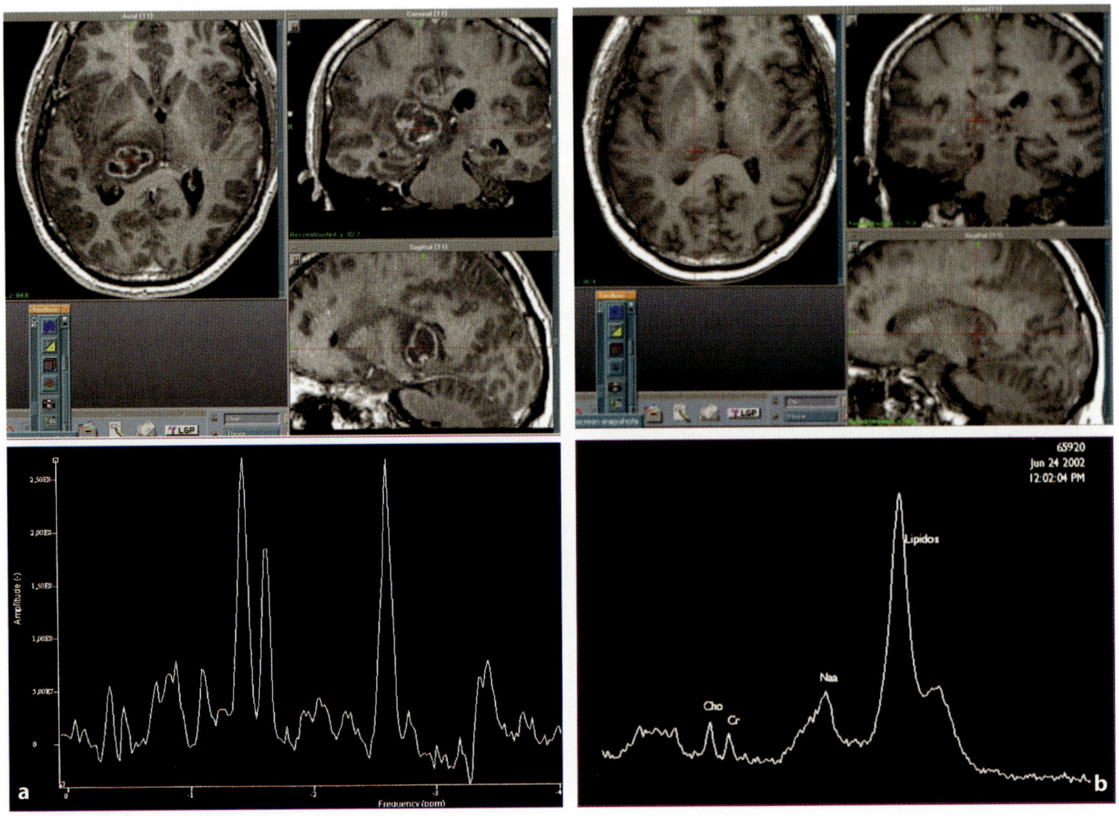

Figura 25.2 Glioblastoma multiforme confirmado por biopsia y tratado por RCGK. **a** RM con espectroscopia del 23/04/2002. **b** Dos meses luego del tratamiento (23/06/2002).

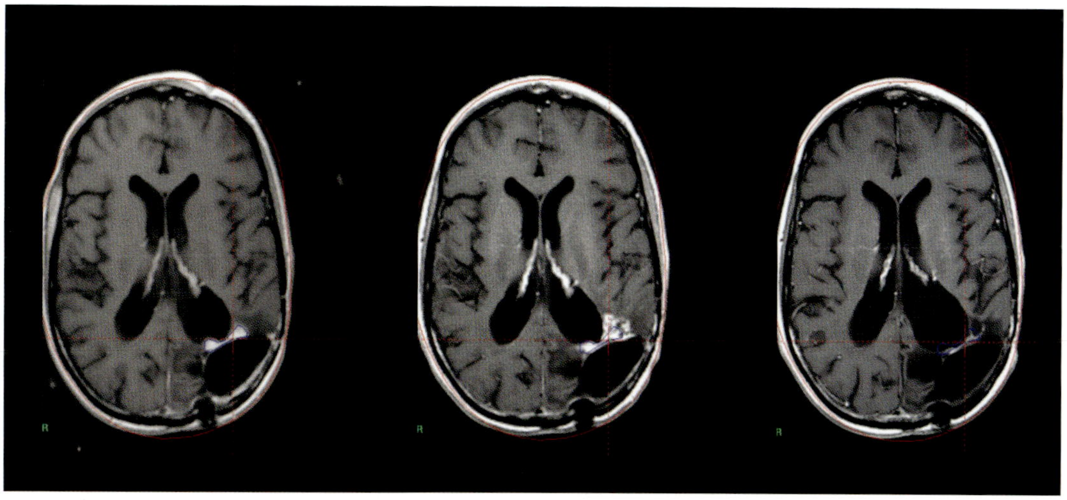

Figura 25.3 Glioblastoma tratado con bisturí gamma en el 2003 (*izquierda*); seguimiento en RM del 2004 que muestra reacción adversa / radionecrosis local, la cual se reduce en los posteriores controles. RM del 2011 en la que se observala reducción de la masa tumoral y radionecrótica.

gliomas malignos es objeto de debate. El RTOG 95-03 ha reportado resultados variables en el tema, con mayores tendencias a reacciones adversas en los grupos tratados con RC.[9] En el estudio de gliomas realizado por el grupo Karolinska, se observó un aumento del área captadora de contraste en un 40% del total de los pacientes, considerado como efecto adverso; dentro de ese grupo, el 37% manifestaron síntomas. Estos resultados tienen que ser analizados con cautela, es decir, sin sobredimensionar los resultados positivos o subestimar la significancia clínica de una radiotoxicidad local. A modo de ejemplo, incluimos dicho caso (Figura 25.3).

Conclusiones

Si bien la RCGK se utiliza en diferentes centros del mundo y varias series reportan resultados alentadores, particularmente en los casos de recidivas de gliomas malignos, se requieren más estudios prospectivos aleatorizados, para evaluar los posibles impactos de la RCGK en términos de control tumoral, perfil radiotóxico, sobrevida y calidad de vida correspondiente.

Bibliografia

1 Gildenberg PL. Spiegel and Wycis –The Early Years. 13th Meet World Soc Stereotact Funct Neurosurg, Adelaide 2001. Stereotact Funct Neurosurg 2001; 77: 11-6.

2 Jeremy C Ganz. The History of the Gamma Knife (1° ed.). Amsterdam, Netherlands: Elsevier, 2014.

3 Lundsford LD, Jason P. Sheehan. Intracranial Stereotactic Radiosurgery (2° ed.). UK: Thieme, 2015.

4 José Samblás, Kita Sallabanda, Roberto Martínez, Felipe A. Calvo. Radiocirugía. Fundamentos, avances tecnológicos, indicaciones y resultados. Madrid, España: Arán ediciones, 2012.

5 Chowdhary MM, Chibawanye IE, Silbergeld DL. Treatment of Gliomas: How did we get here?.Surg Neurol Int 2015; 6(1): 85-8.

6 Stupp R, Mason WP, van den Bent MJ, et al. European Organisation for Research and Treatment of Cancer Brain Tumor and Radiotherapy Groups; National Cancer Institute of Canada Clinical Trials Group. Radiotherapy plus concomitant and adjuvant temozolomide for glioblastoma.N Engl J Med 2005; 352(10): 987-96.

7 Samuel T Chao and John H Suh. When should radiotherapy for low-grade glioma be given—immediately after surgery or at the time of progression? Nature Clinical Practice Oncology 2006; 3, 136-7.

8 Souhami L, Seiferheld W, Brachman D, et al. Randomized comparison of stereotactic radiosurgery followed by conventional radiotherapy with carmustine to conventional radiotherapy with carmustine for patients with glioblastoma multiforme: report of Radiation Therapy Oncology Group 93–05 protocol. Int J Radiat Oncol Biol Phys 2004; 60: 853-60.

9 Le Rhun E, Taillibert S, Chamberlain MC. Current Management of Adult Diffuse Infiltrative Low Grade Gliomas. Curr Neurol Neurosci Rep 2016 Feb;16 (2): 15.

10 Pannullo SC, Fraser JF, Moliterno J, et al. Stieg. Stereotactic radiosurgery: a meta-analysis of current therapeutic applications in neuro-oncologic disease. J Neurooncol 2011 May; 03(1):1-17.

11 Weintraub D, Yen CP, Xu Z, Savage J, et al. Gamma knife surgery of pediatric gliomas J Neurosurg Pediatr 2012 Dec; 10(6): 471-7.

12 Forst D, Nahed BV, Loeffler JS, Tracy T. Low-Grade Gliomas. Batchelor Oncologist 2014 Apr; 19(4): 403-13.

13 Wang LW, Shiau CY, Chung WY, et al. Gamma Knife surgery for low-grade astrocytomas: evaluation of long-term outcome based on a 10-year experience. J Neurosurg 2006 Dec; 105 Suppl: 127-32.

14 Boëthius J, Ulfarsson E, Rähn T, Lippitz B. Gamma knife radiosurgery for pilocytic astrocytomas. J Neurosurg 2002 Dec; 97(5): 677-80.

15 Kano H, Niranjan A, Khan A, John C. Does radiosurgery have a role in the management of oligodendrogliomas? Clinical article. J Neurosurg 2009; 110: 564-71.
16 Dodoo E, Huffmann B, Peredo I, et al. Increased Survival Using Delayed Gamma Knife Radiosurgery for Recurrent High-Grade Glioma: A Feasibility Study. World Neurosurg 2014; 82(5): 623-32.
17 Bokstein F, Blumenthal DT, Corn BW, Gez E. Stereotactic radiosurgery (SRS) in high-grade glioma: judicious selection of small target volumes improves results. J Neurooncol 2016; 126(3): 551-7.
18 Anker CJ, Hymas RV, Hazard LJ, et al. Stereotactic radiosurgery eligibility and selection bias in the treatment of glioblastoma multiforme. J Neurooncol 2010 Jun; 98(2): 253-63.
19 Pouratian N, Crowley RW, Sherman JH, et al. Gamma Knife radiosurgery after radiation therapy as an adjunctive treatment for glioblastoma. J Neurooncol 2009; 94: 409-18.
20 Villavicencio AT, Burneikiene S, Romanelli P, et al. Survival following stereotactic radiosurgery or newly diagnosed and recurrent glioblastoma multiforme: a multicenter experience. Neurosurg Rev 2009; 32: 417-24
21 Douglas Kondziolka, Samuel M. Shin. The biology of radiosurgery and its clinical applications for brain tumors. Neuro Oncol. 2015 Jan; 17(1): 29-44.
22 Einstein DB, Wessels B, Bangert B, et al. Phase II Trial of Radiosurgery to Magnetic Resonance Spectroscopy–Defined High-Risk Tumor Volumes in Patients With Glioblastoma Multiforme. Int J Radiat Oncol Biol Phys 2012; 84(3): 668-74.

26

Gliomas: Otras terapias y perspectivas para el futuro

Oscar Rafael De Cristófaro • Silvia Beatriz Agusto

Introducción

Los gliomas malignos (GM) son los tumores cerebrales primarios más frecuentes.Se clasifican en glioblastomas, astrocitomas anaplásicos, oligodendrogliomas anaplásicos y oligoastrocitomas anaplásicos; otros, menos comunes, son los ependimomas anaplásicos y gangliogliomas anaplásicos. Los GM están asociados con una supervivencia global de 12-14 meses aproximadamente. Los tratamientos estándares, en el momento del diagnóstico inicial, es la cirugía, radioterapia y temozolamida, que dan lugar a una supervivencia media de solo catorce meses.

El pronóstico general de gliomas de bajo grado, particularmente en los niños, es excelente, el 90% de los niños viven a los cinco años del diagnóstico.

Para los pacientes con enfermedad recidivante, la quimioterapia convencional es generalmente ineficaz con tasas de respuesta menores del 20%. Consecuentemente los gliomas siguen siendo un desafío terapéutico, por lo que es una necesidad concreta desarrollar estrategias de tratamiento novedosas más efectivas para esta patología con tanta morbimortalidad.

Con los avances en la cirugía, la radioterapia adyuvante y las estrategias quimioterapéuticas se ha demostrado una modesta mejoría en la supervivencia, sin embargo, estos enfoques tradicionales no han tenido éxito en el control efectivo de estos tumores agresivos y es frecuente la recurrencia. El pronóstico para los pacientes con gliomas recurrentes es muy pobre.

La evidencia sugiere que la supervivencia mejora con una mayor extensión de la resección de estos tumores, pero el logro de una resección completa radiográfica es un reto, debido a la naturaleza infiltrante del tumor.

Por lo tanto, enfatizamos en la obligación de desarrollar nuevos enfoques terapéuticos dirigidos específicamente a la población de células tumorales, las que demuestran ser molecularmente diferentes.

Factores indicadores de pronóstico

La Organización Mundial de la Salud (OMS) clasifica los astrocitomas sobre la base del tipo histológico.[1, 2]

El grado histológico del tumor depende de los siguientes factores:

- El grado de atipia nuclear.
- La actividad mitótica.
- La proliferación microvascular.
- La presencia de necrosis.

El informe anátomo-patológico de los gliomas debe ser claro en cuanto a las características histológicas celulares, criterios y grado de malignidad, con la especificación de la clasificación utilizada. Los tumores de grado III y IV se consideran GM. En el estudio histopatológico, es importante establecer la diferencia con la serie oligodendroglial, ya que su pronóstico y tratamiento en general es diferente (Tabla 26.1).

Estos tumores presentan una gran heterogeneidad molecular con alteración múltiple de las vías genéticas de señalización y control de proliferación celular. La identificación de patrones de expresión molecular nos aproxima mejor al pronóstico y tratamiento.

Tabla 26.1 Clasificación Who

Grado I: no infiltrantes	Astrocitoma policítico Otros tumores menos comunes
Grado II: tumores altamente infiltrantes de lento crecimiento	Astrocitoma Oligodendroglioma Oligoastrocitoma mixto Otros tumores menos comunes
Grado III	Astrocitoma anaplásico Oligoastrocitoma mixto anaplásico Oligodendroglioma anaplásico
Grado IV	Glioblastoma multiforme (GBM) Glioblastoma gigante, pequeño, gliosarcoma, glioblastoma con oligodendroglioma

Pronóstico basado en la clínica y la anatomía patológica[3]

El diagnóstico y el tratamiento temprano de los gliomas lamentablemente no mejoran los resultados, lo que invalida la utilidad de pruebas de detección precoz. Los pacientes con GM experimentan complicaciones clínicas frecuentes, entre las que se incluyen los eventos tromboembólicos, convulsiones, las alteraciones neurológicas.

Por ello, el equipo de seguimiento debe ser multidisciplinario, el tratamiento clínico de control sintomático debe acompañar a la terapia específica oncológica.

Astrocitoma de bajo grado

Tasa de sobrevida a cinco años:

- Oligodendroglioma: 70%.
- Oligoastrocitoma mixto: 56%.
- Astrocitoma: 50%.

Características de alto riesgo

- Edad: Mayor de cuarenta años.
- Linaje histológico de astrocitoma.
- Tumores mayores de 6 cm.
- Tumor que cruza la línea media.
- Déficit neurológico preoperatorio.
- Karnofsky mayor o igual a 70.
- Una o no deleción 1p/19q.
- IDH 1 y IDH 2 tipo salvaje.[4] Los tumores conmutaciones IDH1 o IDH2 tienen características genéticas y clínicas distintivas, y los pacientes con este tipo de tumores tienen un mejor resultado que los que tienen genes IDH de tipo salvaje.

Astrocitomas de alto grado

Tasa de sobrevida a cinco años:

- Astrocitoma anaplásicos 27%.
- Glioblastomas 5%-10%.

Características más importantes para determinar el tratamiento adyuvante:

- Edad.
- Diagnóstico histológico.
- Estatus físico.
- Codeleción 1q/19q, una característica favorable vista en los gliomas anaplásicos con componente de oligodendroglioma.

Patología molecular

Con la aplicación de la biología molecular en la patología, se ha mejorado el diagnóstico de estos tumores y pueden diferenciarse los astrocitomas anaplásicos de los glioblastomas. También se han encontrado marcadores moleculares para diferenciar los oligodendrogliomas de los astrocitomas.[5, 6]

Recientemente se han validado sistemas de correlación clínico-patológicas sobre la base de biomarcadores moleculares y se han validado los marcadores predictivos para los oligodendrogliomas y subgrupos de glioblastomas sensibles a inhibidores de la transducción de señales sobre el receptor del factor de crecimiento epidérmico (EGFR).[7, 8]

Marcadores moleculares[9]

Los GM son tumores altamente heterogéneos, los distintos subtipos muestran diferentes alteraciones genéticas. Se describen a continuación alguna de ellas.

GM clásico. Amplificaciones del cromosoma 7, supresiones en el cromosoma 10, amplificación del receptor del factor de crecimiento epidérmico (EGFR),[10, 11] mutaciones de EGFR y deleción locus Ink4a/ARF. El locus Ink4a/ARF en el cromosoma 9p21, codifica dos proteínas distintas, p16INK4 se une e inhibe la actividad de CDK4 y CDK6 (quinasa dependiente de ciclina, estas dirigen la entrada y progresión del ciclo a lo largo de la fase G1) y ARF detiene el ciclo celular de una manera dependiente de p53; esta es una proteína que actúa como "guardián del genoma" y provoca la entrada de la célula en apoptosis o genera un proceso de reparación de ADN dañado. Por lo tanto, esta deleción afecta simultáneamente tanto la D/CDK4-RB-INK4a ciclina y las vías de ARF-MDM2-p53.

Glioblastomas (GB) mesenquimales. Alta frecuencia de mutación del factor de necrosis tumoral (NF1) y alta expresión de una glicoproteína, quitinasa 3-*like* (CHI3L1), que desempeñan una función importante en la regulación de la transformación maligna y la invasión local, oncogen MET y genes implicados en el factor de necrosis tumoral, y las vías del factor-kb nuclear.

GB proneural. Se caracterizan por compartir la expresión de genes con alteraciones del receptor del factor de crecimiento del derivado de plaquetas (PDGFRA)y mutaciones del gen de la isoenzima isocitrato deshidrogenasa IDH1 y la proteína p53 (TP53),que es la diana más frecuente para las alteraciones genéticas en el cáncer humano, como se mencionara anteriormente.

Alteraciones moleculares estudiadas en gliomas

Se ha estudiado y comprendido la biología molecular que subyace a la presentación de glioblastoma en pacientes adultos durante muchos años. Las anormalidades genéticas predicen el beneficio del tratamiento. Por el contrario, los gliomas de alto grado en los niños y adolescentes siguen siendo una enfermedad poco conocida.

La Organización Europea para la Investigación y Tratamiento del Cáncer (EORTC) ha identificado seis tipos diferentes de oligodendrogliomas anaplásicos.[12] Estos subtipos tenían significado pronóstico en referencia al período libre de progresión, independientemente de otros factores pronósticos previamente reconocidos, entre ellos la deleción 1p/19q, la mutación IDH1 y el estado de metilación de la MGMT. Un subgrupo, con una deleción 1p/19q y la mutación IDH1, especialmente beneficiado por la adición de quimioterapia a la radioterapia externa, demostró una supervivencia global (SG) de 12,8 años con quimioterapia adyuvante en contraste con 5,5 años en los pacientes tratados con radioterapia sola.

Deleción 1p y 19q. Se ha reconocido en los oligodendrogliomas que se debe realizar, para apoyar su diagnóstico, el relevamiento de la deleción 1p/19q. La translocación cromosómica 1p/19q se ha definido como un marcador de la respuesta a la quimioterapia. Sin embargo, estos tumores constituyen una entidad neoplásica distintiva con una prolongada historia natural, independientemente del tratamiento. Por lo tanto, esta determinación se ha extendido fuera de los ensayos clínicos y se utiliza para definir las decisiones terapéuticas.

La resistencia a los agentes alquilantes se conoció con la identificación de la metilación del gen promotor de la enzima metil-guanina metiltransferasa (MGMT). La MGMT interviene en la reparación del ADN. El gen MGMT puede ser silenciado por la metilación de su promotor, con lo que se evita la reparación de daños en el ADN y el aumento de la eficacia potencial de la quimioterapia, que puede causar resistencia a los fármacos alquilantes. Los oligodendrogliomas exhiben frecuentemente esta alteración[13] y existen investigaciones que sugirieren que, en los GM, la metilación del promotor de MGMT se encuentra en un 35%-45% aproximadamente.

El estado de metilación del promotor de MGMT ha sido identificado como un factor predictivo e independiente de la sobrevida. La hipermetilación de la MGMT y sus niveles de expresión bajos, podrían explicar la mayor quimiosensibilidad, que es favorable en pacientes con glioblastoma que reciben quimioterapia con agentes alquilantes.[14, 15] La sobrevida media para los pacientes con un promotor MGMT metilado fue de 21,7 meses en comparación con 12,7 meses para pacientes sin metilación.[16]

La utilidad de las pruebas de la MGMT en un entorno clínico de rutina será de importancia fundamental a la hora de definir distintas estrategias de tratamiento para los pacientes con glioblastomas multiformes (GBM) metilados y no metilados.

La identificación de la mutaciones del gen de la isoenzimas isocitrato deshidrogenasa (IDH) 1 y 2 se presenta en un alto porcentaje de gliomas de bajo grado y en los subgrupos de astrocitoma anaplásico, oligodendroglioma y glioblastoma, su presencia define el pronóstico. La IDH1 es un buen marcador pronóstico para el astrocitoma anaplásico y glioblastoma.[17, 18] En el astrocitoma anaplásico, la ausencia de la mutación IDH1 lo hace indistinguible del glioblastoma tanto histológicamente como en su pronóstico.[19] Un subgrupo con pobre pronóstico de GBM secundario en adultos, de edad avanzada, parece caracterizarse por la falta de mutaciones IDH1, en la que la recaída se produce en el primer año después del tratamiento.

Angiogénesis y vías quinasa de EGFR-PI3. Los glioblastomas se encuentran entre los tumores más vascularizados y expresan una gran variedad de factores proangiogénicos. La angiogénesis es un proceso crítico en la progresión de los gliomas,[20] que involucra la proliferación de las células endoteliales, su migración y la reorganización de la matriz extracelular, lo que favorece la neoformación de vasos. Este proceso es regulado por un balance homeostático entre los factores proangiogénicos y antiangiogénicos, entre los cuales se destaca el factor de crecimiento del endotelio vascular (VEGF) producido por las células tumorales. Este es uno de los principales determinantes de la angiogénesis, induce la vascularización del tumor que, a su vez, facilita su crecimiento. La alta expresión de VEGF se correlaciona con un pobre resultado clínico y se ha demostrado que su inhibición disminuye el crecimiento de células del glioma.[21, 22]

La expresión del VEGF y la densidad de los vasos en los gliomas de alto grado se correlacionan con un alto grado de respuesta a la terapia antiangiogénica.[23] La mayoría de las células tumorales gliales primitivas presentan CD133 en su superficie; su presencia se asocia con un microambiente que favorece la elevación de los niveles de VEGF (diez a veinte veces el valor normal) y la sobreexpresión VEGFR-2, además de activar puntos regulatorios del ciclo celular. La presencia de este marcador de superficie se asocia con una mayor tolerancia al daño inducido por la radioterapia, lo que permite comprender por qué las células progenitoras de los tumores gliales son resistentes a la radiación.

Los tumores con amplificación del gen EGFR presentan un reordenamiento del gen con una mutación del dominio extracelular que conduce a una deleción de los exones,[2-7] lo que hace que el receptor mutante sea incapaz de unirse a cualquier ligando conocido. Esta mutación ha demostrado ser importante en la conducción de la progresión del tumor y, a menudo, se correlaciona con mal pronóstico.

Los GBM primarios se caracterizan por la amplificación de EGFR, pérdida de heterocigosidad en el cromosoma 10q, la inactivación de la fosfatasa y homólogo de tensina (PTEN). El gen PTEN está mutado en el 15-40% de los casos primarios de GBM y es rara la presencia de las mutaciones de IDH y p53. Los GBM secundarios se caracterizan por mutaciones de la proteína tumoral p53 (TP53) y la activación del receptor factor de crecimiento del derivado de plaquetas.

La inhibición de la proteína DYRK1A[24] es una vía de ataque para neutralizar el EGFR, evita el funcionamiento de otra proteína que se expresa en la superficie celular la EGFR. Esta proteína es la responsable del inicio y crecimiento del tumor y la causante de la resistencia de los GBM a la radioterapia.

La señalización aberrante de EGFR ha demostrado ser importante en la conducción de la progresión tumoral en los pacientes con GBM y, a menudo, se correlaciona con mal pronóstico. Sin embargo, la presencia de esta mutación en otros tipos de tumores sigue siendo controvertida.

El fosfatidilinositol-3 ' quinasa (PI3K) se activa corriente abajo de la señalización del receptor del factor de crecimiento. Los PI3K activados fosforilan al fosfatidilinositol lípido-bifosfato (PIP2) para generar fosfatidilinositol-trifosfato (PIP3). El PIP3 recluta Akt, que es el principal efector de esta vía, a la membrana celular. Activado, el Akt aumenta el crecimiento celular, la supervivencia y la proliferación e indirectamente incrementa la actividad diana de la vía genética, llamada "mamíferos objetivo de rapamicina" (mTOR), que controla el crecimiento celular mediante la regulación de diversos procesos celulares. El PTEN suprime la fosforilación de Akt mediante la inversión de la fosforilación de PI3K-impulsada, lo que resulta en la inhibición de la señal de PIP3 por lo que suprime la proliferación celular. Teniendo en cuenta estas alteraciones, se inició una búsqueda para nuevas estrategias terapéuticas con la orientación de inhibir estas cascadas de estimulación en el crecimiento tumoral, que incluye en ensayos clínicos pequeñas moléculas inhibidoras del EGFR, como gefitinib, erlotinib y nimotuzumab, con el intento de mejorar el pronóstico sombrío de GBM.[25, 26]

La búsqueda de fármacos experimentales que bloquean la actividad mTOR, vía genética reconocida en los gliomas de bajo grado que demostró ser muy activa en los gliomas pediátricos, se convirtió en un nuevo objetivo para el tratamiento de estos cánceres.

El BRAF (un oncogén ubicado en el cromosoma 7) codifica una quinasa, la serina treonina, que interviene en la señalización celular, también participa con actividad mitógena y en el crecimiento celular. Es más comúnmente asociada con los gliomas pediátricos de bajo grado, pero se puede observar comúnmente en los gliomas difusos de alto grado. Las proteínas BRAF también pueden mutar en algunos tipos de glioma del tronco encefálico y pierden el control del crecimiento tumoral. Se ha investigado si el bloqueo de las proteínas quinasa BRAF mutado pueden ayudar a mantener el crecimiento de células cancerosas.

Los inhibidores de BRAF quinasa bloquean la proteína BRAF. Las anomalías BRAF más comunes son la duplicación de genes con fusiones, que origina la mutación de la proteína con una quinasa constitutivamente activa de manera dominante.[27] La mutación del p53 y del BRAF parecen ser mutuamente excluyentes.[28] La presencia de la activación de mutaciones del BRAF puede identificar un objetivo terapéutico en el glioma de alto grado en el que se expresa. Un ejemplo es la aprobación de un inhibidor del BRAF, que es el vemurafenib, aprobado por la FDA como tratamiento para otra entidad neoplásica, como el melanoma con la mutación del BRAF y, actualmente, en vías de evaluación de resultados para tumores del sistema nervioso central.[29]

El factor de crecimiento transformante-β (TGF-β) es una citoquina con un papel clave en la homeostasis del tejido y el cáncer. La elevada actividad de TGF-β se ha asociado con pobres resultados clínicos en esta enfermedad mortal.[30]

Ensayos clínicos

Los gliomas constituyen entidades malignas de dificultosa planificación terapéutica efectiva. La evidencia sugiere que, debido a la naturaleza infiltrante del tumor, en muchas oportunidades hacer una resección completa puede ser engorrosa, y son en otras oportunidades irresecables. Aun logrando su resecabilidad radical macroscópica con el tiempo recidiva.

La quimioterapia tiene actividad modesta al momento de la recurrencia de estos tumores, los regímenes que incluyen temozolamida y nitrosoureas, comúnmente utilizados en la segunda línea, no han demostrado grandes beneficios.

Frente a la ausencia de resultados significativos con las estrategias estándar es necesaria la búsqueda de nuevos tratamientos alternativos a las terapéuticas sistémicas disponibles. La consideración en ensayos clínicos con nuevas drogas hace indispensable un análisis de riesgos y beneficios para estos pacientes antes de la toma de decisión sobre su uso, que establezca condiciones básicas para la participación en ensayos clínicos en esta población.

Esta participación en estudios clínicos debe ser cuidadosa, particularmente en pacientes con deterioro cognitivo, disfasia receptiva o deterioro del juicio, ya que es buena práctica clínica que intermedie consentimiento informado por escrito.

La constitución de un comité de gestión de estudios investigacionales clínicos es lo recomendado en la población de pacientes con gliomas, con una participación multidisciplinaria en la que se convoquen diferentes especialidades: neurorradiología, oncología médica, cirugía, cuidados intensivos, radioterapia, neuropatología y neurooncología.

Los criterios de valoración terapéutica son la supervivencia libre de progresión, la respuesta radiológica, la función cognitiva y la calidad de vida. Si bien la supervivencia general es el punto final más robusto, el tiempo hasta la progresión es un mejor sustituto para la supervivencia

La medición de la función neurocognitiva y una revisión central de histopatología son cruciales para la inclusión de pacientes en la investigación. La evaluación de las imágenes iniciales para comparar con futuros estudios que permitan cuantificar la respuesta terapéutica debiera ser evaluada por un equipo externo, además del grupo médico investigador que implemente el tratamiento al paciente. La tomografía computarizada (TC) como la resonancia magnética (RM) forman el pilar de estudios por imágenes para localizar y caracterizar la lesión; la RM es el estudio de elección por la superior resolución en la observación de los tejidos blandos y la mayor precisión por sus imágenes en planos múltiples.

Tratamiento en investigación

La última década ha sido testigo de una serie de ensayos clínicos que han modificado algunas normas de atención.

Tratamiento quirúrgico

En la estrategia terapéutica en la que se combinan varias disciplinas, la resección de los gliomas ha sido una herramienta fundamental, desde el advenimiento de la neurocirugía moderna.[31] La resección guiada por imágenes a través de la monitorización avanzada intraoperatoria, la cartografía y la RM intraoperatoria han optimizado la resección de tumores particularmente en las proximidades de estructuras corticales, además de lograr una mayor indicación de tumores resecables.[32, 33]

El ácido 5 -aminolevulínico (5-ALA) es un compuesto natural que, cuando los pacientes lo toman por vía oral tres horas antes de la cirugía, marca selectivamente las células del glioma y provoca una fluorescencia de color rojo/rosado bajo una luz azul que facilita la identificación intraoperatoria de los márgenes del tumor durante el curso de la cirugía. Aunque este compuesto se utiliza como un agente estándar de atención en Europa, se mantiene en fase de prueba por la FDA.

Un ensayo clínico reciente en Alemania, sin embargo, se ha demostrado una mejora significativa en la tasa de resección completa para ciertos tumores cerebrales (el 65% frente a 34%).

En un estudio fase III se mide el efecto del 5-ALA en cuanto a la posibilidad de extirpación del tumor con efectividad en sus resultado de resección. A fin de mejorar la utilidad del 5-ALA, un nuevo microscopio especial equipado con una luz azul se utilizará para ampliar la fluorescencia microscópica en los márgenes tumorales. La hipótesis de los investigadores es que la fluorescencia 5-ALA con el uso del microscopio especial durante la cirugía reducirá en gran medida la cantidad de tumor dejado atrás.

Tratamiento radiante

Varios estudios de alta calidad con gran número de pacientes con astrocitomas de alto grado han comparado diferentes dosis de radioterapia. En general, los resultados mostraron que una dosis total de 60 Gy mejora el tiempo de supervivencia en comparación con 50 Gy. Una dosis total de 70 Gy no es mejor que 60 Gy. Por lo tanto, 60 Gy es recomendada como la dosis óptima.

- La aplicación de radioterapia fraccionada no ha mejorado la sobrevida con respecto a la radioterapia estándar.
- La aplicación de ciclos de radioterapia en períodos más cortos no alcanzaron la misma eficacia que el tratamiento convencional.

Otras técnicas de radioterapia

La técnica de radioterapia con intensidad modulada (IMRT) tiene como objetivo doblar la dosis de radiación para evitar o reducir la exposición de tejido sano y limitar los efectos secundarios del tratamiento, este último punto es el que la posicionó dentro de las otras modalidades en la indicación de los gliomas malignos y es cada vez más frecuente su indicación,[34] también puede usarse para escalar las dosis al tumor, pero no hay beneficios probados más allá de 60 Gray.[35] La indicación más adecuada de la IMRT en el cerebro probablemente es cuando el sitio de localización por irradiar se encuentra vecino a estructuras sensibles a la radiación, como los globos oculares, nervios ópticos, quiasma óptico o el tronco cerebral.

Varias técnicas, como la radiocirugía estereotáctica, la cirugía con bisturí gamma y la braquiterapia, han sido desarrolladas con el objetivo de aumentar la dosis de radioterapia al tumor sin dañar el cerebro normal circundante, pero no existe evidencia de que estas técnicas prolonguen el tiempo de supervivencia en pacientes con astrocitomas de alto grado.

Terapia del campo eléctrico alternante

En 2011, la FDA aprobó un dispositivo médico portátil que genera campos eléctricos de baja intensidad denominado "campo de tratamiento tumoral" (TTF) para el tratamiento de GBM recurrente. La aprobación se basó en los resultados de un ensayo clínico aleatorizado que contó con 237 pacientes con TTF o quimioterapia. Una supervivencia similar se observó en los dos brazos, y la terapia con TTF fue asociada con menor toxicidad y una mejor calidad de vida.

En los pacientes con GB recurrente se puede considerar la alternancia con TTF.

Tratamiento quimioterápico

Quimiorradiación combinada

En dos ensayos clínicos aleatorizados, la quimiorradioterapia concurrente incrementó la sobrevida. Se observó que el empleo de quimioterapia con procarbacina, CCNU, vincristina (PCV) y la radiación concurrente constituyó el nuevo estándar para el tratamiento de pacientes con oligodendroglioma anaplásico puro o mixto con supresión 1p/19q. Un análisis no planificado demostró que la sobrevida media se duplicó cuando se añadió PCV a la radiación (14,7 frente a 7,3 años; P = 0,03). Esta diferencia no se observó para los pacientes sin supresión 1p/19q.

Inserción de obleas de quimioterapia

Han sido evaluadas otras vías de administración de fármacos quimioterápicos; entre ellas, los implantes que contienen un agente quimioterapéutico. Estos se pueden insertar en la cavidad dejada por el tumor que ha sido eliminado. Estos implantes, conocidos como "obleas de quimioterapia", son de plástico estéril y contienen carmustina. Su administración local, usando este polímero biodegradable (oblea), colocado durante la operación en la cavidad quirúrgica ha demostrado una mejoría estadísticamente significativa en supervivencia en pacientes con gliomas recurrentes de alto grado. Este tipo de terapia debe ser efectuada obligatoriamente por equipos médicos rigurosamente entrenados.

Inmunoterapia

Vacunación con células dendríticas.[36, 37] La inmunoterapia se ha convertido en un medio potencial para el diseño de tratamientos más específicos de tumores cerebrales. La capacidad del sistema inmune de reconocer las células tumorales alteradas y diferenciarlas de las células normales circundantes ofrece una enorme ventaja sobre los tratamientos convencionales cuya naturaleza no logra ser específica.

Las células dendríticas son las células especializadas del sistema inmune presentadoras de antígeno y han sido estudiadas como una plataforma para vacunas terapéuticas contra un número significativo de cánceres, entre ellos los gliomas malignos. Las vacunas basadas en estas células ofrecen una serie de ventajas con respecto a los enfoques tradicionales. La inmunoterapia en tumores cerebrales, demostró ser una terapia prometedora a pesar de las particularidades del sistema inmune del sistema nervioso central y la inmunosupresión que media en los gliomas.

Los resultados no fueron satisfactorios, con la evidencia de que el microambiente del GM era inhóspito para las células T citotóxicas y células asesinas naturales, Sin embargo, algunos investigadores, en un estudio fase II, sugieren que las estrategias de inmunoterapia puede producir respuesta contra el tumor. Se debe seguir investigando para la optimización y estandarización de procedimientos. Se están probando actualmente diferentes enfoques de inmunoterapia para el tratamiento del tumor cerebral maligno,[38, 39] lo cual genera un futuro prometedor en cuanto que pueden ser complementarias a las terapias estándar en la eliminación de las células tumorales residuales del cerebro.

Terapia blanco antiangiogénica[40]

La terapia dirigida es un tipo de tratamiento que emplea drogas u otras sustancias para identificar y atacar células cancerosas específicas sin dañar las células normales. Existen nuevos tratamientos bajo investigación para el tratamiento de tumores recurrentes, ya sea solo o en combinación con quimioterapia.

Folkman y cols. cuantificaron la expresión del VEGF en pacientes con tumores cerebrales por inmunohistoquímica y encontraron niveles elevados de este factor. Posteriormente, se diseñaron ensayos clínicos que tuvieron como objetivo determinar el rol de los agentes anti-VEGF en tumores cerebrales.

Estas terapias biológicas novedosas, aún en evaluación clínica, se han centrado en inhibidores que se dirigen a los receptores de tirosina quinasas, tales como EGFR, PDGFR y VEGFR, así como en inhibidores de la transducción de señales dirigidas al mTOR,[41, 42] farnesiltransferasa y PI3K.[43]

En los últimos años, se han realizado numerosos estudios fase II en pacientes con gliomas de alto grado recurrente, en los que se probaba la eficacia de moléculas con efecto antiangiogénico. Se han producido varios avances potencialmente importantes en el tratamiento de los pacientes con gliomas de alto grado. Estos avances se han producido en la zona de focalización molecular del receptor del VEGF y en los intentos para inhibir la angiogénesis asociada a los gliomas. El número de pacientes con respuesta a largo plazo a estos agentes sigue siendo relativamente bajo.

Se enumeran en la Tabla 26.2 fármacos que están siendo utilizados actualmente en ensayos clínicos en vías de evaluación, que hasta el momento solo han demostrado resultados modestos.

La búsqueda continua de los investigadores en su esfuerzo para lograr los resultados buscados lleva a la combinación de moléculas con distintos mecanismos de acción que generan algunas dificultades en la adecuación de dosis y la presentación de eventos adversos.[69]

El bevacizumab es un agente antiangiogénico que recibió la aprobación de la FDA acelerada en el 2009 para el glioblastoma recurrente, sobre la base de dos estudios de fase II. En trabajos preliminares, parecía ser potencialmente eficaz y bien tolerado cuando fue utilizado en combinación con irinotecan (una droga quimioterápica que se

Tabla 26.2 Tratamiento antiangiogénico: Moléculas en estudio con actividad antitumoral en gliomas

Droga	Mecanismo de acción
Moléculas que bloquean receptores	
VEGFR	
AEE788	Potente actividad inhibidora de la de tirosina quinasas. Inhibidor de receptores ErbB y VEGF (VEGFR-1, 2, EGFR PGF)
Adnectin CT-322	Inhibidor de VEGFR-1-3,
Cediranib(AZD 2171)	Potente paninhibidor dirigido contra la fracción tirosina-quinasa del VEGFR, que también presenta actividad sobre el c-Kit y sobre el PDGFRβ.
Pazopanib[44, 45]	Inhibidor multiblanco dirigido contra la superfamilia del VEGFR. Inhibidor VEGFR-1-3, PDGFRβ ,c-kit
Cabozantinib XL184[46]	Estudio fase II en curso. Es una pequeña molécula diseñada para inhibir c-Met y VEGFR2. Inhibidor VEGFR- 2, PDGFRβ, c-kit, Flt3.
Sunitinib[47]	inhibidor con múltiples blancos constituidos por los receptores de tirosina-quinasa del PDGFR β, VEGFR, RET, CSF-1R y Flt3,c-kit
Vandetanib[48] (ZD6474)	VEGFR-2, EGFR
Nilotinib	Inhibidor de la actividad tirosina-quinasa ABL de la oncoproteína BCR-ABL, inhibe de forma selectiva la proliferación e induce la apoptosis en líneas celulares
EGFR	
Vatalanib[49-51] (PTK787)	inhibidor tirosina-quinasa multiblanco que actúa sobre el VEGFR 1-3, c-Kit y el PDGFRβ.
Gefitinib[52, 53] (D1839)	Inhibidor de la tirosina quinasa que actúa sobre el receptor del factor de crecimiento epidérmico (EGFR)
Erlotinib	Inhibidor de la tirosina quinasa que actúa sobre el receptor del factor de crecimiento epidérmico (EGFR)
Lapatinib	ErbB-2, EGFR
ZD 6474	Potente inhibidor de VEGF-R2 con actividad en la tirosina quinasa EGFR, pero con efectos inhibidores adicionales sobre otros factores de crecimiento.
Pelitinib (EKB569)	Inhibidor irreversible del EGFR
Cetuximab	Inhibidor de la tirosina quinasa que actúa sobre el receptor del factor de crecimiento epidérmico (EGFR)
Nimotuzumab	Bloquea la unión del ligando del EGF-R inhibiendo el crecimiento de la célula tumoral, efecto antiantigénico, proapoptótico
Semaxanib (SU 5416)	VEGFR 2 y PDGFR

▶

Tabla 26.2 Tratamiento antiangiogénico: Moléculas en estudio con actividad antitumoral en gliomas

Droga	Mecanismo de acción
Moléculas que bloquean la vías de traducción de la señal de los receptores	
Inhibidores del factor de crecimiento endotelial vascular (VEGF-A)	
Bevacizumab	Anticuerpo monoclonal antiangiogénico.[27] Anticuerpo VEGF-A. Inhibidores del VEGF evitan la interacción de este con sus receptores VEGF 1 y VEGF 2, bloquean su actividad, detienen la angiogénesis e impiden así el crecimiento del tumor mediante la prevención de nuevos vasos sanguíneos que se forman en el tumor.
Aflibercept[54-56]	VEGF-trap, Regeneron: Es un señuelo soluble, de alta afinidad para el VEGF, que evita la fusión del ligando, debido a la unión con la región constante de las inmunoglobulinas, evento que finalmente inhibe el crecimiento tumoral. PGF*. A este fenómeno se lo denomina "señuelo para el receptor"
Inhibidores mTOR (diana de la rapamicina en mamíferos): Es un componente de la vía PI3K/Akt de regulación del ciclo celular.	
Sirolimus	El sirolimus se une a la inmunofilina FKBP12 intracelular y forman un complejo que inhibe la vía mTOR y detiene el ciclo celular.
Everolimus	Inhibidor selectivo de mTOR (diana de la rapamicina en los mamíferos) se une a la proteína intracelular FKBP-12 y forman un complejo que inhibe la actividad del complejo mTOR 1. Interfiere con la traducción y síntesis de proteínas implicadas en el ciclo celular, la angiogénesis, y la glucolisis reduce los niveles del factor de crecimiento endotelial vascular.
Temsirolimus (CCI 779)	El temsirolimus es un éster del sirolimus. Demostró ser particularmente eficaz en los tumores con un gen PTEN defectuoso y en la reversión de la resistencia a la quimioterapia.[57]
Ridaforolimus (AP 23573)	Es una molécula pequeña, inhibidora de mTOR con propiedades inmunosupresoras.[58]
Inhibidores de la vía RAF	
Sorafenib[2, 59, 60]	Inhibidor multiblanco que actúa sobre el RAF, MEK, ERK, PDFGR β, VEGFR-2,3 y c-Kit, p38α
Inhibidores de la tirosina quinasa[61, 62] (PCK). La proteína quinasa C interviene en la inducción y señalización de la angiogénesis mediada por los VEGF.	
Enzastaurina (LY317615)	Es un inhibidor oral selectivo de la proteína tirosina quinasa C, fosfolipasa C PKC-β. Tiene actividad antiproliferativa, proapoptótica y antiangiogénica; su actividad antitumoral es modulada por la activación de GSK-3β y la vía PI3K/AKT(63)
Inhibidores de la integrinas. Es una gran familia de receptores de membrana, cuya activación promueve la migración celular y la angiogénesis	
Cilengitida	Modifica la angiogénesis y produce apoptosis.
Inmunomoduladores	
Talidomida	Desconocido.[64-66]
Lenalidomida	Desconocido. Análogo de la talidomida con mayor efecto antiangiogénico.[67, 68]

usa en el cáncer de colon). Un informe sobre la combinación de irinotecan con bevacizumab reveló un nivel muy alto de respuestas globales del 63% en los 32 pacientes con astrocitoma recurrente de alto grado (predominantemente GBM) en los que la radiación inicial y la temozolamida concurrente habían fracasado. El tratamiento fue bien tolerado y resultó en una sobrevida libre de progresión del 38%.[70] Este plan terapéutico siguió siendo evaluado. Es de destacar que puede generar eventos adversos potencialmente graves, como hipertensión, retardo en la curación de heridas, perforación del colon y tromboembolismo. Al presente, un estudio estadounidense, el RTOG 0825, ha determinado que este agente no ha demostrado ventajas en su inclusión como tratamiento estándar de estos tumores, en contraste con los resultados del estudio europeo AVAglio —el cual había obtenido resultados positivos—.

La talidomida ha demostrado actividad antitumoral como simple agente en ensayos clínicos fase II de distintas neoplasias incluido el glioma, por su efecto en la disminución del factor de necrosis tumoral-α, que afecta la angiogénesis al interferir en la expresión de moléculas endoteliales ligadas en este proceso.[71] En un estudio se evaluaron dosis de 800-1200 mg diarios de talidomida en 39 pacientes con gliomas de alto grado, 25 de ellos con GBM y 12 con astrocitoma anaplásico. La sobrevida mediana fue de 28 semanas (74 semanas en los pacientes con respuesta parcial). El rol potencial de la talidomida en el tratamiento de los tumores cerebrales debe ser certificado en futuros ensayos clínicos. Se desarrollaron nuevos análogos de la talidomida, como la lenalidomida, cuya actividad terapéutica también fue limitada cuando se empleó como monoterapia.[72]

Inhibidores metabólicos

- Inhibidores de la O^6-benzilguanina (O6-BG); constituyen un potente inhibidor que inactiva irreversiblemente la MGMT.
- Inhibidores de la farnesil transferasa. Promueven una disminución en la expresión del VEGF.

Otras terapias

Anticuerpos monoclonales radiomarcados. yodo I 131, anticuerpo monoclonal 3F8, yodo intratecal Me 131, monoclonal 3F8, actividad de anticuerpos en pacientes con GD2.

Terapia génica basada en virus. Los virus oncolíticos son agentes virales que pueden replicarse en las células tumorales selectivamente, matándolas y liberando otros agentes con capacidades de infectar otras células tumorales vecinas. Si bien son potencialmente eficaces contra los gliomas, aún no han demostrado los resultados esperados.[73, 74]

Antineoplastones A10 Y AS2-1. Son péptidos que actúan sobre genes específicos, se están estudiando desde los años setenta, los resultados de estudios con baja casuística fueron favorables en comparación con la radioterapia y la quimioterapia. Si bien se presentaban como un potencial tratamiento prometedor para los tumores cerebrales pediátricos incurables, para la confirmación de estos resultados se requiere de otros estudios, ya que los existentes no fueron concluyentes.[75]

Conclusiones

Los nuevos modelos de tratamiento dependen de múltiples factores biológicos. Los gliomas de alto grado continúan siendo investigados. No obstante, la información reportada hasta el momento no evidencia modificaciones en la sobrevida global. Los resultados hallados favorecen la continuidad de la investigación con nuevos agentes y evidencian una clara intervención de la angiogénesis en el desarrollo inicial tumoral, por lo cual esta se destaca como un evento clave en la progresión de los gliomas y explica la conocida resistencia de estos tumores a los agentes quimioterápicos, así como la asociación entre la respuesta de agentes antiangiogénicos y la activación de receptores involucrados en el proceso de angiogénesis.

No se ha cumplido la alta expectativa puesta en las nuevas moléculas con novedosos mecanismos de acción. La información reportada hasta el momento no evidencia modificaciones en la sobrevida global. Existen dificultades para la inclusión de pacientes en estudios de investigación por ser una patología de baja incidencia.

Varios factores pueden explicar la falta de respuesta terapéutica: presencia de la BHE, crecimiento tumoral secundario a varios mecanismos moleculares concomitantes y presencia de mutaciones genéticas tumorales.

El pronóstico para los pacientes con gliomas recurrentes continúa siendo deficiente. En el caso de lesiones difusas o múltiples recurrentes con deterioro del estado clínico general, el beneficio logrado con las terapias oncológicas actuales es marginal y ocasiona frecuentemente el empeoramiento de la calidad de vida.

En la actualidad, la investigación clínica en la terapia de los tumores cerebrales se basa esencialmente en el desarrollo de nuevos agentes dirigidos a blancos terapéuticos involucrados en las señales de nuevas vías tumorales, y la combinación de estos enfoques sigue siendo un desafío constante. Seguramente, ensayos clínicos futuros abordarán una serie de preguntas actualmente sin respuesta.

Bibliografía

1 Louis DN, Ohgaki H, Wiestler OD, et al. The 2007 WHO classification of tumors of the central nervous system. Act Neuropathol 2007; 114(2): 97-109.
2 Kleihues P, Louis DN, Scheithauer BW, et al. The WHO classification of tumors of the nervous system. J Neuropathol Exp Neurol. 2002; 61(3): 215-25.
3 Wen PY, Kesari S. Malignant Gliomas in Adults. NEngl J Med 2008; 359: 492-507.
4 Yan H, Parsons W, Jin G, et al. IDH1 and IDH2 Mutations in Gliomas. N Engl J Med 2009; 360: 765-73.
5 Olar A, Aldape KD. Biomarkers classification and therapeutic decision-making for malignant gliomas. Curr Treat Options Oncol 2012; 13(4): 417–36.
6 Clark KH, Villano JL, Nikiforova MN, et al. 1p/19q testing has no significance in the workup of glioblastomas. Neuropathol Appl Neurobiol. 2013; 39(6): 706-17.
7 Cairncross G, Wang M, Shaw E, et al. Phase III trial of chemoradiotherapy for anaplastic oligodendroglioma: long-term results of RTOG 9402. J Clin Oncol 2013; 31(3): 337-43.
8 Lassman AB. Success at last: a molecular factor that informs treatment. Curr Oncol Rep. 2013; 15(1): 47-55.
9 R. Stupp, Tonn JC, M. Brada, G. Pentheroudakis and On behalf of the ESMO. High-grade malignant glioma: ESMO Clinical Practice Guidelines for diagnosis, treatment and follow-up Guidelines Working Group. Ann Oncol 2010; 21(5): 190-3.

10 Ohgaki H, Dessen P, Jourde B, et al. Genetic pathways to glioblastoma: a population-based study. Cancer Research 2044; 64(19): 6892-9.

11 Frederick L, Wang XY, Eley G, James CD. Diversity and frequency of epidermal growth factor receptor mutations in human glioblastomas. Cancer Research 2000; 60(5): 1383-7.

12 Van den Bent MJ, Brandes AA, Taphoorn MJ, et al. Adjuvant procarbazine, lomustine, and vincristine chemotherapy in newly diagnosed anaplastic oligodendroglioma: long-term follow-up of EORTC brain tumor group study 26951. J ClinOncol 2013; 31(3): 344-50.

13 Garcia-Foncillas J, Andion E, Goodman SN, et al. Inactivation of the DNA-Repair Gene MGMT and the Clinical Response of Gliomas to Alkylating Agents. N Engl J Med 2000; 343:1350-4.

14 Reifenberger G, Hentschel B, Felsberg J, et al. Predictive impact of MGMT promoter methylation in glioblastoma of the elderly. Int J Cancer 2012; 131(6): 1342-50.

15 Gilbert MR, Wang M, Aldape K, et al. RTOG 0525: a randomized phase III trial comparing standard adjuvant temozolomide (TMZ) with a dose-dense schedule in newly diagnosed glioblastoma (GBM). Neuro Oncol 2011; 13:51.

16 Personalized treatment strategies in glioblastoma: MGMT promoter methylation status Niklas Thon1Simone Kreth Friedrich-Wilhelm Kreth11Department of Neurosurgery, 2Department of Anaesthesiology, Hospital of the University of Munich, Campus Grosshadern, Munich, Germany OncoTargets and Therapy 2013; 6: 1363-72.

17 Olar A, Aldape KD. Biomarkers classification and therapeutic decision-making for malignant gliomas. Curr Treat Options Oncol 2012; 13(4): 417-36.

18 Ichimura K. Molecular pathogenesis of IDH mutations in gliomas. Brain Tumor Pathol. 2012; 29(3): 131-9.

19 Hartmann C, Hentschel B, Wick W, et al. Patients with IDH1 wild type anaplastic astrocytomas exhibit worse prognosis than IDH1-mutated glioblastomas, and IDH1 mutation status accounts for the unfavorable prognostic effect of higher age: implications for classification of gliomas. Acta Neuropathol. 2010; 120(6): 707-18.

20 Jain RK, di Tomaso E, Duda DG, et al. Angiogenesis in brain tumours. Nat Rev Neurosci 2007; 8(8): 610-22.

21 Gupta K, Radotra BD, Banerjee AK, Nijhawan R. Quantitation of angiogenesis and its correlation with vascular endothelial growth factor expression in astrocytic tumors. Anal Quant Cytol Histol 2004; 26(4): 223-9.

22 Nam DH, Park K, Suh YL, Kim JH. Expression of VEGF and brain specific angiogenesis inhibitor-1 in glioblastoma: prognostic significance. Oncol Rep 2004; 11(4): 863-9.

23 Takano S, Tsuboi K, Matsumura A, Nose T. Anti-vascular endothelial growth factor antibody and nimustine as combined therapy: effects on tumour growth and angiogenesis in human glioblastoma xenografts. Neuro Onco 2003; 5(1): 1-7.

24 Ferron SR, Pozo N, Laguna A, et al. Regulated segregation of kinase DYRK1A during a symmetric neural stem cell division is critical for EGFR-mediated biased signalling. Cell Stem Cell 2010; 7(3): 367-79.

25 De Witt Hamer PC, Small molecule kinase inhibitors in glioblastoma: a systematic review of clinical studies. Neuro-Oncology 2010; 12(3): 304-16.

26 Martelli AM, Evangelisti C, Chiarini F, McCubrey JA. The phosphatidylinositol 3-kinase/Akt/mTOR signaling network as a therapeutic target in acute myelogenous leukemia patients. Oncotarget 2010; 1(2): 89-103.

27 Olar A, Aldape KD. Biomarkers classification and therapeutic decision-making for malignant gliomas. Curr Treat Options Oncol 2012; 13(4): 417-36.

28 Kim YH, Nonoguchi N, Paulus W, et al. Frequent BRAF gain in low-grade diffuse gliomas with 1p/19q loss. Brain Pathol. 2012; 22(6): 834-40.

29 Salama AK, Flaherty KT. BRAF in Melanoma: Current strategies and future directions. Clin Cancer Res 2013; 19(16): 4326-34.

30 TGF-⊠ as a therapeutic target in high grade gliomas - promises and challenges. Joseph JV[1], Balasubramaniyan V, Walenkamp A, Kruyt FA.Biochem Pharmacol 1015; 85(4): 478-85.

31 Sanai N. Emerging operative strategies in neurosurgical oncology. Curr Opin Neurol 2012; 25(6): 756-66.

32 Sanai N, Mirzadeh Z, Berger MS. Functional outcome after language mapping for glioma resection. N Engl J Med 2008; 358(1): 18-27.

33 Duffau H, Capelle L, Sichez J, et al. Intra-operative direct electrical stimulations of the central nervous system: the Salpetriere experience with 60 patients. Acta Neurochir (Wien) 1999; 141(11): 1157-67.

34 Sheline GE. Radiotherapy for high grade gliomas. Int J Radiat Oncol Biol Phys 1990; 18(4): 793-803.

35 Chan JL, Lee SW, Fraass BA, et al. Survival and failure patterns of high-grade gliomas after three-dimensional conformal radiotherapy. J Clin Oncol. 2002; 20(6): 1635-42.

36 Fecci PE, Mitchell DA, Archer GE, et al. The history, evolution, and clinical use of dendritic cell-based immunization strategies in the therapy of brain tumors. J Neurooncol 2003; 64 (1-2): 161-76.

37 Kew Y, Levin VA. Advances in gene therapy and immunotherapy for brain tumors. Curr Opin Neurol 2003; 16 (6): 665-70.

38 Chandramohan V, Mitchell DA, Johnson LA, et al. Antibody, T-cell and dendritic cell immunotherapy for malignant brain tumors. Future Oncol 2013; 9(7): 977-90.

39 Chandramohan V, Bigner DD. A novel recombinant immunotoxin-based therapy targeting wild-type and mutant EGFR improves survival in murine models of glioblastoma. Oncoimmunology 2013; 2(12): e26852.

40 Sinning MO, Fodor MB, Venegas PF, et al. Estado actual de la terapia antiangiogénica en el manejo de gliomas de alto grado Universidad de Chile.

41 Chang SM, Wen P, Cloughesy T, et al. Phase II study of CCI-779 in patients with recurrent glioblastomamultiforme. Invest New Drugs 2005; 23: 357-61.

42 Sathornsumetee S, Reardon DA, Desjardins A, et al. Molecularly targeted therapy for malignant glioma. Cancer 2007; 110: 13-24.

43 Newton HB. Molecular neuro-oncology and development of targeted therapeutic strategies for brain tumors. Part 1: Growth factor and Ras signaling pathways. Expert Rev Anticancer Ther 2003; 3(5): 595-614.

44 Iwamoto FM, Lamborn KR, Robins HI, et al. Phase II trial of pazopanib (GW786034), an oral multi-targeted

angiogenesis inhibitor, for adults with recurrent glioblastoma (North American Brain Tumor Consortium Study 06-02). Neuro Oncol 2010; 12(8): 855-61.
45 Frentzas N, Groves MD, Barriuso J, et al. Pazopanib and lapatinib in patients with relapsed malignant glioma: Resultsof a phase I/II study. J Clin Oncol 2009; 27(15): 3562-9.
46 De Groot JF, Prados M, Urquhart T, et al.A phase II study of XL184 in patients (pts) with progressive glioblastoma multiforme (GBM) in first or second relapse.J Clin Oncol 2009; 27: 2047.
47 Chahal M, Xu Y, Lesniak D, et al.MGMT modulates glioblastoma angiogenesis and response to the tyrosinekinase inhibitor sunitinib. Neuro Oncol 2010; 12(8): 822-33.
48 Norden D, Wong ET, Lassman AB, et al. Phase I study of vandetanib with radiation therapy and temozolomide fornewly diagnosed glioblastoma. J ClinOncol 2009; 27(15): 2031.
49 Kirkpatrick JP, Rich JN, Vredenburgh JJ. Final report: Phase I trial of imatinibmesylate, hydroxyurea, and vatalanib for patients with recurrent malignantglioma (MG). J Clin Oncol 2008; 26(20): 2057.
50 Reardon DA, Egorin MJ, Desjardins A. Phase I pharmacokinetic study ofthe vascular endothelial growth factor receptor tyrosine kinase inhibitor vatalanib(PTK787) plus imatinib and hydroxyurea for malignant glioma. Cancer 2009; 115: 2188-98.
51 Batchelor AF, Eichler SR, Plotkin J, et al. Phase I trial of vatalanib (PTK787) in combination with standard radiation andtemozolomide in patients with newly diagnosed glioblastoma. J ClinOncol 2009; 27(15): 2035.
52 Haas-Kogan DA, Prados MD, Tihan T, et al. Epidermal growth factor receptor, protein kinase B/Akt, and glioma response to erlotinib.J NatlCancer Inst 2005; 97(12):880-7.
53 Mellinghoff IK, Wang MY, Vivanco I, et al. Molecular determinants of the response of glioblastomas to EGFR kinase inhibitors. N Engl J Med. 2005; 353(19): 2012-24.
54 Holash J, Davis S, Papadopoulos N, et al. VEGF Trap: a VEGF blocker with potent antitumor effects. PNAS 2002; 99:11393-398.
55 Wachsberger PR, Burd R, Cardi C, et al.VEGF trap in combination with radiotherapy improves tumor control in glioblastoma. Int J Radiat Oncol Biol Phys 2007; 67: 1526-37.
56 De Groot JF, Wen PY, Lamborn K, et al. Phase II single arm trial of afibercept in recurrent malignant glioma: a North American Brain Tumor Consortium study. J Clin Oncol 2011M 29(19): 2689-95.
57 Yu K, Toral-Barza L, Discafani C, et al. mTOR, a novel target in breast cancer: the effect of CCI-779, an mTOR inhibitor, in preclinical models of breast cancer. Endocr Relat Cancer 2001; 8: 249-58.
58 Mahalingam D, Sankhala K, Mita A, et al. Drug Evaluation Targeting the mTOR pathway using deforolimus in cancer therapySummary Future Oncology April 2009; 5(3): 291-303.
59 Yang F, Brown C, Buettner R, et al. Sorafenib induces growth arrest and apoptosis of human glioblastoma cells through the dephosphorylation of signal transducers and activators of transcription 3.Mol Cancer Ther 2010; 9(4): 953-62.
60 Nabors L, Rosenfeld M, Chamberlain M. A phase I trial of sorafenib (BAY43-9006) for patients with recurrent or progressive malignant glioma (NABTT0401). J Clin Oncol. 2007; 25(20): 205.
61 Kew Y, Levin VA. Advances in gene therapy and immunotherapy for brain tumors. Curr Opin Neurol 2003; 16(6): 665-70.
62 Stommel JM, Kimmelman AC, Ying H, et al. Coactivation of receptor tyrosine kinases affects the response of tumor cells to targeted therapies. Science 2007; 318: 287-90.
63 Roy R, Sanson M, Gorlia T, et al. A Phase I Study of LY317615 (enzastaurin) and Temozolomide in Patients with Gliomas (EORTC Trial 26054). Neuro-Oncology 2012.
64 Groves MD, Puduvalli VK, Chang SM, Conrad CA, Gilbert MR, Tremont-Lukats IW, et al. A North American brain tumor consortium (NABTC 99-04)phase II trial of temozolomide plus thalidomide for recurrent glioblastoma multiforme. J Neurooncol 2007; 81: 271-7.
65 Chang SM, Lamborn KR, Malec M, et al. PhaseII study of temozolomide and thalidomide with radiation therapy for newlydiagnosed glioblastomamultiforme. Int J RadiatOncolBiol Phys. 2004; 60: 353-7.
66 Fine HA, Wen PY, Maher EA, et al. PhaseII trial of thalidomide and carmustine for patients with recurrent high-gradegliomas. J ClinOncol. 003; 21: 2299-304.
67 Drappatz J, Wong ET, Schiff D, et al. Apilot safety study of lenalidomide and radiotherapy for patients with newlydiagnosed glioblastomamultiforme. Int J RadiatOncolBiol Phys 2009; 73: 222-7.
68 Fine HA, Kim L, Albert PS, et al. A phase I trial of lenalidomidein patients with recurrent primary central nervous system tumors.ClinCancer Res 2007;13: 7101-6.
69 Nghiemphu PH, Lai A, Green RM, et al. A dose escalation trial for the combination of erlotinib and sirolimus for recurrent malignant gliomas. Journal of Neuro-Oncology November 2012; 110(2): 245-50.
70 Vredenburgh JJ, Desjardins A, Herndon JE, et al. Phase II trial of bevacizumab and irinotecan in recurrent malignant glioma. Clin Cancer Res 2007; 13(4): 1253-9.
71 Politi PM. II Cátedra de Farmacología, Facultad de Medicina, Universidad de Buenos Aires y Fine HA, Figg WD, Jaeckle K, et al. Phase II trial of theantiangiogenic agent thalidomide in patients with recurrent high-grade gliomas. J ClinOncol 2000; 18: 708-15.
72 Ordi-Ros J, Cosiglio FJ. Indicaciones terapéuticas actuales de la talidomida y la lenalidomida. Current therapeutic indications of thalidomide and lenalidomide. J. Medicina Clinica 2014; 142(8): 360-4.
73 Arrese I, González P, Miranda A, et al. Tratamiento de los gliomas mediante virus oncolíticos: revisión de la literaturaI. Servicio de Neurocirugía. Hospital Universitario. Neurocirugía 2005; 16(2): 1130-473.
74 Chiocca EA, Aghi M, Fulci G. Viral therapy for glioblastoma. Cancer 2003; 9(3): 167-79.
75 Burzynski SR1, Weaver RA, Lewy RI, et al. Phase II study of antineoplaston A10 and AS2-1 in children with recurrent and progressive multicentric glioma: a preliminary report. Drugs RD 2004; 5(6): 315-26.
76 Pitz MW, Desai A, Grossman SA, Blakeley JO, Tissue concentration of systemically administered antineoplastic agents in human brain tumors, Journal of Neuro-Oncology 2011;104(3): 629-38.

27

Cuidados paliativos en gliomas

Isabel M. Pincemin

"Alivia mi alma, haz que sienta que tu mano está unida a la mía, haz que sienta que la muerte no existe porque ya estamos en verdad en la eternidad, haz que sienta que amar no es morir, que la entrega de sí mismo no significa la muerte, haz que sienta una alegría modesta y diaria, haz que no te indague demasiado, porque la respuesta sería tan misteriosa como la pregunta (...) bendíceme para que viva con alegría el pan que como, el sueño que duermo, haz que tenga caridad hacia mí misma, pues si no, no podré sentir que Dios me amó, haz que pierda el pudor de desear que en la hora de mi muerte haya una mano humana para apretar la mía..."

Clarice Lispector

Introducción

Los cuidados paliativos se dirigen al alivio del sufrimiento y a la mejora de la calidad de vida. Pueden ser aplicados a todo paciente oncológico de modo exclusivo o en combinación con otras terapéuticas activas específicas, tanto en el caso de enfermos hospitalizados como ambulatorios. Los cuidados paliativos intervienen en el control de síntomas, el apoyo psicosocial de enfermos y familias, la consideración de aspectos relativos al sufrimiento existencial o espiritual y el acompañamiento de la toma de decisiones en el final de la vida. Para asegurar la continuidad de los cuidados del paciente, deben articularse las diversas disciplinas médicas intervinientes para asegurar dispositivos de atención, que puedan responder a las necesidades y deseos del enfermo: los hospitalarios, ambulatorios y la atención en el domicilio del enfermo cuando la evolución de la enfermedad así lo requiera.

En la enfermedad crónica, y el cáncer lo es cada vez más a partir de la aparición de nuevos tratamientos, pueden distinguirse diferentes etapas:[1]

- Etapa subclínica, asintomática (previamente al diagnóstico a veces identificable por marcadores biológicos de laboratorio).
- Etapa inicial o precoz, de duración variable y curso progresivo gradual o intermitente.
- Etapa avanzada (curso progresivo y gradual, con diverso grado de afectación de la autonomía y de la calidad de vida, con respuesta variable al tratamiento específico, que evolucionará hacia la muerte a mediano plazo).
- Etapa terminal (enfermedad avanzada en fase evolutiva e irreversible con síntomas múltiples, impacto emocional, pérdida de autonomía, con muy escasa o nula capacidad de respuesta al tratamiento específico y con un pronóstico de vida limitado a semanas o meses, en un contexto de fragilidad progresiva).
- Situación de agonía (la que precede a la muerte cuando esta se produce de forma gradual, y en la que existe deterioro físico intenso, debilidad extrema, alta frecuencia de trastornos cognitivos y de la conciencia, dificultad de relación e ingesta y pronóstico de vida en horas o días).

En las diversas etapas coexisten terapéuticas dirigidas a la curación o a la paliación de modo que los pacientes puedan beneficiarse de los que se denominan "cuidados continuos", que garantiza la atención adecuada en las distintas etapas de la enfermedad (Figura 27.1).[2]

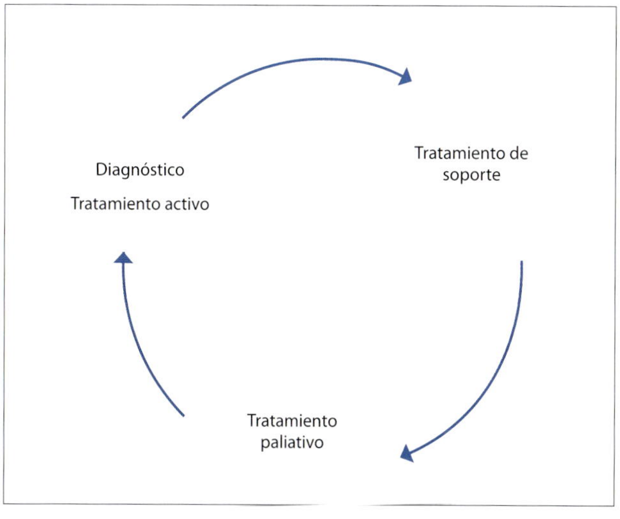

Figura 27.1 Cuidados continuos en pacientes con gliomas.

Evaluación de las necesidades del paciente

En la práctica diaria, suele pasarse por alto una evaluación prolija de las necesidades del paciente con lo cual muchas de ellas quedan insatisfechas y, a causa de ello, queda extensamente afectada su calidad de vida. Los pacientes con tumores primarios de cerebro refieren desde moderados hasta altos requerimientos de ayuda para sus necesidades físicas (por falta de energía y astenia, incapacidad para realizar diversas actividades de la vida diaria), problemas psicológicos (tener un profesional de la salud con quien hablar, ansiedad e incertidumbre respecto de su futuro, dificultad para sentirse en control de la situación por la que atraviesan, preocupación por sus seres queridos, miedos acerca de la extensión de la enfermedad) y problemas prácticos (cuestiones económicas o relativas a las actividades de la vida cotidiana).[3] Tal como refieren los pacientes, las cinco necesidades que se soportan más difícilmente son los síntomas físicos del tumor y de los tratamientos, los cambios en sus competencias cognitivas, la sensación de no ser la misma persona, la necesidad de información acerca de los últimos desarrollos de la investigación y de los tratamientos y los cambios en su capacidad de trabajo. Los pacientes y sus cuidadores expresan interés en la información acerca de servicios que puedan ayudarlos a mejorar su actividad física y mantener buenos hábitos de alimentación, lograr el control de su peso y el manejo del estrés, y conocer cómo conservar a sus viejos amigos y hacer nuevos, puesto que su entorno suele modificarse dramáticamente. Desean aprender, además, cómo volver a realizar las actividades a las que estaban acostumbrados. Existen diversos materiales informativos para pacientes que pueden ayudarlos.

Es conveniente incluir en la historia clínica algunos instrumentos de evaluación de síntomas y entrenar en su uso a los miembros del equipo de salud[4] especialmente a la enfermería especializada que cumple un papel fundamental en la atención integral del enfermo. La progresión de la enfermedad, con exclusión de los eventos intercurrentes reversibles que pueden desmejorar transitoriamente al paciente, puede medirse sencillamente utilizando la escala ECOG Performance Status.[5] De este modo, el plan de cuidados del equipo de salud, puede adaptarse ágilmente a las cambiantes necesidades de los enfermos en etapa terminal, de acuerdo con la evaluación realizada (Tabla 27.1).

Los pacientes con gliomas de alto grado experimentan una elevada carga de síntomas relacionados con la enfermedad, los procedimientos quirúrgicos y los tratamientos médicos.[6] La dificultad en el pronóstico y la variabilidad de la sobrevida de los enfermos hace difícil la derivación en tiempo adecuado, si no se los ha incorporado a los cuidados continuos, a los cuidados paliativos para la planificación de la atención en el final de la vida. El predictor más fuerte de muerte en estos pacientes son los síntomas cognitivos y conductuales; ellos deberían alertar acerca de la necesidad de organizar los cuidados de fin de vida.[7]

La escala ESAS (Edmonton Symptom Assessment System[8]) es un instrumento valioso para la evaluación de síntomas múltiples y el seguimiento de la respuesta al tratamiento. Se vale de la EVA (escala visual analógica) y de la EVN (escala de valoración numérica). Existen otros muchos instrumentos dirigidos a síntomas específicos, tales como astenia, ansiedad, depresión, etc. Conviene adjuntar, especialmente en estos pacientes, la evaluación neuropsicológica.

Control de síntomas específicos

En los pacientes con gliomas, sean estos adultos, adolescentes o niños, pueden aparecer diferentes tipos de síntomas y complicaciones, que incluyen síntomas generales (astenia, náuseas, cefalea, confusión), focales (hemiparesia, convulsiones, trastornos del lenguaje), déficits neurocognitivos de la atención, la concentración y la memoria, síntomas emocionales (depresión, ansiedad, estrés) y cambios de conducta.

Tabla 27.1 ECOG estatus funcional

0	Paciente asintomático y capaz de realizar las actividades de la vida diaria.
1	Paciente con síntomas que le impiden realizar trabajos arduos, aunque se desempeña normalmente en sus actividades cotidianas y en trabajos ligeros. Permanece en cama solo durante las horas de sueño.
2	Paciente que no es capaz de desempeñar ningún trabajo, se encuentra con síntomas que lo obligan a permanecer en la cama durante varias horas al día, además de la noche, pero que no superan el 50% del día. Satisface solo la mayor parte de sus necesidades personales.
3	Paciente que necesita estar en cama más de la mitad del día. Necesita ayuda para la mayoría de las actividades de la vida diaria (higiene, alimentación, etc.).
4	Paciente que permanece en cama el 100% del día y necesita ayuda para todas las actividades de la vida diaria.
5	Paciente fallecido.

Las convulsiones aparecen en el 60% de gliomas de alto grado y en el 80% de los gliomas de bajo grado; el 20% presenta tromboembolismo venoso o pulmonar; la mitad de los pacientes con tumor cerebral refiere cefalea por hipertensión endocraneal, o como efecto adverso de la quimioterapia. El 70% de los pacientes con gliomas teme el futuro y cae, con frecuencia, en la desesperanza. Los síntomas neurológicos más frecuentes son las cefaleas (el 50%), las convulsiones (el 40%-80%), el déficit cognitivo al menos en un dominio (el 79%) y la fatiga excesiva.[9]

Epilepsia

Frecuentemente la epilepsia resiste al tratamiento. Es el factor de riesgo más importante de discapacidad.[10] Sin embargo, existe una relación inversa entre la agresividad del tumor y su relación con la epilepsia; los glioblastomas y las metástasis cerebrales tienen menos probabilidad de presentar epilepsia que los tumores de bajo grado. No hay evidencia que sustente el uso profiláctico de anticonvulsivantes, excepto en el período periquirúrgico. Al elegir el anticonvulsivante deben tenerse en cuenta la eficacia esperada y los efectos adversos que pueden empeorar otros síntomas, como la fatiga y los trastornos cognitivos. Estos efectos adversos pueden disminuir la autonomía de los enfermos y dificultar las actividades escolares en los niños o adolescentes mientras pueden continuar con ellas. Las interacciones medicamentosas entre anticonvulsivantes inductores enzimáticos y la quimioterapia y los corticoides son frecuentes y no siempre predecibles. Por ello, generalmente el fármaco de primera elección es el ácido valproico que no actúa por inducción enzimática, pero como inhibidor enzimático puede incrementar la toxicidad de la quimioterapia.[11] Debe recordarse que se asocia con mayor teratogenicidad en mujeres embarazadas. Se ha reportado una mayor sobrevida en pacientes con tumores de alto grado tratados con temozolamida y ácido valproico.[12] La gabapentina y el levetiracetam son drogas efectivas y bien toleradas. La cirugía de la epilepsia tiene indicación en casos de crisis epilépticas resistentes a drogas o tumores benignos o de bajo grado.

Discapacidad

Los déficits focales, especialmente motores, reducen la autonomía, afectan la calidad de vida y exponen al menos a un tercio de los pacientes a episodios tromboembólicos. Los tumores más relacionados con tromboembolismos son los de páncreas, ovario y tumores cerebrales (índice de riesgo [*hazard ratio*] para tumores cerebrales 10,9; IC 95%, 9,1-13,0). La ventana terapéutica de la anticoagulación es estrecha y no hay datos que sustenten su uso preventivo. Los pacientes con tromboembolismo comprobado y sintomático pueden ser anticoagulados con seguridad, incluso aquellos que reciben terapéutica anti-VEGF, como el bevacizumab. Conviene utilizar heparina de bajo peso molecular y el tratamiento prolongado, incluso indefinido, se indica en gliomas de alto grado con tromboembolismo sintomático a causa del persistente riesgo de trombosis.[13] El riesgo de hemorragia intratumoral asociado con la anticoagulación es bajo,[14] mientras que los filtros de la vena cava inferior se asocian a una mayor tasa de complicaciones.[15]

Dolor en el paciente con glioma

El 50% de los pacientes con tumores cerebrales padecen dolor durante un tiempo prolongado antes de su muerte. Este dolor suele presentarse como cefalea por hipertensión endocraneal o efecto de la temozolamida. Diversas barreras impiden un adecuado tratamiento del dolor y de otros síntomas. Por parte del enfermo, el miedo a hablar del dolor por miedo a que sea un signo de la progresión de su enfermedad o a desarrollar adicción a fármacos o padecer efectos adversos; juegan un papel también el deseo de ser un "buen paciente" y agradar a sus médicos y la focalización en el tratamiento más que en la calidad de vida.[16] Por parte del equipo médico, frente a la progresión de la enfermedad y la no respuesta al tratamiento, surge la sensación de fracaso y la incertidumbre respecto de lo que es posible ofrecer al enfermo y su familia cuando ya no se intenta la curación.[17] Los cuidados de fin de vida están ausentes de la enseñanza en las facultades de Medicina y en la formación de las especialidades y, por lo tanto, debe aprenderse un nuevo posicionamiento en el papel del médico.

En la etiología de la cefalea y otros síntomas neurológicos suele encontrarse la hipertensión endocraneal secundaria al edema vasogénico del tumor y la reacción edematosa secundaria a la radioterapia. El tratamiento es fundamentalmente sintomático y se intenta reducir el edema con el uso de corticoides. Se suele administrar una dosis diaria de dexametasona por la mañana para prevenir el insomnio y la inquietud que suelen asociarse a la administración de corticoides. Los estudios de imágenes con resonancia magnética (RM) de difusión realizados con 16 mg/día de dexametasona antes y después de las 48-72 h de su administración muestran la producción de un incremento del flujo sanguíneo cerebral por la reducción del contenido de agua peritumoral y de la presión de los tejidos circundantes, lo que sutilmente aumenta la perfusión en el cerebro edematoso.[18] El uso de agentes antiangiogénicos suele reducir el edema peritumoral, lo que disminuye el requerimiento de corticoides. Los pacientes que reciben corticoides por tumores cerebrales tienen un riesgo aumentado de neumonitis por *Pneumocystis jiroveci* y debe considerarse la profilaxis antibiótica aunque un metaanálisis no muestra beneficios desde este enfoque.[19]

El dolor neuropático, por una lesión del sistema nervioso central o periférico, puede producirse por compromiso meníngeo, secuela quirúrgica o neuropatía periférica secundaria a agentes quimioterápicos diversos, tales como los análogos del platino y los alcaloides de la vinca. La neuropatía asociada a los análogos del platino y los taxanos suele ser reversible, aunque la recuperación puede durar meses o años, mientras que los alcaloides de la vinca suelen causar una neuropatía irreversible. Se ha descrito que no responde a los opioides en dosis que suelen ser eficaces en dolores de otro tipo. Al necesitar dosis más elevadas de opioides, el riesgo de toxicidad aumenta. Se lo considera un dolor de difícil manejo. Aunque un mecanismo neuropático puede reducir la capacidad de respuesta a los opioides no determina una resistencia inherente a estos compuestos.[20] Los mecanismos biomecánicos subyacentes a la lesión nerviosa pueden explicar la necesidad de dosis más elevadas. El opioide más recomendado para el dolor neuropático es la metadona, aunque la evidencia que sostiene esta práctica es escasa. La hiperexcitación de la médula espinal en modelos de dolor neuropático se parece a la tolerancia inducida por los opioides o hiperalgesia. No está claro, a causa de su complejidad, si el dolor oncológico representa un tipo único de dolor o solo es un subtipo del dolor inflamatorio o neuropático. En los modelos de dolor tumoral, los cambios bioquímicos propios en los neurotransmisores son comunes en los cuadros de dolor neuropático e inflamatorio.[21] Una aproximación al dolor neuropático que responde mal a opioides (p. ej., al tramadol, la morfina o la metadona) es la administración simultánea de un analgésico no opioide.

Los antidepresivos tricíclicos pueden mejorar la depresión, inducir el sueño y reducir la percepción del dolor. Las pruebas que apoyan este efecto analgésico son especialmente sólidas para la amitriptilina, que puede iniciarse con una dosis inicial entre 10-50 mg/día hasta una dosis máxima habitual de 150 mg/día. Puede tener efecto terapéutico en dosis bajas, en aproximadamente cinco días. Los efectos secundarios frecuentes son los antimuscarínicos (p. ej. sequedad de boca, alteraciones de la acomodación visual, retención urinaria o estreñimiento), los antihistamínicos (sedación) y los anti-α-adrenérgicos (hipotensión ortostática).

Los fármacos bloqueantes de los canales de sodio, como los anestésicos locales (p. ej., parches de lidocaína), la carbamazepina, la fenitoína y los bloqueantes de los canales de sodio abiertos pueden aliviar el dolor neuropático. La gabapentina redujo las escalas de dolor y algunas sensaciones típicas del dolor neuropático. En estudios clínicos, la pregabalina resultó eficaz frente a placebo en neuralgia posherpética y en neuropatía diabética. En un metaanálisis que comparó la duloxetina, la venlafaxina, la amitriptilina, la pregabalina, el valproato y la gabapentina para neuropatía diabética, esta última fue encontrada como la más eficaz y la amitriptilina, como la droga más segura entre los tratamientos estudiados. La gabapentina ofrece el mejor balance entre eficacia y seguridad.[22]

Algunos fármacos que bloquean los receptores de N-metil-aspartato (NMDA) podrían ser herramientas nuevas para los síndromes dolorosos con mala respuesta, sobre todo los de tipo neuropático. La ketamina es un bloqueante no competitivo del receptor de NMDA que realiza su efecto fundamental cuando el canal iónico controlado por el receptor NMDA está abierto por un estímulo nociceptivo. Se ha descrito un efecto sinérgico entre la ketamina y los opioides en el dolor oncológico en pacientes que habían dejado de responder a la morfina en dosis altas. En un estudio controlado, la ketamina redujo la intensidad del dolor en pacientes tratados con opioides por dolor tumoral neuropático.[23] La dosis inicial debería ser de 100-150 mg diarios mientras que la dosis de opioides se debería reducir un 50% y luego ajustarla según el efecto. Los pacientes se deben elegir mediante una dosificación de prueba correcta y manejarse con pericia, debido a los efectos centrales de la ketamina.

Efectos adversos de los corticoides

La miopatía por corticoides en pacientes con trastornos motores y la osteoporosis requieren un adecuado aporte nutricional de calcio y vitamina D y la realización de actividad física diaria moderada, idealmente fisioterapia diaria. Deben considerarse los bifosfonatos. La suspensión de los corticoides debe realizarse de modo progresivo y lento. En el uso prolongado de los corticoides, que incrementan el apetito y el peso, se debe observar cuidadosamente el estado de la boca puesto que la candidiasis oral es una patología frecuente que altera la alimentación y la calidad de vida.

Disfunción cognitiva

Por efecto de la enfermedad neoplásica o de los tratamientos, numerosos pacientes padecen trastornos de la atención, la concentración, la memoria verbal y espacial y la fluencia verbal. Parecen haberse obtenido buenos resultados en el funcionamiento cognitivo, en el estado de ánimo y en la calidad de vida con donepecilo en pacientes con gliomas de bajo grado.[24] La memantina parece ser también útil. La utilidad de estos fármacos parece desaparecer en estadios avanzados de la enfermedad.

Astenia y anorexia

Los cambios en el apetito se han reportado en el 47% de los pacientes; el apetito depende del hambre, de las alteraciones del gusto, las náuseas, la disfagia, la depresión y los efectos de los tratamientos. La astenia, uno de los principales síntomas que impactan sobre la calidad de vida, debe ser evaluada adecuadamente para poder actuar sobre los factores reversibles. Ellos son el tratamiento del dolor, el sufrimiento emocional, los trastornos del sueño, la anemia, el estado nutricional e hidroelectrolítico, el nivel de actividad física, las comorbilidades, las infecciones, las disfunciones de órganos y la función endocrinológica.

Además del tratamiento de estos factores, puede utilizarse un psicoestimulante a más largo plazo (p. ej., metilfenidato) o corticoides cuando la sobrevida esperada es breve.

La experiencia humana de la enfermedad

El final de la vida y la muerte de alguien querido no son nunca fáciles. Nadie escapa a esta experiencia. En los que mueren experimentamos la posibilidad de nuestra propia muerte. Si el control de síntomas no es satisfactorio, el final de la vida transita con un sufrimiento innecesario. Si el proceso de morir se prolonga innecesariamente, pueden persistir, en los que quedan, recuerdos de que la muerte no fue buena y miedos de que la propia muerte sea similar.

En el tránsito del final de la vida y de la muerte, el paciente y la familia experimentan las pérdidas de capacidades funcionales, de la imagen corporal, de la proyección hacia el futuro, de la independencia, del control y de la dignidad. Se producen cambios significativos en roles, responsabilidades y en la dinámica familiar. En el entorno, algunas personas permanecen como soporte de la familia y otras se alejan por miedo u otras razones.

Aspectos psicosociales y existenciales

El glioma maligno es una enfermedad con mal pronóstico. A causa de la afección de las funciones cerebrales, es también una enfermedad cuyo impacto social sobre la vida de la familia es evidente. De hecho, los tumores cerebrales representan una proporción importante de la angustia presente en los cánceres. Faltan estudios prospectivos acerca del modo en que los pacientes y sus familiares afrontan las dificultades ligadas al cáncer. Un estudio[25] comparó diferencias entre problemas de cuidados paliativos en diversos grupos de pacientes. En el primer grupo, aquellos con metástasis cerebrales o tumores cerebrales primarios, los síntomas físicos (dolor, náuseas, vómitos, constipación y pérdida de apetito) eran menos frecuentes que en otros pacientes con cánceres de cualquier otro origen, quizá por la disfunción cognitiva. En el segundo grupo de pacientes, aquellos con tumores primarios de cerebro, los problemas principales eran el pobre estatus funcional y, en consecuencia, una elevada necesidad de atención de enfermería. Los problemas de requerimiento de cuidados de enfermería y los síntomas psicológicos y sociales fueron evaluados como mucho más significativos y más intensos en los pacientes y familias con tumores primarios de cerebro que en pacientes con metástasis cerebrales o cánceres de otro origen; especialmente aquellos problemas relacionados con los cuidados de la vida diaria, la desorientación y confusión de los pacientes y la sobrecarga y claudicación familiar. Las causas de internación de estos pacientes no fueron tanto los síntomas físicos cuanto los problemas sociales y la dificultad de la familia para lidiar con los déficits funcionales y el deterioro cognitivo del enfermo.

En consecuencia, la atención a las necesidades psicosociales de estos enfermos y sus familias cobra gran relevancia y requiere de un equipo interdisciplinario de cuidados paliativos que pueda proveer una atención adecuada que, además de la atención médica, integre el soporte psicológico, social y de enfermería especializada. La depresión en los pacientes con gliomas no tiene un riesgo aumentado respecto de la población general (prevalencia en doce meses de 6,6%) sino solo comparada con otras poblaciones de pacientes con otros cánceres. Tanto el uso de antidepresivos como la psicoterapia presentan dificultades importantes en lo que se refiere a interacciones medicamentosas y en los trastornos neurológicos y cognitivos que pueden entorpecer la psicoterapia. Se han utilizado terapias cognitivo-conductuales de resolución de problemas[26] e intervenciones psicoeducativas con el paciente y su familia a fin de permitir el manejo de la ansiedad y el miedo y aumentar la posibilidad de control sobre las situaciones vividas.

La confusión del paciente y los cambios de comportamiento impactan significativamente en la estructura social y agravan los altos niveles de distrés de los familiares relacionados con el agravamiento de los problemas y la sensación de no poseer los recursos personales para enfrentarlos y cuidar al enfermo. Pueden producirse sentimientos de sobrecarga y problemas de salud en los cuidadores. Estas condiciones deben tenerse en cuenta al planificarse los cuidados avanzados y terminales de estos pacientes y sus familias. Son herramientas útiles la escucha activa, sin juzgar, respetando los valores, las características culturales y las creencias de los pacientes y sus familiares y el reforzamiento de la consideración positiva de los familiares como dadores de cuidados incrementando su percepción del control sobre la situación.

La elaboración de directivas anticipadas por parte del paciente, de acuerdo con la legislación de cada país, facilita la toma de decisiones en el final de la vida por parte del enfermo, sus próximos y el equipo de salud, pero no siempre es fácil la comunicación acerca de este tema.

La comunicación en torno a la enfermedad y su pronóstico es un intercambio que debe manejarse con delicadeza y atendiendo a la diversidad de situaciones y enfermos. Las dificultades pueden provenir tanto de los pacientes como del equipo de salud. La actitud del paciente con glioma y su cónyuge ante la enfermedad ha sido estudiada.[27] De este estudio se deducen cuatro situaciones tipo de afrontamiento de la difícil situación y de cómo se ha dialogado acerca de esto en el seno de la pareja:

1. El paciente no parece ser consciente y el cónyuge es consciente, pero dice no serlo.
2. Los dos son conscientes, pero el paciente no desea hablar; eluden el tema.
3. Los dos son conscientes; hablan o no de la gravedad de la situación, pero hay un terreno de encuentro.
4. Ninguno de los dos parece consciente porque continúan su vida como antes.

En general, los pacientes se manifiestan más conformes con la información recibida que sus cónyuges. Solo algunas parejas abordan abiertamente las cuestiones de vida o muerte. Lo más habitual es un reconocimiento mutuo de la seriedad de los acontecimientos, sin utilizar las palabras "muerte" o "morir", lo que parece bastarles. En esta coyuntura bien vale recordar la reflexión de Daniel Callahan[28] cuando señala que el objetivo de la Medicina no es solo curar enfermedades; cuando, a pesar de todos los esfuerzos esto no es posible, debemos enfocarnos en posibilitar una muerte en paz.

H. M. Chochinov ha desarrollado un modelo de atención basado en diálogos, actitudes, comportamientos e intervenciones del equipo de salud que se dirigen a conservar la dignidad del paciente, tan castigada por la enfermedad.[29]

En un estudio realizado por Balboni y cols.,[30] el 47% de los pacientes con cánceres avanzados manifiestan necesidades espirituales insatisfechas por sus comunidades religiosas y el 72% por el sistema de salud. El tema de la espiritualidad recuerda otro tópico evitado en el ámbito de la oncología, que se hizo manifiesto en la década del setenta, como fue el de la sexualidad. Puede entenderse a la espiritualidad como una expresión dinámica de la vida humana relacionada con la experiencia personal o colectiva de búsqueda de sentido y de conexión consigo mismo, con los otros, con la naturaleza, con el fundamento de la existencia y lo sagrado. El campo espiritual es multidimensional y comprende encrucijadas existenciales, tales como las cuestiones referidas a la identidad, el sentido, el sufrimiento y la muerte, la culpa y la vergüenza, la reconciliación y el perdón, la esperanza y la desesperación, el amor y la alegría. Incluye las actitudes fundadas en los valores éticos y las creencias religiosas. El abordaje de las necesidades espirituales en la consulta implica una reflexión acerca de las mismas por parte del equipo tratante. Los autores antes citados recomiendan al equipo de salud evaluar estas necesidades, de acuerdo con los valores y diferencias culturales propias de los pacientes y familias y facilitarles el acceso a aquellos recursos espirituales, con adscripción a alguna comunidad religiosa o sin esta, que ellos deseen y puedan ayudarles a transitar un proceso que tan fuertemente moviliza la existencia como es una enfermedad en que la vida se ve amenazada y la muerte manifiesta su proximidad. Existen algunos instrumentos para evaluar las necesidades espirituales como el FICA (sigla en inglés que corresponde a fe, creencias, importancia, comunidad y dirección de los cuidados o las acciones), que es una forma objetiva de incluir áreas de la espiritualidad del paciente, desarrolladas para su uso por parte de los asistentes sociales.[31]

Aspectos bioéticos

Es importante diferenciar entre la adecuación del tratamiento en el final de la vida (sea para suspender un tratamiento o instaurarlo), la provisión de cuidados paliativos y la solicitud de suicidio asistido o eutanasia. De acuerdo con los resultados obtenidos por Lavery y cols.,[32] un enfermo, sobre todo si sus síntomas somáticos se encuentran bajo control, desea la eutanasia o el suicidio asistido en gran medida como una estrategia para controlar su miedo a la pérdida de identidad y, en muchos casos, tal miedo podría disminuirse o eliminarse introduciendo cambios significativos en su entorno psicológico, a través del soporte afectivo de sus personas queridas[33] y de la práctica de cuidados paliativos.

Con el concepto de "limitación del esfuerzo terapéutico" se suele hacer referencia a la retirada o no instauración de un tratamiento porque, a juicio de los profesionales, el mal pronóstico del paciente lo convierte en algo innecesario que solo contribuye a prolongar en el tiempo una situación clínica que carece de expectativas razonables de mejoría. Dicho término puede resultar confuso y varios autores proponen que debe evitarse y utilizar en cambio el término "adecuación", ya que no se trata en absoluto de ninguna limitación de los tratamientos, sino de una reorientación de los objetivos[34] de acuerdo con la nueva situación clínica. Supuesto el avance científico-tecnológico contemporáneo al servicio de la medicina, la redacción del testamento vital o directrices anticipadas puede ser muy útil para respetar la voluntad del enfermo y sus convicciones. Las directrices anticipadas deberían incluir las instrucciones sobre tratamientos o intervenciones médicas, la expresión de la voluntad actual de la persona, sus objetivos vitales y valores personales; conviene, además, designar un representante para que sea el interlocutor válido ante el equipo de salud y para que lo sustituya en la interpretación y aplicación de las instrucciones en caso de no poder hacerlo el paciente por sí mismo.

Atención en los últimos días de vida

A medida que las capacidades del enfermo disminuyen, existe un incremento de las necesidades de cuidado, y los objetivos y las prioridades del tratamiento varían. La atención del enfermo deja de estar centrada en los marcadores biológicos o en la sobrevida y se dirige a otros objetivos personales del paciente, tales como controlar adecuadamente sus síntomas, participar de una fiesta familiar o fallecer en su casa. Cuando los miembros de la familia están bien predispuestos para el cuidado, se beneficiarán mucho del soporte y del entrenamiento que los profesionales del equipo puedan dispensarles.

Los síntomas más frecuentes en las últimas cuatro semanas de vida en los pacientes con tumores primarios de cerebro son la somnolencia (85%), la disfagia (85%), las convulsiones (30%) y la cefalea.[35]

Preparación del paciente, su familia y del equipo de salud

La atención durante las últimas horas de vida implica dedicar tiempo preparando al paciente, a los miembros de la familia y a otros cuidadores cercanos. Ello contribuirá a reducir la ansiedad y el miedo, incrementar las competencias y la confianza de los cuidadores, valorar el proceso que se está viviendo, prepararse para la pérdida inminente, tomar decisiones en relación con asuntos familiares pendientes, si no se hizo antes, cambiar sus roles, responsabilidades y sistemas de soporte, reducir su dependencia de los profesionales (p. ej. en la frecuencia de visitas del médico, el enfermero, el trabajador social, etc., o en las llamadas telefónicas) a medida que su seguridad aumenta. Todo ello constituirá un aprendizaje vital por parte de los miembros de la familia, de modo que el acompañamiento que el equipo realice contribuirá a una vida más sana en el futuro para los niños, adolescentes, jóvenes y adultos que participan de la muerte de su ser querido y a vivir mejor el duelo.

Reunión familiar

Para ayudar a las personas a prepararse, conviene realizar algunas reuniones familiares con la finalidad de compartir información, posibilitar el desarrollo de un equipo eficaz de trabajo, facilitar que el enfermo pueda hacer un cierre de su vida, ayudar a disponer los ritos y rituales, y preparar el funeral como el paciente y la familia lo deseen. Es importante ser sensible a las diferencias personales y culturales en la transmisión de la información y la toma de decisiones.

En la comunicación se deberá cuidar especialmente de los niños y los ancianos, hablando con la familia sobre la necesidad de que sean oportuna y cuidadosamente informados acerca de la proximidad de la muerte. La participación de los niños en el proceso de morir y el duelo debe ser objeto de una reflexión prudente por parte de los adultos responsables, que deben adaptar la comunicación a las etapas evolutivas, los deseos del niño y la posibilidad de elaborar las experiencias fundamentales de la vida humana, sin excluirlo de esta realidad familiar.

Una de las informaciones más importantes se refiere a los cambios que se producen en los últimos días y el modo de cuidar al enfermo en estas circunstancias. La falta de un diálogo cercano y frecuente con la familia genera innumerables dificultades y perplejidades que pueden redundar en desasosiego para el paciente.

Para la prevención de situaciones estresantes para el enfermo y la familia conviene dejar planificado qué se ha de hacer en caso de convulsiones, hemorragias, estertores, angustia, muerte, etc. Hay que tener en cuenta que el impacto emocional de saber que el enfermo transita sus últimos días puede generar impotencia en los cuidadores habituales del paciente. Pueden surgir dudas, anticipación del duelo y otros factores que producen, con frecuencia, claudicación emocional.

El equipo debe favorecer la comunicación del paciente con la familia en esta nueva situación en que los canales de comunicación pueden cambiar mucho y revisar los aspectos prácticos del cuidado para favorecer la participación de la familia en ellos. Algunos de los temas que no pueden faltar son los relativos a los tratamientos activos que se realizarán al paciente o la suspensión de aquellos que ya no presentan ningún beneficio o pueden generar sufrimiento, qué hacer en la emergencia y cuando la muerte ocurra y la adecuación a las preferencias del paciente en relación con los alimentos, el ambiente, la presencia de personas, el lugar en que desea estar en sus últimos días.

Comunicación con el enfermo

Uno de los objetivos de esta comunicación, es permitir que el enfermo haga un cierre de su vida, en el que valore el itinerario realizado y aborde las cuestiones que quedan pendientes, tales como la reconciliación con algunas personas, la resolución de las culpas, el vínculo con Dios u otras cuestiones espirituales relativas al sentido; también asuntos concretos de índole económica o legal. Cuidar espacios de diálogo libre y confiado con el enfermo para conocer la atención espiritual que desea, sea o no religiosa; en cualquier caso respetar las características culturales y promover la presencia de sus ministros religiosos ante la demanda del paciente.

Animar a la familia a "dejar ir" al enfermo; algunas palabras que suelen estar presentes en esta despedida son: "gracias", "te amo", "perdón", "te perdono", "no te olvidaré" u otras que expresan elementos esenciales de las experiencias vinculares vividas. Animar a la familia a decir aquellas cosas que necesita decir. A medida que las palabras u otras expresiones comunicativas del enfermo van disminuyendo, se hacen más relevantes otras, tales como las táctiles, que vehiculizan el sostén que las personas del entorno ofrecen al enfermo en su agonía.

Organización del equipo

La situación de agonía es única para el paciente, para la familia y para el equipo. Por este motivo, cualquier indicación, comentario o intervención deben cuidarse al máximo para no cometer errores irreparables, tales como pronósticos erróneos de sobrevida.

La situación de los últimos días va a generar una gran demanda de atención por parte del paciente y la familia, por lo que se vuelve muy importante la accesibilidad y disponibilidad del equipo terapéutico, que deberá organizarse particularmente en la atención domiciliaria. Aumentar la disponibilidad del equipo para proveer soporte emocional, actualizar constantemente la información para el control sintomático y la evaluación de nuevos problemas. Explicar en un lenguaje accesible para el paciente y su familia todo aquello que se va a realizar. Manifestar nuestra disponibilidad personal dando muestras de empatía, calidez y confianza.

Una de las herramientas más adecuadas es el seguimiento telefónico que, obviamente, no sustituye otras formas de presencia. Por medio del seguimiento telefónico en los últimos días se podrán identificar las preocupaciones del cuidador principal, detectar la aparición de síntomas que provoquen malestar al paciente, mantener informado al equipo sobre las novedades, chequear que se cumplan las indicaciones médicas de manera adecuada y brindar soporte emocional. Los problemas más frecuentes son el incremento de las llamadas telefónicas diarias por parte de algunas familias a causa de la ansiedad que genera esta etapa, aun cuando los síntomas del paciente estén siendo adecuadamente atendidos o, por el contrario, el retraimiento del cuidador principal que no se comunica telefónicamente en los últimos días.

En el caso de pacientes internados, conviene colaborar en la detección de las necesidades de paciente y familia, la obtención de los recursos necesarios y la conexión con los profesionales de las distintas áreas implicadas.

Vía de administración de fármacos

La vía subcutánea (SC)

La atención de últimos días requiere una evaluación permanente del enfermo a causa de lo cambiante de la situación. Conviene suspender los fármacos cuya indicación ya no es necesaria. Entre ellos, se encuentran los antiarrítmicos, los hipoglucemiantes orales, los antihipertensivos, los antidepresivos, los laxantes, los antibióticos, los hipolipemiantes, etc.

Es útil tener a disposición un grupo de fármacos comúnmente utilizados y que son los siguientes:

- Analgésicos, antieméticos: deben utilizarse preferentemente haloperidol o levomepromazina.
- Anticonvulsivantes: se pueden utilizar midazolam o clonazepam SC o diazepam rectal.
- Sedantes: midazolam, lorazepam SC.
- Bromuro de hioscina.

Puesto que, generalmente, los pacientes pierden la vía oral que es la más adecuada en otras etapas, conviene revisar la vía de administración de fármacos. La vía ideal, la más cómoda y eficaz para el enfermo, la familia y el equipo es la vía subcutánea.

Modalidad de la administración subcutánea

Para colocar la SC o hipodermoclisis, conviene previamente hacer antisepsia con yodopovidona y alcohol (en este orden) en la zona de punción. Los lugares de punción habituales de la SC son la zona infraclavicular (la más cómoda), la parte anterior del brazo, anterior del muslo, cuadrantes abdominales o la zona escapular.

Se utilizan agujas *butterfly* (23G-25G) a 45° fijándolas y dejando a la vista el lugar de punción. No es necesario removerlas si no hay infección. La hipodermoclisis se facilita si se añade una ampolla de hialuronidasa antes de comenzar la infusión. Es una enzima que hidroliza el ácido hialurónico de la barrera intersticial y origina su rotura temporal para permitir una rápida difusión y absorción de los fluidos. Por su costo elevado, se la utiliza solamente en los pacientes que requieren de esta vía y en los que se acumula el líquido en el tejido celular subcutáneo por sus características individuales. Se utilizan entre 500 UI/L y 750 UI/L. Existen diferentes métodos de inyección: intermitente, jeringas propulsadas a pilas y bombas de infusión portátiles para la infusión SC o intravenosa (IV) que posibilitan programarla y realizar PCA (analgesia parcialmente controlada por el paciente).

En cuanto al volumen y al tipo de líquido por infundir, se recomienda el uso de solución fisiológica (SF) al 0,9% o dos tercios de dextrosa al 5% en un tercio de SF. Se infunde una media diaria de 500 mL a 1500 mL. No se recomienda el uso de dextrosa exclusivamente porque atrapa líquido en el lugar adyacente al sitio de inyección. Puede utilizarse cloruro de potasio hasta 30 meq/L. La hidratación subcutánea es un método sencillo que evita la utilización de accesos endovenosos, que la familia adecuadamente informada puede manejar en el domicilio y que no inmoviliza al paciente. Está indicada, cuando el paciente deja espontáneamente de beber, solo en casos de manifestación de sed o como previsión de la acumulación de los metabolitos de los fármacos (Figura 27.2).

Fármacos más utilizados por vía subcutánea

No todos los fármacos pueden administrarse por esta vía; se deben usar aquellos que no irriten los tejidos, que sean hidrosolubles y cuyo pH sea más o menos neutro. Los más utilizados son los siguientes:

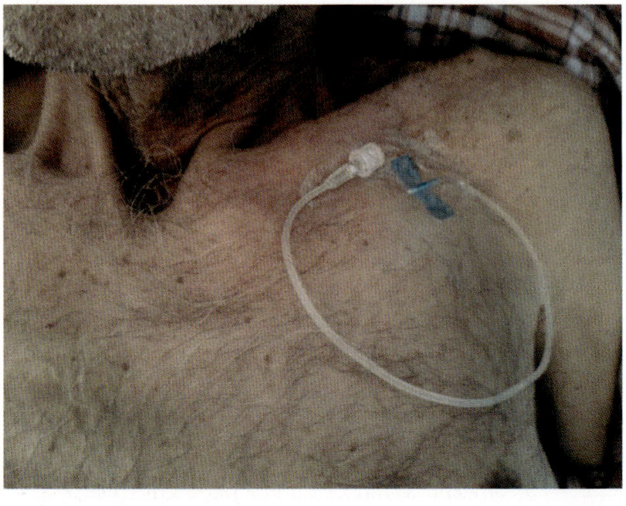

Figura 27.2 Vía subcutánea.

- Opioides: clorhidrato de morfina, oxicodona, hidromorfona, fentanilo, tramadol.
- Antieméticos: metoclopramida, levomepromazina, haloperidol, ondansetrón.
- Análogos de la somatostatina: octeotride.
- Sedantes: midazolam, lorazepam, prometazina, fenobarbital.
- Anticolinérgicos: n-útil bromuro de hioscina.
- Corticoides: dexametasona, hidrocortisona.
- Diuréticos: furosemida.
- Antihistamínicos: difenhidramina.
- AINE: ketorolac, dexketoprofeno.
- Antagonistas de los receptores H2: ranitidina, famotidina.
- Vitamina K.

Cuidados básicos (mínimos)

Son aquellos procedimientos esenciales para mantener al paciente confortable. La administración de medicación y la realización de procedimientos están destinados a proveer confort o aliviar el dolor o signos de sufrimiento son parte del cuidado básico. Este incluye calor, abrigo, alivio del dolor, manejo de síntomas perturbadores (tales como disnea o vómitos), medidas de higiene (tales como manejo de la incontinencia, cuidados de la boca, baño corporal en cama, cuidados de la piel) y ofrecer nutrición o hidratación oral. Algunos los denominan "cuidados de confort" o "cuidados mínimos" y su implementación debe ser garantizada a todos los pacientes, aun cuando se suspendan otras medidas terapéuticas o de soporte vital.[36]

Cuidados de la piel y de la boca

Respecto del cuidado de la piel, el objetivo en este momento no es curar si hubiera úlceras por presión, sino evitar el dolor realizando cambios posturales cada 4-6 h (no es necesario en los últimos días, cuando pueden realizarse cada 2 h) y la aplicación tópica de anestésicos locales; evitar el mal olor de las lesiones mediante el uso de polvo de metronidazol o gel de metronidazol al 2% y el sangrado con compresión con gasas o adrenalina tópica.

Conviene mantener hidratada la boca con agua o infusiones y evitar la clorhexidina o la vaselina; utilizar crema humectante para los labios. Se debe limpiar con frecuencia la boca suavemente con una torunda de gasa humedecida y retirar las dentaduras que no ajusten bien. En los últimos días, el enfermo va perdiendo el deseo de alimentarse, por lo que no se debe insistir excesivamente incomodándolo.

Control de síntomas frecuentes

En relación con el dolor, si se estuvieran utilizando analgésicos no conviene retirarlos porque habitualmente los pacientes mantienen o aumentan sus requerimientos puesto que la inmovilidad produce dolor y, al perderse la comunicación verbal, la evaluación del dolor se hace más difícil.

Si existieran náuseas o vómitos conviene utilizar los siguientes fármacos:

- Haloperidol 2,5 mg a 10 mg, en infusión continua SC o IV/ 24 h *o bien,*
- Levomepromazina 6-25 mg/24 h.

Las convulsiones/mioclonías pueden controlarse con los siguientes medicamentos:

- Midazolam 15-30 mg en infusión continua SC o IV/24 h iniciando con un bolo de 5-10 mg *o bien,*
- Diazepam rectal 5-10 mg/12-24 h *o bien,*
- Fenobarbital 600 mg en infusión continua SC o IV/24 h, luego de un bolo IM de 200 mg.

Debe evitarse el uso de sondas nasoenterales y de cualquier otra intervención que pueda producir sufrimiento al paciente puesto que lo incomodan y solo son necesarias en casos excepcionales.

En caso de excitación psicomotriz/*delirium* hiperactivo deben descartarse dolor, globo vesical, impactación rectal, abstinencia de benzodiacepinas. El *delirium* es un síntoma frecuente durante la agonía y se utiliza su tratamiento habitual corrigiendo los factores reversibles y considerando la sedación si el síntoma es refractario.

En caso de disnea conviene utilizar oxígeno ante la hipoxemia. No escatimar su uso ante la demanda del paciente o la familia y optar preferentemente por la cánula nasal. La morfina para la disnea debe indicarse a razón de 2,5-5 mg c/4-6 h. Debe considerársela sedación de fin de vida si el síntoma fuese refractario al tratamiento antes indicado.

Si aparecen estertores, se promoverá que el paciente esté en decúbito lateral y con el cuello ligeramente flexionado y explicar a las familias que los ruidos producidos por los movimientos respiratorios no generan sufrimiento al paciente, debido a la disminución del nivel de conciencia. Debe utilizar, para evitar los estertores, clorhidrato de escopolamina 0,5-1 mg/4-6 h SC o IV o N-butil-bromuro de hioscina 20 mg/4-6 h SC o IV. No suspenderlo después de iniciado.

Conviene tratar la fiebre con los medios habituales solo si produce disconfort (diaforesis, escalofríos).

En cuanto a la evacuación y la diuresis, la constipación ya no debe ser considerada un problema. Ante la incontinencia urinaria se consultará al paciente, quien determinará la preferencia del uso de pañal o sonda. Si el paciente no está consciente, se consultará al familiar cuidador.

Sedación paliativa

La expresión sedación paliativa se refiere al uso intencional de agentes farmacológicos para inducir un sueño que alivie los síntomas que generan sufrimiento y que no pueden ser controlados por los medios habituales. Puede ser utilizada en el domicilio o en pacientes internados para el alivio de los síntomas refractarios. Denominamos "síntoma refractario» a aquel que no puede ser adecuadamente controlado, a pesar de un tratamiento agresivo que no compromete la conciencia del paciente. Supera al síntoma de difícil manejo.

Las razones por las que más comúnmente se utiliza la sedación paliativa son el dolor, los vómitos, el *delirium* terminal, la disnea y el sufrimiento psicológico de gran intensidad. Estas intervenciones se reservan, habitualmente, para la fase verdaderamente terminal. Las indicaciones de sedación paliativa son infrecuentes. Debe ser utilizada en el contexto de un buen manejo del control de síntomas, que incluye las intervenciones no farmacológicas, como la asistencia en situaciones de sufrimiento espiritual, el soporte psicosocial y el cuidado de las alteraciones ambientales.

Existen diversos tipos de sedación:

- Según la causa (Morita y cols., 2001), podemos hablar de las siguientes:
  - Sedación primaria, entendiendo por tal la intervención terapéutica que tiene por objeto la disminución de la conciencia de un paciente.
  - Sedación secundaria, que es la disminución de la conciencia de un paciente como efecto colateral de un fármaco administrado en el curso del tratamiento de un síntoma.
- Según la temporalidad, las denominamos de las maneras siguientes:
  - Sedación intermitente, que es aquella que permite períodos de alerta del paciente.
  - Sedación continua, que es la que mantiene la disminución del nivel de conciencia del paciente de forma permanente.
- Según la intensidad (Cherny y Portenoy, 1994) será como se detalla a continuación:
  - Sedación superficial, que permitirá la comunicación ocasional del paciente con familiares y miembros del equipo tratante.
  - Sedación profunda, que mantiene al paciente en estado de inconsciencia e incomunicado.

La sedación paliativa tiene como finalidad el alivio del sufrimiento aunque en el curso de esta pueda sobrevenir la muerte. En este sentido, se rige, desde el punto de vista ético, por el denominado "principio del doble efecto o principio del voluntario indirecto", que puede ser definido como aquellos efectos que serían moralmente incorrectos si fuesen causados intencionalmente, pero que son lícitos si se producen sin intención y como consecuencia de una acción buena.

Conviene que la decisión de realizar la sedación sea compartida con el enfermo, si está en condiciones de afrontarla, o con la familia, a la que debe informarse adecuadamente de las intenciones y características de este procedimiento. Es prudente que quede documentado este consentimiento informado.

En primer lugar, deberá decidirse si se realizará sedación intermitente o continua y por qué vía (oral, subcutánea o endovenosa).

El midazolam es la droga de elección[37] (se ha utilizado para más del 50% de los pacientes) por su corta vida media y su fácil y rápida titulación. Puede utilizarse una dosis inicial de 0,5-2 mg y una dosis de mantenimiento en infusión continua de 1-5 mg/h aunque se han utilizado dosis mayores. También se ha documentado la eficacia de otros fármacos, como el lorazepam, la clorpromazina, el fenobarbital y el propofol.

El diálogo permanente con la familia y su soporte emocional son fundamentales. Las estrategias de cuidados paliativos en la etapa terminal de un enfermo deben ser patrimonio de todo médico, puesto que ayudar a morir en paz es uno de los fines de la Medicina.

Bibliografía

1 CAEEM, Boletín del Consejo Académico de Ética en Medicina (CAEEM), 2012, ISSN. 1666-518X
2 Philip J, Collins A, Bran CA, et al. I'm just waiting: an exploration of the experience of living and dying with primary malignant glioma. Support Care Cancer 2014; 22: 389-97.
3 Janda M, Steginga S, Dunn J, et al. Unmet supportive care needs and interest in services among patients with a brain tumor and their carers. Patient Educ Couns 2008; 71(2): 251-8.
4 Stromgren AS, Groenvold M, Pedersen L, et al. Does the medical record cover the symptoms experienced by cancer patients receiving palliative care? A comparison of the record and patient self-rating. J Pain Symptom Manage 2001; 21:189-96.
5 Oken MM, Creech RH, Tormey DC, et al. Toxicity And Response Criteria Of The Eastern Cooperative Oncology Group. Am J Clin Oncol 1982; 5: 649-655.
6 Armstrong TS, Cohen MZ, Eriksen LR, et al. Symptom clusters in oncology patients and implications for symptom research in people with primary brain tumors. J Nurs Scholarsh 2004; 36: 197-206.
7 Collins A, Sundararajan V, et al. Clinical presentation and patterns of care for short-term survivors of malignant glioma. J Neurooncol 2014; 119(2): 333-41.
8 Bruera E, Kuehn N, Miller MJ, et al. The Edmonton Symptom Assessment System (ESAS): a simple method for the assessment of palliative care patients. J Palliat Care. 1991; 7(2): 6-9.
9 Taillibert S, Laigle-Donadey F, Sanson M. Palliative care in patients with primary brain tumors. Curr Opin Oncol 2004; 16: 587-92.
10 Macedoni-Liksik M, Jereb B, Todorovski L. Long-term sequelae in children treated for brain tumors: impairments, disability and handicap. Pediatr Hematol Oncol 2003, 20: 89-101.
11 Burneo JG, Sirven JI, Kiesel LW, et al. Managing common complex symptomatic epilepsies: tumors and trauma. American Epilepsy Society - 2012 Annual Course Summary. Epilepsy Curr 2013; 13(5): 232-5.
12 Weller M, Gorlia T, Cairncross JG, van den Bent MJ, Mason W, Belanger K, Brandes AA, Bogdahn U, Macdonald DR, Forsyth P, Rossetti AO, Lacombe D, Mirimanoff RO, Vecht CJ, Stupp R. Prolonged survival with valproic acid use in the EORTC/NCIC

temozolomide trial for glioblastoma. Neurology 2011; 77: 1156-64.
13 Perry JR. Thromboembolic disease in patients with high-grade glioma. Neuro Oncol. 2012; 14(4): 73-80.
14 Wen PY, Schiff D, Kesari S, et al. Medical management of patients with brain tumors. J Neurooncol 2006; 80: 313-32.
15 Levin JM, Schiff D, Loeffler JS, et al. Complications of therapy for venous thromboembolic disease in patients with brain tumors. Neurology 1993; 43: 1111-4.
16 Drayer, RA, et al. Patient-related barriers to pain and symptom control, J Pain Symptom Manage 1999; 7: 434-40.
17 Weissman DE. Decision Making at a Time of Crisis Near the End of Life. JAMA 2004; 292: 1738-43.
18 Batin ME, Carpenter TK, Armitage PA, et al. Effects of dexamethasone on cerebral perfusion and water difussion in patients with high-grade glioma. Am J Neuroradiol 2006; 27: 402-8.
19 Green H, Paul M, Vidal L, Leibovici L. Prophylaxis of Pneumocystis pneumonia in immunocompromised non-HIV-infected patients: systematic review and metaanalysis of randomized controlled trials. Mayo Clin Proc 2007; 82: 1052-9.
20 Gilron I, Bailey JM, Tu D, et al. Morphine, gabapentin, or their combination for neuropathic pain. N Engl J Med 2005; 352(13): 1324-34.
21 Mercadante S. Cuadros de dolor complejos. En: Declan Walsh (ed.). Medicina Paliativa. Elsevier, 2010.
22 Rudroju N, Bansal D, Talakokkula ST, et al. Comparative Efficacy and Safety of Six Antidepressants and Anticonvulsants in Painful Diabetic Neuropathy: A Network Meta-analysis. Pain Physician 2013; 16(6): 705-14.
23 Mercadante S, Arcuri E, Tirelli W, Casuccio A. The analgesic effect of ketamine in cancer patient on opioid therapy: A randomized, controlled, double-blind, cross-over, double dose study. J Pain Symptom Manage 2000; 20: 246-52.
24 Shaw EG, Rosdhal R, D'Agostino RB Jr, et al. Phase II study of donepezil in irradiated brain tumor patients: effect on cognitive function, mood, and quality of life. J Clin Oncol 2006; 24: 1415-20.
25 Ostgathe C, Gaertner J, Kotterba M, et al. Differential palliative care issues in patients with primary and secondary brain tumors Support Care Cancer 2010; 18: 1157-63
26 Boele FW, Verdonck-de Leeuw IM, Cuijpers P, et al. Internet-based guided self-help for glioma patients with depressive symptoms: design of a randomized controlled trial. BMC Neurol 2014; 14: 81.
27 Salander P, Spetz A. How do patients and spouses deal with the serious facts of malignant glioma? Palliative Medicine 2002; 16: 305-13.
28 Callahan D. Death and the research imperative. N Engl J Med 2000; 342: 654-6.
29 Chochinov HM. Dignity and the essence of medicine: the A, B, C and D of dignity conserving care. BMJ 2007; 335: 184-7.
30 Balboni TA, Vanderwerker LC, Block SD, et al. Religiousness and spiritual support among advanced cancer patients and associations with end-of-life treatment preferences and quality of life. J Clin Oncol 2007; 25; 555-60.
31 Puchalski CM. Formal and informal spiritual assessment. Asian Pac J Cancer Prev. 2010 Apr; 11(1): 51-7.
32 Lavery JV, Boyle J, Dickens BM, et al. Origins of the desire for euthanasia and assisted suicide in people with HIV-1 or AIDS: a qualitative study. Lancet 2001; 358(9279): 362-7.
33 Bayés R, Limonero JT, Romero E, Arranz P. ¿Qué puede ayudarnos a morir en paz? Med Clín (Barc) 2000; 115: 579-82.
34 Reuben DB, Tinetti ME. Goal-Oriented Patient Care - An Alternative Health Outcomes Paradigm. N Engl J Med 2012; 366: 777-9.
35 Pace A., et al., End of life issues in brain tumor patients. J Neurooncology 2009; 91: 39-43.
36 CAEEM, Boletín del Consejo Académico de Ética en Medicina (CAEEM), 2012, ISSN. 1666-518X
37 Charter S, Viola R, Paterson J, et al. Sedation for intractable distress in the dying: A survey of experts. J Palliat Med 1998; 12: 255-69.

28

Gliomas y calidad de vida

Silvana García Rivera

Introducción

En los últimos veinte años, con el auge de las neurociencias y el trabajo interdisciplinario, las variables psicosociales han llegado a la neurocirugía. Disciplinas como la Psicoprofilaxis quirúrgica y la Calidad de Vida brindan un marco teórico e instrumental que se enfoca en el paciente como persona que cursa una enfermedad, específicamente en su bienestar y su funcionalidad antes, durante y después del tratamiento quirúrgico. En el caso de los gliomas y sus variables de tratamiento y curso, ambas disciplinas pueden convertirse en coadyuvantes valiosos para el neurocirujano.

El concepto de calidad de vida (CV) y, consecuentemente, la calidad de vida relacionada con la salud (CVRS), surge en la literatura oncológica a principios de los años noventa. A partir del año 2000 en adelante, la CVRS se ha ido convirtiendo en un criterio más de intervención y en una medida secundaria de resultado en los tratamientos de los pacientes con gliomas.[1]

A pesar de que no existe una definición universalmente adoptada de la CVRS se puede afirmar que es un concepto amplio que abarca el bienestar multidimensional del paciente y su nivel de satisfacción general con respecto a su vida y a su salud.[2] La multidimensionalidad se refiere al bienestar físico, psicológico y social del paciente y a su nivel de funcionamiento general.[3] Se resalta la importancia de la subjetividad del paciente en la utilización del concepto de CVRS en la práctica clínica con el paciente con glioma.[4]

Gliomas y CVRS

Los tumores cerebrales (TC) son una de las enfermedades más temidas porque amenazan directamente la autonomía, la independencia y la supervivencia. Los gliomas son los TC más comunes, por lo tanto, todos los pacientes con gliomas atraviesan serios cambios en su CVRS.[5]

Tanto el tumor en sí mismo (su grado, tamaño y localización) como los tratamientos disponibles (cirugía, radioterapia, quimioterapia, tratamiento soporte) afectan la CVRS del paciente para bien y para mal. Dependerá del equipo tratante y la disponibilidad del paciente y su entorno, evaluar la CVRS en el paso a paso del tratamiento y obtener así los beneficios que ésta evaluación puede brindar.[2]

Según el grado de agresividad y malignidad, los gliomas se clasifican en gliomas de bajo grado (GBG) que abarcan los gliomas de grado I y de grado II, y los gliomas de alto grado (GAG), gliomas de grado III y de grado IV. Los gliomas de grado I se consideran curables. La agresividad del tumor está directamente relacionada con la prognosis y la sobrevida.[6,7]

Los GBG pueden vivir entre 6 y 15 años promedio, y los GAG entre 6 meses y 3 años. Para el glioblastoma multiforme (GBM), un grado IV y el más común de los gliomas, el promedio de sobrevida es tan sólo de 15 meses.[8]

Los pacientes con GAG manifiestan un mayor deterioro de su CVRS desde el momento mismo del diagnóstico[9] y, en la etapa final de la enfermedad, el compromiso de su CVRS alcanza su pico máximo.[10]

La localización y el tamaño del tumor se asocian directamente a los síntomas neurológicos y al estado de funcionamiento general del paciente; los déficits (motores, cognitivos, etc.) que conllevan son los principales responsables de la disminución de la CVRS del paciente.[1]

Los GAG miden significativamente menos en todas las áreas de funcionamiento general comparados con los controles sanos de la misma edad y género; muestran menor funcionamiento social y más problemas de comunicación. La diferencia de grado entre los gliomas de grado III y IV ha resultado estar más relacionada a la estabilidad/progresión del glioma que al grado del glioma en sí mismo.[4]

Los GBG con una carga significativa de síntomas reportan un promedio más bajo en su CVRS y casi ningún paciente puede continuar con sus actividades cotidianas sin restricciones; la fatiga, los trastornos del sueño y el dolor son los síntomas de los que se reciben más quejas.[4]

Todos los tratamientos tienen el potencial de mejorar la CVRS y extender la sobrevida, y a la vez de afectar la CVRS negativamente.

La cirugía es la primera opción en el tratamiento de los gliomas cerebrales. Tiene por objetivo, además del diagnóstico histopatológico de la lesión, aliviar los síntomas y prolongar la sobrevida.

La exéresis, parcial o total, de la lesión, mejora la CVRS al preservar o mejorar las funciones cognitivas y al aliviar los síntomas neurológicos previos a la cirugía. Existe una asociación significativa entre la CVRS y la extensión de la exéresis del glioma: a más extensión de la exéresis, mejor CVRS.11

El deterioro posquirúrgico inmediato de la CVRS del paciente se asocia con una pobre sobrevida.12

La radioterapia se indica para estabilizar la enfermedad después de la cirugía, y detener la progresión tumoral, que al preservar la funcionalidad del paciente en la medida de lo posible, mejora su CVRS.

En los pacientes con GBG, la radioterapia extiende el tiempo libre de tumor, sin embargo, no afecta la duración de la sobrevida. Y en un seguimiento a 12 años en éstos pacientes, se han hallado déficits cognitivos más severos comparados con otro grupo similar de pacientes que no la recibieron.[4]

A corto plazo, los pacientes con GBG que reciben altas dosis de radiación, reportan mayor compromiso en su CVRS asociado a la fatiga, el insomnio y el malestar que los pacientes que reciben bajas dosis.[4]

La radioterapia combinada con la quimioterapia, en los pacientes con GBG, ha demostrado brindar una mejoría moderada de la CVRS, que de todas maneras va empeorando lentamente con la progresión de la enfermedad y que, sin embargo, le brinda al paciente tiempo para ir elaborando y aceptando la realidad.[4]

En pacientes con GAG de más de 70 años y con un pobre estado general se ha comprobado que la radioterapia mejora la sobrevida, y combinada con la quimioterapia, preserva la CVRS previa al tratamiento.[4]

La quimioterapia pospone la progresión del tumor con la posibilidad de mantener la funcionalidad del paciente y su calidad de vida. Sus efectos adversos son transitorios, aunque puedan afectar negativamente la CVRS.

La temozolamida es la primera opción de tratamiento tanto en los GBG como en los GAG y suele mejorar la CVRS del paciente, sobre todo si se combina con la radioterapia. Ésta combinación ha reportado aumento en la sobrevida sin progresión del glioma en GBG comparada con la radioterapia como único tratamiento posquirúrgico. Y también se han reportado declinación en las funciones cognitivas, problemas en el funcionamiento social, pérdida del apetito y déficits en la comunicación.[4]

La gran mayoría de los gliomas son recurrentes, por lo tanto, extender la sobrevida sin progresión tumoral es el objetivo más importante en los tratamientos señalados.

La recurrencia provoca el impacto negativo más importante en la vida del paciente con glioma, quién ya ha pasado por tratamientos invasivos y agresivos con anterioridad y que ahora ha de enfrentar síntomas neurológicos y déficits más severos que en la presentación inicial.[10]

La CVRS en los pacientes con recurrencia está más comprometida que la de los pacientes sin recurrencia después del mismo lapso de tiempo desde el diagnóstico inicial.[1]

Factores significativos en la CVRS y gliomas

Lo pacientes con gliomas además de tener dificultades con los síntomas comunes al cáncer, fatiga, náuseas y vómitos, anorexia, dolor y trastornos del sueño, tienen problemas secundarios al deterioro neurológico: déficits motores, visuales, cognitivos, trastornos neuropsiquiátricos, efectos secundarios del tratamiento soporte, problemas de comunicación, y crisis entre otros.[13]

Los factores más significativos que deben tenerse en cuenta en relación con la CVRS de un paciente con glioma son los descritos a continuación.

Fatiga. es el síntoma más común que reportan los pacientes tanto en los GBG como en los GAG. Y es uno de los síntomas más influyentes que hace descender las mediciones de CVRS.[1] Los pacientes con GBG que reportan fatiga junto a trastornos del sueño y dolor presentan un promedio más bajo de CVRS y se quejan de no poder llevar adelante su vida cotidiana sin ninguna restricción, a pesar del buen estatus neurológico.[2] La fatiga es aún más problemática para los pacientes con GAG: del 89% al 93% de los pacientes reportan fatiga, que predice una pobre sobrevida.[2]

Cefaleas. Junto con las náuseas y los vómitos son reportadas por el 50% de los pacientes con GAG.[1]

Trastornos del sueño. Son muy comunes y suelen acompañar al estrés emocional. Del 31,6% al 52% de los pacientes con gliomas los reportan en el momento del diagnóstico o durante los tratamientos. Los GAG muestran una tendencia más marcada de estos trastornos que los GBG.[2] El insomnio sostenido puede ser devastador para la CVRS.

Trastornos neuropsiquiátricos. Los cambios de la personalidad, la irritabilidad, la distimia, la depresión y la ansiedad suelen ser comunes en los pacientes con gliomas. Más allá de los síntomas directamente relacionados con la localización del tumor (frontalización en un glioma del lóbulo frontal, por ejemplo) la depresión y la ansiedad son los que más afectan a los pacientes con gliomas. Del 7% al 90% reporta síntomas depresivos y del 29% al 60% reportan ansiedad en algún momento de la enfermedad, ambas con un efecto adverso en la sobrevida.[14] La depresión está presente en un alto porcentaje de los GAG, con más prevalencia que en la población general con cáncer.[14] Solo el 60% de los pacientes que reportan depresión son médicamente tratados a pesar de que afecta negativamente la CVRS.[1] Sobrevivientes a largo plazo de GAG (más de 5 años) reportan cambios en el humor, depresión y ansiedad en un porcentaje de 4 en 10.[14] La depresión se ha convertido en el predictor independiente más importante de la CVRS en los pacientes con TC.[1]

Déficits cognitivos. Los desórdenes cognitivos son comunes en los pacientes con gliomas: por el tumor, por los tratamientos, por la eventual relación de glioma y epilepsia. A más déficits cognitivos, menor calidad de vida.[15] Las funciones cognitivas se relacionan directamente con el autocuidado, la independencia, la salud mental, el funcionamiento social y el profesional.[16] Los pacientes con GBG a largo plazo que no tienen activa la enfermedad y con déficits cognitivos tienen más compromiso de su CVRS, sobre todo si está combinada con la depresión y la fatiga. La CVRS más baja en los sobrevivientes a largo plazo se da al combinarse los trastornos cognitivos y la epilepsia.[17] Los síntomas más reportados son déficits en la memoria de trabajo, procesamiento de la velocidad del habla y procesamiento de la información. La quimioterapia y la radioterapia combinadas desmejoran la memoria y la flexibilidad mental.[2]

Las funciones cognitivas se constituyen en una medida fundamental de la CVRS en pacientes con gliomas por el gran impacto que producen sus déficits en la vida del paciente.[17] En los GAG, el 49% de los pacientes presentan problemas cognitivos aún antes del tratamiento, que mejoran levemente después de los tratamientos; por lo que una buena evaluación cognitiva podrá llegar a tener un valor pronóstico.[18]

En un estudio con GAG recurrentes se demostró que el deterioro cognitivo precede a la evidencia radiográfica por 6 semanas. En este estudio, se usó un test de fragmentación de demencia, sencillo y fácil de tomar, el MMSE-30 (*mini-mental state examination*), otros investigadores están usando el Hopkins Verbal Learning Test, el Trail Making Test y el Controlled Word Associated Test, en la misma línea de investigación.[2]

Los GAG son los que padecen los peores problemas cognitivos pero en diferentes muestras de sobrevivientes a largo plazo de GBM (más de cinco años) se ha encontrado una CVRS aceptable a pesar de los problemas cognitivos en la fase estable de la enfermedad.[16]

Fármacos como el donepecilo ya se están usando para tumores irradiados y se ha demostrado que mejora los déficits cognitivos y el estado de ánimo.[2]

Una buena evaluación de las funciones cognitivas antes y durante el tratamiento permite derivar al paciente a una rehabilitación neurocognitiva apropiada y mejorar la CVRS del paciente, sobre todo en los sobrevivientes a largo plazo.

Tratamiento soporte. Los corticoides y los antiepilépticos son coadyudantes fundamentales en el tratamiento de los gliomas. La dexametasona reduce el edema peritumoral, mejora la sintomatología y por ende, la CVRS desde antes de la cirugía. Le brinda tiempo al paciente, tiempo y cierto alivio, que le permitirá ir adaptándose poco a poco a la nueva situación. A largo plazo o a altas dosis, los efectos secundarios pueden ser muy perjudiciales para la CVRS del paciente (problemas gástricos, estrés, atrofia muscular, Cushing, etc.).[4] Los antiepilépticos, si el glioma produce crisis, representan un enorme alivio para el paciente con glioma y epilepsia. De hecho, la combinación de crisis y déficits cognitivos es la que peor mide en términos de CVRS de los pacientes con glioma.[4] Las crisis se asocian al deterioro cognitivo en los GBG aún más que en los GAG, y el tratamiento farmacológico sólo las controla en el 50% de los pacientes.[4] Los efectos secundarios más comunes son somnolencia, lentitud mental y problemas cognitivos. El levetiracetam es la droga más recomendada por su amplio control de crisis y mínimos efectos secundarios.[2]

La CVRS de un paciente fluctúa y sufre variaciones a lo largo del tratamiento de un GBG y un GAG, y no solo la CVRS del paciente va cambiando, sino también la de su entorno y cuidadores.[19]

La evaluación protocolar de la CVRS permite estar al tanto de los cambios y necesidades del paciente y plantear otro tipo de intervenciones, como la rehabilitación cognitiva, la terapia ocupacional, el acompañamiento psicológico, etc., que mejoran o preservan la CVRS del paciente y entorno más allá de los tratamientos tradicionales.

La CVRS va cobrando más relevancia en el tratamiento de los gliomas a medida que se va extendiendo la sobrevida.

Evaluación de la CVRS

Los cuestionarios de CVRS miden aspectos subjetivos de la vida del paciente: sentimientos, conductas o autovaloraciones. Es importante que sean respondidos por el propio paciente en la medida de lo posible.[4]

Los instrumentos genéricos para el cáncer más usados son el EORT QOL-30 (European Organization for Research and Treatment of Cancer –EORT- Quality of Life Questionnaire Core -30 _QLQ-C30) que se complementa con un cuestionario específico para tumores cerebrales el EORT QLQ-BN20 (41); y el FACT- G

(Funcional Assesment of Cancer Therapy- General) que se complementa con el FACT-Br, el módulo específico para tumores cerebrales.[20, 21]

Ambos son recomendables para medir la CVRS de un paciente con glioma, la única diferencia entre ambos es que el EORT se focaliza en el funcionamiento global y los síntomas del paciente, mientas el FAC-T pone más énfasis en los aspectos psicosociales de la enfermedad y los tratamientos.[22]

Conclusiones

La evaluación de la CVRS de un paciente con glioma posee una utilidad práctica para el neurocirujano y el equipo tratante, para el paciente y para sus cuidadores.

Brinda información sobre la evolución de la enfermedad, la respuesta del paciente al tratamiento, la recurrencia, y las necesidades específicas del paciente y su entorno a lo largo de la enfermedad, más allá del protocolo estándar de tratamiento.

La CVRS es una medida secundaria del resultado del tratamiento que se le indica al paciente e incrementa su relevancia a medida que los tratamientos alargan y mejoran la sobrevida.[2, 23]

La evaluación de la CVRS facilita y mejora la comunicación entre el paciente, su familia y el equipo neurooncológico tratante, y brinda datos que pueden cristalizarse en tratamientos coadyudantes como la kinesiología, la rehabilitación cognitiva, el acompañamiento psicológico, la terapia ocupacional, los cuidados paliativos que favorecen la CVRS del paciente y su entorno.

Cada paciente es una persona única en sí misma, que vive sus síntomas de forma singular, por eso se enfatiza la importancia de individualizar el tratamiento estándar por parte del equipo multidisciplinario que trata a los pacientes con gliomas.

La CVRS también puede ser una asistencia importante a la hora de tomar decisiones, ya que el objetivo final de todos los tratamientos es brindarle al paciente una vida de calidad.

Bibliografía

1 Taphoorn M, Bottomley A, Sizeo E. Review on Quality of Life in Patients with Primary brain tumors. Oncologist 2010; 15(6): 615-26.

2 Raymond L, Page M, Soldheim L, et al. Quality of Life in adults with brain tumors: Current knowledge and future directions. Neurooncol 2011; (3): 330-9.

3 Schipper M, Clinch L, Powell V. Definitions and conceptual issues. En Spilker (Ed.). Quality of Life. Assessments in Clinical Trials. New York: Raven Press, 1990; 11-24.

4 Driven L, Aaronson N, Heimans J, et al. Health-related QOL in high-grade glioma patients. Clin J Cancer 2014; 33 (1): 40-5.

5 Ricardo D, Idbaih A, Durrey F. Primary Brain Tumors in Adults. Lancet 2012, 379: 1984-96.

6 Olson JD, Riedel E, De Angelis LM. Long term- outcome of low oligodendroglioma and mixed glioma. Neurooncol 2000, 54; 1442-48.

7 Prignatti F, Van Der Bont M. prognostic factors for survival in adults patients with cerebral low-grade glioma. J Clin Oncol 2002; 20: 2076-84.

8 Taphoorn MJ, Stupp R, Coens S. Health – related QOL in patients with glioblastoma: a randomized controlled trial. Lancet Oncol 2005; 29: 4430-5.

9 Solo J, Miemela A, Joukamo M. Effect of brain tumor laterality in patients´perceived quality of life. J Neurosurg Psychiatry 2002; 72: 373-7.

10 Bisma J, Reijneveland JC, Down L. Health-related QOL of long-term high-grade glioma survivers. NueroOncol 2009; 11: 51-8.

11 Brown P, Matthew J. M.S, Rummans T, et al. A prospective study of QOL in adults with newly diagnosed high-grade glioma: the impact of the extent of resection on QOL and survival. Neurosurg 2005; 57: 495-504.

12 Jakola S, Weber C, Gulati S. Postoperative deterioration in health related QOL as predictor for survival in patients with GBM: a prospective study. Plus One 2011; 6: 28592.

13 Klein M, Engelberts NH. Epilepsy in low-grade glioma: the impact on cognitive function and QOL. Ann Neurol 2003; 54: 514-20.

14 Taphoorn MJ, Heimans JJ. Impact of brain tumors on QOL. J Neurol 2002 Aug; 249(8): 955-60.

15 Lucchiari C, Botturi A, Lamporti E. et al. Cognitive strategies and QOL in patients with high-grade glioma. Support Care Cancer 2015; 23(12): 3427-35.

16 Boele FW, Zant M, Taphoorn MJ, et al. The Association between cognitive functioning and health-related quality of life in low-grade glioma patients. Neurooncol Pract 2014; 1(2): 40-6.

17 Klein M. Treatments options and neurocognitive outcome in patients with diffuse low-grade glioma. J Neurosurg Sci 2015 Sep; 59(4): 383-92.

18 Mayers CA, Hess KR. Multifaceted end points in brain tumors clinicals trails: cognitive deterioration precedes MRI progression. Neurooncol 2003; 5: 89-95.

19 Mummud N, Jalali R. Palliative Care and Quality of Life in Neurooncology. Floor Prime Rep 2014; 1(6): 71.

20 Lung A, Lien K, Zeng L, et al. The EORT QLQ –BN20 for assessment of quality of life in patients receiving treatment or prophylaxis from brain metastases: a literature review. Expert Rev Pharmar oec on Outcomes Res 2011; 11(6): 693-700.

21 Lienk K, Zeng L, Nguyen J, et al. FAC-T Br for assessment of quality of life in patients receiving treatment for brain metastases. Expert Rev Pharmarc oec on Outcomes Res 2011 Dec; 11(6): 701-08.

22 Chow R, Lao N, Poponie M, et al. Comparision of the EORT QLQ-BN20 and the FACT-Br quality of life questionnaries for patients with primary brain cancers: a literature review. Support Care Cancer 2014; 22 (9): 259318.

23 Passier P, Visser-Moilg J, Riakel G. Determinates of health-related quality of life after aneurysmal subarachnoid hemorrahage: a systematic review. Quality of life Res 2013; 22: 1027-43.

29

Psicoprofilaxis quirúrgica en neurocirugía: Una experiencia hospitalaria

Silvana García Rivera

Introducción

La psicoprofilaxis quirúrgica es una práctica hospitalaria dentro de la psicología clínica y de la salud que Glocer (1971) define como "...el tratamiento psicológico que se efectúa al paciente involucrado en un proceso quirúrgico desde el diagnóstico hasta el día que abandona el hospital".[1] Y que Mucci (2004) define como "...el proceso psicoterapéutico de objetivos preventivos, focalizado en la situación quirúrgica y planificado para promover en el funcionamiento afectivo, cognitivo, interaccional y comportamental del paciente, recursos que lo orienten a: 1) afrontar la operación; 2) reducir efectos, eventualmente adversos, para el psiquismo, y 3) facilitar la recuperación biopsicosocial".[2]

Los objetivos generales de esta psicoterapia breve son facilitar la información a un nivel comprensible que tenga en cuenta la situación de vida del paciente y sus familiares, proporcionar recursos para afrontar la situación y las preocupaciones que la enfermedad y el tratamiento imponen, detectar y tratar los síntomas psicológicos concomitantes, brindar un espacio de escucha a los miedos básicos o universales, hacer explícito lo implícito, acompañar al paciente para disminuir el impacto del diagnóstico y durante la internación para prevenir organizaciones psicopatológicas.[2]

Por lo tanto, la psicoprofilaxis quirúrgica en neurocirugía brinda activamente asistencia psicológica a los pacientes hospitalizados con diferentes patologías neuroquirúrgicas incluidos los pacientes con gliomas.

El paciente con un glioma

La palabra "paciente" es controversial para la psicología de la salud pues hace hincapié en la pasividad del sujeto que padece una enfermedad.

En este capítulo, respetando la singularidad, se hablará de las personas diagnosticadas con un glioma como "pacientes" solo por una cuestión práctica.

Lo fundamental a tener en cuenta es que el trabajo psicoprofiláctico estará condicionado por el glioma en sí mismo y los síntomas concomitantes, el o los tratamientos indicados, la medicación y las posibles complicaciones médicas que puedan ocurrir más las características propias de cada paciente en particular.

Todas estas variables pueden afectar la calidad de vida, las funciones cognitivas, el bienestar psicológico y la habilidad de actuar en la vida cotidiana de cada paciente con un glioma.[3]

Protocolo de intervención

Se ha pautado la intervención en cada caso particular en las siguientes etapas, considerando la evolución del cuadro clínico y la cirugía.

Protocolo de intervención
1. Primera consulta.
2. Entrevista prequirúrgica.
3. Internación.
4. Seguimiento.

Primera consulta y diagnóstico

Los pacientes que llegan al consultorio de neurocirugía oncológica son derivados por otra especialidad, generalmente clínica médica, neurología o la guardia hospitalaria.

Ocho de cada diez pacientes asiste con algún estudio de imágenes (tomografía o resonancia) en la mano y acompañado de familiares o amigos.

Todos llegan asustados, ansiosos, preocupados y con un alto nivel de expectativas.

Los relatos son similares, empezaron hace tiempo atrás con fuertes dolores de cabeza, vómitos, pérdida del equilibrio, fueron a una guardia, se les realizó una tomografía, se encontró una imagen fuera de lo común y fueron derivados al neurocirujano; o tuvieron una crisis comicial o un episodio extraño, los llevaron a una guardia y la historia se repite, o quizá fueron al neurólogo por fuertes dolores de cabeza y de golpe están sentados frente a un neurocirujano, con una imagen en las manos y temiendo lo peor.

Pero, ¿qué es lo peor?

Lo peor es un tumor cerebral.

Un tumor cerebral, en el imaginario popular, es sinónimo de cáncer, muerte y en el mejor de los casos, una sobrevida con secuelas.

Por estos miedos humanos y universales es que en la primera consulta con el neurocirujano está presente una profesional de la psicología. Y es el primer paso de la psicoprofilaxis quirúrgica en neurocirugía: escuchar el relato del paciente y su familia desde el primer momento.

Estar presente cuando el neurocirujano informa el posible diagnóstico (siempre se aclara que el diagnóstico definitivo lo brinda la anatomía patológica) y le indica el tratamiento quirúrgico.

Contener y escuchar al paciente y su familia es la tarea a realizar durante la primera consulta.

Más allá de las diferencias culturales y sociales todos los pacientes neuroquirúrgicos muestran un alto grado de ansiedad y sufren un fuerte impacto emocional frente a la palabra "tumor". Cada paciente lo demuestra a su manera, algunos hacen preguntas, otros lloran, otros se quedan callados dejando que sea el familiar quien pregunte.

La psicóloga se encarga de contener al paciente y de crear un espacio en el cual pueda expresar los miedos ante el diagnóstico, y que tenga la oportunidad de empezar a conocer y a prepararse para el proceso que está por comenzar y para una prolongada incertidumbre.

Generalmente para hablar con más detenimiento de los sentimientos del paciente, de sus miedos y ansiedades y de los cambios que ya están sucediendo se lo cita a una entrevista que servirá de puente entre las preguntas del paciente, su historia y el neurocirujano.

Entrevista prequirúrgica

Generalmente esta entrevista es clave para hacer un vínculo con el paciente que facilite la labor terapeútica. El primer objetivo será rescatar la subjetividad de cada paciente, conocer a la persona detrás del glioma.

En términos generales, se entrevista al paciente y se obtiene información sobre su estado cognitivo, su estado de ánimo, su nivel de ansiedad, si tiene o no antecedentes psiquiátricos, si existe o no consumo de sustancias, sus antecedentes quirúrgicos, su nivel de independencia, su estado laboral, familiar y social. Y se lo prepara para lo que está por venir.

Suele ser una entrevista extensa y semiestructurada, en la que se tocan temas que van desde los miedos y los sentimientos que aparecen ante el diagnóstico hasta cómo será la cirugía y el posquirúrgico inmediato desde la subjetividad.

Se evalúa el impacto biopsicosocial de la enfermedad para ese paciente en particular y se exploran sus recursos para afrontar la situación y en qué condiciones se encuentra su entorno para acompañarlo en este proceso. De ser necesario se entrevista a la familia junto al paciente.

Impacto

La palabra "impacto" (del lat. tardío *impactu*), significa, en la cuarta acepción del Diccionario de la Real Academia Española, 'golpe emocional producido por una noticia desconcertante'. En psicología se utiliza para describir como "golpe" a una enfermedad en la vida de una persona en particular.

La enfermedad no solo afecta el cuerpo, afecta también la manera en que una persona se ve a sí misma, su mente, su estado de ánimo y vida afectiva, su vida social y su economía.

Desde un planteo muy simple, existen tres niveles de impacto para toda enfermedad: el físico-fisiológico, el cognitivo-emocional-funcional, y el social-laboral-económico.

En el caso de los pacientes con gliomas, el impacto dependerá también de las características del tumor: tamaño, localización, grado, los síntomas que provoca y la medicación que el paciente recibe. Este impacto irá cambiando a medida que el tiempo pasa.

En los gliomas de alto grado de malignidad es un cambio paulatino que va desde el deterioro a la muerte.

El impacto emocional del diagnóstico suele ser variable, siempre es dramático en un primer momento después de la sorpresa inicial y trae consigo una elevada ansiedad que va cediendo en intensidad a medida que se va elaborando la información recibida y el paciente comprueba día a día su evolución (ya medicado con corticoides) y se le van brindado instrumentos efectivos para el control de la ansiedad (ejemplo: respiración abdominal).[4]

El dolor emocional, la angustia, el miedo a la muerte y al cáncer, la incertidumbre sobre el futuro inmediato y a largo plazo son las reacciones emocionales más comunes que aparecen ante el diagnóstico.

En esa etapa, acompañar al paciente y contenerlo es lo más importante.

La primera consigna para el paciente y para el equipo profesional es la misma: ir paso a paso.

La enfermedad y el tratamiento forman parte de un proceso que comienza con el diagnóstico y sigue más allá de los tratamientos, en la vida diaria del paciente. Se trata de la calidad de vida del paciente y de su capacidad para decidir cómo quiere vivir su vida.

Internación

Antes y después de la cirugía

Con la información recabada del neurocirujano (posible grado del glioma, localización, síntomas actuales, medicación) se planea la intervención en cada caso en particular.

Inmediatamente antes de la cirugía se le pide al paciente que hable de sus miedos, que los relate y tenga la oportunidad de afrontarlos con asistencia terapéutica (específicamente se le indica que escriba un autoinforme de miedos que luego se trabajará con el terapeuta).

En esta etapa del proceso el diagnóstico es presuntivo, basado en la imagen. Si se sospecha que el glioma es un bajo grado de malignidad, sin brindar certezas, se prepara al paciente para el proceso por venir (biopsia, exéresis completa o parcial), posquirúrgico inmediato y controles. Si se sospecha un alto grado de malignidad se va preparando al paciente para los tratamientos posteriores y para la interconsulta con oncología.

El paciente ya ha pasado por los prequirúrgicos, ha conocido al anestesista, la sala de internación y su habitación y al personal de enfermería. Ha hablado con su neurocirujano nuevamente, quien le cuenta cómo será la cirugía y el tiempo aproximado que llevará, entonces, la tarea será subjetivar la información brindada. El ayuno, los baños prequirúrgicos, la compañía de la familia antes de subir al quirófano, el corte de cabello, quién lo va a llevar al quirófano y quién lo va a recibir (generalmente el paciente ya conoce a los residentes y al médico anestesiólogo) y cómo se va a despertar, qué va a pasar después y la internación en terapia intensiva. Se brindan pautas prácticas que facilitan el proceso desde la subjetividad.

Después de la cirugía y la internación en terapia intensiva, en la sala de neurocirugía y en el caso de que el paciente presente síntomas psiquiátricos (ejemplo frontalización) o síntomas cognitivos (problemas de memoria, trastornos del lenguaje) se le brindan al paciente y su entorno la información y los instrumentos necesarios para manejar la situación en cada caso, respetando la dinámica familiar particular y haciendo las derivaciones correspondientes.

Aproximadamente, el 90% de los pacientes con gliomas del lóbulo frontal y el lóbulo temporal presentan trastornos cognitivos antes de iniciar cualquier tratamiento, el 78% reportan problemas con las funciones ejecutiva y el 60% problemas de memoria y atención.[5]

Las deficiencias cognitivas se relacionan la localización de la lesión: las lesiones del hemisferio izquierdo suelen producir déficits en el aprendizaje verbal, la memoria y las funciones del lenguaje entre otras, y las lesiones del hemisferio derecho suelen provocar déficits en las funciones visuales, perceptivas y visuoespaciales.[6]

Las lesiones frontales pueden causar cambios en la personalidad y déficits en las funciones ejecutivas, incluidos el juicio social, la tolerancia a la frustración, el planeamiento y la capacidad de organizar y la memoria de trabajo.[7]

Es importante que tanto el paciente como su familia estén siempre informados de todos los riesgos y beneficios de una neurocirugía, ya que a la hora de tomar decisiones es el paciente quien "pone el cuerpo" (y no solo el cuerpo) y es la familia la que acompañará al paciente y ha de convivir con la consecuencias de la enfermedad y los tratamientos.

Para la psicoprofilaxis quirúrgica es fundamental que el paciente se sienta confortable durante la internación, por lo tanto es importante tomar medidas de confort indispensables para el paciente y su cuidador en el marco de la humanización y el cuidado (Figura 29.1).

Las medidas de confort básicas para sostener la internación desde lo anímico y lo motivacional son las siguientes:

- Garantizar un sueño estable: el descanso adecuado es imprescindible durante una internación, antes y después de la cirugía.
- La alimentación: se va más allá de la nutrición adecuada, se recomienda en la medida de lo posible, que el paciente este satisfecho con la comida. Esta simple medida hace que la internación se vuelva menos extraña y hostil.
- Personalizar la habitación: esta medida apunta a que la habitación se vuelva un lugar agradable para el paciente, con la manta que le gusta, su taza, las cosas que

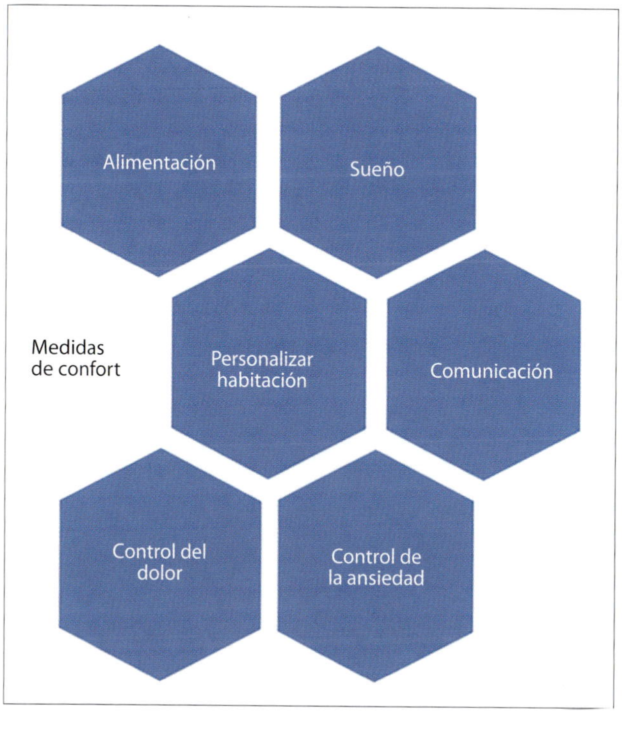

Figura 29.1 Medidas de confort.

quiso traer para su higiene personal y su ropa. La gran mayoría de los pacientes traen consigo dibujos que hicieron sus niños, símbolos religiosos, libros y revistas entre otras cosas.

- Facilitar la comunicación con el mundo exterior y la familia: combatir el aislamiento que la enfermedad trae consigo es una delas principales metas de la psicoprofilaxis quirúrgica. Se le sugiere al paciente que lleve consigo una radio, la *notebook*, el celular para que pueda comunicarse con su familia (muchos de los pacientes provienen de lugares lejanos y solo viajan con un cuidador) y para que no pierda contacto con la realidad más allá de las paredes del hospital.
- Control del dolor: algunos pacientes no informan sobre el dolor y su intensidad al médico, por costumbre, por timidez, porque no quieren preocupar a su familia, por lo tanto siempre hay que preguntar sobre el tema e informar al neurocirujano a cargo.
- Control de la ansiedad: se vuelve a evaluar la ansiedad antes y después de la cirugía. La mayoría de los pacientes jamás han tenido una experiencia quirúrgica, mucho menos una neurocirugía. La ansiedad siempre está presente. Se le brinda al paciente información específica sobre procedimientos, hora de cirugía y la preparación física para reforzar las indicaciones del médico. La mayor parte de las mujeres preguntan sobre el corte de cabello y tanto hombres como mujeres quieren saber cómo será la herida quirúrgica.

Durante la internación pueden producirse algunas complicaciones posquirúrgicas: infecciones, complicaciones respiratorias, nuevas cirugías entre otras. Se acompaña al paciente paso a paso y si es posible durante el procedimiento, por ejemplo la punción lumbar. Siempre se enfatiza la importancia del procedimiento y/o la medicación para el bienestar actual y futuro del paciente.

Acompañar, facilitar, contener, humanizar la información, preparar al paciente para el siguiente paso y explorar los recursos del paciente y su entorno para afrontar la situación, y así asistirlo en la activación de los mismos, es la tarea psicoprofiláctica durante la internación.[8]

Unidad de terapia intensiva (UTI)

La UTI es un tema aparte. La internación en la UTI viene con un monto de angustia que varía de paciente en paciente y que dependerá en gran medida, de sus rasgos de personalidad, de la duración de la internación y de su Glasgow; pero, despertarse solo, con un camisolín, sin ropa interior, sondeado, con vías, con monitores alrededor y sin sus seres queridos suele ser muy desagradable y si no se tiene en cuenta el factor emocional y la contención, puede llegar a ser traumático. Se prepara al paciente para esta experiencia y se lo visita en UTI diariamente y se humaniza la información.

En el Hospital de Clínicas José de San Martín se trabaja de forma conjunta con el equipo de la UTI, quienes en el caso de ser necesario (episodios confusionales posquirúrgicos, delirios, alucinaciones entre otros) incluyen en el informe a la familia la presencia del neurocirujano a cargo del paciente y de la psicóloga de la División de Neurocirugía.

Evaluaciones realizadas durante la cirugía con paciente despierto

Esta modalidad quirúrgica se utiliza para aquellos pacientes con gliomas en zonas elocuentes, que comprometen, por ejemplo, el área del lenguaje o el área motora.

En estos casos, aprovechando el vínculo creado entre la profesional y el paciente, será la psicóloga la encargada de tomar los cuestionarios necesarios durante la cirugía. Se prepara al paciente con anterioridad tomándole los mismos cuestionarios antes de la cirugía, durante y después. Son test sencillos, de nominación, reconocimiento de figuras, cálculo simple, que permiten evaluar la función que el neurocirujano intenta resguardar.

Alta médica y seguimiento

Casi todos los paciente esperan el alta médica con expectativas cruzadas, por un lado, están contentos de volver a casa, por el otro temen afrontar lo que viene después y dejar atrás la seguridad que les brinda el hospital.

Glioma de bajo grado de malignidad

La perspectiva que se le brinda a un paciente con un glioma de bajo grado de malignidad es completamente diferente a la del paciente con un glioma de alto grado de malignidad.

Después del alta hospitalaria, se sigue al paciente durante las curaciones y el descenso de la medicación, y se controla con imágenes a los pocos meses. Se indica un control anual de imágenes de seguimiento por neurocirugía. Y se deja la puerta abierta para cualquier duda que pueda surgir con las señales de alarma pertinentes y la posibilidad de volver a entrevistarse con la psicóloga si el paciente lo requiere.

La vida de los pacientes cambia después de la cirugía. Hay un antes y un después: los pacientes se replantean la vida que han tenido antes del tumor, sus prioridades cambian y suelen transformar la experiencia en algo positivo, ya no buscan saber por qué tuvieron un tumor cerebral, sino que en su lugar se preguntan el para qué y, en general, valoran la nueva oportunidad que la vida les brinda cuando todo sale bien.

Glioma de alto grado de malignidad

En el caso del glioma de alto grado, el planteo es diferente. Durante la internación se ha hablado con el paciente y la familia sobre los tratamientos posteriores:

radioterapia o quimioterapia y la necesidad de la derivación a oncología luego de la cirugía.

Para el momento del alta el patólogo ya ha realizado una biopsia por congelación en el quirófano durante la cirugía y el diagnóstico presuntivo se va confirmando.

Lo primordial para un paciente con un glioma de alto grado de malignidad es la calidad de vida y el control del dolor y que los efectos colaterales de los tratamientos y la medicación sean lo menos perjudiciales posible.

En el momento de recibir el informe de la anatomía patológica se comienza a hacer los contactos y derivaciones necesarios para tratar al paciente de forma multidisciplinaria con el equipo de oncología y de cuidados paliativos de ser necesario. Y se le informa al paciente.

En el caso de un glioma anaplásico de grado tres, la intervención específica consiste en acompañar al paciente y su familia en el momento del diagnóstico definitivo, y quedarse con ellos una vez que el cirujano se retira. Ya se han planteado los tratamientos posteriores y las derivaciones, y la palabra "maligno" se ha dicho de forma explícita. Se le pregunta al paciente cómo se siente y se inicia un diálogo durante el cual se responden de forma directa y cálida todas las preguntas que sean formuladas y poco importa si la respuesta es abierta o poco precisa, lo importante es escuchar al paciente y dar la respuesta más honesta que se pueda brindar.

Se habla directamente del pronóstico, de la necesidad del tratamiento oncológico, de la posibilidad de recidiva, de cómo el paciente y la familia cumplen un rol activo en el cuidado y el autocuidado para ayudar al tratamiento, de las decisiones a tomar y de la vida cotidiana del paciente de ahora en más.

Es importante asegurarse que alguien del grupo familiar entienda perfectamente lo que se ha transmitido desde lo práctico, pues ahora viene la consulta oncológica y los futuros tratamientos, que son de indicación inmediata.

Siempre se deja la puerta abierta en el caso de que el paciente o la familia requieran volver a consultar.

Estudios de calidad de vida en tumores cerebrales reportan el incremento de la reactividad emocional, la baja tolerancia a la frustración, la depresión y la ansiedad, y el deterioro en las funciones familiares.[9]

El 93% de los pacientes con gliomas de alto grado de malignidad reportan síntomas de depresión antes de la cirugía y hasta seis meses después de esta.[9]

Glioblastoma multiforme (GBM)

En el caso del glioblastoma multiforme las cosas cambian. El 50% de los gliomas son GBM, que afectan a una franja etaria entre 45 y 65 años preferentemente. La cirugía es paliativa y si bien se trata de hacer una resección tumoral de más del 80%, en ocasiones, debido a la localización o el volumen del tumor, una exéresis menor o una biopsia pueden ser la única opción.

Desde la primera consulta se prepara al paciente y su entorno para el diagnóstico definitivo. Cada caso es particular, en general el paciente llega con síntomas que ya han comenzado a desmejorar su calidad de vida rápidamente: dolores de cabeza severos, problemas en la marcha, trastornos del lenguaje, crisis, trastornos cognitivos, trastornos del estado de ánimo entre otros. La administración de corticoides brinda una mejoría valiosa y un tiempo de bienestar importante para procesar la información y tomar decisiones en el núcleo familiar.

Los estudios sobre cuidado médico (*medical care*) demuestran que los pacientes prefieren ser informados de todos los aspectos de su enfermedad y los posibles tratamientos por su médico. El 90% de los pacientes prefiere discutir los aspectos de su enfermedad, los problemas de la vida diaria y sus sentimientos con su médico neurocirujano.[10]

Por eso es importante acompañar al cirujano en estas consultas, para habilitar los temas psicosociales y no participar así de la "conspiración del silencio" que suele rodear al paciente oncológico y su enfermedad.

Se trabaja en conjunto con el Programa de Cuidado Paliativos en caso de que el paciente decida que no quiere operarse o no esté en condiciones clínicas para afrontar una neurocirugía. Los grupos de apoyo, los consejos (*counseling*) y el equipo multidisciplinario son herramientas válidas en estos casos.

El glioblastoma multiforme es una enfermedad oncológica terminal, por lo tanto, no solo se trata de la calidad de vida del paciente, también se trata de su muerte, de su calidad de muerte.

Calidad de vida, calidad de muerte

Concebimos la calidad de muerte como una continuidad de la calidad de vida. Y la cuidamos de la misma manera. De forma multidisciplinaria, escuchando y conteniendo tanto al paciente como a la familia.[11]

Un paciente entre 45 y 65 años, que esta lúcido y con la capacidad de tomar decisiones, difícilmente pretenda irse de este mundo conectado a un respirador, intubado, aislado y sin la posibilidad de comunicarse con sus familiares.[12]

A veces la familia y el paciente toman decisiones entrecruzadas; por ejemplo, el paciente quiere volver a su hogar, no hacer tratamientos posteriores y terminar sus días en su casa, rodeado de sus seres queridos y la familia quiere intentar todo tratamiento disponible. En estos casos, la voluntad del paciente es la que cuenta y la tarea será mediar entre su voluntad y su familia para que se vayan acomodando las cosas en el poco tiempo que queda.[12]

Para un paciente terminal es importante ordenar sus asuntos (bienes y relaciones), despedirse de sus seres queridos y disfrutar lo que le queda de vida cómo quiera mientras la enfermedad lo permita, algunos hacen pequeños viajes, otros ponen sus bienes materiales a nombre de sus seres queridos y se vuelven a poner en contacto con amigos y familiares que no ven hace tiempo, etc.[12]

El 64% de las veces la familia quiere manejar el diagnóstico terminal de forma privada, ya asesorados por el equipo profesional. La consulta más frecuente del familiar en esta etapa es sobre el cómo decirle a su ser querido el diagnóstico definitivo. El 36% de las familias prefieren que sea el equipo quién confirme el diagnóstico con la familia presente.

¿Qué significa la "buena muerte" para un paciente? En general, los estudios muestran que morir sin dolor, durmiendo o inconsciente, rápido (sin agonías interminables), en compañía de los seres queridos, en su casa y con bajo costo (económico y emocional) para su familia es la idea de muerte ideal que la gran mayoría de la población sostiene.[12] El paciente con un glioblastoma multiforme no es la excepción.

En esta etapa es importante cuidar al cuidador, evaluar las habilidades de autocuidado, deambulación y comunicación del paciente y planificar intervenciones en conjunto con la familia, teniendo en cuenta las estrategias farmacológicas y las estrategias de rehabilitación si las hay.

Las intervenciones se relacionan a disfunciones específicas en cada caso sin perder de vista las metas realistas en relación al presente y al futuro.

Metodología

Nuestro protocolo de evaluación es simple y se utiliza antes y después de la cirugía y durante el seguimiento.[13-16]

Instrumentos de medición

- Entrevista clínica.
- Escala de Goldberg para la ansiedad y la depresión.
- Mini Mental State Examination Folstein.
- FAB (*Frontal Assesement Battery*).

Si se considera necesario se objetivan otras características del paciente con test o inventarios apropiados antes de la derivación a neuropsicología o salud mental.

Conclusiones

La psicoprofilaxis quirúrgica consiste en un proceso psicoterapéutico breve, con objetivos asistenciales y preventivos, focalizado en una cirugía próxima y que busca promover recursos (afectivos, cognitivos, interaccionales y comportamentales) en el funcionamiento del paciente. Esta rama de la psicología optimiza los resultados del equipo neuroquirúrgico y logra un mayor bienestar para el paciente.

Bibliografía

1 Glocer F. Psicoprofilaxis quirúrgica y neurosis quirúrgica: una técnica de prevención. Revista de Psicología 1971; 9: 71-89.
2 Mucci M. Psicoprofilaxis quirúrgica. Bunos Aires: Paidós, 2004.
3 Noll Kyle R, Wefel JS. Quality of life and Neurocognitive Function. VII Related Issues.
4 Boeke S, Jelicic M, Bonke B. Pre-operative anxiety variables as possible predictors of post-operative stay in hospital. British Journal of Clinical Psychology 1992; 31: 366-8.
5 Taphoorn Hj, Lein H. Cognitive deficits in adult patients with brain tumors. Lancet Neurol 2004; 3: 159-68.
6 Anderson SW, Damasio H, Travel D. Neuropsychological impairments associated with the lesions caused by tumor or stroke. Arch Neurol 1999; 47: 397-405.
7 Scheibel RS, Meyers CA, Ldvin VA. Cognitive disfunction following surgery for intercerebral glioma: influence of histopathology, lesion location and treatment. J Neurooncol 1996; 30: 61-9.
8 Gaillard J. Pshycoprophylaxis of surgical patients. Le Presse médicale 1956; 64 (73): 1663-5.
9 Lifosky NS, Anderson F Jr, Meyers CA, et al. Depression in patients with high-grade glioma: results of the glioma outcomes Project. Neurosurgery 2004; 54: 358-66.
10 Weitzner MA, Meyers CA. Cognitive functioning and quality of life in malignant glioma patients: a review of the literature. Psychooncology 1997; 169-77.
11 Abreu M. Enfoque multidisciplinario a la calidad de vida y de muerte en Oncopediatría. Revista cubana de enfermería 2011; 27(1).
12 Rosas C, La Cava JE, Braslavsky G, et al. Evaluation of the results of surgical psychoprophylaxis in liver transplant recipients at low psychosocial risk. Transplant Proc 1999; 31(7): 3057.
13 Dubois B, Slachevsky A, Litvan I, Pillon B. The FAB: a frontal assessment battery at bedside. Neurology 2000; 55: 1621-6.
14 Folstein M, Folstein SE, McHugh PR. Mini-Mental State a Practical Method for Grading the Cognitive State of Patients for the Clinician. Journal of Psychiatric Research 1975, 12(3); 189-98.
15 Goldberg DP, Hillier VF. A scaled version of the General Health Questionnaire. Psychological Medicine 1979; 9(1): 139-45.
16 Meyers CA, Wefel JS. The use of the minimental state examination to asses cognitive functioning in cáncer trails: no, ifs, ands, but or sensivity (editorial). J Clin Oncol 2003; 97: 2512-9.

Índice de términos

5-ALA, 183

A

Anatomía patológica, 31
Anticomiciales, 177
Anticuerpos monoclonales radiomarcados, 267
Antineoplastones, 267
Área
  de Broca, 182
  motora primaria, 177
Áreas elocuentes, 177
Astroblastoma, 125
Astrocitoma, 148, 165
  OMS, grado II, 33, 58
  pilocítico, 143
ATRX, 80
Autonomía, 283

B

Bevacizumab, 236
Bienestar psicológico, 287

C

Calcificaciones, 80
Calidad de vida, 283
Carmustina, 232
Cefaleas, 109
Celularidad, 17
Clasificación, 31
Componentes exofíticos, 110
Convulsiones, 83, 182
Crisis epilépticas, 173
Cuidados
  básicos, 279
  paliativos, 271
Cushing, Harvey, 2

D

Dandy, Walter, 2
Daumas Duport, Catherine, 33
del Río Hortega, Pío, 31
Dermatitis, 250
Diabetes insípida, 206
Diplopía, 109
Dolor, 133, 273
Dosis, 241

E

Efecto adverso radiante, 256
Electrocorticografía, 176
Ependimoma, 89, 148
  mixopapilar, 91, 132
Epilepsia, 157
Equipo, 277
Espectroscopia, 47
Estimulación
  cortical, 177
  eléctrica córtico-subcortical, 159
Estudios de imágenes, 47
Evaluación neurofisiológica, 162

F

Factores de riesgo, 11
  genéticos y familiares, 11
Familia, 275
Fibrilar, 58
Fluorescencia, 183
Fosa posterior, 165
Fracciones, 246

G

Gamma Knife, 253
Gangliogliomas, 123
Ganglios de la base, 101
GBM, 65

Gemistocítico, 58
Genoma del cáncer, 18
Giros insulares, 155
Glioblastoma multiforme, 65
  OMS grado 4, 65
Glioma
  anaplásico, 65
  angiocéntrico, 127
  de tronco cerebral, 109
Gliomatosis cerebral, 101
Gliosarcoma, 122

H

Hemisferios cerebrales, 101
Heterocigocidad, 17
Heterogeneidad, 17
Hidrocefalia, 91, 147, 165
Hiperglucemia, 209
Hipertensión intracraneal, 146
Hipócrates, 1
Hipoglucemia, 209
Hiponatremia, 206
Histogenético, concepto, 33

I

IDH, 190
IDH1, 18, 104
Impacto, 284, 288
Incidencia, 9
Independencia, 283
Inmunoterapia, 217
Ínsula, 155
Interferones, 221
Interleuquinas, 222
Isocéntrico, 253

K

Karnofsky, 198
Kernohan, 4

L

Laminectomía, 136
Laminoplastia, 137
Lesiones difusas, 102
Lóbulos frontales, 80
LOH1p/19q, 80

M

MGMT, 18, 197
Morbilidad, 9
Mortalidad, 10

N

Necrosis central, 67
Neuroanestesia, 183
Neurofibromatosis, 141
Neuronavegación, 184
Niños, 90, 165
Nistagmo, 109
Nitrosoureas, 236

O

Oligodendrogliomas, 148
Orbitotomía supraorbitaria, 143
Osmolalidad, 205

P

Paciente con glioma, 287
PCV, 236
Pituicitomas, 127
Prevalencia, 9
Procedimientos neuroquirúrgicos, 1
Proceso psicoterapéutico, 287
Protoplasmático, 58
PTEN, 66

Q

Quimioterapia, 85, 144

R

Radiocirugía, 253
Radionecrosis, 48
Radioterapia, 241
Recurrencia, 192, 284
Resección máxima, 183
RM de perfusión, 51
Rosetas, 91

S

Seudoprogresión, 48, 193
Seudorrosetas, 91
Sistema inmunológico, 213
Subependimoma, 91, 132
Supervivencia, 283
Supresor tumoral, 17

T

T2/FLAIR, 50
Tálamo, 147
Temozolamida, 231, 235
Terapia
  blanco antiangiogénica, 264
  génica basada en virus, 267
TP53, 66
Trabajo psicoprofiláctico, 287
Tratamiento
  empírico, 6
  radiante fraccionado, 254
Trepanación, 1
Trombosis venosa profunda, 210
Tronco cerebral, 110
Tumores
  cervicobulbares, 114
  del mesencéfalo, 113

V

Vacunas, células dendríticas, 218
Vía óptica, 141
Vida, 275
Volumen, 243